“十二五”职业教育国家规划教材
经全国职业教育教材审定委员会审定

WEISHENG LIHUA JIANYAN JISHU

卫生理化检验技术

（第2版）

朱道林 主编

高等教育出版社·北京

内容简介

本书是“十二五”职业教育国家规划教材。

本书参照国家最新标准，以卫生理化检验工作中各类样品常见成分的检测为任务，以工作过程为导向编写而成。其中：绪论部分为卫生理化检验工作的基础知识准备，概述了常用的样品前处理方法和检验方法，扼要介绍了检验质量的控制方法；然后按水、食品、空气、化妆品、生物材料等检测对象及其常规检测指标，分成十八个项目与五十六项具体工作任务，每项任务的完成都是运用典型的有代表性的检验方法进行实际检测的过程。

本书供高职高专院校医学检验技术专业和卫生检验与检疫技术专业的学生使用。

图书在版编目(CIP)数据

卫生理化检验技术/朱道林主编.--2版.--北京：高等教育出版社，2015.9（2016.12重印）

ISBN 978-7-04-042515-4

Ⅰ.①卫… Ⅱ.①朱… Ⅲ.①卫生检验-高等职业教育-教材 Ⅳ.①R115

中国版本图书馆CIP数据核字(2015)第079822号

策划编辑 夏 宇　责任编辑 陈鹏凯　封面设计 李小璐　版式设计 于 婕
插图绘制 邓 超　责任校对 张小镝　责任印制 毛斯璐

出版发行	高等教育出版社	网　　址	http://www.hep.edu.cn
社　　址	北京市西城区德外大街4号		http://www.hep.com.cn
邮政编码	100120	网上订购	http://www.landraco.com
印　　刷	三河市华骏印务包装有限公司		http://www.landraco.com.cn
开　　本	787mm×1092mm 1/16		
印　　张	32.5	版　　次	2006年2月第1版
字　　数	790千字		2015年9月第2版
购书热线	010-58581118	印　　次	2016年12月第4次印刷
咨询电话	400-810-0598	定　　价	54.00元

物 料 号　42515-00

卫生理化检验技术(第 2 版)

编写人员

主　编　朱道林

副主编　朱爱军　熊金成

编　者　（以姓氏汉语拼音为序）

陈跃龙　楚雄医药高等专科学校

单晓梅　安徽省疾病预防控制中心

李岳西　西安市卫生学校

梁升禄　广西科技大学医学院

刘　娴　合肥职业技术学院

邢红旗　合肥市疾病预防控制中心

熊金成　楚雄医药高等专科学校

张志军　怀化医学高等专科学校

赵俊松　合肥职业技术学院

朱爱军　定西高等师范专科学校

朱道林　合肥职业技术学院

出版说明

教材是教学过程的重要载体，加强教材建设是深化职业教育教学改革的有效途径，推进人才培养模式改革的重要条件，也是推动中高职协调发展的基础性工程，对促进现代职业教育体系建设，切实提高职业教育人才培养质量具有十分重要的作用。

为了认真贯彻《教育部关于“十二五”职业教育教材建设的若干意见》（教职成〔2012〕9 号），2012 年 12 月，教育部职业教育与成人教育司启动了“十二五”职业教育国家规划教材（高等职业教育部分）的选题立项工作。作为全国最大的职业教育教材出版基地，我社按照“统筹规划，优化结构，锤炼精品，鼓励创新”的原则，完成了立项选题的论证遴选与申报工作。在教育部职业教育与成人教育司随后组织的选题评审中，由我社申报的 1 338 种选题被确定为“十二五”职业教育国家规划教材立项选题。现在，这批选题相继完成了编写工作，并由全国职业教育教材审定委员会审定通过后，陆续出版。

这批规划教材中，部分为修订版，其前身多为普通高等教育“十一五”国家级规划教材（高职高专）或普通高等教育“十五”国家级规划教材（高职高专），在高等职业教育教学改革进程中不断吐故纳新，在长期的教学实践中接受检验并修改完善，是“锤炼精品”的基础与传承创新的硕果；部分为新编教材，反映了近年来高职院校教学内容与课程体系改革的成果，并对接新的职业标准和新的产业需求，反映新知识、新技术、新工艺和新方法，具有鲜明的时代特色和职教特色。无论是修订版，还是新编版，我社都将发挥自身在数字化教学资源建设方面的优势，为规划教材开发配备数字化教学资源，实现教材的一体化服务。

这批规划教材立项之时，也是国家职业教育专业教学资源库建设项目及国家精品资源共享课建设项目深入开展之际，而专业、课程、教材之间的紧密联系，无疑为融通教改项目、整合优质资源、打造精品力作奠定了基础。我社作为国家专业教学资源库平台建设和资源运营机构及国家精品开放课程项目组织实施单位，将建设成果以系列教材的形式成功申报立项，并在审定通过后陆续推出。这两个系列的规划教材，具有作者队伍强大、教改基础深厚、示范效应显著、配套资源丰富、纸质教材与在线资源一体化设计的鲜明特点，将是职业教育信息化条件下，扩展教学手段和范围，推动教学方式方法变革的重要媒介与典型代表。

教学改革无止境，精品教材永追求。我社将在今后一到两年内，集中优势力量，全力以赴，出版好、推广好这批规划教材，力促优质教材进校园、精品资源进课堂，从而更好地服务于高等职业教育教学改革，更好地服务于现代职教体系建设，更好地服务于青年成才。

高等教育出版社

2015 年 1 月

前　言

本书参照国家最新颁布的相关标准、规范及其配套的标准检验方法，以卫生理化检验工作中各类样品常见成分的检测为任务，以实际工作过程为导向编写而成。

绪论部分为卫生理化检验工作的基础知识准备，概述了常用的样品前处理方法和检验方法，扼要介绍了检验质量的控制方法；然后按水、食品、空气、化妆品、生物材料等检测对象及其常规检测指标，分为水样的采集与保存，水的物理性状和 pH 的检验，水中有机污染综合指标的检验，水中有机成分的检验，水中金属成分的检验，水中无机非金属成分的检验，食品样品的抽取、制备和保存，食品中水分、灰分和无机盐的测定，食品中三大营养成分的检验，食品中维生素的测定，食品添加剂的检验，食品中有害污染物的检验，几类食品的卫生质量检验，食品器具和包装材料的检验，空气卫生检验，化妆品的检验，生物材料的检验和土壤与底质的检验共十八个项目，每个项目有若干项工作任务，共五十六项，每项任务的完成都是运用典型的有代表性的检验方法进行实际检测的过程。

与同类教材相比，本书紧扣卫生理化检验是一门技术性学科的特点，结合学生基础知识的水平，对编入的内容做了相应的调整，注重针对性和实用性，让学生所学更贴近实际工作。一是在每项工作任务中，以相关知识栏目形式对检验项目内容、意义、方法类型与原理等进行了较为全面、系统地讲解，而在操作步骤的表述方面，以表格的形式代替传统的文字叙述方式，更符合学生的学习习惯；二是精选了具有代表性的检测项目和方法，淡化了理论知识的叙述，重点强化实际操作技能的训练，对于重复内容则进行了适当的取舍，按循序渐进的原则分散编入各项目中；三是以“能力拓展”栏目的形式，选择一些检测项目或不同的检测方法，也以工作任务形式安排在相应的工作任务之后，为学生开阔知识视野、拓展实践技能创造条件；四是对于仪器分析的知识内容，以“知识链接”栏目的形式，分散于相应的检验方法之后，既方便教学安排，又避免了与相关基础课内容不必要的重复；五是以“小贴士”栏目，对某些项目不同检验方法的基本原理和特点进行简要的介绍，并对相关知识做了必要的补充。

参加本教材编写的有：朱道林（绪论和工作任务 1、2、3、4、5），单晓梅（绪论和工作任务 11、12），熊金成（工作任务 6、7、8、9、10），邢红旗（工作任务 13、14、15），张志军（工作任务 16、17、18、19、20、51、52），朱爱军（工作任务 21、22、40、41、42、43），梁升禄（工作任务 23、24、25、26、30、31、32），刘娴（工作任务 27、28、29、33、34、35、44、45），陈跃龙（工作任务 36、37、38、39、53、54），李岳西（46、47、55、56），赵俊松（工作任务 48、49、50）。

限于编者水平有限，书中难免存在不足和错误之处，敬请广大师生和专家给予批评斧正。

朱道林

2015 年 1 月

目 录

绪　论

知识目标

1. 理解卫生理化检验技术的定义、意义、分类及理化检验工作的一般程序。
2. 了解卫生理化检验的常用分析方法。
3. 初步熟悉样品分析前处理的常用方法。
4. 熟悉检验结果的表示方法、检验报告书的格式。
5. 了解卫生理化检验质量控制的方法与措施。

技能目标

1. 初步熟悉样品分析前处理的实验操作要领。
2. 初步学会标准曲线和室内质控图的绘制方法。

准备知识1　卫生理化检验的内容与意义

在社会高度发展的今天，人们对生活的质量有了更高的要求，与人体健康密切相关的环境污染已成为全球关注的重大问题。为了预防疾病、保障健康，只研究侵入机体的致病微生物和非致病微生物是不够的，还应研究环境，包括水、空气、食品、土壤、化妆品、药品和公共场所中存在的物质种类和数量，及其与人们生活的关系，才能从根本上防止有毒有害物质侵入人体，保证衣食住行的安全。

卫生理化检验技术就是以物理、化学的基础理论与方法，特别是现代的仪器分析理论与技术为手段，检测分析环境因素中与人体健康密切相关的物质种类和数量的一门技术性学科。其与卫生微生物检验同属卫生检验范畴，是预防医学中的一门重要学科，可用于环境卫生监测、食品营养成分的检测、食品卫生的监测、劳动卫生的监测、生物材料的监测等。通过卫生理化检验，可初步阐明环境中各种物理、化学因素对人体的影响程度，为制订各类卫生标准和采取卫生措施提供科学依据；还可用来检验其检测的对象是否符合相应的卫生标准，评价已采取卫生措施的效果。因此，卫生理化检验是开展疾病控制、卫生管理和环境保护工作的一项极为重要的手段。

一、卫生理化检验的分类

（一）根据研究领域分类

1. 营养与食品卫生检验

研究对象为食品，主要检验其中与营养和卫生有关的化学物质。其目的是为人们食用富含营养、安全卫生的食品提供保证。

2. 环境卫生检验

研究对象为人们日常生活所接触的自然环境，包括大气、水、土壤、化妆品、生活区和公共场所等，主要对其中与人体健康有关的物理、化学因素的种类和数量进行检验。其目的是为人们获得安全、卫生的生活环境提供依据。

3. 劳动卫生检验

研究对象为劳动环境及其对机体的影响，主要检验劳动者在工作中所接触到的化学物质的种类和数量，及有毒有害物质进入体内的代谢产物。其目的是为改善劳动条件、控制职业有害因素和防治职业病提供科学依据。

（二）根据检验对象分类

根据检验对象，卫生理化检验可分为水质检验、食品检验、空气检验、土壤与底质检验、化妆品检验、生物材料检验等。

（三）根据检验的性质分类

根据检验的性质，卫生理化检验可分为监督检测、鉴定检测和委托检测。监督检测是卫生监督过程中开展的检验工作，是卫生执法的一个重要环节；鉴定检验是对产品是否符合相应的卫生标准或对卫生措施的效果进行评价时进行的检测，是卫生管理工作中的一部分；委托检测是对委托者提供的样品进行检验。委托检测的结果仅对样品负责，而监督检测和鉴定检测要对检验的各个环节负责。

二、卫生理化检验工作的一般程序和要求

卫生理化检验一般包括样品的采集、样品分析前的处理、样品分析和检验结果的报告四个步骤。

（一）样品的采集

如对某一湖泊的水质进行分析，我们就要在不同的地点、不同的深度吸取少部分的水进行分析，并以其检验结果来评价整个湖泊的水质状况。这种从“整体”中抽取“部分”的过程就称为样品的采集，简称为采样，而抽取的“部分”就是样品。为保证检验结果准确、可靠，样品要具有代表性，因而在设计采样方案及实际采样时，应充分考虑用均匀性、随机性或典型性来保证代表性。此外，采集的样品会受到物理、化学、生物等因素的影响，致使被测组分发生改变，因此必须采取适当的方法保存并尽快检验。

（二）样品分析前的处理

由于样品的种类、形态各异，所含有的成分复杂，其中的待测组分的存在形式也不同，因此，许多样品不能直接用于检测分析，必须采取适当的方法进行预处理。

（三）样品分析

应根据检验的目的、检测项目，结合实验室的实际情况，选择适宜的方法对样品进行检测分析。由于卫生理化检验是卫生监督与执法过程中的一个重要环节，因此，应依据国家颁布的各种标准检验方法选择具体的检验方法。

（四）检验结果的报告

对于任何一份样品的检验，最后都应发出规范的检验结果报告书。

卫生理化检验工作是一项技术要求高、政策性强，既复杂而又细致的工作，检验过程中每一步骤都可影响检验结果的质量，这就要求检验工作者应不断地学习，努力掌握基础理论、基本知识和操作技能，以严肃认真的态度、严格的要求和严密的方法进行工作。

准备知识 2　样品分析前的常用处理方法

卫生理化检验的样品如天然水、污水、食品、空气、生物材料等，组成十分复杂，待测组分与杂质共存。有些样品如食品、生物材料、化妆品等，往往含有大量的有机化合物，甚至是高分子化合物，它们或将待测组分包裹起来，或吸附待测组分，或与待测组分结合。有些样品如天然水、污水、空气等，常含有大量与待测组分性质相近的其他成分（称为干扰组分），它们或在实验中产生与待测组分相似的化学变化，或与待测组分直接反应。另外，有些待测组分含量很少，且又极为分散。这些因素的存在，使得待测组分不便直接测定，或对测定构成干扰。因此，在样品分析前应根据待测组分及干扰组分的性质，选择适宜的方法对样品进行一定的预先处理，或将待测组分与干扰组分分离开来，或破坏有机质使待测组分释放出来，再进行定性、定量分析。这种为消除或减少干扰因素而采取的预先处理措施称为样品分析前的处理，简称样品的前处理。样品的前处理是关系到检验成败的关键一步，在卫生理化检验中具有十分重要的意义。

样品的前处理方法很多，有些经典的处理方法既费时又费力，是一项十分繁杂而细致的工作。近年来，经过积极的探索和改进，产生了一些新的方法，且随着仪器和分析技术的发展，有些检测项目可不经过分析前处理或只需简单的提取净化后，就能直接使用仪器分析。

卫生理化检验工作中，常用的样品前处理方法有以下几种。实际运用时，可单独选用一种方法，也可选择几种方法配合使用。

一、有机质分解法

有机质分解法是将样品经长时间的高温处理，或同时与强氧化剂作用，使有机物的分子结构受到彻底的氧化分解，其中的碳、氢、氧元素生成二氧化碳和水，而其他元素被释放出来，以简单的无机离子形成存在。本方法适用于金属元素和某些非金属元素的测定。实际运用时可分为干法分解和湿法分解。

（一）干法分解

干法分解又称灰化法，是在高温灼烧下使样品脱水、炭化，并在空气中氧的作用下，使有机物彻底氧化分解，生成的二氧化碳、水和其他气体挥发逸去，剩下的无机物（盐类或氧化物）用盐酸或硝酸溶解后供测定用。灰化法操作简单、需要设备和试剂少、省时省事，适合于大批量样品的前处理。卫生理化检验中，灰化法可用于铅、铜、锌、铬、铁等金属元素的测定，但不适用于砷、汞等元素的测定。

1. 操作方法

干法操作可分为炭化、灰化、溶解三步。

（1）炭化　将粉碎均匀的固体样品置于坩埚中，用可调式电炉，采用逐步提高温度的方法（温度控制在 300℃以内），小心将样品炭化至无烟。若为液体样品应先置于水浴上蒸发浓缩至干。

（2）灰化　将炭化的样品连同坩埚移入高温电炉（马弗炉）中，在 500～600℃高温下灼烧一定时间至得到灰白色粉末为止。若不易灰化完全，可待冷却后向坩埚内加入数滴稀硝酸使残渣润湿，置于水浴上蒸干后再灼烧至灰化完全。

（3）溶解　灰化完全后的灰分用酸（多数情况下用盐酸）溶解后过滤，再定容供测定用。

2. 注意事项

（1）炭化时注意调节温度，以防样品溅出。对于含糖、蛋白质较多的样品，炭化前可滴加无灰植物油（如橄榄油），以防加热时样品膨胀流溢。

（2）采取适宜的灰化温度和时间。通常选用 500～550℃灰化 2 h，或 600℃灰化 0.5 h。一般不超过 600℃，因为温度高容易造成待测组分的挥发损失，同时会引起坩埚壁对待测组分的吸附。为了克服这种缺点，近年来采用了低温灰化技术：使用低温灰化炉，当样品放入后，先将炉内抽至近真空，然后不断通入氧气，并用射频照射使氧活化，在低于 150℃的温度下可将样品灰化完全。

（3）加助灰化剂可加速有机物的氧化，并可防止某些待测组分的挥发损失和坩埚壁的吸附。常用的助灰化剂有硝酸铵、硝酸镁、硝酸钠、过氧化氢等。

（4）为防止待测组分的挥发损失，可加入某些物质使其转变为难挥发性物质。如测氟和碘时，先加入氢氧化钠或氢氧化钙，灰化时生成难挥发的碘化钠或氟化钙。又如测砷时，加入氧化镁或硝酸镁，使其生成难挥发的焦砷酸镁。

（5）实际测定时应同时做试剂空白试验。

（二）湿法分解

湿法分解又称消化法，是在样品中加入氧化性的强酸（如硝酸、浓硫酸、高氯酸等），在加热的条件下使有机物氧化分解，有时还要加入一些强氧化剂（如高锰酸钾、过氧化氢等），或催化剂（如硫酸铜、硫酸汞、五氧化二钒等），以加速有机物的氧化分解，使待测组分以离子形式留存于溶液中，供进一步检测。与干法相比，湿法分解是在溶液中进行，反应温度较低，某些挥发性待测组分的损失可大大减少；另外，湿法所用的设备较简单，消化时间短，因此使用较广泛，常用于铅、锌、铜、镉、砷、铬等元素的测定。但湿法分解的试剂用量大，消化过程中会产生大量的酸雾、氮氧化物、硫的氧化物等具有强烈腐蚀性的刺激性气体，因此操作应在通风橱中进行。由于湿法分解需使用较多的试剂，故在实际测定时应同时做试剂空白试验。

1. 常用消化方法

根据使用酸及氧化剂的种类不同，湿法分解分为多种方法，如硝酸-硫酸法、硝酸-高氯酸法、硝酸-高氯酸-硫酸法、高锰酸钾-硫酸法、硝酸-硫酸-五氧化二钒法等。卫生理化检验中常用的有以下几种。

（1）硝酸-硫酸法　是以浓硝酸和浓硫酸在高温加热下氧化分解有机质，有机物中的 C、H、O、N、S 被氧化成 CO_2、H_2O、SO_2 和氮氧化物逸出，而待测组分则留存于溶液中。此法适用于测定食品、土壤、污水及生物样品中的铅、铜、锌、锰、镉、砷等元素。

硝酸受热易分解：

$$4HNO_3 \xrightarrow{\triangle} 2H_2O + 4NO_2\uparrow + 2[O]$$

产生的新生态氧具有极强的氧化能力，使有机物氧化分解；浓硫酸沸点较高，同时具有很强的脱水性，因而可利用高温和脱水性加速有机物的氧化分解。

硝酸-硫酸消化法操作可分五步：① 取适量样品于凯氏烧瓶中，加水少许使之湿润（液体样品可不加水），加数粒玻璃珠和数毫升硝酸，混匀。放置片刻后，小火缓缓加热，待作用缓和后，放冷。② 沿瓶壁加入适量的浓硫酸，渐渐加强火力，保持瓶内溶液处于微沸状态，直至溶液变成棕色。③ 不断沿瓶壁补加硝酸，直至瓶内溶液澄明无色或微带黄色。④ 加大火力继续强热数分钟，至瓶内产生浓厚白烟，停止消化，放冷。⑤ 加水 20mL，继续加热至产生白烟，以除去消化液中残留的硝酸和氮氧化物（称脱硝），如此再脱硝一次。放冷，将消化液定容供测定用。

本法消化操作时应注意以下几点：① 整个消化过程注意调节火力，以防产生爆沸或爆炸。② 消化时一般先加硝酸，使易氧化的物质先反应，待反应缓和后，将消化液放冷，再沿瓶壁慢慢加入浓硫酸。但消化含油脂量较多的样品时，则应先加浓硫酸与油脂发生反应，加快油脂的溶解，再加硝酸有利消化进行。③ 消化过程要防止发生炭化现象，因炭化后的样品难以消化完全，同时碳的还原性会将铅、砷等元素还原成单质而挥发损失。防止炭化的方法是及时补加硝酸。在消化过程中，当产生 NO_2 红棕色气体减少，消化液颜色变深时，应停止加热，待消化液冷却后，沿瓶壁慢慢滴加适量硝酸。④ 由于消化液中残留的硝酸和氮氧化物能破坏有机显色剂，对后续测定产生干扰，因此必须脱硝。脱硝的方法除加水加热外，还可加饱和草酸铵溶液，或亚硫酸钠、尿素等，再加热。

（2）硝酸-高氯酸法　是先加硝酸进行消化，待大量有机物分解后，再加高氯酸消化；也可直接使用硝酸-高氯酸混合液将样品浸泡过夜，或先小火加热至大量泡沫消失后，再逐渐提高温度使消化完全。由于高氯酸的氧化能力强于硝酸和硫酸，几乎能氧化分解所有的有机物，因而可明显缩短消化时间，并且由于消化温度低，不易发生炭化，挥发损失少。

此法操作与硝酸-硫酸法相似，但要注意：① 由于硝酸、高氯酸加热都容易挥发，当温度过高、加热时间过长时，容易使消化液烧干，并能引起残余物燃烧或爆炸。因此，实际操作时往往加入少量硫酸（即硝酸-高氯酸-硫酸法）。② 三种酸加入的顺序为硝酸、硫酸、高氯酸。先加硫酸易炭化，使消化难以完全。先加高氯酸，反应过于激烈会引起爆炸。因此，必须严格遵循酸的加入顺序。③ 消化过程中一般不单独补加高氯酸，而使用硝酸-高氯酸（1＋1）混合酸。④ 对于含有较多酒精、甘油、油脂等的样品，不宜使用本法消化。

（3）硫酸高温催化法　是将样品同浓硫酸、催化剂等一起加热，利用浓硫酸的氧化性和脱水性使有机物分解，其中的N被转化为NH_3，再与硫酸作用生成硫酸铵而留存于消化液中。凯氏定氮法测定食品中蛋白质的含量，就是利用此法来进行消化的。

由于浓硫酸的氧化能力较弱，样品炭化后使消化液变黑并保持相当长时间，使得消化时间延长。为缩短消化时间，常加入硫酸钾来提高消化液的沸点，用硫酸铜作催化剂。

本法的操作方法及有关注意事项可参见项目九的任务29“食品中蛋白质的测定”。

2. 消化操作技术

根据操作时选用的设备装置的不同，消化的操作技术可分敞口消化、回流消化、冷消化、密封罐消化和微波消解法等。

（1）敞口消化法　是最常用的消化操作方法，消化装置如图绪-1。由于系敞口加热消化，有大量酸雾和消化产物逸出，因而必须在通风橱中进行。

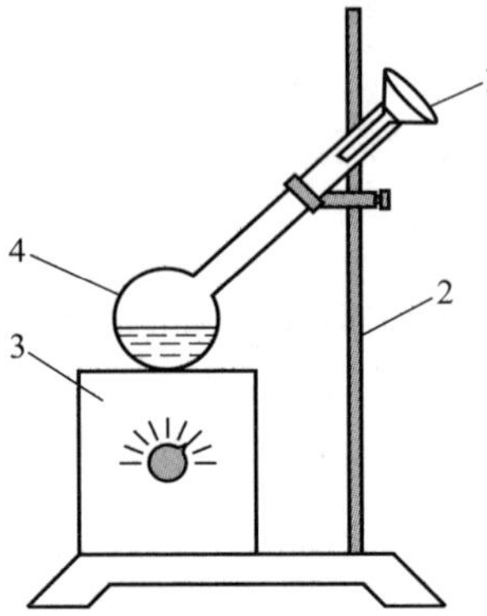

图绪-1　敞口消化装置

1. 漏斗；2. 铁架台；3. 电炉；4. 凯氏烧瓶

（2）回流消化法　装置如图绪-2，由于消化瓶上端连有冷凝管，因而加热形成的酸雾可被冷凝成酸液，将挥发性组分重新带回消化瓶中。这样，既可避免待测组分的挥发损失，也可防止消化液被烧干。为简化回流消化操作，节省人力和时间，可改用自动回流消化仪（图绪-3）。此法适用于测定具有挥发性的组分，如汞的测定。

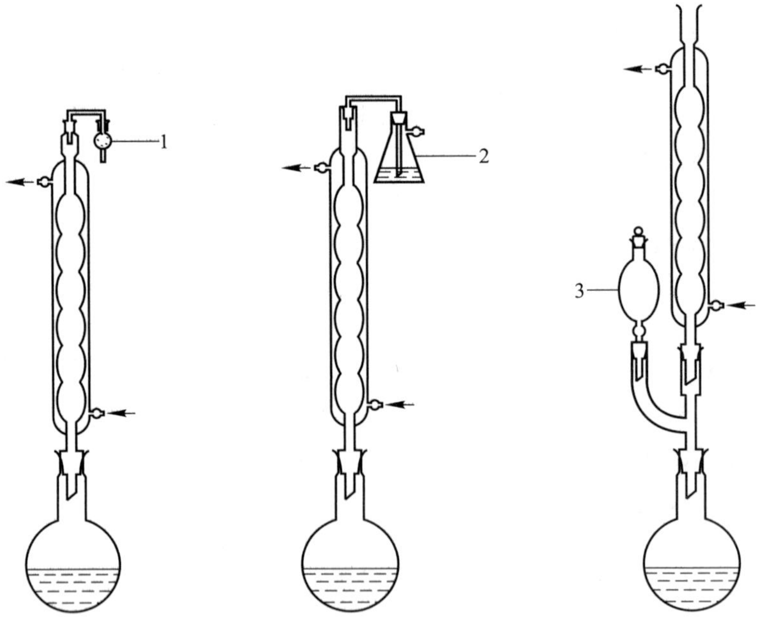

图绪-2　回流装置

1. 防潮装置；2. 吸收装置；3. 加液装置

（3）冷消化法　是在室温下或 37～40℃烘箱内，放置过夜使样品消化完全，故又称低温消化法。由于消化温度低，可避免极易挥发组分的挥发损失。此法仅适用于消化含有机物较少的样品。

（4）密封罐消化法　是使用耐腐蚀、耐压、耐温的密封罐作为消化的反应容器，加少量的样品和试剂，密封后置于 150℃烘箱消化 1～2 h，待自然冷却至室温后取出，开盖，消化液供测定。密封罐一般为双层消解罐，内衬罐由聚四氟乙烯制成，外层为不锈钢外套并有防爆装置，如图绪-4。

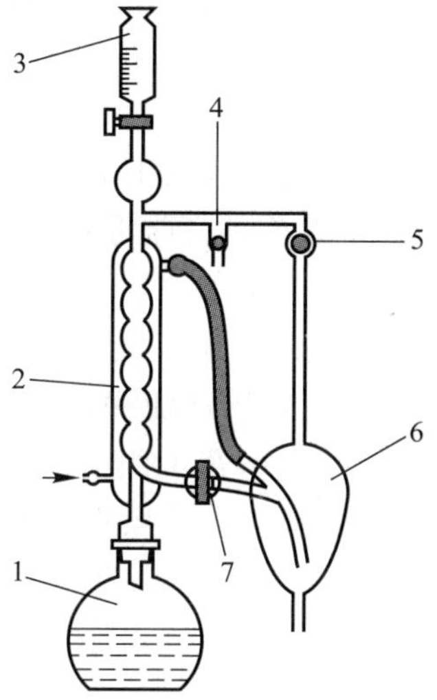

图绪-3　自动回流消化仪

1. 消化瓶；2. 回流冷凝管；3. 加液漏斗；4. 调压浮子；5. 止逆浮子；6. 气水混合器；7. 排液活塞

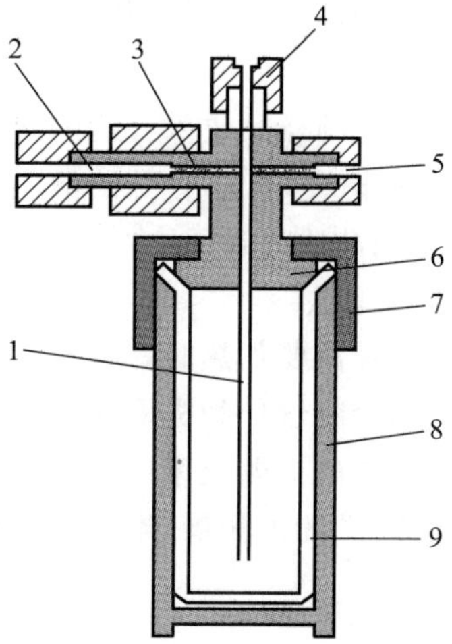

图绪-4　双层消解罐

1. 泄压管；2. 泄压管接头；3. 防爆膜；4. 测温孔；5. 测压孔；6. 内衬罐盖；7. 消解罐帽；8. 消解罐体；9. 内衬罐

此法可避免敞口消化易使挥发组分逸出而引起的损失，并且由于是在加压和较高的温度下操作，可促进试样分解。同时由于使用的试剂量很少，因而由试剂带入干扰物的机会大大减少。

（5）微波消解法　是一种新的消化技术，它采用密封罐作为消化反应的容器，利用微波辐射加热，对样品进行湿法消化。与传统的靠热传导加热消化相比，微波加热可以深入液体内部，消化液受热均匀，升温快，可使试样快速消化。此法具有污染小、时间短、安全等特点，应用越来越广泛。

二、溶剂提取法

溶剂提取法是一种将样品中的待测组分与干扰组分分离的方法，它利用样品中不同的组分在不同溶剂中溶解度的不同，选用对要分离的组分溶解度大，对其他组分溶解度小的溶剂，将要分离的组分从样品中溶解出来。

根据样品的形态不同，溶剂提取法可分为浸渍法和萃取法。

（一）浸渍法

浸渍法是利用液体溶剂浸泡固体样品，将其中要分离的组分溶解，以达到提取分离的目的。由于溶剂向固体样品中渗透和组分溶解扩散都需要一个过程，并最终达到平衡状态，因此用浸渍法提取，往往需要重复几次，才能将要分离的组分中的绝大部分或大部分提取分离出来。

为提高提取效率，固体样品应粉碎均匀。溶剂的选择也是十分重要的，常用的溶剂有水、酸性或碱性水溶液以及乙醚、乙醇、丙酮、氯仿、苯、石油醚等有机溶剂。用浸渍法提取，样品中易溶于溶剂的杂质也同时会被浸出，因此浸出的溶液往往需要净化才能供后续测定用。根据操作方法的不同，浸渍法分为冷浸法和回流提取法。

1. 冷浸法

将适量粉碎的样品放入合适的溶剂中，混匀，并振摇 30 min 以上，静置，倾出或过滤分离出溶液。重复操作 2～3 次，合并溶液供后续测定操作。食品中农药残留量和黄曲霉毒素 B_1 的测定，样品就采用此法处理。

2. 回流提取法

当提取过程需要加热时，为避免挥发性组分和溶剂的挥发损失，应采用回流提取装置，即利用蒸馏烧瓶和冷凝管作为提取仪器，通过水浴加热回流，以保证样品中要分离的组分被溶剂充分溶解提取。此法的提取效率比冷浸法高，但对受热易分解的组分不适用。有关操作可参见项目九的工作任务 27 能力拓展“索氏抽提法测定固体食品中脂肪”。

（二）萃取法

当样品为液体时，则采用萃取法来提取要分离的组分。萃取法是利用与样品溶液互不相溶或部分溶解的溶剂，来提取样品溶液中要分离的组分，以达到分离的目的。如二硫腙分光光度法测定铅等。

萃取时使用的溶剂称为萃取剂，通常是有机溶剂，当样品溶液为有机相时，则萃取的溶剂可使用水或水溶液。提取出来的溶液称为萃取液。若提取的组分是待测组分，萃取液可供分析测定；若提取的组分是干扰组分，则萃取后剩余溶液留作分析测定，而萃取液可弃去。

萃取法既可用于常量物质的分离，又可用于痕量物质的分离和富集。其基本原理是分配定律。

1. 萃取的基本原理

(1) 分配定律　在恒温恒压下，溶质在两种互不相溶的溶剂（如有机溶剂和样品水溶液）中分配达到平衡时，则该溶质在两溶剂中的活度之比为一定值。

如物质 A 在有机溶剂和水溶液中的活度分别是$[A]_{有}$、$[A]_{水}$，则有：

$$A_{有} \rightleftharpoons A_{水}$$

$$K_D = \frac{[A]_{有}}{[A]_{水}}$$

式中：K_D——为分配平衡常数，简称为分配系数。

从式中可以看出，分配系数大的物质，易进入有机溶剂中；而分配系数小的物质，则易留在水溶液中，从而将其分离。

分配定律只适用于稀溶液，并且溶质在有机溶剂和水溶液中以同一种形式存在。实际上，被萃取的物质往往在两种溶剂中的存在形式并不一样，可能有多种形式。

(2) 分配比　指溶质在有机溶剂与水溶液中分配的浓度比。

$$D=\frac{c_{有}}{c_{水}}$$

式中：D——表示分配比；

$c_{有}$——表示溶质在有机溶剂中的各种存在形式的总浓度；

$c_{水}$——表示溶质在水溶液中的各种存在形式的总浓度。

不难看出：分配比愈大，表示被萃取的物质在有机溶剂中的溶解度愈大，被萃取物就愈容易从水溶液中被萃取出来。当 $D>10$ 时，就可以较好地把被萃取物从水溶液中萃取到有机溶剂中。

(3) 萃取百分率　用来表示萃取效率的大小。

$$E=\frac{被萃取物在有机溶剂中的总量}{被萃取物的总量}\times 100\%$$

利用物质量与浓度、体积的关系：

$$M=c\cdot V$$

可导出：

$$E=\frac{c_{有}\cdot V_{有}}{c_{有}\cdot V_{有}+c_{水}\cdot V_{水}}\times 100\%$$

简化得：

$$E=\frac{D}{D+\frac{V_{水}}{V_{有}}}$$

由此可以看出：分配比愈大，萃取百分率愈大，萃取效率愈高。

2. 提高萃取效率的途径

(1) 选择合适萃取剂　要求萃取剂对被提取物质的分配比越大越好。

(2) 选择适宜的萃取条件　为了获得较高的萃取效率，萃取时还要考虑其他影响因素。即采取一定的措施，以保证样品溶液中被提取的组分尽可能完全被萃取，而其他组分不进入萃取剂中被萃取，使得分离更彻底。如调节溶液的酸度、加入掩蔽剂、利用氧化还原反应、采取反萃取技术等。

(3) 增加萃取次数　当萃取剂用量相同时，萃取次数多，萃取效率高。但萃取次数过多会增加工作量，因此实际操作时一般萃取 3～4 次即可。

(4) 增加萃取剂的体积　萃取剂的体积大，萃取百分率大，效率高。但其用量过大，会增加成本，并给后续操作带来不便。因此在实际操作时，萃取剂用量一般与试样溶液的体积相等或为其一半。

3. 萃取操作及注意事项

(1) 萃取操作　取一定量的试样溶液于分液漏斗中，调节至适宜的酸度后，加试剂和萃取剂，充分振荡。静置分层后，打开分液漏斗的玻璃塞，再将活塞缓缓旋开，将水层或有机层放入另一个容器中，使两相分离。再取新的萃取剂，反复萃取 3～4 次，合并萃取液。将萃取液或萃取后剩余的溶液再经过洗涤、过滤或反萃取，定容后供分析测定。

(2) 注意事项　① 振荡要充分，以增加两相间的接触界面，有利于被提取的物质由试样溶液中进入萃取剂中。振荡的方式有往复振摇、颠倒振摇、回旋振摇等。② 振荡过程中注意打开分液漏斗玻璃塞放气。由于振荡产热，而萃取剂通常是低沸点的有机溶剂，容易气化，使分液漏斗中压力增大，会导致液体冲开瓶塞，造成待测组分的丢失。③ 防止产生乳化现象。因乳浊液分层困难、消耗时间，有时甚至于无法分离。可采取增加萃取剂、调节酸度、加电解质、不过分剧烈振荡等方法防止乳化。

(三) 固相萃取

固相萃取又称为液-固萃取，是20世纪70年代才发展起来的样品前处理技术。它利用某些大分子颗粒(通常装填于塑料或玻璃柱中)，通过吸附、分配或离子交换等作用，将待测的有机组分截留在柱子上，经过洗涤后再用少量溶剂洗脱下来，起到分离和浓集的作用。其装置如图绪-5。近年来，气相色谱分析中新发展的固相微萃取技术，广泛应用于超微量物质的分析，使分析的自动化程度更高。

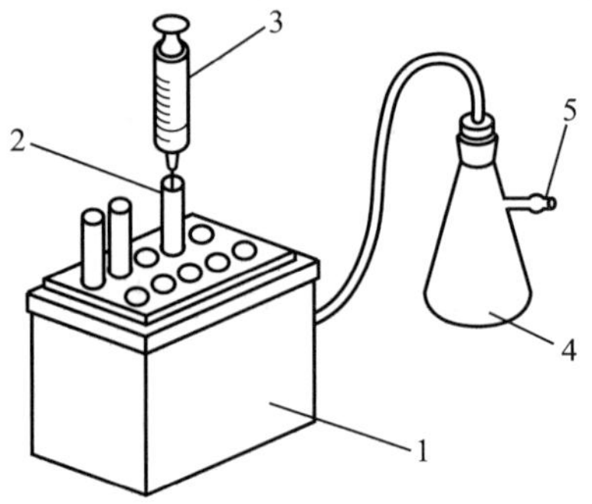

图绪-5　固相萃取装置

1. 真空箱；2. 固相萃取柱；3. 加样注射器；4. 缓冲瓶；5. 接真空系统

三、挥发分离法

挥发分离法是利用物质挥发性的差别，在常温或低温加热下，使样品中易挥发的组分与不挥发的组分分离的方法。本法既可用于被测组分的分离，也可用于除去干扰组分。挥发分离法有气化、蒸发、蒸馏、升华、顶空等多种形式。

(一) 气化法

气化法是利用被测物质在常温下所具有的挥发性，与不挥发的干扰组分分离的方法。通常是利用氧化还原反应使待测组分形成低沸点的单质或化合物，从样品溶液中逸出供分析测定。如利用氯化亚锡将汞盐还原成为在常温下具有挥发性的汞原子，再用空气吹出，导入测汞仪进行测定。

最常见的低沸点化合物是氢化物，因此可用化学方法将待测组分转变成气态的氢化物。如氰化物、硫化物和磷化物加酸后即可生成氰化氢、硫化氢和磷化氢气体逸出；又如砷、锑、锡、铋等元素，可用锌(或硼氢化钠)和酸来还原成气态的氢化物。

(二) 蒸发法

蒸发法是在低温加热的条件下使挥发性组分气化逸出，达到分离的目的。当样品中含有受热易分解的组分时，通过减压便可在更低的温度甚至是室温下，使挥发性组分气化。如水中溶解性总固体、食品中水分和脂肪含量的测定，即采用蒸发法。

（三）蒸馏法

蒸馏法是在较高的温度下，利用蒸馏装置，将样品中挥发性组分或经处理后转变成的挥发性组分更快、更完全地蒸馏出来，以达到与无挥发性组分分离的目的。

蒸馏法有直接蒸馏法（又称常压蒸馏法）、水蒸气蒸馏法和减压蒸馏法等形式。

1. 蒸馏方法类型及装置

（1）直接蒸馏法　是将样品溶液或样品处理液在常压下直接加热蒸馏，装置见图绪-6。适用于沸点在40～150℃的物质蒸馏分离。如水中氨氮、氟化物、氰化物等测定项目的水样预处理，均采用直接蒸馏法。

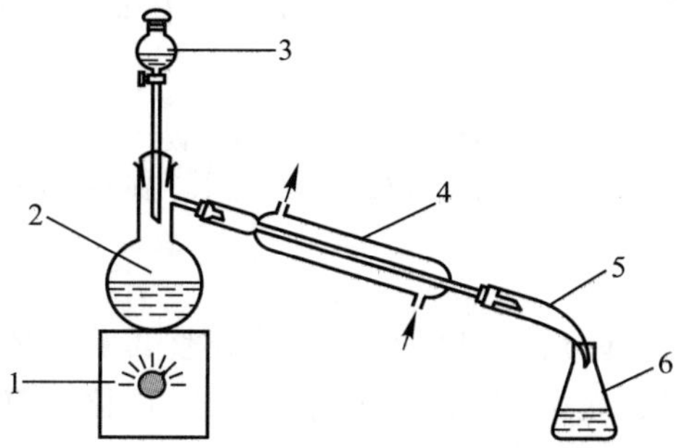

图绪-6　直接蒸馏装置

1. 电炉；2. 蒸馏烧瓶；3. 加液漏斗；4. 冷凝管；5. 尾接管；6. 接收瓶

（2）水蒸气蒸馏法　由于样品中的某些组分，特别是有些有机化合物，沸点较高，又容易受热分解，因而采用水蒸气蒸馏法。它是利用水蒸气对样品溶液加热进行蒸馏，装置见图绪-7，加热温度不超过100℃。适用于具有一定蒸气压且沸点较高的组分。如水中挥发酚的测定。

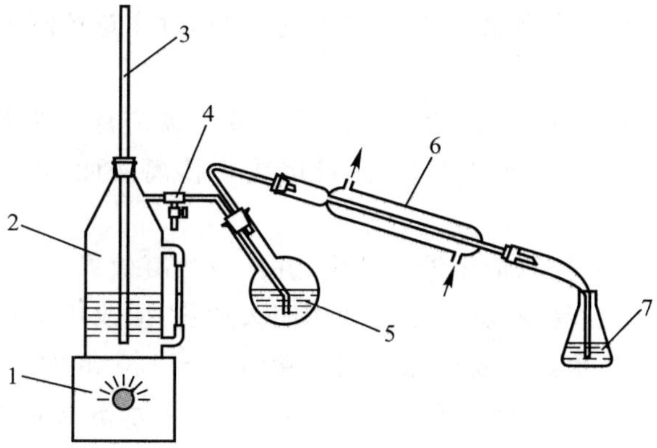

图绪-7　水蒸气蒸馏装置

1. 电炉；2. 水蒸气发生瓶；3. 安全管；4. T型管及弹簧夹；5. 蒸馏烧瓶；6. 冷凝管；7. 接收瓶

(3) 减压蒸馏法　是在低于常压的条件下进行蒸馏，装置见图绪-8。适用于高沸点、易分解的有机物的蒸馏分离。减压可降低沸点，因而可在较低的温度下蒸馏，防止组分分解。

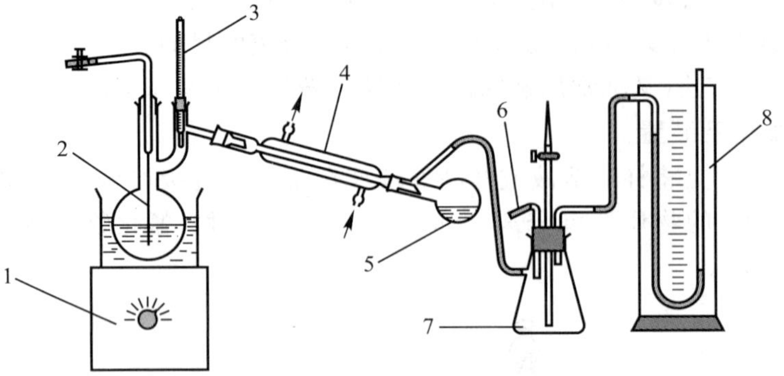

图绪-8　减压蒸馏装置

1. 电炉；2. 毛细管；3. 温度计；4. 冷凝管；5. 接收瓶；6. 抽气口；7. 缓冲瓶；8. 压力计

2. 蒸馏操作方法

(1) 安装蒸馏装置，调节各部分位置以便连接，检查整套装置的气密性。

(2) 将样品溶液加入蒸馏烧瓶中，并加入玻璃珠数粒，连接冷凝管。

(3) 开启冷凝水，加入所需试剂，立即密封蒸馏装置。若是减压蒸馏，接着开启水泵或真空泵。

(4) 加热或通入水蒸气蒸馏，用接收器收集馏出液至一定体积。

3. 注意事项

(1) 安装蒸馏装置时，应先确定蒸馏烧瓶的位置，再依次连接好其他部分。

(2) 蒸馏装置应严密不漏气，特别是减压蒸馏装置。

(3) 样品溶液的体积不超过蒸馏烧瓶体积的 2/3(一般为 1/2～2/3)。

(4) 蒸馏烧瓶中要加入助沸物如玻璃珠、瓷片等，加热时注意控制火力，防止产生爆沸，以免样品溶液冲出。

(5) 若用吸收液来接受馏出液时，冷凝管的尾接管下端应深入吸收液的液面下，防止馏出液中易挥发组分的挥发损失。蒸馏结束时，先将尾接管移离液面，再停止加热，以防馏出液被倒吸。

(6) 注意通过调节火力来控制馏出液的速度，并注意冷凝效果。

(7) 当蒸馏物质是低沸点易燃物时，不能使用明火加热，应改用电热恒温水浴加热。

(8) 使用水蒸气蒸馏时，水蒸气发生器的安全管(长 1～1.5 m 的玻璃管)要插到底部。加热火力要均匀，水蒸气量不能忽大忽小。蒸馏结束时，应先打开水蒸气导管与蒸馏烧瓶之间三通管的弹簧夹与大气相通，再停止加热。

(四) 升华法

升华法是利用固体样品中待测组分具有升华的性质，通过加热使其升华成气态后再冷凝，达到与其他组分分离的目的。如食品毒物中砷、汞的快速定性。

(五) 顶空法

顶空法是利用待测组分的挥发性，在密闭的容器中，通过适当加温或结合通入氮气的方法，将其从样品溶液中挥发出来，再进行测定。顶空法可分为静态顶空法和动态顶空法。

1. 静态顶空法

取一个 10～30 mL 带密封盖的小瓶或容器(图绪-9)，放入少量液体或粉末状样品，立即盖严，将整个容器置于 60～80℃水浴中恒温 30 min，使易挥发组分挥发到上部空气中，并达到平衡，用注射器抽取顶部空气进行测定，再间接推算出样品中待测组分的含量。此法设备简单、操作方便、应用广泛，但灵敏度较低。

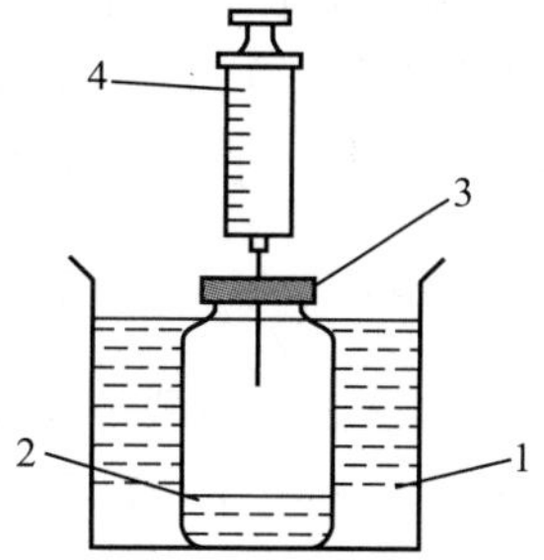

图绪-9 静态顶空分析装置

1. 水浴；2. 样品；
3. 密封塞；4. 注射器

2. 动态顶空法

将样品溶液放入密封容器中，适当加温并连续通往氮气，将挥发性组分带出，或用吸收液吸收，或经吸附柱吸附后再解吸，或在冷肼中冷凝下来，供下一步分析。此法提取较彻底，灵敏度较高，适用于痕量低沸点物质的测定。

四、其他处理法

(一) 沉淀法

沉淀法是基于沉淀反应的一种分离方法，它是在样品溶液中加入特定的试剂(称为沉淀剂)，与待测组分或干扰组分反应生成溶解度小的物质而沉淀，达到分离的目的。如食品检验中常采用此法来沉淀蛋白质以消除其干扰。

(二) 吸附法

吸附法是利用吸附剂的吸附能力，对样品溶液中的待测组分或干扰组分进行选择性吸附，达到分离的目的。若被吸附的是待测组分，再用解吸溶液解吸下来，供分析测定；若被吸附的是干扰组分，则取吸附后剩余的溶液进行分析测定。操作时，吸附剂可直接加到样品溶液中，吸附后再进行过滤、洗涤、解吸等操作；也可将吸附剂装填在玻璃管中制成吸附柱，倾倒样品溶液流经吸附柱，组分被吸附留在柱中，再进行洗涤、解吸等操作。如食品中人工合成色素的测定，即用此法对色素进行分离提取。

现代普遍使用的巯基棉吸附富集法就是一种吸附分离法，它是将样品溶液通过巯基棉柱子(也可以将巯基棉填塞于分液漏斗的颈管中)，一些元素的阳离子被吸附在巯基棉上，再用少量的盐酸溶液洗脱下来，供后续分析测定。此法既能分离出待测组分，又能达到富集的目的，适用于水样中铅、镉、铜、砷、汞、钴等元素的分离富集。

(三) 透析法

透析法是利用高分子化合物不能通过透析膜的性质，将低分子的待测组分与高分子的干扰组分分离的方法。透析膜是一种带微孔的薄膜，它能允许直径较小的分子透过，而将大分子阻留，故又称为半透膜。常用的透析膜有醋酸纤维薄膜（俗称玻璃纸）、羊皮纸膜、火棉胶膜、动物的膀胱和肠衣等，应根据欲分离组分的分子直径大小选用。

实际操作是用由透析膜制成的袋子盛装样品溶液，扎紧袋口后放入盛有一定体积的水或水溶液的烧杯中，盖上表面皿，透析过夜，并不时搅动浸泡液或适当升温。透析结束后取烧杯中的透析液进行分析。食品中糖精钠的测定，含蛋白质、脂肪、淀粉量高的食品样品处理就采用透析法。

（四）离子交换法

离子交换法是将样品溶液通过装有离子交换剂的柱子，阳离子（或阴离子）组分与阳离子交换剂中的氢离子（或阴离子交换剂中的氢氧根离子）发生交换，而被留在柱子中，达到与其他组分分离的目的。

阳离子交换：

$$R—H + M^+X^- \rightleftharpoons R—M + HX$$

阴离子交换：

$$R—OH + M^+X^- \rightleftharpoons R—X + MOH$$

实验室中常用此法制备去离子水、无铅水、无氨水等。

准备知识3　卫生理化检验常用的分析方法

卫生理化检验工作，就是要对被测物中某些组分是否存在进行鉴定，或者对这些组分存在的数量进行定量测定。由于检验目的不同，被测物的种类及待测组分的性质、存在状态和数量不同，所选用的检验方法也不同。常用的分析方法有感官检查法、物理检查法、化学分析法、物理化学分析法等。

一、感官检查法

感官检查法就是依靠检验者的感觉器官，即视觉、嗅觉、味觉、触觉和听觉，来鉴定被测物的外观、颜色、气味、滋味、弹性和声响等。此法可初步鉴别被测物有无异常，并可为进一步检验提供线索。所以，感官检查法是卫生理化检验工作者首先使用的检验方法。

感官检查法简单易行，可在短时间内对大量样品做出判断，有时甚至成为必不可少的检验方法。如检查水体是否有异臭或异味、食品是否腐败变质等，只能依靠感官检查法。我国生活饮用水水质卫生标准和各类食品卫生标准，都规定了感官指标。如感官检查不符合卫生标准，可不必再进行理化检验。

二、物理检查法

物理检查法是不经过化学反应，利用特定的仪器直接测定某些被测物的物理性状，如温度、密度、熔点、折光率、旋光度等。物理检查项目中，有的是用于判断物质的纯度和浓度的，如用电导仪测定电导率来反映水体中杂质含量水平，酒精计来测定蒸馏酒中乙醇的含量；有些则是计算结果时不可缺少的依据，如水中溶解氧含量与水温有关，因此在采集水样时应同时测定水温等。

三、化学分析法

化学分析法是利用被测物在化学反应中表现的特性进行检测的方法，可分为定性分析和定量分析。化学分析法是卫生理化检验工作中应用较早也是较多的方法。

（一）定性分析

定性分析的目的是确定某一或某些物质是否存在。它是在一定的条件下，让被测物与特定的试剂反应，检验者通过对反应现象的观察和识别，确定是否生成具有某些特殊性质（气味、颜色、沉淀等）的新物质，从而对待测组分是否存在做出判断。

定性分析常用于毒物分析，如食物中毒，往往通过快速定性的方法来确定毒物的种类。进行这类定性分析时，要经过定性预试验和确证试验。

定性预试验是利用一类物质的通性进行定性。具有简便、快速的特点，一般灵敏度高，但选择性差。若测定结果为阴性时，则可排除待测组分的存在，直接给出否定结论；若测定结果为阳性，应进一步确证。

确证试验是在定性预试验的基础上，根据某一物质的特性进行定性。若测定结果为阴性，可做出否定结论；若为阳性结果，可做出“检出”该组分的结论。

（二）定量分析

定量分析的目的是准确测定待测组分的含量。它是化学分析中的主要部分，包括重量分析和滴定分析（或称容量分析）。

1. 重量分析法

重量分析法是利用一定的方法，将待测组分与样品中的其他组分分离，或将待测组分转换为一定形式后与样品中的其他组分分离，然后称量某一分离部分的质量，再计算出待测组分的含量。本法操作麻烦、费时，但准确度较高。卫生理化检验中，对溶解性总固体、水分、灰分、脂肪、粉尘及游离二氧化硅含量等项目的测定，均采用重量分析法。

根据分离方法的不同，重量分析法可分为以下几种。

（1）挥发法　是通过加热或其他方法，使待测组分或样品中其他组分挥发逸去，再称量剩余部分的质量，来计算待测组分的含量。如水中溶解性总固体、食品中水分等项目的测定。

（2）萃取法　是利用有机溶剂将待测组分从样品中提取出来，再将有机溶剂挥去，然后称取干燥提取物的质量，计算出待测组分的含量。如食品中脂肪含量等项目的测定。

（3）沉淀法　是在样品溶液中加某种沉淀剂，使待测组分形成难溶化合物沉淀出来，经过滤、洗涤、烘干、称量，再根据沉淀物的质量计算待测组分的含量。如利用硫酸钡沉淀法测定水中硫酸盐含量。

（4）吸附阻留法　是使待测组分被吸附或阻留在特定的滤料上，再称量该滤料增加的质量，计算待测组分的含量。如利用滤膜法测定空气中粉尘的含量。

2. 滴定分析法

滴定分析法是用已知准确浓度的标准溶液，与含待测组分的待测溶液进行滴定操作，根据化学计量点（常用指示剂颜色变化来指示，称滴定终点）时，反应所消耗的标准溶液和待测溶液体积，来计算待测组分的含量，故也称为容量分析法。根据反应类型，滴定分析法可分为以下几种。

(1) 酸碱滴定法　是以酸碱中和反应为基础的滴定分析法。如食醋中乙酸含量、食品中蛋白质含量等项目的测定。

(2) 沉淀滴定法　是以沉淀反应为基础的滴定分析法。如利用银盐法测定水中氯化物的含量。

(3) 氧化还原滴定法　是以氧化还原反应为基础的滴定分析法。如溶解氧、耗氧量、还原糖等项目的测定。

(4) 配合滴定法　是以配合反应为基础的滴定分析法。如水质中总硬度的测定。

四、物理化学分析法

物理化学分析法是利用待测组分或其化学反应生成物所表现出来的物理或物理化学特性，如光学特性、电化学特性等，应用分析仪器进行测量，来计算待测组分含量的方法，也称为仪器分析法。

与传统的化学分析法相比，物理化学分析法具有操作简便、分析快速、选择性好、灵敏度高、应用广泛、易于自动化等特点，适用于微量、超微量组分和批量试样的分析，是目前最重要的分析方法之一。特别是将计算机、智能控制技术运用于测定程序的精密控制和数据分析的自动化处理，以及联用技术(两种及其以上的仪器分析方法联用)的开发，使得仪器分析的发展更加迅速，自动化和智能化程度更高，分析速度更快，应用更加广泛，这也是卫生理化检验技术的发展方向和必然趋势。

卫生理化检验中常用的物理化学分析法有以下几种。

(一) 电化学分析法

电化学分析法是利用物质的电化学特性为基础的分析方法。分析时通常将待测物质制成溶液，选择适当的参比电极和指示电极组成化学电池，通过测量电池的某种电信号(如电压、电流、电阻等)的强度或变化，对待测组分进行定性、定量分析。卫生理化检验中常用的电化学分析法有以下三种。

1. 电位法

电位法是通过测量指示电极电位值，再根据能斯特方程计算待测组分的含量。电位法可分为直接电位法和电位滴定法。

(1) 直接电位法　是直接测量电位值，以计算待测组分含量的方法。实际测定时，常在仪器上直接读出待测组分含量值。如水的 pH、氟化物含量的测定等。使用的仪器有 pH 计、离子活度计等。

(2) 电位滴定法　是在滴定过程中利用电位突跃来确定滴定终点，以求得待测组分含量的方法。与传统的指示剂指示终点的滴定法相比，电位滴定法有其独特的价值，不受溶液有色、浑浊的限制，测定结果客观可靠、准确度高，易于自动化。如酱油中氨基酸态氮、总酸等项目的测定。使用的仪器有 pH 计、自动电位滴定仪。

2. 电导法

电导分析法是以测定被测溶液的电导为基础的分析方法。如水的电导率的测定。使用的仪器有电导率仪。

3. 极谱分析法

极谱分析法是一种在特殊条件下进行的电解分析，即利用外加电能来实现化学反应过程（称为电解），并测定此过程中的电流-电位曲线（称为极化曲线或极谱图），同时进行定性、定量分析的方法。极谱法具有灵敏、准确、所需试样少、应用广泛等特点。如用于锌、砷、镉、铅等含量的测定。目前已发展了一些新的极谱分析法，如示波极谱法、方波极谱法、脉冲极谱法和催化示波极谱法等。极谱分析法使用的仪器称为极谱仪。

（二）色谱法

色谱法又称层析法，首先是一种物理或物理化学分离技术，当它与适当的分析手段相结合，就构成了色谱分析法。它是以待测组分在互不相溶的两相（固定相和流动相）中吸附、分配、离子交换或其他亲和作用的差异为依据建立起来的各种分离分析方法。色谱法具有高灵敏度、高选择性、快速、应用范围广等优点，常用于有机物的分析。卫生理化检验中常用的色谱法有以下三种。

1. 薄层色谱法

薄层色谱法是色谱法的一种经典形式，它是将固定相（通常是吸附剂）均匀地涂布在光洁的玻璃板或金属板上形成薄层（称为制板），试样放在薄层上（称为点样），再用流动相（称为展开剂）将试样展开分离，然后根据比移值定性，根据待测组分斑点大小、颜色深浅或其他方法定量。如食品中苯甲酸及其钠盐、山梨酸及其钾盐、人工合成食用色素、黄曲霉毒素 B_1 等项目的测定。

2. 气相色谱法

气相色谱法是一种灵敏、快速、准确的现代色谱分析方法，它是以气体作为流动相（称为载气），固定相（可以是液体，也可以是固体）装填在金属管或玻璃管（称为色谱柱）中，试样中待测组分经分离后，用检测器检测，并由记录仪记录成色谱图（或称色谱曲线），然后根据保留值定性，由峰高或峰面积进行定量。如食品中农药残留量、酒中杂醇油、空气中三苯（苯、甲苯和二甲苯）及水中大多数有机物的测量均可采用气相色谱法。气相色谱法使用的仪器称为气相色谱仪。

3. 高效液相色谱法

高效液相色谱法是在经典液相色谱和气相色谱的基础上新发展起来的一种色谱分析法，它采用高压泵输送液体流动相，并选用分离效果极高的固定相（可以是固体，也可以是液体）对待测组分进行分离，再结合其他检测技术进行定性、定量。因而本法具有分离效能高、分析速度快、测定灵敏度高、自动化程度高等特点。如维生素 A、抗生素、糖精钠、硫酸盐、硝酸盐等项目的测定。高效液相色谱法使用的仪器称为高效液相色谱仪。

（三）光化学分析法

光化学分析法又称光谱分析法，是以物质的光化学性质为基础建立起来的分析方法，即利用物质发射的辐射能或物质对辐射的吸收、散射、折射、衍射等性质。卫生理化检验工作中最常用的重要光化学分析法有以下四种。

1. 紫外-可见分光光度法

紫外-可见分光光度法是在比色法的基础上发展起来的，是历史悠久、应用最广泛的一种光化学分析法。它是利用物质的分子或离子对某一波长范围的光的吸收作用，对物质进行定性、定量分析。它具有仪器简单、操作方便、分析速度较快、灵敏度较高、选择性较好、应用广泛等特点。根据吸收光的波长区域不同，可分为紫外分光光度法和可见分光光度法。如水中氨氮、亚硝酸盐氮、硝酸盐氮、氰化物、碘化物、铜、砷、铁等均可采用可见分光光度法，常用的仪器有721分光光度计等；而糖精钠、硝酸盐氮等则可采用紫外分光光度法，使用的仪器为紫外-可见分光光度计。

2. 原子吸收分光光度法

原子吸收分光光度法又称原子吸收光谱法。当特定波长光（称待测元素的特征共振线）通过样品蒸气时，被待测元素的基态原子吸收，根据透射光强度减弱的程度，求得样品中待测元素含量。它具有灵敏度高、选择性好、干扰少、精密度好、应用范围广等特点，卫生理化检验中常用于铁、锰、铜、锌、砷、镉、铅、汞等金属元素的测定。使用的仪器为原子吸收分光光度计。

3. 荧光分析法

荧光分析法是利用一定波长的紫外-可见光照射某些物质，这些物质就会发射出特定波长和不同强度的可见光（称为荧光），因而对物质进行定性、定量分析。荧光分析法的主要特点是灵敏度高。卫生理化检验中用于维生素 B_1、抗生素等项目的测定。使用的仪器有荧光计和荧光分光光度计。

4. 比浊法

比浊法是利用光线照射浑浊液时，一部分光被微粒吸收，一部分光被微粒散射，一部分光透过浑浊液，通过测定散射光或透过光的强度来定量待测组分。实际应用时分为吸光度比浊法和散射光比浊法。如利用散射比浊法测定水的浑浊度。常用仪器为散射式浑浊度仪。

准备知识 4　检验结果的报告

卫生理化检验工作中，在实验室完成的每一项或每一系列检验分析后，应以原始记录为依据，经过统计处理得出检验结果，再按照检验方法中的规定，准确、清晰、明确、客观地在检验证书或报告中表述。

一、检验数据的处理与结果的表示方法

（一）检验记录

理化检验实验室应有适合自身具体情况并符合管理体系的记录制度，并制定出相应的记录表格。每次检验的记录包含足够的信息，以保证其能够再现。一般原始记录包括实验室使用的记录和现场记录。

1. 实验室原始记录

实验室记录有：① 样品交接记录；② 实验室的环境条件记录；③ 仪器设备使用记录；④ 检

测方法、试验结果以及试验条件和操作记录等。

2. 现场记录

采样现场使用记录为采样记录。样品采集后，应在现场及时填写样品登记表并认真做好记录。现场记录应详尽明确，不明事宜应在备注栏内叙述，使非现场人员无需询问便可详知现场采样的情况。

3. 检验记录的要求

检验过程中的一切项目和原始数字均应完整地记录在规定的原始记录上，不用其他本子或纸片记录后再转抄至规定的原始记录上。数字有错误时，不得随意涂改，应按照相关质量体系文件要求“杠改”“签章”。原始记录应编页码，不得随意撕毁，如有误作废可划掉，盖上检验人员签章。非工作需要，原始记录不得携带出实验室。

（二）检验结果的数据处理

记录和整理检验结果时，应科学规范地进行数据处理。

1. 有效数字

在分析工作中实际能够测量到的有意义的数字，称为有效数字。它包括从左端起非 0 数字开始的所有数字，且只应保留一位可疑数字。报告结果时只能报到可疑位数，结果的有效数字位数应在方法的灵敏度以内，不应任意增加或减少位数。可疑数字以后的数字按数字修约规则进行修约。

2. 有效数字的修约规则

有效数字的位数确定后，超过有效数字位数的数字应按一定的规则进行取舍。当欲舍去的数字只有一位时，有效数字的修约规则是“四舍六入五成双”。当欲舍去的数字为 5 时，需使修约后的最后一位数为双数。以下是一些数字根据这一规则进行修约的结果：

$$0.3044 \rightarrow 0.304$$

$$5.327 \rightarrow 5.33$$

$$12.585 \rightarrow 12.58$$

$$7.375 \rightarrow 7.38。$$

当欲舍去的数字为两位数以上的数字（末尾不为 0）时，只能进行一次修约，不可连续修约；根据欲舍去数字的左边第一位数字大小，按照“四舍五入”的原则修约。

3. 有效数字的运算规则

几个数字相加减时，计算结果有效数字的位数应以小数点后位数最少的一个数据为准。几个数值相乘除时，计算结果应以有效数字位数最少的一个数据为准。

4. 异常数据处理

实际检验时，在一组检测数据中常有个别值或少数值与其他值相差较大，检验者应先检查该数据是否记错，或实验过程中是否有严重错误等，如果找到原因，就有充分理由决定舍弃。否则就要用统计检验的方法（如 Q 检验法、狄克逊检验法）对这些可疑值做出判定。

（三）检验结果的表示方法

卫生理化检验中，分析结果的表示必须规范、完整和准确。检验报告结果表示应采用法定计量单位。

1. 检验结果的数据填报

在报告结果时，应考虑到方法的检出限、定量下限，也应考虑国家标准允许值。

(1) 测定结果如果低于方法的检出限，在报告时可以用“未检出”表述(但要注明该方法的检出限数值)，或者用小于检出限表示。

如：未检出(方法检出限为 0.002 mg/L)，或<0.002 mg/L。

(2) 如果检测结果在方法检出限与定量下限之间应视为样品中含有被测物质，但不能给出确切的定量结果。在报告时可以用小于定量下限表示。

(3) 报告结果数据的位数应较国家标准值位数多一位。

2. 检验结果的单位表示

检验结果的单位应与相应的国家标准一致，以便与标准值比较做出评价。卫生理化检验中，所涉及的物理量及检验结果的单位，根据样品的形态、检测项目的要求、待测成分的存在形式及含量，常见的表示方法如下。

(1) 通用物理量　均统一使用中华人民共和国法定计量单位，即包括国际单位制中单位、国家选定的非国际单位制的单位、用于构成十进倍数和分数单位的词头等。如物质的量(mol、mmol)、温度(K 或℃)、气压(Pa、kPa)、质量(kg、g、mg、μg)、时间(s、min、h、d)、长度(km、m、mm、μm、nm)、体积(m^3、L、mL、μL)等。

(2) 特殊检测指标　对于一些特殊的检测指标，结果表示则执行国家标准。如色度(铂-钴标准，度)、臭和味(性质和强度等级)、浑浊度(散射浊度，NTU)、总硬度(以 $CaCO_3$ 计，mg/L)、植物油的过氧化值(毫克当量每千克，meq/kg)等。

3. 浓度表示方法

下列四种浓度表示法可用来表述大多数检测项目的检验结果。

(1) 物质的量浓度或物质浓度

$$c(\mathrm{B})=\frac{n_\mathrm{B}}{V}$$

常用单位：mol/L。

(2) 质量浓度

$$\rho(\mathrm{B})=\frac{m_\mathrm{B}}{V}$$

常用单位：g/L；mg/L；μg/L。空气中有害物质的含量常用 mg/m^3 表示。

(3) 质量分数

$$w(\mathrm{B})=\frac{m_\mathrm{B}}{m}$$

量纲为一，可用%表示。食品检验中还常用 mg/kg、μg/kg 表示。

(4) 体积分数

$$\varphi(\mathrm{B})=\frac{V_\mathrm{B}}{V}$$

量纲为一，可用%表示。

上面各式中：B 代表待测组分，一般用化学式表示，不能用化学式时则用汉字表示；n_B、m_B、

V_B 分别为物质 B 的物质的量、质量、体积；m、V 分别为样品的质量、体积。

二、检测报告

检测报告书是样品检验结果的最终体现，也常常是对被检验对象（或产品）进行综合评价的依据。证书或报告中应包括为说明检验结果所必需的各种信息以及采用方法所要求的全部信息。

（一）检测报告书的要求

(1) 报告应符合检验方法规定，与原始记录一致，描述清楚，结论明确。

(2) 报告内容应包括：① 名称（标题）；② 实验室的名称与地址；③ 报告的唯一性标识（如序号）和每页及总页数的标识；④ 委托单位名称；⑤ 样品特征状况描述；⑥ 样品的接受日期和进行检验的日期；⑦ 检验方法识别及非标准方法描述；⑧ 报告不确定度评估（必要时）；⑨ 最终审核人员签字及签发日期；⑩ 结果仅对被测试样品有效的声明。

(3) 报告编排设计要规范化，检验数据的表达应易于理解。

(4) 如果对已发出的检验证书或报告做重大修改，只能以行文的方式，或采用“对编号为×××××的检验报告做出补充声明”或以检验数据修改单的方式正式告知。

（二）检测报告书的一般格式

检测报告书一般由封面、首页、附页、说明四部分组成。

(1) 封面　检测报告书的封面一般要有检测报告编号、样品名称、检验受理号、检验类型、检测单位名称（盖章）及报告日期等。

(2) 首页　检测报告书的首页一般有样品的一般情况（名称、规格、来源等）、检验依据和项目、检验结论、有关人员（主检人、审核人、签发人）签字等。见表绪-1。

(3) 附页　检测报告书的附页主要包括：检测项目（含检测结果的单位）、标准值（注明国家标准编号）、检测值、评价等。报告的一般格式如表绪-2。附页内容还包括检验机构（盖章）、通讯地址、联系方式。

表绪-1　检测报告书首页

某某单位检测报告

报告编号：　　　　　　　　　　　　　　共　页　第　页

样品名称		检验类型	
生产单位		样品形状	
送样单位		到样日期	
样品数量		采样日期	
检验编号		检验项目	
检验依据		完成日期	
检验依据（执行标准）			

续表

检验结论	（盖章） 日期
备注	

主检人：　　　　审核人：　　　　签发人：

表绪-2　检测报告书附页

某某单位检测报告附页　　　　编号：

检验项目	标准值 （国家标准编号）	检测值	单项判定
//	合格品	//	//

（4）说明　此部分是对检测报告书的效力、用途等情况做出备注性说明，一般包括以下内容：① 说明检测报告仅对送检样品负责；② 检测报告涂改、增删无效，未加单位印章无效；③ 若送检单位对检测报告有异议，可在收到报告之日起 15 日内，提出复核申请，逾期不予受理；④ 检测报告不得用于产品标签、广告、商品宣传和评优等；⑤ 未经本实验室（单位）同意，不得部分复制本检验报告。

准备知识 5　检验工作的质量保证

卫生理化检验工作是一个复杂的过程。检验工作的质量保证与多方面因素有关。在进行任何一项分析检测时，所使用的仪器设备的性能、玻璃量器的准确性、试剂的质量、分析测量的环境和条件的控制、分析者的技术熟练程度、所用方法的灵敏度及样品的采集等都可能影响检测分析结果的准确性。

一、检验质量保证内容

质量保证的目的是获得高度可信的检测结果，它不仅是一项具体的技术工作，而且也是一项实验室管理工作。它的内容包括以下几方面。

（1）质量管理　是将一个科学的系统的管理贯穿于整个检测工作的全过程，并在实施的过程中严格程序和执行标准，保证检测结果的正确可靠性。

（2）质量控制　通过采取一系列有效的措施，将可能产生的误差降低到一个可接受的范围内。

（3）质量评价　是指为检查检验质量控制的效果而使用的一系列技术手段。对分析结果进行质量评价，及时发现分析中的问题并加以改正，确保检验结果数据的公正性、准确性、完整性。

二、分析检验中误差及其表示方法

（一）误差的分类

在整个分析过程中，都可能存在误差。根据误差的性质和产生的原因，可将误差分为系统误差和随机误差（偶然误差）。

1. 系统误差

系统误差是由于分析过程中某些比较确定的因素引起的误差。系统误差对分析结果的影响是比较固定的，具有一定的方向性，在统一条件下的重复测量中重复出现。系统误差的大小，一般是可以估计的，并可设法减少和加以校正。

2. 随机误差

随机误差又称偶然误差，是由于检验过程中各种因素的随机波动引起的误差。这些因素主要有测量仪器示值的波动、读数误差，实验室温度、湿度。气流、气压的变化，操作人员的视觉误差和取样误差等。随机误差的特点是大小和正负都变化不定，且无法加以校正。但经过多次重复测量后，就会发现它服从一定的统计规律，因此可以采用增加平行测定次数，取平均值的方法减少随机误差。

另外，由于检验人员的粗心大意或不按规程操作而造成的误差称为过失误差，如溶液溅失、定容不准、器皿不洁净等都会造成过失误差。过失误差没有一定规律。检验人员加强工作责任心，认真仔细、严格遵守操作规程，这种误差是可以避免的。含有过失误差的测定值为异常值，在进行数据处理时，应将其舍弃。

（二）误差的表示方法

测量结果误差的大小常用准确度、精密度和不确定度来表示。

1. 准确度

准确度是指测量值与真值的符合程度，是反映分析方法或测量系统存在的系统误差和随机误差的综合指标。误差越小，检测结果的准确性越高。

准确度用绝对误差和相对误差来表示。

$$\text{绝对误差(偏差)}=\text{测定值}-\text{真实值(平均值)}$$

$$\text{相对误差(偏差)}=\frac{\text{绝对误差(偏差)}}{\text{真实值(平均值)}}\times 100\%$$

绝对误差和相对误差都有正、负之分，正误差表示测量值较真值偏高，负误差表示测量值较真值偏低。一般分析结果的准确度多用相对误差表示。

2. 精密度

精密度是指在规定条件下，用同一检验方法对一均匀稳定的试样进行多次重复检验（平行测定）所得测定结果的一致程度，反映分析方法或测定系统存在的随机误差大小。精密度越好，表示随机误差越少。在卫生理化检测中，精密度常用标准偏差或相对标准偏差（RSD）来表示。精密度的大小往往与待测物的含量水平有关。

3. 不确定度

准确度是指测量值与真值接近的程度，但由于真值是不知道的，故通常用测量不确定度近似表达测定结果或测量方法的准确度。测量不确定度是用于表征在给定置信度概率下真值所处的范围。测量结果的不确定度是测量值可靠性的定量描述。

在实际检验工作中，直接对测定结果做出准确度的估计是十分困难的。一般若无明显的系统误差，则用测量的随机误差近似地表达其准确度。精密度是准确度的保证，只有在精密度好的前提下，才能有好的准确度。实际检验工作中，常用加标回收表达准确度，用平行测定的标准偏差或相对标准偏差表达精密度。

三、常规质量控制的基础实验及评价

（一）平行测定和回收试验

1. 平行测定

平行测定是指在人员、实验室、仪器、方法等相同的条件下，短时间内对同一样品进行反复测定。要减小操作过程中产生的随机误差，采用平行测定是非常有效的措施。方法的精密度表示为：

$$\text{标准偏差}(s)=\sqrt{\frac{\sum_{i=1}^{n}(x_i-\overline{x})^2}{n-1}}=\sqrt{\frac{\sum_{i=1}^{n}x_i^2-\left(\sum_{i=1}^{n}x_i\right)^2/n}{n-1}}$$

$$\text{相对标准差(RSD)}=\frac{s}{\overline{x}}\times 100\%$$

式中：$\overline{x}$——为 n 次测定值的算术平均值；

x_i——第 i 次测定的测定值；

n——为平行测定次数。

2. 回收试验

回收试验指向样品中加入一定浓度的待测组分（通常加入一定量的标准溶液，称为加标样品），然后将其与样品同时测定，进行对照，观察加入的待测组分的质量能否定量回收。方法的准确度表示为：

$$\text{回收率}(p)=\frac{x_1-x_0}{m}\times 100\%$$

式中：x_1——为加标样品测定值；

x_0——为未加标样品的测定值；

m——为加入标准物的量。

（二）检出限与定量下限

1. 检出限

检出限指对某一特定分析方法在给定的置信水平内可以从试样中检测被测物质的最小浓度或最小值。一般指定性检测，即判断试样中确实存在有浓度高于空白的被测物质，也就是分析方法所能识别的极限。

按 IUPAC（国际理论与应用化学联合会）规定，对各种光谱分析方法的检出限的计算方法为：

$$x_L = \overline{x}_i + ks$$

$$l = \frac{|x_L - \overline{x}_i|}{b} = \frac{ks}{b}$$

式中：x_L——为全试剂空白响应值；

$\overline{x}_i$——为测定 n 次空白溶液的平均值（$n \geqslant 20$）；

s——为 n 次空白值的标准偏差；

k——是根据一定的置信度确定的系数，一般取值为 3；

b——为标准曲线回归方程中的斜率；

l——为检出限。

即把 3 倍空白值的标准偏差（至少测定 20 次）相对应的质量或浓度称为检出限。

2. 定量下限

定量下限是在限定误差能满足预定要求的前提下，用特定方法能够准确定量测定待测组分的最低浓度或含量，故有时称为最低检测浓度或最低检测质量。

四、常规检验质量控制的措施

理化检测质量控制措施包括：① 制定实验室的各项规章制度：实验室安全管理制度，样品保存和标识管理制度，试剂与标准物质的管理制度，仪器设备的计量检定和维护制度，数据记录和检验报告的管理制度等；② 对实验技术人员的培训和考核：实验人员的素质和技术水平直接影响检测工作的质量，应定期、有计划地对人员进行技术培训，促进知识更新和操作技能的提高，培训合格后持证上岗；③ 制定分析全过程的技术操作规范并在检测过程中严格执行；④ 实验室内全面质量控制。

检验质量控制贯穿于检测分析的全过程，包括样品的采集与储存，样品的预处理、检验方法的选择、样品的测定、实验数据的记录和处理、分析结果的表达等。

（一）采样的质量控制

采样是分析检测的基础性前期工作。采样前应根据检测目的制订采样计划。采集的样品必须具有代表性及真实性，以避免检验结果数据失控。采样的质量取决于现场人员的职责和技能、样品的采集、保存与运输的技术和措施。

1. 采样器材的准备

选择合适的采样用容器、试剂、材料、仪器等，应保持清洁，处于正常工作状态。

2. 样品的采集

除规范采样步骤外，还要求现场填写采样记录。样品收集后应观察是否有浑浊、受潮、分解、扩散等变化。同时，还需采集以下几种样品。

（1）空白样　即在采样现场制备空白样。若以水样采集为例，包括：① 采样瓶空白，即随机取一个水样瓶装满纯水带至现场；② 采样器空白，用纯水取代水样，现场用采样器收集；③ 过滤器空白，若采样时使用过滤器，则从已洗净过滤器中任选一个，在现场用纯水通过过滤器制备；④ 现场空白，每次采样结束后，在现场用纯水装满水样瓶，然后与水样相同加入保存剂并运回，与水样同时进行全过程步骤（一般每 10 个水样制备一个现场空白样）。

（2）平行样　是由一份样品平分成两份或更多份相同的子样。

（3）重复样　是在指定的时间内，按一定的时间间隔连续在同一采样点采集两份或更多的样品，或在采样点的某一断层面上，同时在不同的地点采集两份或更多份样品。

（4）加标样　是将一份样品分成平行样，取其中一份或几份在现场加标制成。

3. 样品的保存

采集后的样品，包括现场采集的空白样、平行样、重复样和加标液，在检测分析前的保存和运输过程中，应根据具体待测组分选择适宜的保存方法。常用的保存方法有：密封、避光、冷藏或冷冻、控制 pH、加保存剂等。

4. 卫生检验采样依据标准

（1）水样采集　《生活饮用水标准检验方法》（GB 5750. 2—2006）中水样的采集与保存等。

（2）食品样品采集　GB/T 27404—2008 的附录 E 中“食品样品抽取，制备及保存方式”。

（3）作业场所空气采集　GBZ 159—2004《工作场所空气中有害物质监测的采样规范》等。

（二）实验室检测过程的质量控制

理化检测过程一般包括待测样品的处理，测试方法的选择，标准的制备，分析仪器的校正、测定，数据的计算、统计、分析，结果的报告。在检测样品开始到检验结果输出的过程中，由于操作人员、检测所使用的材料、检测设备、检测程序和检测方法以及测量时环境条件的不断变化等因素，使得检测结果不可能很稳定。所以应重视检验质量保证的关键点。

1. 人员

人员是指检验人员（包括检测及相关人员）。人员的专业知识、技术能力以及对工作的态度等都直接影响检验结果的质量。所以，在整个检验过程中，人员起关键性的主导作用。因为检验工作要通过人的操作来完成。

2. 仪器

仪器是指检验检测所用的仪器设备。对实验室仪器设备的检定校准、结果确认、标识管理、资料建档、使用维护、期间核查、性能评价等环节进行管理，制定仪器设备管理制度。编制仪器设备使用、维护、核查作业指导书，建立仪器设备使用、维护、核查记录制度。常用玻璃量器需申请建立标准，由玻璃量器检定员进行自检。

3. 方法

方法是指检验检测方法（包括检测方法及方法的确认）。实验室应配备产品标准、采（抽）样标准和检测方法标准。卫生理化检测中，应优先选用与检测内容相应的标准方法。如职业卫生工作场所空气检测应优先选用 GBZ/T 160 的标准方法，食品卫生理化检测应优先选用 GB 5009 的标准方法，生活饮用水的检测优先选用 GB/T 5750 的标准方法等。在国家标准中，有些检测项目有两种及以上方法，若注明为第一法的，其精密度和准确度均较好，为仲裁方法。因此，可根据检验的类型、目的要求来选用。

4. 标准物质

标准物质(或参考物质)是标准的一种形式，它具有一种或多种良好特性，这种特性可用来鉴定和标定仪器的准确度，确定原材料和产品的质量，评价检验方法的水平、检测数据的准确度等。选择标准物质时要求：① 标准物质的材质是均匀的；② 标准物质在有效期内，理化性质和特性量应稳定不变(注意保存条件和使用注意事项)；③ 标准物质必须有证书，具有量值的准确性。

5. 校准曲线

卫生理化检验中，一般不直接用检测值来计算待测组分的含量，而是用查找校准曲线的方法。即是用与样品中的待测组分相同的标准物质配成一系列已知浓度或含量的标准溶液(称为标准系列)，再进行分析检测，然后以待测组分的浓度或含量为横坐标标度，检测值为纵坐标标度，绘制校准曲线，最后用样品的检测值查校准曲线得到待测组分的浓度或含量。标准系列的标准点最好≥5 个，量值范围尽可能宽。各点应重复测定取平均值，以减少实验误差。

校准曲线包括标准曲线和工作曲线。标准溶液的分析步骤比样品溶液的分析步骤有所省略时(如省略样品的前处理)，制作校准曲线叫标准曲线；当标准溶液的分析步骤与样品完全相同时，绘制的校准曲线则称为工作曲线。校准曲线的绘制方法有目视法和一元线性回归法。

目视法绘制校准曲线：将各检测值(应有 7 个)标在坐标纸上，用目测法穿过各点作一条直线(图绪-10)。用此法绘制校准曲线时，应尽量与各点接近，但不一定通过各点，特别是曲线两端的点。此法很难避免人的主观因素的影响，有时会引起较大的误差。

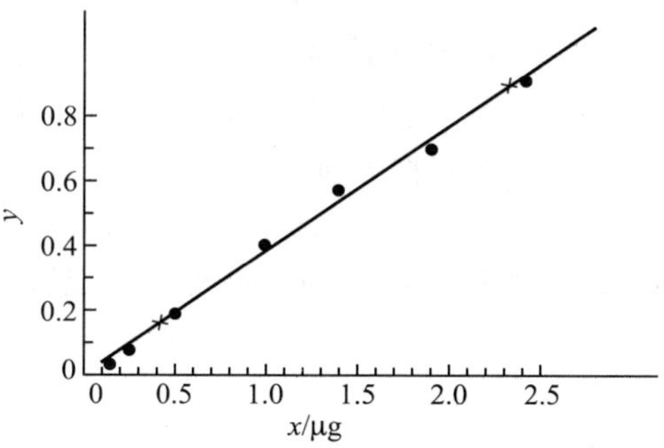

图绪-10 标准曲线

· 实验数据；× 计算值

一元线性回归法制作校准曲线：设 x 为待测物质的浓度，y 为检测值，y 对 x 的直线回归方程为：

$$y=ax+b$$

式中：a——x 对 y 回归方程的回归系数(斜率)；

b——为常数项(截距)。

a 和 b 可由下式求得：

$$a=\frac{n\sum xy-\sum x\sum y}{n\sum y^2-(\sum y)^2}$$

$$b=\frac{\sum y^2\sum x-\sum y\sum xy}{n\sum y^2-(\sum y)^2}$$

式中：n——为检测值个数。

求得 a 和 b 后，分别将检测值 y_1、y_2 代入回归求方程求得 x_1、x_2，然后在坐标纸上连接(x_1，y_1)和(x_2，y_2)两点，所得的直线即为回归后的校准曲线，通常利用计算机作直线回归，求得回归直线在 y 轴上的截距 b 和回归系数 a(即回归直线的斜率)。在实际检测中，得到检测值后，也可直接用回归方程计算样品中待测组分的浓度或含量，而不再绘制校准曲线。

校准曲线常受到温度、试剂、仪器、检验者等因素的影响而发生改变，故一般要求在测定样品的同时绘制校准曲线。当实验条件发生改变，如更换了试剂、仪器设备等，则必须重新绘制校准曲线。

五、检验质量评价的方法

为保证获得准确可靠的检验结果，检验过程中采取了一系列的质量控制措施。而这些质量控制措施的效果，还要经过适当的检查手段才能反映出来，即要求进行检验质量评价。在实际检验工作中，我们并不严格划分出质量控制和质量评价两个阶段，而是将其贯穿于整个检验质量控制体系中，对检验的全过程实施质量控制，因此可统称为检验质量控制。检验质量控制包括实验室内部质量控制和实验室之间质量控制。

(一) 实验室内部质量控制

实验室内部质量控制，是指实验室内部的自我质量控制，由实验室自身完成、自身评价。

1. 检查使用方法的精密度、准确度，分析偏差

(1) 测定空白的批内标准差，计算检验方法的检出限，分析空白的来源，如环境对样品的沾污；试剂对样品的影响；器皿和操作者手衣物等对样品的沾污。

(2) 比较每个标准点浓度的批内变异和批间变异，以判断方法的精密度。

(3) 测定加标样品的回收率，分析样品损失的关键步骤、样品前处理方法、方法的可靠性等，综合判断方法的准确度。

2. 绘制质量控制图

质量控制图是记录和控制所得的检验结果精密度和准确度的最好方法。

(1) 控制图的绘制　以实验结果为纵坐标，实验次序为横坐标，实验结果的均值为中心限，$\pm 2s$(标准差)为警戒限，$\pm 3s$(标准差)为控制限。质控图的种类很多，如精密度(均值)控制图($\overline{\mathrm{X}}$图)、准确度(回收率)控制图等。下面以较简单的均值控制图为例，来讲解质控图的绘制方法。

按一定的时间间隔(如每天)随待测样品一起加测一份质控样品，至少测定 20 次，得到 20 个质控样品的数据，计算求得均值$\bar{x}$和标准差 s。以质控样品的检测结果为纵坐标，以测定日期或次序为横坐标，然后在纵坐标的$\bar{x}$处、$\bar{x}\pm 2s$ 处、$\bar{x}\pm 3s$ 处为起点，划出与横坐标平行的五条线，分别称之为中心线，上、下警告限，上、下控制限，如图绪-11所示。

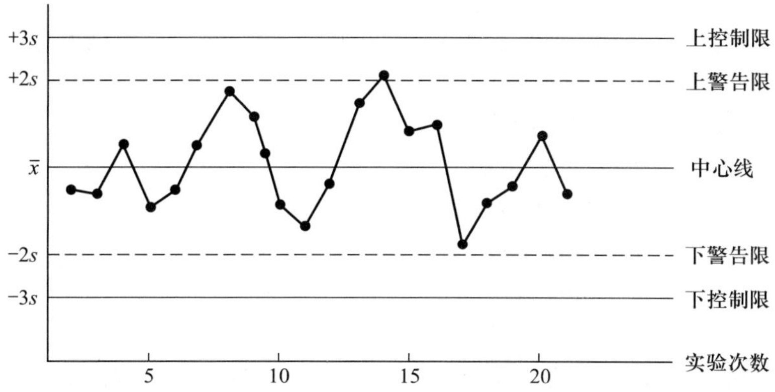

图绪-11 $\bar{x}$ 控制图

（2）质控图的应用　在每测一批样品时，加测一份质控样品，并及时将检测结果描点于质控图中。然后根据新点在质控图中的分布情况，对检测工作质量是否处于受控状况做出判断。

1）当新点位于上、下警告限之间，表示检验正常，结果准确可靠，可以发出检验报告。

2）当新点位于上、下警告限之外，但未超出上、下控制限时，检测结果可以接受，但可靠性下降，有失控倾向，注意校正测定系统。

3）当新点位于上、下控制限之外时，表示检验已失控，检测结果不可信，不能报出。应找出原因，采取措施，纠正后重新测定。

4）若有连续七个点位于中心线的同一侧为异常，表明检验工作已产生了一定的偏差趋势，应及时查找原因并予以纠正。

5）若有连续三个点位于警告限和控制限之间，说明检验工作已失控，应及时查找原因并纠正。

3. 质控图的校正

在检验工作处于正常受控状态下，随着样品的检测，质控样品检测的次数也会不断地增加。当质控样品的检测结果积累到一定数量后，可与原有的检测结果合在一起，重新计算平均值和标准差，来校正原来的质控图。当实验条件或质控样品改变时，应重新绘制质控图。

（二）实验室间检验质量控制

实验室间检验质量控制，主要用于检查实验室内质控工作的情况，了解各实验室的技能，评价实验室间是否存在明显的系统误差，以提高实验室间测定结果的可靠性。实验室间检验质量控制应该以实验室内质量控制为基础，即在切实实行实验室内质量控制的基础上进行，需要有足够的实验室参加，按规定程序共同执行既定计划。通常，实验室间检验质量控制由有经验的实验室或质控协调实验室负责，主持机构设计实施方案，制定工作细则。统一提供质控样品，各参加实验室在规定时间内完成检测分析，并上报结果；然后主持实验室对这些结果进行数据统计、分析并做出相应的评价，各实验室根据评价结果，查找原因，及时采取措施予以纠正，提高检验质量。

思考题

1. 解释下列术语：样品采集、样品前处理、系统误差、随机误差、准确度、精密度、检出限、标准曲线、平行测定、空白试验、室间质控。

2. 结合实际谈谈学习卫生理化检验技术的意义。

3. 简述样品分析前处理的意义，主要方法有哪些？

4. 叙述灰化法的原理、操作步骤与注意事项。

5. 叙述湿法破坏有机质的原理、方法类型及技术手段。

6. 简述卫生理化检验常用分析方法的类型与基本原理。

7. 如何提高萃取效率？进行萃取操作时应注意的事项有哪些？

8. 卫生理化检验质量控制的方法措施有哪些？如何评价质量控制的效果？

项目一　水样的采集与保存

知识目标

1. 了解水质检验的项目内容与卫生学意义。
2. 掌握水样采集的设备，各类水样的采集方法。
3. 了解影响水样的因素，各检测项目水样的保存方法。

技能目标

1. 熟悉各类水样采集设备及其使用方法。
2. 初步掌握采集各类水样的技能。
3. 初步学会生活饮用水主要检验项目的水样保存方法。

水是人类赖以生存的最重要、最基本的物质之一。它参与一切生物的机体活动，与人类的生活、生产活动息息相关。水在自然界中广泛存在，地球表面约70%的面积为水所覆盖，但能直接被人类利用的淡水仅占整个水资源的3%左右。天然的淡水可分为降水（雨、雪）、地面水（江、河、湖、池塘中的水）和地下水（井水、泉水）。

由于水是一种极好的溶剂，能溶解土壤、岩石、空气等与其接触物中的许多成分，而且水的流动、雨雪的降落、微生物的作用，都会使水中含有可溶物、悬浮物、胶体物、微生物等杂质，因此自然界中不可能存在纯净的水。人们在生活、生产活动中使用过的水，会带入各种物质而使其受到不同程度的污染，因此被称为污染水，如工业废水、生活污水。若直接排放它们，会使天然水受到污染。

水中含有的物质种类与数量决定了水质量的好坏，也就决定了水的用途。根据其用途可分为生活饮用水、农业用水和工业用水。正常的天然水能满足工、农业生产需要，而生活饮用水则必须是不含有害物质、符合卫生要求的天然水。由于人类生活、生产活动，特别是工业“三废”会使某些水体受到严重的污染，这种不清洁的含有有害物质的水，作为生活饮用水，就会严重危害人体健康，导致疾病的发生和流行；也不能用于工、农业生产，若用于农业生产，除了直接危害农作物生长和水产养殖外，还会通过食物链而危害到人类。因此，为了保障人民群众的身体健康，做到合理用水、安全用水，国家相继颁布了各类水质的卫生标准（或规范）以及相配套的标准检验方法。

水质检验的任务就是了解水的物理性状、化学性质、微生物特性等情况，即确定水中所含物质的种类和数量。检测的结果首先可用于选择适合生活和生产用水的水源，并为采取净化措施提供依据；其次是用来鉴定经净化处理的水质是否符合生活饮用水卫生标准或某些工业用水标准的要求；再次是用于判断水源水受工业废水污染的程度，并为采取废水处理措施和制订废水排放标准提供科学依据。

根据卫生部2006年颁布的《生活饮用水卫生标准》，生活饮用水水质检验项目分为感官性状和一般化学指标、毒理学指标、微生物指标和放射性指标。本书中的水质检验部分，是以生活饮用水水质要求的指标为主，适当兼顾水源水和污水的指标，讲解水质的理化指标的检验。检测项目分为物理性状（如色度、浑浊度等）、有机污染指标（如“三氧”“三氮”、总有机碳和总有机氮等）、非金属成分（如氟化物、氰化物、氯化物等）、金属成分（如铜、铁、铬等）和有机成分（如挥发性酚类化合物、合成阴离子洗涤剂、四氯化碳等）。各项目的检验方法参考《生活饮用水检验规范》，为了较为全面、系统地学习各种检验方法和操作技术，本书对其中的方法进行了适当的取舍。

工作任务1 水样的采集

工作过程：以采集生活饮用水及水源水的水样为例（GB/T 5750.2—2006）。

【相关知识】

水质检验的质量，首先决定于水样采集的质量。采集的方法科学、合理，保证采集的水样具有代表性、真实性，能反映水体的实际情况，是水质检验结果准确可靠的前提。为保证水样采集的质量，就应合理地选择采样设备、方法、时间、地点和采样量等。

【准备工作】

采样设备包括采样瓶、采集器和测定溶解性气体采样装置等，应根据水体的具体情况和检验项目的要求选择合适的采样设备。

（1）采样瓶　采样瓶是盛装水样的容器，一般为硼硅玻璃瓶或聚乙烯塑料瓶，并且能用塞或盖紧紧密封。

根据水样中待测组分选择采样瓶，基本原则是：① 采样瓶不能含有或沾污与水样中待测组分相同的物质，避免造成对水样的污染；② 采样瓶不能与待测组分发生反应；③ 采样瓶壁不能吸收或吸附待测组分。因而，玻璃瓶不能用来盛装测定金属成分的水样；塑料瓶则不能装测定有机物的水样；测定氟化物水样只能用塑料瓶而不能用玻璃瓶。

采样瓶的清洗原则应按水样中待测组分的要求来确定。一般的清洗方法是用水洗刷干净后，新瓶应用稀硝酸浸泡24 h，污染严重的旧瓶用少量重铬酸钾-硫酸洗液洗涤，再用水冲洗7～10次，最后用蒸馏水淋洗，晾干备用。测铬的水样瓶决不能用铬酸洗液洗涤，可用合成洗涤剂刷洗。采集水样时，采样瓶还要用被采的水样荡涤2～3次后才能盛装水样。

盛装过高浓度物质的采样瓶不易洗净。如盛含汞溶液的玻璃瓶会受到高浓度汞的沾污，用浓硝酸都不易洗净。因此,不要用盛装过含高浓度待测组分的溶液的采样瓶来采集水样。

(2) 采样器　根据采样方法来选择采样器,并要适合于采样的条件和要求。

自动采样器可按一定的时间间隔或连续地采集水样,但不能用于测定悬浮性固体的水样的采集。手工采样简便、灵活,适用于各种水样的采集,并有多种采样器或装置供选择。

1) 塑料水桶　在绳子末端系一只水桶,投入水体中待盛满后提出,再转移至采样瓶中。但在正式取样前,塑料水桶应用被采水样荡涤 2～3 次。这种方法一般用来采集表层水样,但可能混有部分水面下一定深度的水。

2) 深水采样器和简易装置　深水采样器是将一个容积为 2～3 L 的细口瓶套在金属框中,框底部用一铅块来增加重量,便于沉入水中,框上系一有刻度的绳子,瓶口配有塞套,并系一细绳,见图 1－1。采样时将深水采样器沉入水中,达到一定深度后,上提细绳即打开瓶塞,水样便可进入瓶内,装满后放松细绳塞上瓶塞,再将采样器提出水面。

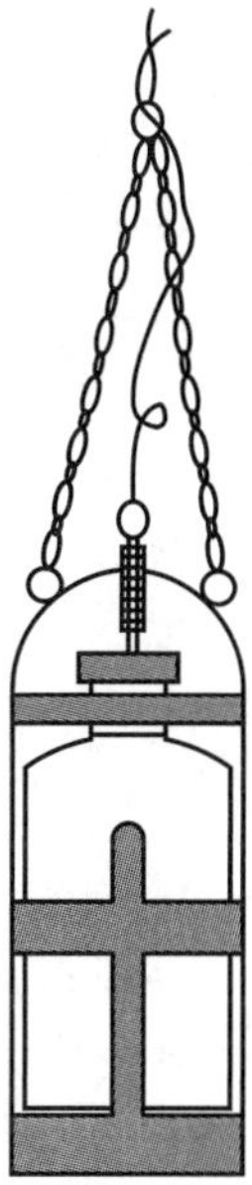

图 1－1　深水采样器

若将采样瓶固定在铁架台上,可做成简易的深水采样器,塞住瓶塞,待瓶沉到一定深度后上提绳子拉开瓶塞,使水样流进瓶中。

3) 测溶解气体水样采样器和简易装置　测定溶解性气体的水样要求隔绝空气,须用测溶解气体水样采样器(图 1－2),或利用一大一小两个采样瓶(小瓶是盛水样的,最好用溶解氧瓶)固定在铁架台上,制成简易的测溶解气体水样采样装置(图 1－3)。

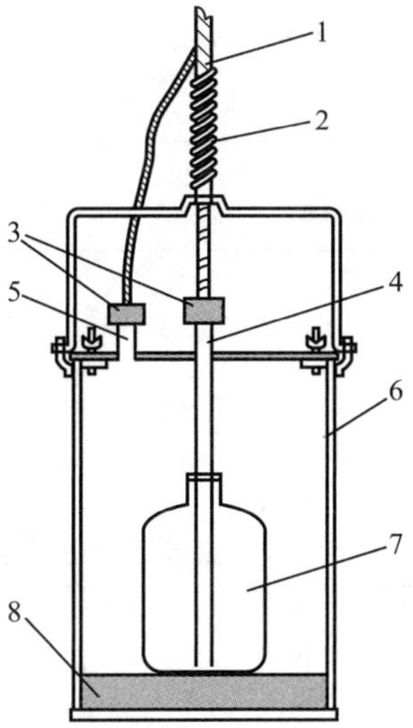

图 1－2　测溶解气体水样采集器

1. 绳子;2. 弹簧;3. 塞子;4. 水流入口;5. 空气出口;6. 采样器;7. 采样瓶;8. 铅块

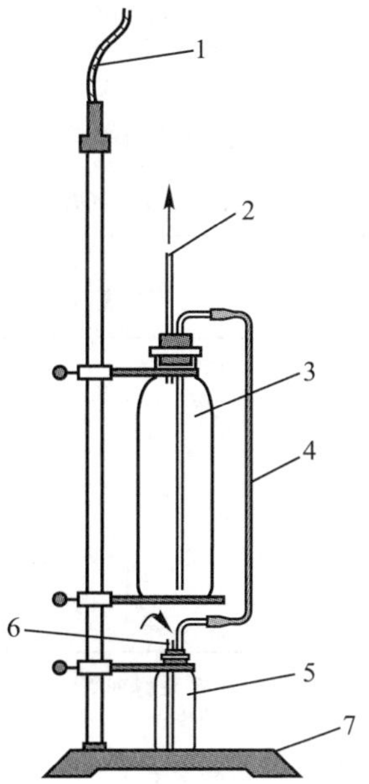

图 1－3　测溶解气体水样采集装置

1. 绳子;2. 空气出口;3. 大试剂瓶;4. 橡皮管;5. 小试剂瓶;6. 水流入口;7. 铁架台

采样时将采样器或采样装置沉入水中至一定的深度(采样装置沉入水中速度要快),水样经入口流入采样瓶或小瓶(采样器要上提细绳方能打开流入口的塞子),并驱除瓶内空气,继而溢出流入采样器中或进入大瓶中,直至采样器或大瓶充满水样(此时水面不再有气泡冒出),迅速提出水面,将采样瓶或小瓶取出并用瓶塞塞紧,注意瓶内不能留有空气。

这两种采样设备也可当作深水采样器用,来采集一定深度的水样。

【采集水样的操作】

水样的采集应根据检验项目及对水体监测的目的,在对地质、水文等影响水质变化的诸多因素进行周密的调查研究的基础上,设计好采样方案,包括如何选择采样点,使用何种采样方法等。

(一) 采样点的选择

1. 自来水

采样点应设在水厂的汲水处和出水处,以了解水源水的水质情况及处理后是否符合标准。若检查水在管道输送过程中的变异情况,应在管网系统的不同地方采集水样。

2. 河水

根据河流的大小,在不同的深度和不同的横断面处设置采样点,见表 1-1 和表 1-2。

表 1-1 河流不同深度的采样点(垂直线)

水深/m	采样点数及位置	说明
≤5	1(水面下 0.5 m)	1. 水深不足 1 m,在 1/2 水深处
5~10	2(水面下 0.5 m,河底以上 0.5 m)	2. 河流冰冻时,在冰下 0.5 m 处
>10	3(水面下 0.5 m,1/2 深,河底以上 0.5 m)	3. 若有充分数据证明垂线上水质均匀,可减少采样点数

表 1-2 不同流量河流的采样点(横断面)

年平均流量/(m^3/s)	河流分类	采样点数
<5	小溪流	2
5~150	小河	4
150~1 000	河流	6
>1 000	大河	至少 6 个点,随流量增大适当增加点数

注:在离岸边一定距离的河底采样时,不要搅动底层。

3. 湖水和水库水

湖水和水库水的采样点应设在入口、出口及中心处,并按水的深度在垂直方向采样,具体可参考河水的采样要求。

4. 地下水

地下水的采样点一般设置在水井及泉水的涌水处。

（二）各类水样的采集方法

1. 天然水与生活饮用水水样的采集

（1）管网水　指自来水、具有抽水设备的井水或泉水。采样时，应先放水数分钟，使管道内积留的水排出后，再收集水样。

（2）地面水　指河流、湖泊、水库、池塘水等。根据采样点的位置，选择不同的采集器采集水样。采表层水样用塑料水桶或直接使用采样瓶，采集有一定深度的水样用深水采样器。一般要求至少距岸边 1～2 m、距水面 0.2～0.5 m，距水底 0.1～0.15 m 处采集水样。

（3）没有抽水设备的井水　与采集一定深度的地面水的水样方法相同，用深水采样器或简易装置采集水样。

2. 生活污水和工业废水水样的采集

由于受到人们的生活习惯、作息时间及食物的季节性等因素的影响，生活污水的成分复杂且不断变化。而对工业废水来说，会受到生产工艺、原材料、生产时间等影响，变化会更大，成分也不稳定。为保证采集的水样具有代表性，常用以下几种采样方法。

（1）间隔式等量采样　每隔相同的时间采集等体积的水样混合均匀，然后从中分取部分水样供分析。通常采集一昼夜的水样，间隔时间根据水质变化的情况确定。此法适宜于采集流量较恒定的废水或污水的水样。

（2）平均比例采样　根据流量按比例采样，即流量大时多采，流量小时少采，混合均匀后取部分供分析。此法适用于流量变化的废水或污水的水样采集。但若有总废水池，则从中采一次混合均匀的水样即可。

（3）瞬间采样　每隔一定的时间，采集一次水样，并分别进行检验。此法的目的是了解废水或污水在每天不同时间的成分变化。

（4）单独采样　针对废水或污水的某一部分或在特定的时间，采集水样进行全量分析。此法采样主要考虑样品的代表性。由于废水中某些组分分布不均匀，如油类和悬浮物，一定时间后会浮在水面或沉入水底，若按通常方法采集水样，从其中取部分检测这些组分，很难得到准确结果。

3. 测溶解气体水样的采集

测溶解气体的水样必须隔绝空气，以避免空气中相应的气体溶入水样或水样中溶解的待测气体组分挥发逸出，因此要单独采集。

（1）管网水　先放水数分钟，将橡皮管一端套在水龙头上，一端插至采样瓶底部，使水样缓缓装满瓶子并向外溢出数分钟（溢出水样的体积至少是采样瓶容积的 6 倍以上），取出橡皮管，迅速盖紧瓶塞，注意不得留有气泡。

（2）水源水　在没有抽水设备的江、湖、水库、井等水源水中采集测溶解气体水样，应使用专用的测溶解气体水样采集器或简易装置采集。

（三）采样量

采样量应能满足欲测项目的需要，即根据检验项目的多少和测定方法来确定采集水样的体积。若检验水质的常规项目，一般采集 3～5 L 水样。对于特殊检验项目，如测溶解氧要现场固定溶解氧、测苯并(a)芘就需要 4 L 水样，因此应单独采样供检验。需要注意的是，用于现场检验项目（如 pH 和电导率）的水样，不能带回实验室供其他项目测定用。

工作任务 2　水样的保存

工作过程：以生活饮用水部分检验项目的水样保存方法为例(GB/T 5750.2—2006)。

【相关知识】

采集的水样原则上要尽早检测，但从采集到检测有一个时间间隔，要经过运输、存放等过程。在这一过程中，水样会受到多种因素的影响，其中的某些组分会发生变化而影响检测结果的真实性。水样保存的目的就是要尽可能地消除或降低这种影响。影响水样组分改变的因素可归纳为以下三方面。

1. 物理因素

光照、温度、压力、静置或振荡、密封或敞露等条件以及容器材料的不同都会使水样中的组分发生变化。如水中的溶解氧、二氧化碳等挥发性组分会受气温、气压变化而改变；金属离子可被玻璃瓶壁吸附；有机物能被塑料瓶吸收或吸附；长时间静置会使某些组分沉淀析出。

2. 化学因素

氧化还原反应、沉淀反应及 pH 的变化会使水样中某些组分发生改变。如六价铬在低 pH 环境中易被还原为三价铬；低价铁易被氧化成高价铁；铁、锰价态的改变会引起沉淀或溶解；某些聚合物会发生解聚；二氧化碳含量的改变会引起 pH 的变化等。

3. 生物因素

水中微生物的新陈代谢，一方面会消耗某些组分，另一方面会改变某些组分的性质。如溶解氧、生化需氧量的改变；有机物的分解；将硝酸盐还原为氨等。

【水样的保存】

水样保存就是通过采取相应的措施，以减慢微生物作用；减缓化合物的分解，避免水解；减少组分的挥发和容器的吸附损失。可采取的保存方法有冷藏或冷冻、密封和避光、控制 pH、加入化学试剂等。表 1－3 列出水质检验中部分项目的水样保存方法。

表 1－3　部分检验项目的水样保存方法

项目	容器	保存方法	保存时间	备注
色度、臭、味	G	冷藏	24 h	
浑浊度	G,P	冷藏	24 h	
pH	G,P	冷藏	6 h	最好现场测定
总硬度	P,G	加硝酸至 pH<2	6 个月	
溶解氧	G,(溶解氧瓶)	现场加硫酸锰和碱性碘化钾试剂固定	8 h	

续表

项目	容器	保存方法	保存时间	备注
需氧量	G	每升水样加 0.8 mL 硫酸(ρ_{20} = 1.84 g/mL)	24 h	
氨氮、硝酸盐氮	G,P	每升水样加 0.8 mL 硫酸(ρ_{20} = 1.84 g/mL),冷藏	24 h	
亚硝酸盐氮	G,P	冷藏	尽快测定	
一般金属	P(A),G(A)	加硝酸至 pH<2	6 个月	
六价铬	G(A)	加氢氧化钠至 pH 7~9	尽快测定	瓶内壁无磨损
汞	G(A)	加硝酸(1+9,含重铬酸钾 50 g/L) pH<2	1 个月	
银	G(A)(棕色)	加硝酸至 pH<2		
砷	G(A),P(A)	加硫酸至 pH<2	7 d	
硒	G(A),P(A)	冷藏		
硼	P	无要求	28 d	
余氯	G	现场测定		
氟化物	P	无要求	28 d	
氯化物、硫酸盐	G,P	冷藏	28 d	
碘化物	G		24 h	
硫化物	G	每 100 mL 水样,加 4 滴乙酸锌溶液(220 g/L)及 1 mL 氢氧化钠溶液(40 g/L),暗处保存	7 d	
氰化物、挥发酚类	G	加氢氧化钠至 pH>12,冷藏,若含有游离余氯,加亚砷酸钠除去	24 h	
阴离子合成洗涤剂	G	冷藏	24 h	
石油	G(S),(有刻度的广口瓶)	现场萃取	24 h	
卤代烃类(氯仿、四氯化碳)	G	现场处理后冷藏	4 h	
苯及同系物	G	冷藏	24 h	
甲醛、乙醛、丙烯醛	G	每升水样加 1 mL 硫酸(ρ_{20} =1.84 g/mL),冷藏	24 h	
苯并(a)芘	G	冷藏	尽快测定	
有机氯农药(六六六、滴滴涕)	G(S),(衬聚四氟乙烯盖)	冷藏,若有游离余氯,每升水样加 100 mg 抗坏血酸	7 d	现场萃取,冷藏,可保存较长时间
有机磷农药	G	冷藏	24 h	

注:① 此表未列入的项目可用 G 或 P,采样后冷藏并尽快测定;② P 为聚乙烯塑料瓶,G 为硼硅硬质玻璃瓶,P(A)或 G(A)表示用硝酸(1+1)(1 体积市售浓 HNO_3 加 1 体积蒸馏水)浸泡,G(S)表示用有机溶剂洗涤;③ 冷藏指存放于暗处,温度为 4℃。

思考题

1. 结合日常生活来谈谈水质检验的意义。

2. 以检验某一河流水质为例，设计一采样方案，包括采样点、采样设备的选择和具体的采样方法。

3. 水样保存的目的是什么？保存措施可归纳成哪几条？

项目二　水的物理性状和 pH 的检验

知识目标

1. 了解水的物理性状和 pH 检验的项目内容和卫生学意义。
2. 掌握水的臭和味、色度的概念，熟悉水的肉眼可见物、浑浊度的概念。
3. 理解水的臭和味、色度测定的方法原理。
4. 理解电位法的基本原理。
5. 掌握测定结果的处理和计算方法。

技能目标

1. 能根据检测项目正确采集和保存水样。
2. 熟练运用感官检查法检测水的臭和味、肉眼可见物等感观性状。
3. 熟练掌握目视比色法测定水的色度、浑浊度的操作。
4. 熟练使用 pH 计测定水的 pH，能初步学会 pH 计的维护与保养。

水的物理性状指标包括色度、浑浊度、臭和味、肉眼可见物、水温、电导率等，其中前四项指标是《生活饮用水卫生标准》中的常规检验项目，又称为感官性状。而水温、电导率则是水源水及地表水的检验项目。这些项目的检验一般采用感官检查法或物理检查法，操作方法简单，但却是其他项目检验的基础，对进一步测定有提示或指导意义，因此列为首先测定的项目。本项目主要开展臭和味、色度以及一般化学指标中的 pH 的测定。

工作任务 3　水中臭和味的检查

工作过程：以感官检查法检查生活饮用水的臭和味为例（GB/T 5750.4—2006）。

【相关知识】

洁净的天然水无臭无味。当从水中能嗅到气味或尝出味道时，则说明水体中存在有臭和味的物质。这些物质可能是天然水本身溶解的杂质，如含有大量有机物时，带有甜味；硫酸镁多时有苦味；铁盐多时有铁锈味；钠盐多时有咸味；地下水流经含有钒土矿层时，有酸味；流经含硫矿层时，可带有硫化氢气味。也很可能是由污染物造成的，如天然水若被富营养化污染会造成绿藻、原生动物等大量繁殖，产生腥臭；污染的大量有机物质被厌氧菌分解可以产生硫化氢、氨等气味；含煤焦油产品或酚类化合物的污水污染，如遇到氯气或含氯消毒剂，则产生特殊的氯酚臭；受到粪便及其他有机物污染时，产生异臭味。

臭和味属于感官检验项目，即用鼻嗅气味，用口、舌尝滋味。

臭和味的检验对于水体是否污染及主要污染物的判断，评价水处理的效果，追踪污染源都有实际意义。当然，并非所有的污染物都有异臭、异味，因而无臭无味的水不能说明其不含杂质或有害物质。

臭和味的测定结果，很难量化表示，只能用文字描述水样中臭和味的性质，用适当的词语描述强度，判定等级。

我国《生活饮用水卫生标准(GB 5749—2006)》规定，生活饮用水应无异臭、异味。

【准备工作】

检查仪器包括：锥形瓶(250 mL)和 电炉。

【测定操作】

1. 原水样的臭和味

(1) 采样　用玻璃瓶采样。

(2) 检查　取 100 mL 水样置于 250 mL 锥形瓶中，振摇后从瓶口嗅水的气味，同时尝水的味道(不要咽下)。采用下法记录和描述。

可用泥土气味、鱼腥气味、霉烂气味、青草气味、酚臭味、硫化氢味等词句，详细、贴切描述臭的性质。

可用咸、苦、酸、涩、麻、辣、甜等词语描述味的性质。

当采用类似上述词语完成对臭和味的定性描述后，还应按六级记录臭和味的强度等级。具体记录方法见表 2-1。

表 2-1　臭和味的强度等级

等级	强度	说明
0	无	无任何臭和味
1	微弱	一般饮用者甚难觉察，但臭、味觉敏感者可以发觉
2	弱	一般饮用者刚能察觉
3	明显	已能明显察觉
4	强	已有很显著的臭味
5	很强	有强烈的恶臭和异臭

注：必要时可用药用炭脱臭的纯水做无臭对照水。

2. 原水样煮沸后的臭和味

将上述水样加热至开始沸腾，立即取下锥形瓶，稍冷，同上法嗅气、尝味并报告。

【友情提示】

（1）由于味的检验，需要检验人员直接用口尝，因此，一定要注意保证被检水样对人是安全的。对于不明污染的水样，可能被细菌、病毒、寄生虫污染的水样，以及含有有毒有害物质的水样，不进行味的检验！这些水样的臭的检验，可采用臭域值法测臭。

（2）采样后立即检验。如不能立即检验，应将采样容器充满水样，冷藏，于6 h内检验完毕。

能力拓展1

水温的测定

工作过程：以温度计法测定生活饮用水及水源水的温度为例。

一、相关知识

天然水的温度，在一定程度上反映了水源的种类。当我们在冬季使用深井水时，觉得水不是太凉，而夏季使用深井水时，却感觉到水比较冷。原因是井水来源于地下深处，同一地区的地下水，受阳光、地面温度等气象条件及其他因素影响小，温度比较恒定，所以给我们的感觉是冬暖夏凉。温度比较恒定。但在不同区域或地区，地下水的温度变化范围很大。同一地区或区域，出现水温突然升高或降低的异常变化，在多数情况下，表明有污染的可能。例如，温度较高的地面水或者工业冷却水大量流入地下，使水温升高；冬季地面污水大量流入地下，也可能使地下水温降低。城市供水系统的水源多为地面水。水源位于地表，受气温、日光等气象条件影响，水温随季节变化大，如夏季从水龙头放出的水，温度较高，而冬季放出的水冰冷刺骨。地面水的水温随季节变化是有规律的，若在某一水域水温明显增高，则说明有工厂高温废水排入，水体有可能受到污染；或者很可能被大量有机物污染后，有机物腐败分解，并放出大量热量使水温升高。

水温是水质分析中pH、电导率、溶解氧等测定项目的基础数据；水温的变化可在一定程度上提示水源被污染；水温对水质混凝沉淀、氯化消毒处理的效果有直接影响；水温会影响水中微生物的繁殖和水的自净作用；水温还会影响水生动、植物的生长。

水温的测定应用物理检查法，既使用水银温度计、酒精温度计或热敏温度计测量水温。测水温应在采样现场进行，同时测定气温，做好记录。

二、准备工作

仪器准备如下。

（1）水银温度计　经校正的棒状温度计，分度值为0.10℃

（2）深水温度计　将棒状温度计镶嵌于金属或塑料管中，下端与一杯状容器（储水杯）连成一体，温度计感温部分伸入杯中，上端有环与绳索连接，可放入任意深度的水中，储水杯中充满水，可缓冲温度计从水中提出后温度的变化。温度计分度值为0.2℃。

（3）热敏温度计　用标准的水银温度计校正后使用。其探头连接导线的长度决定了它可测定的深度，一般为 5 m。

三、测定操作

将温度计浸入水中，3 min 读数。

使用热敏温度计时，将其探头沉入水中至预定的深度，3 min 读数。测流动水的温度时，可 1 min 后读数。

测定井水或某一深度水层的温度时，将深水温度计沉入预定的深度，感温 3 min 后，迅速提出水面，立即读数。

四、友情提示

(1) 测定结果记录视测定要求而定。一般读至 0.5℃；计算溶解氧饱和度等项目，应准确读至 0.1℃。

(2) 如果一定要取出水样才能进行测定时，注意体积不得小于 1 L。要用水样冲洗采样器，使采样容器与水样温度平衡；避免热源、日光对水样的影响。

能力拓展 2

水中肉眼可见物的检查

工作过程：以感官检查法检测生活饮用水及水源水中肉眼可见物为例(GB/T 5750.4—2006)。

一、相关知识

为了说明水样的一般外观，以"肉眼可见物"来粗略描述其可察觉的特征。水源水中的肉眼可见物包括各种可能的杂质，常见的肉眼可见物有：悬浮固体、水面飘浮物、沉积物、微生物和未成熟的幼体等。水中存在的色度和浊度会加重肉眼可见物的影响。

自来水含有这些物质则可能引起用户不满。出厂水如果浊度控制得当，一般是清澈透明的。但是如果过滤工艺不完善，藻类杂质穿透、滤池漏砂、清水池长期未清洗、内部积泥、微生物孳生，都可能造成出厂水带有肉眼可见物。

管网水中肉眼可见物更加常见：管道内壁材料腐蚀脱落、微生物孳生繁殖、管道锈垢或者生物膜脱落，都容易造成肉眼可见物，从而影响水质。管道内 pH 和温度改变，对于硬度高的水可能造成无机盐析出结垢，金属管道锈蚀可能引起红色、黑色沉积物，并且伴有高色度。

红虫(摇蚊幼虫)是南方自来水中很常见的一种微生物，大多数情况是因为二次水箱污染引起摇蚊繁殖，也有可能是由于净水工艺不够严密造成的。

夹气的压力管道水，有时出水会出现大量气泡释放，形成"牛奶水"，这种情况一般无害，静置一段时间待气从水中释放后即可以澄清。

肉眼可见物与水质危害没有必然联系，并不会直接影响人体健康，但是它是对水中带有污染物的一种警告。必须查明肉眼可见物的来源，消除水质影响，方可以放心使用。

水中肉眼可见物是一项感官指标，采用感官检查法。世界各国在该项指标的要求上是一致的，即水中无任何肉眼可见物。肉眼可见物对于感官性状影响严重，因此应确定水中不得含有任何肉眼可见物。

二、准备工作

仪器:无色玻璃瓶。

三、测定操作

(1) 采样　检测肉眼可见物时要求选取有代表性的水样,使用无色透明的玻璃瓶采集水样。

(2) 检查　将水样置于无色透明的玻璃瓶中,对照充足光线仔细观察。

四、友情提示

检测天然水的肉眼可见物及受污染水的漂浮物,宜在现场进行。肉眼可见物的检测带有一定的主观性。

工作任务4　水中色度的测定

工作过程:以铂钴标准比色法测定水的色度为例(GB/T 5750.4—2006)。

【相关知识】

清洁的水,无色透明。浅浅的河水看似无色,当河水较深时,水呈现淡淡的蓝色,深潭中的水是蔚蓝色,甚至是淡绿色。这些现象揭示了水体的颜色与水层厚度有关,这是光与水作用的结果。在水层浅时,呈现无色或淡蓝色,随着水层厚度增加,蓝色逐渐加深。当水体被污染时,随着污染物的不同而呈现不同的颜色。泥沙的混入、植物性有机物的溶入、水体流经含硫化合物矿床或被高铁化合物污染时,使水呈现淡黄色甚至褐色;含酚类物质的污染使水色变红;食品、染料等化学工业废水污染,可以使水呈现更加复杂的颜色;生活污水因含有大量的氮、磷等有机物质,进入水体后,引起藻类及其他浮游生物迅速繁殖,水面会出现绿色、红色、乳白色、棕色等颜色,当同时有泡沫聚集在水体表面时,就会产生“赤潮”(出现在海湾中)或“水华”(出现在江河湖泊中)的现象,甚至还会引起水体溶解氧量下降,水质恶化,造成水中鱼类及其他生物大量死亡、腐烂,水体发黑变臭。

水的色度可以在一定程度上反映水体是否被污染以及污染的程度,为其他项目的测定或者水处理提供依据。

水的色度可有“表色”和“真色”之分。表色是指对水样不做处理测定的色度,它是由水中悬浮物和可溶性有色物质产生的颜色。真色是指去除水中悬浮物后测得的色度,它是由水中可溶性有色物质产生的。通常所说的色度指的是真色。

测定水的色度采用铂钴标准比色法。由于天然水体多呈淡黄色,为使标准比色液与被测水样的色调接近,故采用氯铂酸钾和氯化钴配制标准比色液。

铂钴标准比色法测定水的色度的方法原理:

用氯铂酸钾和氯化钴配制成与天然水黄色色调相同的标准系列，与水样目视比色测定。规定 1 L 水中含有 1 mg 铂[Pt，以$(PtCl)_6^{2-}$形式存在的]所具有的颜色为 1 度，并作为色度的通用单位。

本法适用于测定淡黄色色调的较洁净的天然水、饮用水。对于色调复杂或污染严重的水样以及废水，可采取文字描述结合稀释倍数法测定色度。

《生活饮用水卫生标准(GB 5749—2006)》规定，生活饮用水色度不超过 15 度，并不得呈现其他异色。

小贴士

赤　　潮

赤潮，又称红潮，是由某些微小浮游生物、原生动物或细菌，在一定的环境条件下突发性地增殖和聚集，所引起的海水变色的现象，通常水体颜色因赤潮生物的数量、种类而呈红、黄、绿和褐色等。例如，由束丝藻产生的赤潮呈红色，腰鞭毛虫类产生的赤潮呈褐色，夜光虫产生的赤潮则呈桃红色。赤潮一般发生于近岸海域，使海水带有黏性，并有腥臭。

赤潮主要是水体富营养化所引起的。化肥、含磷合成洗涤剂、城市污水、农业污水、食品等工业的废水经河流进入海洋是造成水体富营养化的主要原因。

赤潮的危害是水中溶解氧减少，水质恶化，鱼群、虾、蟹、贝类等水产品不能正常生存，甚至大面积死亡，严重破坏水产资源。

赤潮不仅给海洋环境、海洋渔业和海水养殖业造成严重危害，而且对人类健康甚至生命都构成威胁。有些赤潮生物分泌毒素，这些毒素被食物链中的某些生物摄入，如果人类再食用这些生物，则会导致中毒甚至死亡。

赤潮的频繁发生，警示人们要保护环境！

【准备工作】

1. 仪器

(1) 无色具塞比色管(成套高型，50 mL)。

(2) 离心机。

2. 试剂

铂钴标准溶液：称取 1.246 g 氯铂酸钾(K_2PtCl_6)和 1.000 g 干燥的氯化钴($CoCl_2 \cdot 6H_2O$)，溶于 100 mL 纯水中，加入 100 mL 盐酸(ρ_{20}=1.19 g/mL)，用纯水定容至 1 000 mL，此标准溶液的色度为 500 度。

【测定操作】

(1) 水样处理　取适量水样，离心去除悬浮物。

(2) 取水样　取上述水样 50 mL 于比色管中。如水样色度过高，可适度减少水样用量，加纯水稀释后比色，测定结果乘以稀释倍数。

(3) 配制标准系列　取 11 支 50 mL 同型无色具塞比色管，按表 2 - 2 配制。此标准系列可长期使用。

表 2-2 铂钴标准比色法测色度时标准系列的配制

管号	0	1	2	3	4	5	6	7	8	9	10
铂钴标准液/mL	0.00	0.50	1.00	1.50	2.00	2.50	3.00	3.50	4.00	4.50	5.00
纯水/mL	各加至 50 mL 刻度,混匀										
色度值/度	0	5	10	15	20	25	30	35	40	45	50

(4) 目视比色　将水样与铂钴标准系列目视比较。如水样与标准系列的色调不一致,为异色,可用文字描述。

【结果计算】

水样的色度按下式计算:

$$色度(度)=\frac{V_1\times 500}{V}$$

式中:V_1——相当于铂钴标准溶液的用量,mL;

V——水样体积,mL。

【友情提示】

(1) 色度测定时,要去除水样中的悬浮物。除去水中悬浮物的方法有离心沉淀法、静置澄清法、滤膜(通过孔径 0.45 μm 的滤膜)过滤法。但是,不能用滤纸过滤水样,因为滤纸能够吸附有色物质,改变色度,影响测定结果。

(2) 如测的结果为表色,对表色、异色要做文字说明。

(3) 微生物的活动可以改变水样颜色的性质,因此应尽快测定。

能力拓展 1

水源水及污染水色度的测定

工作过程:以稀释倍数法测定水源水及污染水的色度为例。

一、相关知识

对于色调复杂或污染严重的水样以及废水,可采取文字描述结合稀释倍数法测定色度。

物质的颜色与其浓度和稀释倍数成正比。对水样进行稀释,将稀释至刚好不能觉察出颜色时的稀释倍数,作为水样的色度。

二、准备工作

1. 仪器

(1) 透明玻璃烧杯。

(2) 滤膜　孔径 0.45 μm。

2. 试剂

纯水。

三、测定操作

(1) 定性　取 100 mL 水样于 150 mL 玻璃烧杯中，在白色背景上观察。用淡蓝、红色、淡红、棕黄等适当的词语描述。

(2) 定量　将水样装入比色管中，使其高度为 10 cm，与同样高度的纯水在白色背景上比较，用纯水稀释水样管，使其达到再不能觉察出颜色时止。记录稀释倍数，并以此作为水样的色度。

四、友情提示

同铂钴标准比色法。

能力拓展 2

水的浑浊度的测定

工作过程：以福尔马肼目视比浊法测定水的浑浊度为例(GB/T 5750.4—2006)。

一、相关知识

我们在观察地表水时会发现，有些水是清澈透明的，而有些水则是浑浊的。这是由于地表水中含有不溶于水的悬浮物和胶体物，如泥沙、浮游生物及其他微生物等而产生的浑浊现象。浑浊度是表示水中悬浮物等对光线透过时所发生的阻碍程度，是水的一种光学性质，当光线通过悬浮液时，光线会被吸收、反射、散射，而呈现出浑浊现象。这种光学性质与悬浮物的颗粒大小、形状、折射指数有关，而与其密度、浓度的直接关系很小。

地面水产生浑浊现象比较常见，地下水浑浊比较少见。当地下水流经矿床时，可溶解矿物质而形成胶体(如低铁矿)产生浑浊。无害物质产生的浑浊，影响水的感官性状，危害不大。生活污水、工业废水引起的浑浊往往是有害的。

水的浑浊度的测定，可帮助了解水中所含微生物和其他污染物质的情况，并对水质净化处理具有指导意义。

由于产生浑浊的物质构成成分和颗粒大小不同，沉降速度不同，而且细微的颗粒也会由于聚合而沉降，使浑浊度发生变化，故浑浊度测定应在采样后尽快进行。

水的浑浊度测定方法有福尔马肼标准散射比浊法和福尔马肼标准目视比浊法。浑浊度测定结果以福尔马肼散射浊度单位(NTU)表示。NTU 规定：将 5.00 mL 10 g/L 硫酸肼溶液与 5.00 mL 100 g/L 的六亚甲基四胺溶液置于 100 mL 容量瓶中，混匀，在 25℃ ± 3℃ 反应 24 h。加水至标线，混匀。规定此标准混悬液的浑浊度为 400 NTU。

福尔马肼标准目视比浊法测定水的浑浊度的方法原理：

硫酸肼与六亚甲基四胺在适当温度下经一定时间聚合形成福尔马肼，用作浑浊度标准液。在相同条件下，将水样的散射光强度与福尔马肼标准混悬液的散射光强度进行目视比浊。散光强度越大，表示浑浊度越高。

生活饮用水浑浊度不超过 1 度(NTU),特殊情况下不超过 5 度(NTU)。

二、准备工作

1. 仪器

无色具塞比色管(成套的高型,50 mL)。

2. 试剂

(1) 纯水　将蒸馏水通过 0.2 μm 孔径薄膜滤片过滤。

(2) 硫酸肼溶液(10 g/L)　称取硫酸肼[$(NH_2)_2 \cdot H_2SO_4$,又名硫酸联胺]1.000 g 加纯水溶解,并转移入 100 mL 容量瓶中,加纯水至刻度,混匀。

(3) 六亚甲基四胺溶液(100 g/L)　称取六亚甲基四胺[$(CH_2)_6N_4$]10.00g 溶于纯水,于 100 mL 容量瓶中定容。

(4) 福尔马肼浑浊度标准溶液　分别吸取硫酸肼溶液 5.00 mL、六亚甲基四胺溶液 5.00 mL 于 100 mL 容量瓶中,混匀,在 25±3℃下放置 24 h,加入纯水至刻度,混匀。此标准混悬液浑浊度为 400 NTU,可使用 1 个月。

三、测定操作

(1) 配制标准系列　取 9 支 50 mL 同型无色具塞比色管,按表 2-3 操作。

表 2-3　福尔马肼标准目视比浊法测浑浊度时标准系列的配制

管号	0	1	2	3	4	5	6	7	8
浑浊度标准混悬液/mL	0.00	0.25	0.50	0.75	1.00	1.25	2.50	3.75	5.00
纯水/mL	各加至 50 mL 刻度,混匀								
浑浊度/NUT	0	2	4	6	8	10	20	30	40

(2) 比色测定　取 50 mL 混匀的水样于比色管中,与标准比较。如水样浑浊度过高,可适度减少水样用量,加纯水稀释后比色,测定结果乘以稀释倍数。

四、结果计算

浑浊度结果可于测定时直接比较读取,乘以稀释倍数。不同浑浊度范围的读数精度要求见表 2-4。

表 2-4　不同浑浊度范围的读数精度要求

浑浊度范围/NUT	读数精度要求/NUT
2～10	1
10～100	5
100～400	10
400～700	50
700 以上	100

五、友情提示

(1) 稀释标准或稀释水样应使用无浑浊度水。无浑浊度水的制备方法:使蒸馏水通过 0.2 μm 孔径的薄膜滤片制得。用滤过水淋洗收集容器至少两次,并弃去 200 mL 初滤液后,再收集备用。

(2) 当对水样浊度测定精度要求较高时,可用浊度仪进行比浊测定。

(3) 硫酸肼、六亚甲基四胺可在干燥器中干燥 24 h 后称重。

(4) 水样浑浊度过高时,应将水样稀释后再比浊,结果乘以稀释倍数。

小贴士

浊　度　仪

目前测定水的浑浊度有以下方法。

(1) 散射浊度仪　根据瑞利(Rayleigh)公式 $I_r/I_0=KD$(I_r 为散射光强度,I_0 为入射光强度),测定某一角度上的散射光的强度,以达到测定水样浑浊度的目的。当入射光被粒径为入射光波长 1/20～1/15 的颗粒物所散射,强度符合瑞利公式,粒径大于 1/2 入射光波长的颗粒对光进行反射。这两种情况均可用 $I_r \propto D$ 来表示,一般采用 90°角的光作为特征光来测定浑浊度。

(2) 散射-透射式浊度仪　应用 $I_r/I_t=KD$ 或 $I_r/(I_r+I_t)=KD$(I_r 为散射光强度,I_t 为透射光强度),测定透射光和反射光的强度之和,来对样品浑浊度进行测定。因同时测定了透射光和散射光的强度,所以在入射光强度相同的情况下具有较高的灵敏度。

(3) 透射式(包括分光光度计与目视法)　根据朗伯-比尔定律,以透过光的强度来确定水样的浑浊度,水样浑浊度与透光率的负对数呈线性关系,浑浊度越高,透光率越小。但受到天然水中存在的黄色的干扰,湖泊、水库水还因含有藻类等有机吸光物质,对测定也有干扰。选用 680 nm 波长,可避免黄色和绿色的干扰。

在上述三种方法中,以散射-透射式浊度仪较好,灵敏度高,并且水样中的色度不干扰测定。但由于仪器复杂,价格昂贵,难于在国内推广使用。目视法受主观影响大。国际上测定浑浊度多采用散射式浊度仪。水的浑浊度主要由水中泥沙等颗粒物引起,散射光的强度比吸收光的强度大,因此,散射式浊度仪较透射式浊度仪灵敏度高。且由于散射式浊度仪采用白光为光源,对样品进行测定更为接近实际,但色度对测定有干扰。

工作任务 5　水中 pH 的测定

工作过程:以玻璃电极法测定水的 pH 为例(GB/T 5750.4—2006)。

【相关知识】

无污染的天然水一般呈弱碱性,pH 在 7.2～8.5。

影响水的pH的常见因素有：大气中二氧化碳浓度、酸雨、工业三废、生活污水、粪便等污染物。这些因素会使水的pH发生明显变化。pH改变，常常提示水体被污染。

pH对于水质变化、水生植物、生物生长、微生物繁殖、腐蚀性、水处理时的混凝沉淀、加氯消毒效果均有影响，与人民生活、工农业生产都有关系。此外，pH的改变，会影响水中某些物质的存在状态，有可能使有害、有毒物质释放出来而给人类及其他生物带来危险。例如，水中pH升高时，不仅使铵盐转化为氨的浓度增加，而且毒性也增大，氨在pH=8时的毒性是pH=7时毒性的10倍；水的pH降低时，水中的某些有毒物质离解(如氰化物转化为氢氰酸)，毒性增强，导致人或其他生物中毒。SO_2、NO_X污染造成酸雨，酸雨使土壤pH降低，其中的镉、锰、铅、汞等重金属形成可溶性的化合物，易被冲刷而进入水体，造成水污染。因此，pH既是水质检验中的重要指标，又是其他检验项目必须测定的参数。

水的pH测定方法为玻璃电极法和标准缓冲溶液比色法。玻璃电极法测定pH属于直接电位分析法，它是电位分析方法的具体应用。

直接电位分析法，就是通过测定指示电极的电位值，而获得被测物质含量的分析方法。该方法特点是：不要求进行繁琐的样品分析前处理；仪器简单，测量浓度范围宽，电极响应快；不受样品颜色、浑浊度、黏度的影响；可测定物质的种类多。因此，在医药卫生、食品、化工、环保等领域的应用日趋广泛。水质检验中pH、氟化物等的测定即采用直接电位法。

生活饮用水pH在6.5～8.5。由于大气中二氧化碳易溶入水而影响pH，因此，pH的测定应在采样后尽快进行。

【准备工作】

1. 仪器

(1) 精密酸度计　测量范围0～14 pH单位；读数精度≤0.02 pH单位。

(2) pH玻璃电极。

(3) 饱和甘汞电极。

(4) 温度计(0～50℃)。

(5) 塑料烧杯(50 mL)。

其中，pH玻璃电极和饱和甘汞电极可用复合电极代替。

2. 试剂

(1) 苯二甲酸氢钾标准缓冲溶液　称取10.21 g在105℃烘干2h的苯二甲酸氢钾($KHC_8H_4O_4$)，溶于水中，并稀释至1 000 mL，此溶液的pH在20℃时为4.00。

(2) 混合磷酸盐标准缓冲溶液　称取3.40 g在105℃烘干2 h的磷酸二氢钾(KH_2PO_4)和3.55g磷酸氢二钠(Na_2HPO_4)，溶于水中，并稀释至1 000 mL。此溶液的pH在20℃时为6.88。

(3) 四硼酸钠标准缓冲溶液　称取3.81 g四硼酸钠($Na_2B_4O_7 \cdot 10H_2O$)，溶于水中，并稀释至1 000 mL。此溶液的pH在20℃时为9.22。

以上三种缓冲溶液的pH随温度变化而不同，见表2-5。配制时要用新鲜煮沸并放冷的蒸馏水。配成的溶液应储存在聚乙烯瓶或硬质玻璃瓶中，可以稳定1～2个月。

表 2-5 pH 标准缓冲溶液在不同温度下的 pH

温度/℃	标准缓冲溶液的 pH		
	苯二甲酸氢钾标准缓冲溶液	混合磷酸盐标准缓冲溶液	四硼酸钠标准缓冲溶液
0	4.00	6.98	9.46
5	4.00	6.95	9.40
10	4.00	6.92	9.33
15	4.00	6.90	9.28
20	4.00	6.88	9.22
25	4.01	6.86	9.18
30	4.02	6.85	9.14
35	4.02	6.84	9.10
40	4.04	6.84	9.07

【分析步骤】

（1）电极准备　将玻璃电极于水中浸泡 24 h 以上。

（2）仪器校正　仪器开启预热半小时后，按照仪器使用说明书操作，进行调零、温度补偿以及满刻度校正等工作。

（3）pH 定位　选用一种与被测水样 pH 接近的标准缓冲溶液，定位 2～3 次。

（4）水样测定　用洗瓶以纯水缓缓淋洗两个电极数次，再以水样淋洗 6～8 次，然后插入水样中，1 min 后直接从仪器上读出 pH。

【友情提示】

（1）当水样 pH＜7.0 时，使用苯二甲酸氢钾缓冲溶液定位，以四硼酸钠或者混合磷酸盐标准缓冲溶液复定位。如果水样 pH＞7.0 时，则用四硼酸钠缓冲溶液定位，以苯二甲酸氢钾或者混合磷酸盐标准缓冲溶液复定位。

（2）甘汞电极内充的是氯化钾饱和溶液，当气温升高，溶液可能由饱和状态变为不饱和状态，故应保持一定量氯化钾晶体。

（3）测定 pH＜1 的强酸溶液时，测得值比实际值偏高，产生“酸差”，此时可改用酸度表示；当溶液的 pH＞10 时，由于大量 Na^+ 存在，使测得值比实际值偏低，产生“钠差”，应使用高碱玻璃电极测定 pH。

（4）玻璃电极球泡部分厚度仅 0.1 mm 左右，易碎。使用、储存时要特别注意防碰撞和污秽。

（5）温度对 pH 测定影响大，应注意测定溶液和标准溶液的温度一致。

小贴士

pHS-2 型酸度计的使用方法

测溶液 pH 常使用酸度计，也称为 pH 计，常见的有 pHS-1、pHS-2、pHS-3A 型酸度计等多种型号。可分为直读式和补偿式两大类。型号不同，使用方法也不一样。下面以 pHS-2 型酸度计为例，简单介绍使用方法。

1. 连接电源

检查电源电压与仪器电压相适配后，接通电源。

2. 安装电极

将电极夹杆夹在电极杆上。加上甘汞电极。连好引线；再装上玻璃电极，注意使玻璃电极球泡部分比甘汞电极稍高。电极插入插孔，按下电极接头并旋进固定螺丝固定好电极接头。

3. 校正

(1) 按下 pH 按键，指示灯亮。短时应用，预热 10 min；若长时间应用，为使零点稳定，应预热 1 h 以上。

(2) 测量缓冲溶液温度，调节温度补偿器，使指向该温度值。

(3) 将 pH－mV 开关旋至 pH 6 挡，再调节零点调节器，使仪表指针指在 pH“1”处(即 pH 7)。

(4) 再将 pH－mV 开关旋至校正位置，调节校正调节器，使指针指向满度。待指针稳定 30 s 后，重复 3 次。使开关固定在 pH 6 挡位置。

4. 定位

(1) 将标准缓冲溶液倾入测试杯中，浸入电极对。按下读数开关。

(2) 调节定位调节器，使指针指向本缓冲溶液该温度下的 pH(pH 档盘指示数＋仪器面盘指示数)。搅拌测试杯中溶液使指针稳定。重复数次，调节至定位准确稳定。定位调节旋钮不可再旋动。

(3) 放开读数开关。

5. 测量

(1) 移开缓冲液测试杯，用蒸馏水淋洗电极 5 次，并用滤纸轻轻吸干。

(2) 将被测水样倾入测试杯中(温度应和缓冲液一致，否则，应按其温度重新调试温度补偿器)，浸入电极对。

(3) 按下读数开关。调节 pH－mV 数值，使读出指示值。

(4) 测量完毕，放开读数开关。淋洗电极。如短期内仍需进行测量，可将电极浸泡在蒸馏水中。

6. 注意事项

(1) 玻璃电极与甘汞电极不对称电位太大时，定位调节可能调不到该标准缓冲溶液的 pH；缓冲溶液配置不准确时，也可能出现此现象。应调换电极或溶液。

(2) 电极使用两年以上时，误差增大，反应缓慢，不宜再用。

知识链接

直接电位分析法

直接电位分析法，就是通过测定指示电极的电位值，而获得被测物质含量的分析方法。该方法特点是：不要求进行繁琐的样品分析前处理；仪器简单，测量浓度范围宽，电极响应快；不受样品颜色、浑浊度、黏度的影响；可测定物质的种类多。因此，本方法在医药卫生、食品、化工、环保等领域的应用日趋广泛。水质检验中 pH、氟化物等的测定即采用直接电位法。

1. 基本原理

电位分析法的基本依据是能斯特方程，电极反应为：

$$\mathrm{Ox} + ne^{-} \rightleftharpoons \mathrm{Red}$$

其能斯特方程为：

$$\varphi=\varphi^{\ominus}_{\mathrm{Ox/Red}}+\frac{2.303RT}{nF}\ln\frac{a_{\mathrm{Ox}}}{a_{\mathrm{Red}}}$$

式中：φ——电极电位，V；

$\varphi^{\ominus}_{\mathrm{Ox/Red}}$——标准电极电位，V；

R——摩尔气体常数，8.314 J/(mol·K)；

F——法拉第常数，96 485 C/mol；

T——热力学温度，K；

n——电极反应得失电子数；

a_{Ox}——Ox 的活度，mol/L；

a_{Red}——Red 的活度，mol/L。

在 25℃时，代入相关数值，其方程可简化为：

$$\varphi=\varphi^{\ominus}_{\mathrm{Ox/Red}}+\frac{0.0591}{n}\log\frac{a_{\mathrm{Ox}}}{a_{\mathrm{Red}}}$$

如对一个金属电极，电极反应为：

$$\mathrm{M}^{n+}+\mathrm{ne}^{-}\rightleftharpoons\mathrm{M}$$

在 25℃时，其电极电位的能斯特方程的表达式为：

$$\varphi=\varphi^{\ominus}_{\mathrm{M}^{n+}/\mathrm{M}}+\frac{0.0591}{n}\lg a_{\mathrm{M}^{n+}}$$

式中：φ——电极电位，V；

$\varphi^{\ominus}_{\mathrm{M}^{n+}/\mathrm{M}}$——金属电极的标准电极电位，V；

n——电极反应得失电子数；

a——被测金属离子的活度，mol/L。

从上式可以看出，电极电位与溶液中的离子活度的对数值呈线性关系。对于稀溶液来说，离子的活度可近似等于离子的浓度，因此，测得电极电位就可以确定被测离子的浓度。

单个电极的电极电位是无法测定的。实际测定时，通常将指示电极和参比电极浸入被测溶液中组成化学原电池，用精密电位计来测定该原电池的电动势，而电动势为两电极间的电位差（通过电池的电流为零或接近于零时），即：

$$E=\varphi_{指}-\varphi_{参}$$

式中：E——电池的电动势，V；

$\varphi_{指}$——指示电极的电位，V；

$\varphi_{参}$——参比电极的电位，V；

由于在恒定的测定条件下，参比电极的电位不随被测溶液中组分改变而发生变化，为一恒定值。因此，测得电池的电动势，即测出了指示电极的电位，也就求得溶液中被测离子的浓度。

2. 参比电极

在温度、压力一定的条件下，参比电极电位是恒定的，并不随溶液中待测离子的改变而改变。电位分析法中，参比电极是用于提供测量电极电位时的基准。参比电极的要求是具备结构简单、重现性和稳定性好等性能。参比电极主要有标准氢电极、甘汞电极和银-氯化银电极。

标准氢电极(SHE)是测量标准电极电位的最准确的参比电极。由于其制作麻烦，操作条件苛刻，还很容易受到微量的砷、汞、硫、氰化物及其他物质的毒化，而改变其电极电位，因此在实际中很少使用。

甘汞电极结构如图2-1所示。

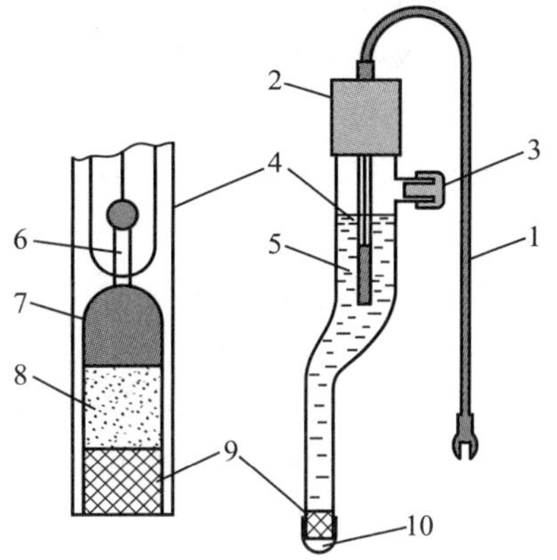

图2-1 甘汞电极

1. 电极引线；2. 绝缘体；3. 橡皮塞；4. 内参比电极；5. 氯化钾溶液；6. 铂金丝；7. 汞；8. 汞和甘汞糊；9. 多孔物质(烧结玻璃)；10. 橡皮帽

电极由两个玻璃套管组成，内管上部为汞，连接电极引线，中部为汞和氯化亚汞的糊状物，底部用棉球塞紧，外管盛有KCl溶液，下部支管端口塞有多孔素烧瓷。在测定中，盛有KCl溶液的外管还可起到盐桥的作用。

电极组成：

$$\mathrm{Pt, Hg, Hg_2Cl_2(s)\ |\ Cl^-(}c\mathrm{)}$$

电极反应：

$$\mathrm{Hg_2Cl_2 + 2e^- \rightleftharpoons 2Hg + 2Cl^-}$$

电极电位(25℃)：

$$\varphi = \varphi^{\ominus}_{\mathrm{Hg_2Cl_2/Hg}} - \frac{0.0591}{n}\lg a_{\mathrm{Cl^-}}$$

可以看出，甘汞电极的电位只与内参比溶液中的Cl^-活度有关，当内装KCl溶液浓度一定时，其电极电位就为定值。甘汞电极因内充氯化钾的浓度不同而分为三种：0.1 mol/L、1 mol/L及饱和甘汞电极。25℃时，电极电位分别为0.337 V、0.283 V、0.244 V。其中饱和甘汞电极应用最多。

3. 指示电极

指示电极是一种对溶液中特定的离子有选择性响应能力的电极，也就是说，指示电极的电位随溶液中待测离子活度(或浓度)的变化而变化。因此，可用作指示电极的通常是离子选择性电极。离子选择性电极基本上都是膜电极。各种离子选择性电极的构造，因薄膜的不同而有差异，但一般都由薄膜及支持体、内参比溶液(含有与待测离子相同的离子)、内参比电极(银-氯化银电极等)组成。

测pH用指示电极为玻璃电极，它也属于一种膜电极，结构见图2-2。

在玻璃管的下端接有厚约0.1 mm的半球形特殊玻璃薄膜，膜内装有含Cl^-的pH为7的缓冲溶液，并用银-氯化银电极作内参比电极。玻璃膜的电阻达到10～500 MΩ，测定时只允许有微小的电流通过，为防止由静电干扰和漏电所引起的实验误差，将引出的导线用金属网套管做了良好的屏蔽。

玻璃电极对 H^+ 产生选择性响应，主要是由玻璃膜的成分决定。普通玻璃电极敏感膜由 Na_2O、CaO、SiO_2 组成，在其固体的三维网状结构中，Na^+ 可自由移动并可与溶液中的 H^+ 交换。当玻璃电极浸入水溶液中后，其交换反应为：

$$H^+ + Na^+GL^- \rightleftharpoons Na^+ + H^+GL^-$$

并最终达到平衡，在玻璃膜的表面形成硅酸（H^+GL^-）水化层。当玻璃电极插入待测溶液中，由于待测溶液中的 H^+ 浓度与水化层中 H^+ 浓度不同，两者间会发生交换和扩散作用，结果破坏了水化层与溶液界面原来的电荷分布，形成双电层，从而产生相界电位 $\varphi_{外}$，其大小只与溶液中 H^+ 浓度有关。同样，在玻璃膜的内表面的水化层与内参比溶液界面间也存在相界电位 $\varphi_{内}$，其大小与内参比溶液中 H^+ 浓度有关。由于玻璃膜内侧和外侧的氢离子浓度不等，$\varphi_{外}$ 和 $\varphi_{内}$ 不相同，出现电位差，这个电位差就叫作膜电位。即：

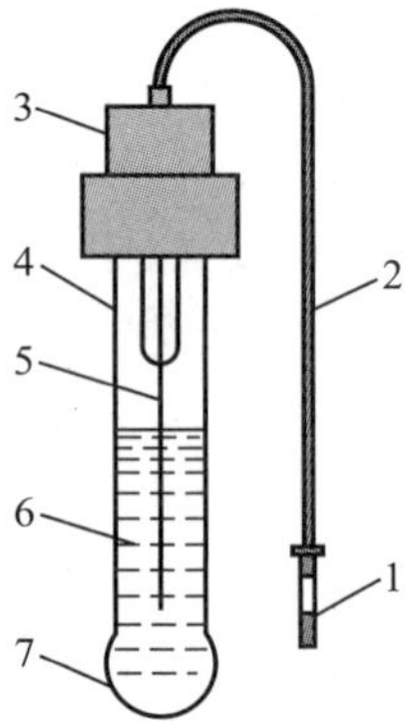

图 2-2 玻璃电极

1. 电极插头；2. 电极引线；3. 绝缘体；4. 玻璃管；5. 内参比电极；6. 内参比溶液；7. 敏感膜

$$\varphi_{膜} = \varphi_{外} - \varphi_{内}$$

由于膜内参比溶液是固定的，$\varphi_{内}$ 也是固定的，因而膜电位只与 $\varphi_{外}$ 有关，其数值就取决于膜外被测溶液中的 H^+ 浓度。而玻璃电极的电位则是内参比电极电位与膜电位之和：

$$\varphi_{玻} = \varphi_{内参} + \varphi_{膜}$$

同理，内参比电极电位（$\varphi_{内参}$）也是固定的。因此，玻璃电极电位则决定于待测溶液中的 H^+ 浓度，即决定于溶液中的 pH。电极电位的能斯特方程为：

$$\varphi_{玻} = K_{玻} + \frac{2.303RT}{F}\log a_{H^+} = K_{玻} - \frac{2.303RT}{F}\mathrm{pH}$$

25℃时，上式可简化为：

$$\varphi_{玻} = K_{玻} - 0.0591\mathrm{pH}$$

4. 直接电位法测 pH 的基本原理

电位法测定溶液的 pH 时，由玻璃电极、饱和甘汞电极与待测溶液组成原电池，则原电池电动势为：

$$E = \varphi_{甘} - \varphi_{玻} = \varphi_{甘} - K_{玻} + \frac{2.303RT}{F}\mathrm{pH}$$

在一定的条件下，$\varphi_{甘}$ 为常数，则上式可简化为：

$$E = K' + \frac{2.303RT}{F}\mathrm{pH}$$

在 25℃时，可写成：

$$E = K' + 0.0591\mathrm{pH}$$

由此可知，在一定的条件下，原电池的电动势与被测溶液的 pH 呈线性关系，所以通过测量电动势，就能求得溶液的 pH。

实际测定时，一般不通过测量电动势来计算 pH，而是利用仪器的电路设计和标准溶液校正，在仪器的仪表上直接显示被测溶液的 pH。若测定时的温度不在 25℃，可利用仪器的温度补偿装置来修正。

能力拓展

水的电导率的测定

工作过程：以电极法测定水的电导率为例（GB/T 5750.4—2006）。

一、相关知识

纯水不含电解质和其他离子，而水的电离又极其微弱，故几乎不导电。天然水中由于溶入了矿物质类的杂质，在水中能解离成阴、阳离子，因而才有了导电作用。

电导率又称比电导，是由距离 1 cm、截面积为 1 cm^2 的两个电极间测得的电阻率的倒数。它是用数字来表示水溶液传导电流的能力，与水中矿物质有密切关系。溶液中含有的离子成分越多，其导电能力越强。可见导电能力反映的是被测溶液中各种离子成分的总含量。多数无机化合物（如无机酸、碱、盐等）属于电解质，在水中可全部或部分以离子状态存在，其水溶液是电的良好导体，但是有机化合物不离解或者离解极微弱，其水溶液即使导电也是很微弱的，因此用电导率是不能反映这类污染因素的。

测定溶液的电导率，可监测生活饮用水及其水源水中溶解性矿物质浓度的变化和估计离子化合物的总量，也可作为水体被矿物质污染的指标之一，并可为后续检验项目提供参考及校核检验结果的正确性。

新鲜纯水的电导率在 0.5～2 μS/cm。一般天然水的电导率在 5～1 500 μS/cm，含无机盐高的水可达 10 000 μS/cm。生活饮用水的电导率一般在 50～500 μS/cm。

电极法测定水的电导率原理：

电解质溶液的电导率是电流通过单位面积为 1 cm^2，距离为 1 cm 的两个铂黑电极间的电阻值的倒数。电解质溶液中离子含量高，导电能力强，电阻小，电导率高，否则相反。将一对电导电极插入电导池中，在相同的温度下，利用电导率仪测定已知电导率的氯化钾标准溶液和水样的电导值或电阻值，通过计算得出电导池常数，即可求出水样的电导率。

二、准备工作

1. 仪器

(1) 电导仪。

(2) 电导池及电极。

(3) 烧杯（50 mL）。

(4) 温度计（±0.1℃）。

(5) 恒温水浴箱。

2. 试剂

(1) 氯化钾标准溶液[c(KCl)＝0.010 0 mol/L]　准确称取经 110℃ 干燥后的氯化钾（优级纯）0.7456 g，溶于新煮沸放冷的蒸馏水中（电导率小于 1 μS/cm），稀释至 1 000 mL，储于塑料瓶中备用。此溶液在 25℃时的电导率为 1 413 μS/cm。

(2) 离子交换水。

三、测定操作

(1) 标准溶液和水样水浴恒温　取 4 支试管，注入氯化钾标准溶液。另取 2 支试管注入水样。将此 6 支试管同时放入 25±0.1℃恒温水浴中，加热 30 min，使管内溶液达到 25℃。

(2) 标准溶液的测定　用其中的 3 管氯化钾标准溶液依次冲洗电导电极和电导池。然后将另一管氯化钾标准溶液倒入电导池中，插入电导电极测量氯化钾标准溶液的电导(S_{KCl})或电阻(R_{KCl})。

(3) 水样的测定　用一管水样充分冲洗电导电极，测量另一管水样的电导(S_s)或电阻(R_s)。若有其他水样再按此依次测定。

四、结果计算

(1) 电导池常数 C

$$C=\frac{1413}{S_{KCl}}=0.001\ 413R_{KCl}$$

式中：C——电导池常数；1/cm

1413——氯化钾标准溶液的电导率，μS/cm；

S_{KCl}——氯化钾标准溶液的电导，μS/cm；

R_{KCl}——氯化钾标准溶液的电阻，Ω。

(2) 水样的电导率 K

$$K=C\cdot S_s=\frac{C}{R_s}\times 10^6$$

式中：K——水样的电导率，μS/cm；

C——电导池常数；1/cm

S_s——水样的电导，μS/cm；

R_s——水样的电阻，Ω。

五、友情提示

(1) 电导随温度升高而增大。通常情况下温度每升高 1℃，电导约增加 2.5%。若测量过程中，温度变化<0.2℃，氯化钾标准溶液的电导或电阻可不必再次测定，但在不同批次(日)测定时，则须重新测定。

(2) 如果测定时温度不在 25℃，用下式换算成 25℃时的电导率。

$$K_{25℃}=\frac{K_t}{1+a(t-25)}$$

式中：$K_{25℃}$——25℃时的电导率；

t——为测定电导率时的温度；

K_t——温度为 t℃时的电导率；

a——为各种离子的平均温度系数，定为 0.022。

(3) 为防止铂黑电极惰化，使用前后应浸在水中。如发现电极惰化，可将电极浸入10%硝酸溶液中2 min，水洗后使用。

(4) 测量时注意电极表面不能有气泡。

(5) 商品电极上均标明了该电极的电极常数。也可以用已知电导率的氯化钾标准溶液测定电极常数。

测定电导率采用交流电源，交流电源有高频(1 000 Hz)和低频(50 Hz)两种。测定电导率小的溶液时使用低频，测定电导率大的溶液时使用高频。电导低的溶液，选用池常数小的电导池；电导高的溶液，选用池常数大的电导池。池常数出厂时都有标记，一般不需测定。但电极在长期使用过程中，其面积及两极间距离可能发生变化而引起池常数改变，必要时进行测定。

知识链接

电导分析法

电导是反映电解质溶液导电能力大小的量度，用电解质溶液电阻的导数($1/R$)表示。即：

$$S=\frac{1}{R}$$

式中：S——为电导，单位为西门子(Siemens)，简称西，用S表示；

R——为电阻，单位为欧姆，用Ω表示。

根据欧姆定律，在温度一定时，电阻R与电极间的距离L成正比，而与电极的截面积A成反比，即：

$$R=\rho\frac{L}{A}$$

式中：ρ——电阻率，Ω·cm；

A——电极截面面积，cm^2；

L——电极间距离，cm。

实际工作中，常常将两种电极组合在一起，构成一个整体，称电导池，此时电极距离和面积都固定不变，称为电极常数，用C表示，则电导为：

$$S=\frac{1}{\rho C}$$

电阻率的倒数($1/\rho$)称为电导率，用K表示，即：

$$K=\frac{1}{\rho}$$

电导率又叫比电导，从上式可以看出，电导率是电极间距离1 cm，电极截面积1 cm^2所容纳的溶液的电阻值的倒数，它与溶液的性质有关。单位S/cm。实际工作中常用的单位为μS/cm。关系换算：1 μS/cm$=10^{-6}$ S/cm　　1 μS/cm$=10^{-3}$ S/cm

将公式 $K=\frac{1}{\rho}$ 带入公式 $S=\frac{1}{\rho C}$ 中，可得到：

$$K=C\cdot S$$

电极常数 C 的值，可用已知电导率的氯化钾溶液（25℃时，0.010 0 mol/L 氯化钾溶液，电导率为 1 413 μS/cm），通过实验的方法测得：

$$C=\frac{K_{KCl}}{S_{KCl}}$$

水的电导率通过测量电导来求得：

$$K_{水样}=C\cdot S_{水样}$$

电导率仪是根据电导与电极常数和电导率的关系，在仪器的仪表上直接标出 K 值，测定时，可直接读出电导率。

思考题

1. 解释下列术语：水的臭和味、色度、水的肉眼可见物、浑浊度。
2. 简述水的物理性状和 pH 检测的卫生学意义。
3. 叙述水中臭和味检验的方法步骤、注意事项和结果描述。
4. 简述水温和水中肉眼可见物测定的卫生学意义。
5. 简述用铂钴标准比色法测定水中色度的原理和方法步骤。
6. 在测定水源水及污染水色度时，为什么要进行稀释？
7. 简述用直接电位法测定水的 pH 的操作步骤。
8. 简述电导率测定的方法步骤和注意事项。

项目三　水中有机污染综合指标的检验

知识目标

1. 了解水中有机污染物的来源与卫生学意义。
2. 掌握溶解氧、耗氧量、氨氮的概念，熟悉化学需氧量、生化需氧量、亚硝酸盐氮、硝酸盐氮、总有机碳的概念。
3. 理解测定水中“三氧”“三氮”、总有机碳的卫生学意义。
4. 理解“三氧”“三氮”及总有机碳测定方法的基本原理。
5. 掌握测定结果的处理和计算方法。
6. 能运用测定的数据结果，正确评价水中有机污染状况。

技能目标

1. 熟练运用碘量法测定水中溶解氧的含量，初步学会生化需氧量的测定方法。
2. 熟练运用高锰酸钾法测定水中耗氧量，了解化学需氧量的测定方法。
3. 熟练掌握可见-紫外分光光度法测定氨氮、亚硝酸盐氮、硝酸盐氮的操作。
4. 熟练使用分光光度计和可见-紫外分光光度计，能初步学会可见-紫外分光光度计的维护与保养。
5. 熟练掌握滴定操作技术。
6. 初步学会使用有机碳测定仪测定水中总有机碳。
7. 学会各项目实验数据处理与结果计算方法，熟练掌握标准曲线的绘制方法。

水中的污染物较为复杂，有无机物、有机物、微生物等。特别是其中的有机物污染物，由于种类繁多，很难对其一一进行定性定量检验。因此，通常采用综合项目指标来间接反映水体受到有机物污染的状况，即测定“三氧”“三氮”。

水中有机物可被氧化为无机物，这一转化过程称为有机物的无机化过程。此过程可在需氧微生物的作用下进行，需消耗水中溶解的氧。当然，也可直接使用氧化剂氧化。“三氮”指的是水中氨氮、亚硝酸盐氮和硝酸盐氮，他们是水中含氮有机物的分解产物。因此，可通过测定水中无机物的方式，反映水中有机物的污染情况。

小贴士

有机污染综合指标

目前，有机物已多达几百万种以上，对它们尚难一一区分与定量。因此，在环境工程实际中，常采用有机污染综合指标来表述。主要有溶解氧(DO)、需氧量(OD)或高锰酸盐指数(COD_{Mn})、化学需氧量(COD_{Cr})、生物化学需氧量(BOD_5^{20})、总有机碳(TOC)、总需氧量(TOD)、活性炭氯仿萃取物(CCE)、紫外吸光度值(UVA)、污水的相对稳定度等。其中BOD_5^{20}、COD、TOC、TOD是目前最常用的有机污染综合指标。一些对人体健康毒害作用较大的有机污染物常采用各种物质的专用指标，如挥发酚、醛、酮、三氯甲烷等。

工作任务6　水中溶解氧的测定

工作过程：以碘量法测定水中溶解氧的含量为例(GB 7489—87)。

【相关知识】

溶解氧(DO)是指溶解于水中的分子态氧，以$\rho(O_2)$表示，单位为mg/L。水中溶解氧的含量与空气中的氧分压、大气压力及水温有密切关系。当水温恒定时，空气中氧分压越高，水中溶解氧含量越高；当空气中氧分压恒定时，水温越低，水中溶解氧含量也就越高。不同温度时淡水中氧的溶解度见表3-1。

表3-1　不同温度时氧在淡水中的溶解度

温度/℃	溶解氧/($mg \cdot L^{-1}$)	温度/℃	溶解氧/($mg \cdot L^{-1}$)	温度/℃	溶解氧/($mg \cdot L^{-1}$)
0	14.62	14	10.37	28	7.92
1	14.23	15	10.15	29	7.77
2	13.84	16	9.95	30	7.63
3	13.48	17	9.74	31	7.50
4	13.13	18	9.54	32	7.40
5	12.80	19	9.35	33	7.30
6	12.48	20	9.17	34	7.20
7	12.17	21	8.99	35	7.10
8	11.87	22	8.83	36	7.00
9	11.59	23	8.68	37	6.90
10	11.33	24	8.53	38	6.80
11	11.08	25	8.38	39	6.70
12	10.83	26	8.22	40	6.60
13	10.60	27	8.07	50	5.60

大气压改变与水中溶解氧含量的关系见下式：

$$S' = S\frac{p}{101.3}$$

式中：S'——大气压力在 p(kPa)时的溶解度(mg/L)；

S——大气压力在101.3 kPa时的溶解度；

p——测定时的大气压力(kPa)。

清洁地面水中的溶解氧接近饱和状态，高于地下水的溶解氧含量；表层水溶解氧含量高于深水，且湖泊、池塘等静水中溶解氧的含量与水层深度有关，水层越深，溶解氧含量越少；水中含有藻类等植物时，因光合作用放出氧气，使水中含过饱和溶解氧；在飞瀑、水流较急处，增大了空气与水的接触面积，也可使水中含过饱和的溶解氧。

水中溶解氧是有机物氧化分解、水体自净和水生物生存的必要条件。当水体受到人、畜粪便等有机物污染时，有机物分解将消耗水中的溶解氧，如消耗的溶解氧多于由空气中补充的氧时，会使水中所含溶解氧逐渐减少，甚至趋近于零，此时水中厌氧菌繁殖活跃，有机物发生腐败，水体发黑、变臭，水质恶化，并影响水生生物的生存，水中溶解氧＜4 mg/L时，许多鱼类就会窒息死亡。因此，水中溶解氧含量可反映有机物污染情况。

为保证水源质量和发展渔业生产，我国地表水环境质量标准规定Ⅲ类水域溶解氧≥5 mg/L，用以评价水质的卫生状况和限制有机物对水源的污染。

测定水中溶解氧的方法有碘量法、修正碘量法、膜电极法。清洁水常用碘量法，受污染的地面水和工业废水用修正法或膜电极法。膜电极法是根据分子氧透过薄膜的扩散速率来测定水中溶解氧的，此法简便、快速、干扰少，适于现场测定。

碘量法测定水中溶解氧的原理是：

在水样中加入硫酸锰和碱性碘化钾溶液，硫酸锰和氢氧化钠反应生成氢氧化锰，氢氧化锰迅速与水中的溶解氧反应生成含氧氢氧化锰，含氧氢氧化锰又与过量的氢氧化锰反应生成偏亚锰酸锰棕色沉淀。再加入硫酸，偏亚锰酸锰将碘化钾氧化释放出碘。以淀粉为指示剂，用硫代硫酸钠标准溶液滴定碘，根据硫代硫酸钠标准溶液的消耗量，计算水中溶解氧的含量。反应式为：

$$MnSO_4 + 2NaOH \longrightarrow Mn(OH)_2\downarrow + Na_2SO_4$$

$$2Mn(OH)_2 + O_2 \longrightarrow 2H_2MnO_3\downarrow$$

$$H_2MnO_3 + Mn(OH)_2 \longrightarrow \underset{\text{棕色沉淀}}{MnMnO_3\downarrow} + 2H_2O$$

$$2KI + H_2SO_4 \longrightarrow 2HI + K_2SO_4$$

$$MnMnO_3 + 2H_2SO_4 + 2HI \longrightarrow 2MnSO_4 + I_2 + 3H_2O$$

$$I_2 + 2Na_2S_2O_3 \longrightarrow 2NaI + Na_2S_4O_6$$

【准备工作】

1. 仪器

(1) 溶解氧瓶(250～300 mL)　见图3-1。

(2) 碘量瓶(250 mL)。

(3) 滴定管(25 mL)。

(4) 温度计　精确至0.1℃。

(5) 气压计。

2. 试剂

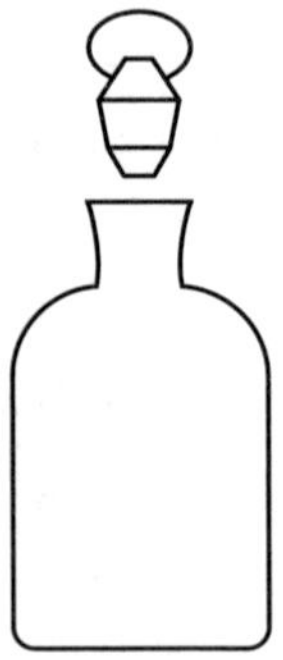

图 3-1　溶解氧瓶

(1) 浓硫酸(ρ_{20}=1.84 g/mL)。

(2) 淀粉溶液(5 g/L)。

(3) 硫酸锰溶液(480 g/L)　称取 480 g 硫酸锰($MnSO_4 \cdot 4H_2O$ 或 400 g $MnSO_4 \cdot 2H_2O$)溶于水中,过滤后稀释至 1 000 mL。此溶液与硫酸和碘化钾溶液作用后,遇淀粉不会产生蓝色。此溶液也可用 380 g $MnCl_2 \cdot 2H_2O$ 配制。

(4) 碱性碘化钾溶液(500 g NaOH+150 g KI)　称取氢氧化钠 500 g,溶于 300~400 mL 水中;另称取 150 g 碘化钾(或碘化钠)溶于 250 mL 水中。待氢氧化钠溶液冷却后,将以上两液混合,加水稀释至 1 000 mL。放置 24 h 待碳酸钠析出后,倾出上清液,储于棕色瓶中,并避光保存。此液经稀释或酸化不得产生游离碘,即遇淀粉不产生蓝色。

(5) 硫代硫酸钠标准溶液[$c(Na_2S_2O_3)$=0.025 mol/L]　吸取 0.05 mol/L 硫代硫酸钠标准溶液,用新煮沸放冷的水准确稀释至 0.025 mol/L。此液储于棕色瓶中。0.05 mol/L 硫代硫酸钠标准溶液的配制与标定方法见附录Ⅱ。

【分析步骤】

(1) 水样采集　使用溶解氧瓶,按测溶解性气体水样采集方法采集水样。要求在采集水样的同时,测定现场水温和大气压。如水样呈强酸性或强碱性时,先用氢氧化钠溶液或硫酸溶液调节至中性。

(2) 固定溶解氧　取下水样瓶塞,将吸管插入水样液面内,缓慢加入硫酸锰溶液 1.0 mL,按同法再加入碱性碘化钾溶液 2.0 mL,盖紧瓶塞(注意不要有气泡产生),将瓶颠倒混合数次,此时有黄棕色沉淀产生,待沉淀下降至瓶高的一半时,再混合一次。

(3) 游离碘　再次颠倒混合,待沉淀下降至瓶高的一半时,小心打开瓶塞,迅速沿瓶口缓缓加入 2.0 mL 硫酸,盖紧瓶塞,颠倒混合至沉淀完全溶解,于暗处静置 5 min。如沉淀溶解不完,可补加少量硫酸。

(4) 滴定碘　用移液管吸取上述水样瓶中水样 100 mL 两份,分别置于 250 mL 碘量瓶中,用硫代硫酸钠标准液滴定至淡黄色,加入 1 mL 淀粉溶液,继续滴定至蓝色刚好褪去,记录消耗量 V(mL)。取两次滴定的平均值。

【结果计算】

(1) 计算溶解氧:

$$\rho(O_2)=\frac{cV\times 8\times 1\,000}{100}$$

式中:$\rho(O_2)$——水中溶解氧的质量浓度(以 O_2 计),(mg/L);

c——硫代硫酸钠标准溶液的浓度,mol/L;

V——硫代硫酸钠标准溶液的消耗量，mL；

8——为 1.00 mL 硫代硫酸钠标准溶液[$c(Na_2S_2O_3)=1.000$ mol/L]相当于以 mg 表示的溶解氧质量，mg/mmol。

如配制试剂时将 $Na_2S_2O_3$ 标准液浓度调为 0.025 mol/L，则上式可简化为：

$$\rho(O_2)=2V$$

（2）计算溶解氧饱和度：

$$溶解氧饱和度=\frac{实测水中溶解氧}{S'}\times 100\%$$

式中：S'——由表 3-1 查得 S 后，按 $S'=S\times\frac{p}{101.3}$ 计算而得，但表 3-1 中所列温度均为整数，若采样现场温度不是整数，则用内插法计算得准确数值，例如若采样现场温度为 20.3℃，则：

$$S=9.17-0.3(9.17-8.99)=9.116\ (\text{mg/L})$$

【友情提示】

（1）溶解氧必须在采样现场固定，加入试剂一定要缓慢。

（2）溶解氧最好现场测定，否则应于 4℃以下避光保存带回实验室 8 h 内测定完毕。

（3）游离碘时，加入硫酸再盖上瓶塞，会有同体积的液体溢出，因此时溶解氧已固定，不会影响测定结果。

（4）当滴定到达终点后，30 s 内溶液蓝色没有返回为正常，否则表明水样中可能含有过量的亚硝酸盐，发生了如下反应：

$$2I^-+2NO_2^-+4H^+\longrightarrow I_2+2NO+2H_2O$$

遇此情况，应改用叠氮化钠碘量法。

（5）当水样中游离氯含量>0.1 mg/L 时，应加入硫代硫酸钠预先去除，具体方法是：用两个溶解氧瓶各取一瓶水样，将其中一瓶转入 500 mL 碘量瓶中，加入硫酸溶液(1+5)5.0 mL 和碘化钾 1 g，混匀。若有黄色或棕色碘析出，则加入 1 mL 淀粉溶液，用硫代硫酸钠标准溶液滴定至终点，记录用量。向另一瓶水样中加入等量的硫代硫酸钠标准溶液，混匀后，再固定溶解氧，并按正常操作进行测定。

（6）当需要精确校正加入试剂后原水样的体积时，可将计算结果乘校正系数：

$$K=\frac{V}{V-V_1}$$

式中：K——体积校正系数；

V——溶解氧瓶的容积，mL；

V_1——加入硫酸锰溶液与碱性碘化钾溶液的体积之和，mL。

小贴士

修正碘量法测定溶解氧

当水样中存在某些物质时，直接用碘量法测定溶解氧会产生干扰，需先进行抗干扰处理后再用碘量法测定，此种方法称修正碘量法。

(1) 叠氮化钠碘量法　当水中亚硝酸盐氮>0.1 mg/L 时，能游离出碘使结果偏高：

$$2I^- + 2NO_2^- + 4H^+ \longrightarrow I_2 + 2H_2O + 2NO$$

应先用叠氮化钠分解后，再用碘量法测定溶解氧，反应式为：

$$2NaN_3 + H_2SO_4 \longrightarrow 2HN_3 + Na_2SO_4$$

$$HNO_2 + HN_3 \longrightarrow N_2O + N_2 + H_2O$$

当水样中三价铁离子含量较高时，干扰测定，可采用加入氟化钠或用磷酸代替硫酸酸化来消除。

(2) 高锰酸钾碘量法　当水样中含有大量亚铁离子(Fe^{2+}>1 mg/L)，不含其他还原剂及有机物时，先用高锰酸钾氧化亚铁离子，消除干扰，过量的高锰酸钾用草酸溶液除去，生成的高价铁离子用氟化钾掩蔽后，再用碘量法测定溶解。

(3) 明矾絮凝碘量法　当水样有色或含有藻类和悬浮物时，先用硫酸铝钾混凝沉淀去除后，再用碘量法测定溶解。

(4) 硫酸铜-氨基磺酸絮凝碘量法　当水样含有活性污泥时，先用硫酸铜-氨基磺酸混凝沉淀去除后，再用碘量法测定溶解。

小贴士

氧电极法测定水中溶解氧

氧电极法测定溶解氧广泛应用的溶解氧电极是聚四氟乙烯薄膜电极，分为极谱型和电池型两种。极谱型的结构如图 3-2。由黄金阴极、银-氯化银阳极、聚四氟乙烯薄膜、壳体等部分组成。电极内充入氯化钾溶液，聚四氟乙烯薄膜将内电解质液和被测水样隔开，溶解氧通过薄膜渗透扩散。

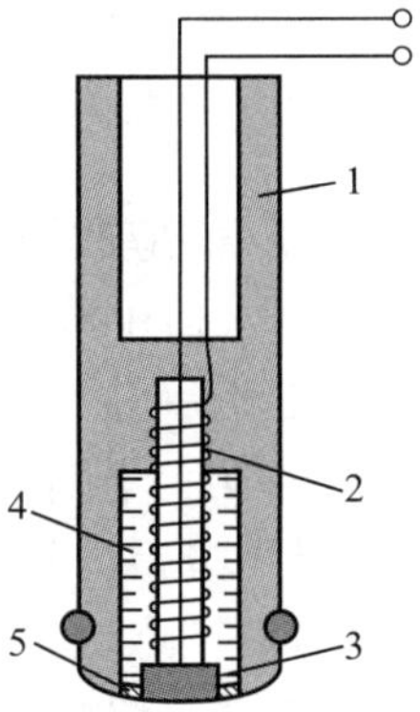

图 3-2　溶解氧电极

1. 电极壳体；2. 银-氯化银阳极；3. 黄金阴极；4. 氯化钾溶液；5. 薄膜

当两电极间加有 0.5～0.8 V 固化电压时，则水中的溶解氧扩散通过薄膜，并在阴极上还原，产生与氧浓度成正比的扩散电流。其电极反应为：

阴极：$O_2 + 2H_2O + 4e^- = 4OH^-$

阳极：$4Ag + 4Cl^- = 4AgCl + 4e^-$

产生的还原电流 $I_{还}$ 可表示为：

$$I_{还} = KnFA\frac{P_m}{L}c$$

式中：K——比例常数；

n——电极反应得失电子数；

F——法拉第常数；

A——阴极面积；

P_m——薄膜的渗透系数；

L——薄膜的厚度；

c——溶解氧的分压或浓度。

从上式可以看出，当实验条件固定后，除 c 外其他均为固定值，只要测得还原电流就可以求出水样中溶解氧的浓度。测定原理见图 3－3，测定时首先用无氧水样校正零点，再用化学法校准仪器刻度值，最后测定水样，便可直接显示其溶解氧浓度。

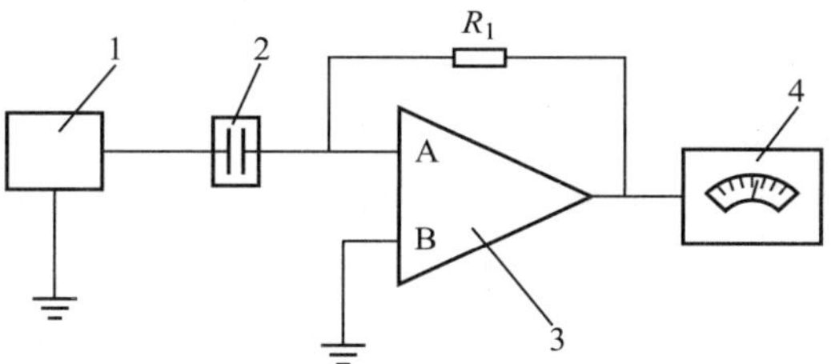

图 3－3　溶解氧测定仪原理

1. 极化电压源；2. 溶解氧电极及测量池；3. 放大器；4. 指示仪表

电极法测定溶解氧不受水样色度、浊度及化学滴定法中干扰物质的影响；快速简便，适用于现场测定；易于实现自动连续测量。

能力拓展

生化需氧量的测定

工作过程：以碘量法测定水中生化需氧量为例（GB/T 5750.7—2006）。

一、相关知识

生化需氧量（BOD）是指在有溶解氧的条件下，需氧微生物在分解水中有机物的生物化学氧化过程中所消耗的溶解氧量，以 $\rho(O_2)$ 表示，单位为 mg/L。它是以水样在一定温度（20℃）下，于密闭容器中保存一定时间（一般为 5 d）后，溶解氧的减少量来表示，包括了氧化硫化物、亚铁等无机还原性物质所消耗的氧量，但占的比例很小。这一指标自 1913 年由英国皇家污水处理委员会正式确定以来，得到广泛应用。

水中有机物在需氧微生物作用下的生物氧化反应过程，大致分两个阶段：第一阶段为碳氢化合物氧化为 CO_2 和 H_2O，称碳化阶段，此阶段在 20℃以下需 20 d，但在 20℃时 5 d 即可达 68%；第二阶段是氨被氧化为亚硝酸盐和硝酸盐，称为硝化阶段，欲达到完全稳定状态，在 20℃时需 100 d 左右。两个阶段不可截然分开，各有主次，但因硝化阶段所需时间较长，除研究工作外，无实际应用价值。1963 年，美国公共卫生协会将 20℃五日生化需氧量稀释法作为标准方法，沿用至今。目前国内外广泛采用的 20℃五天培养法（BOD_5 法），测得的 BOD 值一般不包括硝化阶段。

水中有机物含量越多，微生物分解有机物时消耗的溶解氧也越多，即 BOD 值越高。因此，BOD 值是间接反映水体被有机物污染程度及衡量生化处理过程中净化效率的综合指标。由于生活污水和工业废水中常含有大量有机物，排入江河后，会消耗水中溶解氧，使水质恶化，影响鱼类生存。为保护水源不受有机物污染，我国地表水环境质量标准规定Ⅲ类水域 BOD_5 必须≤4 mg/L。

目前，BOD 的测定方法有直接培养法、标准稀释法、瓦勃呼吸法、短日时法、电呼吸计法、高温法、活性污泥快速法、相关估算法和微生物传感器法等。迄今为止，绝大多数国家仍以直接培养法及稀释法作为测定BOD的标准方法，我国也普遍采用此法。清洁水样的五日生化需氧量往往低于7 mg/L，不必稀释，直接进行测定；对于污染的地面水和大多数工业废水，因含较多有机物，需用稀释水稀释后再培养测定，以保证在培养过程中有充足的溶解氧，一般水样 BOD_5 在10 mg/L以上采用此法。

稀释水一般用蒸馏水配制，要求含有充足的溶解氧，通常采用通入经活性炭吸附及水洗处理的空气，曝气2～8 h，使其达到饱和或接近饱和，稀释水还应加入少量氯化钙、氯化铁、硫酸镁等营养盐溶液和磷酸盐缓冲溶液，稀释水的pH应为7.2，BOD_5＜0.2 mg/L，以保证微生物生长需要。对于不含或含少量微生物的工业废水，如酸性废水、碱性废水、高温废水等，在测定 BOD_5 时，还需在稀释水中接种能降解废水中有机物的微生物。当废水中存在难于被一般环境中的微生物以正常速度分解的有机物或含有剧毒物质时，应接种经过训化的微生物，以利于有机物分解。

BOD_5 测定培养前后需测定溶解氧，直接培养法常用碘量法，稀释培养法用叠氮化钠修正法。

碘量法测定水中生化需氧量的原理是：

直接培养法用虹吸法吸出两份水样于溶解氧瓶中，一份立即测定溶解氧，另一份立即放入20±1℃的恒温培养箱中，培养5昼夜后取出，再测定溶解氧。两者之差即为 BOD_5。

稀释法是将一定量的水样，用稀释水稀释后，一份立即测定溶解氧，另一份立即放入20±1℃的恒温培养箱中，培养5昼夜后取出，再测定溶解氧。两者之差即为 BOD_5。

二、准备工作

1. 仪器

(1) 恒温培养箱(20±1℃)。

(2) 虹吸管。

(3) 溶解氧瓶(250 mL)。

(4) 量筒(1 000 mL)。

(5) 培养瓶(250 mL)。

(6) 玻璃搅拌棒　玻璃棒底端套上一块比量筒口径略小1 mm厚的硬质橡胶圆块，棒的长度以可伸至量筒底部为宜。

(7) 测溶解氧所需仪器同碘量法。

2. 试剂

(1) 硫酸溶液[$c(H_2SO_4)$=0.5 mol/L]。

(2) 氢氧化钠溶液[$c(NaOH)$=1 mol/L]。

(3) 叠氮化钠溶液(2 g/L)。

(4) 氟化钾溶液(40 g/L)。

(5) 氯化钙溶液(27.5 g/L)　称取27.5 g无水氯化钙($CaCl_2$)溶于水中，稀释至1 L。

(6) 氯化铁溶液(0.25 g/L)　称取0.25 g氯化铁($FeCl_3 \cdot 6H_2O$)溶于水中，稀释至1 L。

(7) 硫酸镁溶液(22.5 g/L)　称取22.5 g硫酸镁($MgSO_4 \cdot 7H_2O$)溶于水中，稀释至1 L。

(8) 磷酸盐缓冲溶液(pH=7.2)　称取 8.5 g 磷酸二氢钾(KH_2PO_4),21.75 g 磷酸氢二钾(K_2HPO_4),33.4 g 磷酸氢二钠(Na_2HPO_4)和 1.7 g 氯化铵(NH_4Cl)溶于水中,稀释至 1 000 mL。

(9) 稀释水　在 20 L 玻璃瓶内装入一定量的蒸馏水(含铜量小于 0.01 mg/L),在 20℃条件下用水泵或无油空气压缩机连续通入经活性炭过滤的空气 8 h,予以曝气,静置 5～7 d,使溶解氧稳定,其溶解氧质量浓度应为 81～91 mg/L。

临用时,每升水中加入上述氯化钙溶液、氯化铁溶液、硫酸镁溶液和磷酸盐缓冲溶液各 1 mL,混匀。要求稀释水的 20℃5 天生化需氧量应在 0.2 mg/L 以下。

(10) 接种稀释水

1) 接种液　将生活污水在 20℃条件下放置 24～36 h,取上清液,备用。

2) 接种稀释液　于每升稀释水中加入接种液 10～100 mL 即可。

(11) 葡萄糖-谷氨酸溶液　称取经 103℃烘烤 1 h 的葡萄糖和谷氨酸各 150 mg 于水中,稀释至 1 000 mL。临用时配制。

(12) 溶解氧测定同碘量法。

三、测定操作

1. 样品预处理

(1) 水样 pH 应为 6.5～7.5,饮用水受到废水污染时,可用硫酸溶液或氢氧化钠溶液予以调整。

(2) 含有少量余氯水样,放置 1～2 h 后即可消失。余氯大于 0.1 mg/L,可加入硫代硫酸钠除去,加入量可用碘量法测定。

(3) 当水样中含有 0.1 mg/L 以上亚硝酸盐时,于每升稀释水中加入 2 mg 亚甲蓝或 3 mL 叠氮化钠溶液处理。

(4) 当水样中含有 1 mg/L 以下的亚铁盐时,可于每升水中加入 2 mL 氟化钾溶液。

(5) 受工业废水污染的水样,由于其中可能含有其他有害物质,如金属离子等,应根据具体情况予以处理。

2. 直接培养法

用虹吸法吸出上述处理水样两份,分别置于两个溶解氧瓶(或 250 mL 碘量瓶)内,一份立即测定溶解氧 $\rho_1(O_2)$(mg/L);另一份加封口水后立即放入 20±1℃的恒温培养箱中,培养 5 昼夜后取出,倾去封口水,再测定溶解氧 $\rho_2(O_2)$(mg/L)。两者之差即为 BOD_5。

3. 稀释培养法

(1) 确定稀释倍数　将高锰酸钾法测得的需氧量以 1～3 除之,商即为水样的稀释倍数。

(2) 连续稀释操作　先从稀释倍数小的配起,继续用第一稀释倍数的剩余水,再注入适量稀释用水配成第二个稀释倍数,以此类推。

1) 将水样小心混匀(注意勿产生气泡),根据确定的稀释倍数,取出所需体积的水样,沿筒壁移入量筒中,然后细心地用虹吸管将配好的稀释水或接种稀释水加至刻度,用特制的玻璃搅拌棒在水面以下缓缓上下搅动 4～5 次,立即将筒中稀释水样用虹吸法注入两个预先编号的培养瓶中,注入时使水沿瓶口缓缓流下,以防产生气泡。水样满后,塞紧瓶塞,并于瓶口凹处注满稀释水，此为第一稀释度。

2）上步量筒内尚剩有水样，根据第二个稀释度需要再用虹吸法向筒中注入稀释水或接种水，以下按上步分析步骤重复操作，即得第二个稀释度。按同法可得第三个稀释度。

3）两个编号的溶解氧瓶，用虹吸法注入稀释水或接种水，塞紧瓶塞后用稀释水封口作为空白。

（3）培养　检查各瓶编号，从空白及每一个稀释度水样瓶中各取 1 瓶立即放入 20±1℃的恒温培养箱中，培养 5 昼夜后取出，倾去封口水，测定培养后的溶解氧。另一瓶则立即测定溶解氧。

（4）溶解氧测定　溶解氧测定方法从固定溶解氧开始按碘量法操作步骤进行。

（5）标准溶液校核　将葡萄糖-谷氨酸溶液标准溶液，以 2%的稀释比稀释后测其 BOD_5，其结果应为（200±37）mg/L，如不在此范围内，说明实验有误，应检查接种液、稀释水的质量或操作技术是否存在问题。

四、结果计算

（1）直接培养法

$$\rho(BOD_5)=\rho_1-\rho_2$$

（2）稀释培养法

$$\rho(BOD_5)=\frac{(\rho_1-\rho_2)-(\rho_3-\rho_4)f_1}{f_2}$$

上两式中：$\rho(BOD_5)$——水样的五日生化需氧量（BOD_5），mg/L；

ρ_1——水样培养液在培养前溶解氧的质量浓度，mg/L；

ρ_2——水样培养液在培养五日后溶解氧的质量浓度，mg/L；

ρ_3——稀释水（或接种稀释水）在培养前溶解氧的质量浓度，mg/L；

ρ_4——稀释水（或接种稀释水）在培养五日后溶解氧的质量浓度，mg/L；

f_1——稀释水（或接种稀释水）在培养液中所占比例；

f_2——水样在稀释培养液中所占比例。

$$f_1=\frac{V_{稀释水}}{V_{水样}+V_{稀释水}}$$

$$f_2=\frac{V_{水样}}{V_{水样}+V_{稀释水}}$$

一般认为稀释过的培养液在 20℃温度下，经培养 5 d 后溶解氧减少 40%～70%较为合适。减少量过多或过少都会带来较大误差，所以一份水样应同时做 2～3 稀释度，最后只采用溶解氧降低在 40%～70%的平均值为测定结果。

溶解氧降低率计算：

$$X=\frac{(\rho_1+\rho_2)\times 100}{\rho_1}$$

式中：X——水样稀释后溶解氧降低率，%；

ρ_1，ρ_2——同上。

五、友情提示

(1) 水样采集后应尽快分析，采样后 2 h 内开始分析可以不冷藏，如不能及时分析，采样后应立即保存在 4℃或低于 4℃的冷藏箱内，于 6 h 内进行分析。

(2) 在用虹吸法取水样和稀释过程中要防止产生气泡；加塞水封后瓶内亦不应有气泡。

(3) 在培养过程中，每天应检查恒温培养箱温度和封口水，保持封口水不减少，培养箱温度不改变，以防温度变化和封口水挥发使瓶内产生气泡。

小贴士

水体富营养化

近年来，赤潮的发生越来越频繁，其危害也越来越大，受到人们广泛的重视。赤潮发生的具体原因还未被完全弄清，但总的说来，其发生的根本原因是水体的富营养化。

水体富营养化主要是指向天然水体中投入或排入生物所需的氮、磷等过量营养物质，引起水生生物异常繁殖和生长。如含有化肥的农用水、工业废水、生活污水等不经处理直接排放，就有可能造成水体富营养化。特别是城市生活污水中含有丰富的氮和磷，如人体排泄物含有一定数量的氮，含磷洗涤剂含有大量的磷等。对发生富营养化作用来说，磷的作用远远大于氮的作用，磷的含量不很高时就可以引起富营养化。

水体富营养化后，有利于水中好氧微生物的大量繁殖生长，在水面上往往出现由藻类形成的一片片“水华”；在近海地区因一些浮游生物暴发性繁殖，使水变成红色，因此叫“赤潮”。这些藻类恶臭、有毒，鱼不能食用。水体富营养化后，由于好氧微生物的大量繁殖生长，消耗了水中的溶解氧，使水中溶解氧量减少，生化需氧量(BOD)增高，造成了水生生物(如鱼类、两栖类等)缺氧而窒息死亡；同时由于藻类遮蔽阳光，使水底植物因光合作用受到阻碍而死去，腐败后放出氮、磷等植物的营养物质，再供藻类利用。这样年深月久，造成恶性循环，藻类大量繁殖，水质恶化而有腥臭，并造成水生生物死亡。

我国的武汉东湖、杭州西湖、南京玄武湖、济南大明湖、抚顺的大伙房水库，都曾受到富营养的影响。我国沿海的赤潮也时有发生，如 1989 年 8—9 月，河北黄骅到天津塘沽百余里的沿海出现世界上罕见的大规模赤潮，使养虾业遭到严重损失。

工作任务 7　水中需氧量的测定

工作过程：以酸性高锰酸钾法测定水中需氧量为例(GB 11914—89)。

【相关知识】

需氧量(OD)是指在规定条件下，用强氧化剂高锰酸钾氧化 1 L 水中还原性物质所需要的氧化剂的量(以 O_2 计)，用 $\rho(O_2)$表示，单位为 mg/L。需氧量用来表征饮水和较清洁的水中所含可被高锰酸钾(在酸性或碱性条件下)氧化的物质(以有机物为主，也包括无机还原性物质，如 NO_2^-

和 S^{2-} 等)所消耗氧的量。曾经将在规定条件下氧化 1 L 水中还原性物质所消耗的氧化剂量统称为耗氧量(OC)。国际标准化组织(ISO)把使用高锰酸钾法测定天然水与纯净水中所得需氧量称之为高锰酸钾指数,用 COD_{Mn} 表示。

水中还原性物质包括无机还原性物质和有机还原性物质两类,无机还原性物质有亚硝酸盐、硫化物、亚铁盐等。当水体受到生活污水、某些工业废水及人、畜粪便污染时,水中还原性物质就会增多,所以需氧量反映水体受还原性物质污染的程度。水需氧量高说明水体受到较多还原性物质的污染。水的需氧量与水质之间有如下关系。

(1) 需氧量与水的感观性状有关　水的需氧量高,说明水体受有机物污染较重;有机物中有些致嗅、致味,有些致色,如腐殖质含量高,水的色度也高。可见需氧量与水的感观性状呈正相关。

(2) 需氧量与水致传染性疾病有关　需氧量不仅反映水受到有机物污染的程度,而且反映水的净化程度。受污染的水或净化不良的水都会导致疾病。如需氧量高的水,消毒后余氯容易消失,微生物易生长繁殖,会引起肠道疾病。已证实消化道疾病与需氧量呈正相关。同时,需氧量高不仅增加饮用水的微生物风险,而且增加饮用水的化学风险,如消毒副产物增多。

(3) 需氧量与水的致突变有关　据报道,美国自来水中曾发现 45 种致突变物,如三卤甲烷、DDT、亚硝胺、苯、砷等使水的需氧量增高。此外,水中腐殖质和其他一些有机物,及消毒副产物(DBP_S)的前体物,也会致突变、致癌。

我国生活饮用水规定需氧量≤3 mg/L,特殊情况下≤5 mg/L(水源限制,原水需氧量>6 mg/L 时);地表水环境质量标准规定Ⅲ类水域需氧量≤6 mg/L,化学需氧量(COD)≤20 mg/L。

需氧量的测定方法有酸性高锰酸钾法和碱性高锰酸钾法。前者适用于测定氯化物质量浓度低于 300 mg/L(以 Cl^- 计)的生活饮用水及其水源水中需氧量。如水样中氯化物含量过高(超过 300 mg/L)时,可将水样稀释后再测定,或改用碱性高锰酸钾法。

酸性高锰酸钾法测定水中需氧量的原理:

在水样中加入硫酸使之呈酸性,再加入一定量的高锰酸钾溶液,在沸水浴中加热 30 min,氧化还原性物质,用草酸钠还原剩余的高锰酸钾并过量,再用高锰酸钾标准溶液回滴过量的草酸钠,根据消耗高锰酸钾标准溶液的量计算需氧量。

$$4KMnO_4 + 5[C](\text{代表有机物}) + 6H_2SO_4 \longrightarrow 2K_2SO_4 + 4MnSO_4 + 5CO_2\uparrow + 6H_2O$$

$$2KMnO_4 + 5Na_2C_2O_4 + 8H_2SO_4 \longrightarrow K_2SO_4 + 2MnSO_4 + 10CO_2\uparrow + 8H_2O + 5Na_2SO_4$$

当取水样 100 mL 时,本法最低检测质量浓度为 0.05 mg/L,最高可测需氧量为 5.0 mg/L(以 O_2 计)。

【准备工作】

1. 仪器

(1) 锥形瓶(250 mL)。

(2) 棕色酸式滴定管(50 mL)。

(3) 电热恒温水浴锅(可调至 100℃)。

(4) 定时钟。

2. 试剂

(1) 硫酸溶液(1+3)　将 1 份浓硫酸(ρ_{20}=1.84 g/mL)在水浴冷却下缓慢加入到 3 份水中,煮沸,趁热滴加高锰酸钾溶液至呈微红色。

(2) 草酸钠标准储备溶液[$c(1/2Na_2C_2O_4)$=0.100 0 mol/L]　称取经 105～110℃烘烤 1 h 并冷却后的草酸钠 0.670 1 g,溶于少量水中,定量转移至 100 mL 容量瓶内,加水稀释至刻度,混匀。置暗处保存。

(3) 草酸钠标准使用液[$c(1/2Na_2C_2O_4)$=0.010 0 mol/L]　吸取上述草酸钠标准储备溶液 10.00 mL 于 100 mL 容量瓶中,加水稀释至刻度,混匀。

(4) 高锰酸钾溶液[$c(1/5KMnO_4)$=0.100 0 mol/L]　此高锰酸钾溶液的配制与标定方法见附录Ⅱ。使用前需校正此溶液准确浓度为 $c(1/5KMnO_4)$=0.100 0 mol/L。

(5) 高锰酸钾溶液[$c(1/5KMnO_4)$=0.010 mol/L]　取浓度为 0.100 0 mol/L 的高锰酸钾溶液 100.0 mL 于 1 L 容量瓶中,用水稀释至刻度,混匀。

【分析步骤】

(1) 锥形瓶预处理　在 250 mL 锥形瓶内加入玻璃珠数粒,硫酸溶液(1+3)1 mL 及少量 0.010 0 mol/L 高锰酸钾溶液,加热煮沸数分钟,取下锥形瓶,用 0.010 0 mol/L 草酸钠标准使用液滴定至微红色,将溶液倾去(不需再洗涤)。

(2) 取样　吸取 100.0 mL 充分混匀的水样(若水样中有机物含量过高,可取适量水样用水稀释至 100 mL)于上述处理过的锥形瓶中,加入硫酸溶液(1+3)5 mL,混匀。自滴定管中准确加入 0.010 0 mol/L 高锰酸钾溶液 10.00 mL,混匀。

(3) 水浴加热　立即将锥形瓶放入沸水浴中准确加热 30 min(从水浴重新沸腾开始计时,水浴液面要高于锥形瓶内溶液液面)。若加热过程中红色明显减退,须将水样稀释后重做。

(4) 滴定　取下锥形瓶,趁热自滴定管中滴加 0.010 mol/L 草酸钠标准使用溶液 10.00 mL,充分振摇,使红色褪尽。于白色背景上,立即用 0.010 0 mol/L 高锰酸钾溶液滴定至微红色即为终点。记录消耗的高锰酸钾溶液量 V_1(mL)。如果 V_1 超过 5 mL,应取少量水样稀释后重做。

(5) 测定校正系数　向滴定至终点的水样中,趁热(70～80℃)准确加入 0.010 mol/L 草酸钠标准使用溶液 10.00 mL,立即用 0.010 0 mol/L 高锰酸钾标准溶液滴定至微红色,记录消耗的高锰酸钾溶液量 V_2(mL)。如高锰酸钾标准溶液物质的量浓度准确为 0.010 0 mol/L,滴定时用量应为 10.00 mL,否则应按下式计算高锰酸钾溶液的校正系数 K:

$$K=\frac{10.00}{V_2}$$

(6) 空白试验　如水样经过稀释,则另取蒸馏水 100 mL,按上述步骤操作,记录高锰酸钾溶液用量 V_0。

【结果计算】

(1) 水样未经稀释,取样量为 100 mL 时:

$$\rho(O_2)=\frac{[(10+V_1)K-10]\times 0.010\,0\times 8\times 1\,000}{100}$$

$$=[(10+V_1)K-10]\times 0.8$$

（2）水样经过稀释时：

$$\rho(O_2)=\frac{\{[(10+V_1)K-10]-[(10+V_0)K-10]R\}\times 0.010\ 0\times 8\times 1\ 000}{V}$$

上两式中：$\rho(O_2)$——需氧量（以 O_2 计），mg/L；

c——高锰酸钾标准溶液的浓度[$c(1/5KMnO_4)=0.010$ mol/L]；

R——稀释水样时，蒸馏水在 100 mL 体积内所占比例。例如：取水样 50 mL，加水稀释至 100 mL，则：

$$R=\frac{100-50}{100}=0.5$$

V——水样体积，mL；

V_1——测定过程中加入草酸钠标准使用液 10.00 mL 后，再滴定时所消耗高锰酸钾标准使用液的体积，mL；

K——高锰酸钾标准使用液校正系数；

V_0——试剂空白试验时消耗高锰酸钾标准使用液的体积，mL；

8——1.00mL 高锰酸钾标准溶液[$c(1/5KMnO_4)=1.000$ mol/L]相当于以 mg 表示的氧的质量，mg/mmol。

【友情提示】

（1）取样时要充分振摇，以取得均匀水样。

（2）若在测定过程中水样消耗的高锰酸钾标准溶液超过加入量一半（或在加热反应过程中红色很快褪去或变黄，或需氧量高于 5 mg/L），剩余高锰酸钾标准溶液浓度过低，影响了氧化能力，使测定结果偏低。遇此情况，应酌情取少量水样，用水稀释至 100 mL 后再测定。

（3）由于水样体积、试剂浓度、试剂加入量与顺序、加热方式、反应时间、锥形瓶大小及厚薄等对测定结果有影响，所以测定时必须严格按操作规程进行。① 锥形瓶在使用前需用高锰酸钾或重铬酸钾洗液进行专门处理，充分洗净后备用；② 加热时间严格控制在 30 min，当测定多个样品时，每个样品应有足够的间隔时间；③ 加热温度必须保持 100℃，即水浴沸腾的温度，据试验，放入沸水浴后，水样要在 4～5 min 才能达 90℃，7～8 min 为 95℃以上，为使水浴温度不致下降太多，要用稍大的水浴锅，且每个水浴锅不宜放入多个样品；④ 高锰酸钾与草酸钠反应的适宜温度为 70～80℃，不得低于 60℃，以保证在较短时间内，高锰酸钾与草酸钠定量反应，滴定速度开始要慢，待 Mn^{2+} 产生后反应迅速，可加快滴定速度，直至溶液呈现淡红色，于 0.5～1 min 不褪即为终点。

（4）高锰酸钾溶液的浓度要准确，如浓度大于 0.010 0 mol/L，则测不出空白值。

（5）测定过程中，酸度越高，则高锰酸钾自动分解越多，最适宜的溶液酸度为 0.43 mol/L($1/2H_2SO_4$)硫酸环境，即 100 mL 水样中加入硫酸溶液(1+3)5.00 mL 即可。

小贴士

碱性高锰酸钾法测定需氧量

当生活饮用水及其水源水中氯化物的质量浓度高于 300 mg/L（以 Cl^- 计）时，如使用酸性高锰酸钾法测定需氧量可产生正误差。其原因是氯化物在酸性条件下将按下式反应，消耗高锰酸钾：

$$10NaCl+2KMnO_4+8H_2SO_4=5Cl_2\uparrow+2MnSO_4+K_2SO_4+5Na_2SO_4+8H_2O$$

此时可将水样稀释后再测定，或改用碱性高锰酸钾法。其原理是用高锰酸钾在碱性溶液中先将还原性物质氧化，过量高锰酸钾在酸化后用草酸溶液滴定，根据消耗高锰酸钾标准溶液的量计算需氧量。

能力拓展

水中化学需氧量的测定

工作过程：以酸性重铬酸钾法测定水中化学需氧量为例(GB 11893—89)。

一、相关知识

当水体受到生活污水、某些工业废水及人、畜粪便污染时，由于有机物的成分较为复杂，高锰酸钾不能完全氧化水中一些较难氧化的高分子还原性有机物，此时应改用氧化能力更强的氧化剂重铬酸钾，以氧化分解更多的有机物，测得值称化学需氧量(COD_{Cr})。因此，化学需氧量是指在加热和酸性条件下，以重铬酸钾氧化剂氧化水中还原性物质所消耗的氧量，同样以 $\rho(O_2)$ 表示，单位为 mg/L。化学需氧量用来表征生活污水或工业废水中所含可被重铬酸钾(在浓的硫酸溶液中)氧化的物质(以有机物为主，也包括无机还原性物质，如 NO_2^- 和 S^{2-} 等)所消耗氧的量。需氧量和化学需氧量均反映水体受还原性物质污染的程度。

酸性重铬酸钾法测定水中化学需氧量的原理：

在强酸性溶液中，一定量的重铬酸钾氧化水中的还原性物质，过量的重铬酸钾以试亚铁灵作指示剂、用硫酸亚铁铵溶液回滴。根据用量算出水样中还原性物质消耗氧的量。

干扰及其消除：酸性重铬酸钾氧化性很强，可氧化大部分有机物，加入硫酸银作催化剂时，直链脂肪族化合物可完全被氧化，而芳香族有机物却不易被氧化，吡啶不被氧化，挥发性直链脂肪族化合物、苯等有机物存在于蒸气相，不能与氧化剂液体接触，氧化不明显。氯离子能被重铬酸钾氧化，并且能与硫酸银作用产生沉淀，影响测定结果，故在回流前向水样中加入硫酸汞，使之成为络合物以消除干扰。氯离子含量高于 2 000 mg/L 的样品应先做定量稀释，使含量降低至 2 000 mg/L 以下，再进行测定。

方法的适用范围：用 0.25 mol/L 浓度的重铬酸钾溶液可测定大于 50 mg/L 的 COD 值；用 0.025 mg/L 浓度的重铬酸钾溶液可测定 5～50 mg/L 的 COD 值，但准确度较差。

二、准备工作

1. 仪器

(1) 回流装置　带 250 mL 锥形瓶的全玻璃回流装置(如取样量在 30 mL 以上，采用 500 mL 锥形瓶的全玻璃回流装置)。

(2) 加热装置　电热板或变阻电炉。

(3) 酸式滴定管(50 mL)。

2. 试剂

(1) 重铬酸钾标准溶液[$c(1/6K_2Cr_2O_7)=0.250\ 0$ mol/L]　称取预先在 120℃烘干 2 h 的

基准或优级纯重铬酸钾 12.258 g 溶于水中，移入 1 000 mL 容量瓶中，稀释至标线，摇匀。

(2) 试亚铁灵指示液　称取 1.485 g 邻菲罗啉($C_{12}H_8N_2 \cdot H_2O$)，0.695 g 硫酸亚铁($FeSO_4 \cdot 7H_2O$)溶于水中，稀释至 100 mL，储于棕色瓶中。

(3) 硫酸亚铁铵标准溶液{$c[(NH_4)_2Fe(SO_4)_2 \cdot 6H_2O]=0.1$ mol/L }　称取 39.5 g 硫酸亚铁铵溶于水中，边搅拌边加入 20 mL 浓硫酸，冷却后移入 1 000 mL 容量瓶中，加水稀释至标线，摇匀。临用前，用重铬酸钾标准溶液标定。

标定方法：准确吸取 10.00 mL 重铬酸钾标准溶液于 500 mL 锥形瓶中，加水稀释至 110 mL 左右，缓慢加入 30 mL 浓硫酸，摇匀。冷却后，加入 3 滴试亚铁灵指示液(约 0.15 mL)，用硫酸亚铁铵溶液滴定，溶液的颜色由黄色经蓝绿色至红褐色即为终点。

$$c[(NH_4)_2Fe(SO_4)_2]=\frac{0.250\ 0 \times 10.00}{V}$$

式中：c——硫酸亚铁铵标准溶液的浓度，mol/L；

V——硫酸亚铁铵标准滴定液的用量，mL。

(4) 硫酸-硫酸银溶液　于 2 500 mL 浓硫酸中加入 25 g 硫酸银。放置 1～2 d，不时摇动使其溶解(如无 2 500 mL 容器，可在 500 mL 浓硫酸中加入 5 g 硫酸银)。

(5) 硫酸汞　结晶或粉末。

三、测定操作

(1) 加热回流氧化　取 20.00 mL 混合均匀的水样(或将适量的水样稀释至 20.00 mL)置 250 mL 磨口的回流锥形瓶中，准确加入 10.00 mL 重铬酸钾标准溶液及数粒小玻璃球或沸石，连接磨口回流冷凝管，从冷凝管上口慢慢加入 30 mL 硫酸-硫酸银溶液，轻轻摇动锥形瓶使溶液混匀，加热回流 2 h(自开始沸腾时计时)。

注意：① 对于化学需氧量高的水样，可先取上述操作所需体积 1/10 的水样和试剂，于15 mm×150 mm 硬质玻璃试管中，摇匀，加热后观察溶液是否变成绿色。如溶液显绿色，再适当减少取水样量，直至溶液不变绿色为止，从而确定水样分析时应取用的体积。稀释时，所取水样量不得少于 5 mL，如果化学需氧量很高，则水样应多次稀释。

② 水样中氯离子含量超过 30 mg/L 时，应先把 0.4 g 硫酸汞加入回流锥形瓶中，再加 20.00 mL 水样(或将适量水样稀释至 20.00 mL)，摇匀。以下操作同上。

(2) 滴定　冷却后，用 90 mL 水冲洗冷凝管壁，取下锥形瓶。溶液总体积不得少于 140 mL，否则因酸度太大，滴定终点不明显。溶液再度冷却后，加 3 滴试亚铁灵指示液，用硫酸亚铁铵标准溶液滴定，溶液的颜色由黄色经蓝绿色至红褐色即为终点，记录硫酸亚铁铵标准溶液的用量。

(3) 空白试验　测定水样的同时，以 20.00 mL 重蒸馏水，按同样的操作步骤做空白试验。记录滴定空白时硫酸亚铁铵标准溶液的用量。

四、结果计算

水样中的化学需氧量按下式计算：

$$\rho(O_2)=\frac{(V_0-V_1)c \times 8 \times 1\ 000}{V}$$

式中：$\rho(O_2)$——水样中化学需氧量(COD_{Cr}，以 O_2 计)，mg/L；

c——硫酸亚铁铵标准溶液的浓度，mol/L；

V_0——滴定空白时硫酸亚铁铵标准溶液的用量，mL；

V_1——滴定水样时硫酸亚铁铵标准溶液的用量，mL；

V——水样的体积，mL；

8——1.00 mL 硫酸亚铁铵标准溶液$\{c[(NH_4)_2Fe(SO_4)_2 \cdot 6H_2O]=1.000\ mol/L\}$相当于以 mg 表示的氧质量，mg/mmol。

五、友情提示

(1) 使用 0.4 g 硫酸汞络合氯离子的最高量可达 40 mg，如取用 20.00 mL 水样，即最高可络合 2 000 mg/L 氯离子浓度的水样。若氯离子浓度较低，亦可少加硫酸汞，使保持硫酸汞：氯离子=10：1(质量比)。若出现少量氯化汞沉淀，并不影响测定。

(2) 水样的体积可在 10.00～50.00 mL，但试剂浓度需按表 3-2 进行调整，也可得到满意结果。

表 3-2 水样取用量和试剂用量表

水样体积/mL	0.250 0 mol/L $K_2Cr_2O_7$ 溶液/mL	H_2SO_4-Ag_2SO_4 溶液/mL	$HgSO_4$/g	$(NH_4)_2Fe(SO_4)_2$ 溶液/(mol/L)	滴定前总体积/mL
10.0	5.0	15	0.2	0.050	70
20.0	10.0	30	0.4	0.100	140
30.0	15.0	45	0.6	0.150	210
40.0	20.0	60	0.8	0.200	280
50.0	25.0	70	1.0	0.250	350

(3) 对于化学需氧量小于 50 mg/L 的水样，应改用 0.025 mol/L 重铬酸钾标准溶液。回滴时用 0.01 mol/L 硫酸亚铁铵标准溶液。

(4) 水样加热回流后，溶液中重铬酸钾剩余量应为加入量的 1/5～4/5 为宜。

(5) 用邻苯二甲酸氢钾标准溶液检查试剂的质量和操作技术时，由于每克邻苯二甲酸氢钾($HOOCC_6H_4COOK$)的理论 COD_{Cr} 为 1.176 g，所以溶解 0.425 1 g 邻苯二甲酸氢钾于重蒸馏水中，转入 1 000 mL 容量瓶，用重蒸馏水稀释至标线，使之成为 500 mg/L 的 COD_{Cr} 标准溶液。用时新配。

(6) COD_{Cr} 的测定结果应保留三位有效数字。

(7) 每次实验时，应对硫酸亚铁铵标准溶液进行标定，室温较高时尤其应注意其浓度的变化。

工作任务 8 水中氨氮的测定

工作过程：以纳氏试剂分光光度法测定水中氨氮的含量为例(GB/T 5750.5—2006)。

【相关知识】

氨氮(NH_3-N)是指水中以游离氨(NH_3)和铵离子(NH_4^+)形式存在的氮。两者的组成比例取决于水的 pH。

水中氨氮除主要来源于生活污水中含氮有机物在微生物作用下的分解产物外,还来自合成氨、焦化等工业废水及施用氮肥的农田排水。水中含氮有机物,如蛋白质在微生物的作用下按蛋白胨→肽→氨基酸→氨→亚硝酸盐→硝酸盐的进程分解,以达到无机化。水中含氮有机物在微生物作用下的无机化过程,是水体自净的方式之一。水中的溶解氧越充足,无机化过程进行得越彻底,最终产物为硝酸盐,否则无机化过程进行得不彻底,其产物可能是氨、亚硝酸盐。在无机化过程中,病原微生物会逐渐消亡。

水中有机氮、氨、亚硝酸盐、硝酸盐之间可通过生物化学反应相互转化。如在某些需氧菌作用下,氨转化为亚硝酸盐后,再转化为硝酸盐;在无氧条件下,厌氧菌又可使硝酸盐还原成亚硝酸盐、氨等。测定水中含氮化合物有助于评价水体受污染和自净状况。所以,用氨氮对水质进行卫生学评价时,必须结合水样的微生物学检验,以及其他含氮化合物的检验结果。一般认为水中氨氮含量高,说明水体新近受到污染。氨氮含量较高时,对鱼类呈现毒害作用,对人体也有不同程度的危害。氨氮已被《生活饮用水卫生标准(GB 5749—2006)》列为非常规检验项目,含量(以 N 计,mg/L)不超过 0.5 mg/L。水中氨氮、亚硝酸盐氮、硝酸盐氮检验结果的意义见表 3-3。

表 3-3 水中三种含氮化合物检出结果的意义

氨	亚硝酸盐	硝酸盐	意义
—	—	—	表示清洁水
+	—	—	表示新近出现污染
+	+	—	表示新近污染,分解正在进行
+	+	+	表示水以前被污染,现已开始分解并仍有新污染
—	+	+	表示水中污染物已分解,趋向自净
+	—	+	表示旧污染物分解已完毕,现又有新污染
—	+	—	表示污染物已分解,但未完全自净或硝酸盐还原成亚硝酸盐
—	—	+	表示水中污染物都已分解并达到净化

氨氮测定方法有纳氏试剂分光光度法、水杨酸-次氯酸盐分光光度法、电极法和滴定法。分光光度法具有灵敏、稳定和操作简便等特点;电极法测定范围宽,不需对水样进行预处理,但测定的再现性和电极寿命尚存在一些问题;滴定法用于氨氮含量较高的水样。

小贴士

酚盐分光光度法和水杨酸盐分光光度法测氨氮

在测定水中氨氮的国家标准方法中,除纳氏试剂分光光度法外,还有以下两种方法。

(1) 酚盐分光光度法　取经蒸馏处理后的水样(或直接取澄清的水样),将溶液调至碱性(pH 为 10.5～11.5),氨可与次氯酸盐生成一氯胺,在硝普钠催化下与酚生成吲哚酚蓝染料,于 630 nm 波长处测定吸光度,采用标准曲线法定量。次氯酸与氨在 pH 7.5 以上主要生成二氯胺,当 pH 降低到 5～7 和 4.5 以下,则分别生成二氯胺和三氯胺,pH 为 10.5～11.5 时,生成的一氯胺和吲哚酚蓝都较为稳定,且显色最深。用直接法比色测定时,需加入柠檬酸防止水中钙、镁离子生成沉淀。

(2) 水杨酸盐分光光度法　取水样蒸馏液或澄清的水样,调至碱性,在硝普钠催化下,氨氮与水杨酸盐-次氯酸盐生成蓝色化合物,用枸橼酸钠作掩蔽剂以消除钙、镁离子的干扰,于 655 nm 波长处测定吸光度,与标准比较定量。

纳氏试剂分光光度法的原理:

水中的氨与纳氏试剂(K_2HgI_4)在碱性条件下反应,生成黄至棕色的胶体配合物(NH_2Hg_2OI),颜色深浅与氨氮含量成正比。反应式如下:

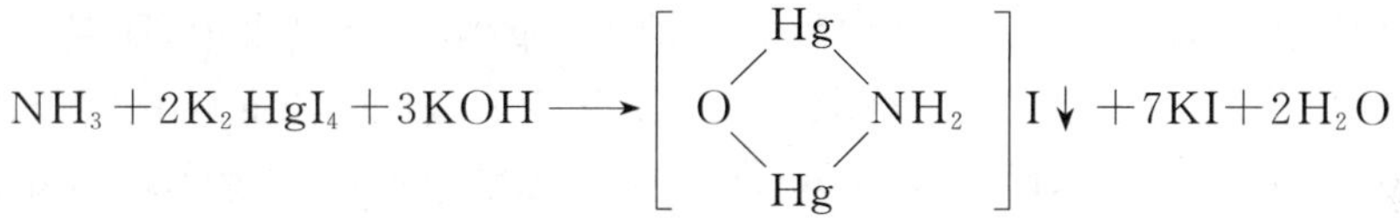

本法对无色、澄清的水样不需预处理,可直接进行测定。但出现以下情况会干扰测定:① 水样有色或浑浊;② 水样中常见的钙、镁、铁等离子能在测定过程中生成沉淀;③ 水样中的余氯可与氨结合成氯胺,使测定结果偏低;④ 水样中的硫化物、铜、醛等可引起溶液浑浊;⑤ 脂肪胺、芳香胺、亚铁等可与碘化汞钾显色。

遇此情况时,水样预处理的方法是:① 含有色或含硫化物、醛、酮、脂肪胺、芳香胺、亚铁离子等时,在微碱性条件下对水样进行蒸馏;② 浑浊时,用硫酸锌和氢氧化钠混凝,沉淀后过滤除去;③ 含有钙、镁、铁等干扰离子时,加酒石酸钾钠掩蔽;④ 含有余氯时,在测定前加入相应量的硫代硫酸钠脱氯。

该法适用于测定生活饮用水及其水源水中氨氮含量。

若用分光光度法测定,取 50 mL 水样,最低检出浓度为 0.025 mg/L,测量范围为 0.025～2 mg/L;若用目视比色法,取 50 mL 水样,最低检出浓度为 0.02 mg/L。当氨氮含量低于 0.2 mg/L 时,用目视比色法。

【准备工作】

1. 仪器

(1) 全玻璃蒸馏器(500 mL)。

(2) 比色管(50 mL)。

(3) 分光光度计。

2. 试剂

(1) 无氨水　于每升水中加入 2 mL 硫酸,少量高锰酸钾,玻璃珠数粒,加热蒸馏,弃去初馏液约 100 mL,收集得到的馏出液即为无氨水。

本法在配制试剂及测定过程均需无氨水。

(2) 酒石酸钾钠溶液(500 g/L)　称取酒石酸钾钠($KNaC_4H_4O_6 \cdot 4H_2O$)50 g 溶于 100 mL

无氨水中，加热煮沸至不含氨为止(约减少 20 mL)。冷却后补充无氨水至 1 000 mL。

(3) 硫代硫酸钠溶液[$\rho(Na_2S_2O_3 \cdot 5H_2O)=3.5$ g/L]　称取硫代硫酸钠($Na_2S_2O_3 \cdot 5H_2O$) 0.35 g，溶于无氨水中，稀释至 100 mL。

(4) 硼酸溶液(20 g/L)　称取硼酸 20 g，溶于无氨水中，稀释至 1 000 mL。

(5) 硫酸锌溶液(100 g/L)　称取 10 g 硫酸锌($ZnSO_4 \cdot 7H_2O$)，溶于少量无氨水中，稀释至 100 mL。

(6) 四硼酸钠溶液(9.5 g/L)　称取 9.5 g 四硼酸钠($Na_2B_4O_7 \cdot 5H_2O$)，溶于无氨水中，稀释至 1 000 mL。

(7) 氢氧化钠溶液(4 g/L)　称取氢氧化钠 4 g，溶于无氨水中，稀释至 1 000 mL。

(8) 硼酸盐缓冲溶液　量取 88 mL 氢氧化钠溶液(4 g/L)，用四硼酸钠溶液(9.5 g/L)稀释为1 000 mL。

(9) 氢氧化钠溶液(240 g/L)　称取氢氧化钠 24 g，溶于无氨水中，稀释至 100 mL。

(10) 氢氧化钠溶液(320 g/L)　称取氢氧化钠 160 g，溶于无氨水中，稀释至 500 mL。

(11) 碱性碘化汞钾(纳氏试剂)　称取 100 g 碘化汞(HgI_2)，70 g 碘化钾(KI)，溶于少量无氨水中，将此液混合后缓缓加入已冷却的 500 mL 氢氧化钠溶液(320 g/L)中，并不断搅拌，然后加无氨水至 1 000 mL。储于棕色瓶或聚乙烯瓶中，用橡皮塞塞紧，避光保存。此试剂有毒，使用时应小心。

(12) 氨氮标准储备液[$\rho(NH_3-N)=1.00$ mg/mL]　称取已于 105℃干燥 1 h，在干燥器内冷却 30 min 的分析纯氯化铵(NH_4Cl) 3.8190 g，溶于无氨水后，转入 1 000 mL 容量瓶，并稀释至刻度。

(13) 氨氮标准应用液[$\rho(NH_3-N)=10.00$ μg/mL]　吸取氨氮标准储备液 10.00 mL 于 1 000 mL 容量瓶中，加无氨水至刻度。

【分析步骤】

(1) 水样预处理　根据水样情况选择如下方法中的一种方法对水样进行预处理。

1) 蒸馏　取无氨水 200 mL，置于全玻璃蒸馏器中，加入 5 mL 硼酸盐缓冲溶液和玻璃珠数粒，加热蒸馏，直至馏出液用纳氏试剂查不出氨为止。稍冷后，弃去蒸馏瓶内残液。

取 200 mL 水样(如氨氮含量较高，可取适量水样，加无氨水稀释至 200 mL，使氨氮含量不超过 2.5 mg)，置全玻璃蒸馏器中，根据水样中余氯含量，计算并加入硫代硫酸钠溶液[$\rho(Na_2S_2O_3 \cdot 5H_2O)=3.5$ g/L]脱氯。用氢氧化钠溶液(4 g/L)调节 pH 至 7 左右。加入 5 mL 硼酸盐缓冲溶液，立即将蒸馏装置严密连接好，加热蒸馏。用 200 mL 容量瓶作接收瓶，瓶内加 20 mL 硼酸溶液(20 g/L)作吸收液。冷凝管末端插入吸收液中。待蒸出 150 mL 左右，使冷凝管下端离开液面，继续蒸馏以清洗冷凝管。最后用无氨水稀释至刻度，摇匀待用。

2) 混凝沉淀　取水样 200 mL，加硫酸锌溶液(100 g/L)2.0 mL，混匀。加 0.8～1 mL 氢氧化钠溶液(240 g/L)，使 pH 为 10.5，静置数分钟，倾出上清液，供测定用。

以无氨水代替水样，同上法做全程试剂空白，作空白样。

(2) 制备标准系列　取 8 支 50 mL 同型具塞比色管作标准管，同时与水样管、空白管按表 3-4 操作。

表3-4 纳氏试剂分光光度法测氨氮时各管试剂加入量 单位：mL

管号	0	1	2	3	4	5	6	7	水样	空白
氨氮标准使用液	0.00	0.10	0.20	0.30	0.50	0.70	0.90	1.20	—	—
无氨水	加至50 mL刻度，混匀								—	—
水样（或处理后的水样）	—	—	—	—	—	—	—	—	50.00	—
试剂空白样	—	—	—	—	—	—	—	—	—	50.00
酒石酸钾钠溶液	各加1.00 mL									
纳氏试剂	各加1.00 mL，混匀，放置10 min									

注：经蒸馏处理水样，各标准管先加5 mL硼酸溶液，再加无氨水定容至50 mL，然后向标准管、水样管、空白管各加2 mL纳氏试剂。

(3) 比色测定　用1 cm比色皿，在波长420 nm下，以无氨水调零，测定吸光度；如氨氮含量低于30 μg，改用3 cm比色皿，低于10 μg可用目视比色。

(4) 绘制标准曲线　将各管吸光度值减去标准零浓度管吸光度值，得到校正吸光度值，以氨氮含量(μg)对校正吸光度绘制标准曲线。

【结果计算】

水中氨氮含量按下式计算：

$$\rho(NH_3-N)=\frac{m}{V}$$

式中：$\rho(NH_3-N)$——水样中氨氮(NH_3-N)的质量浓度，mg/L；

m——水样吸光度减去空白试验吸光度后，从标准曲线上查得的氨氮量，μg；

V——水样体积，mL。

【友情提示】

(1) 水样中氨氮不稳定，采样时每升水样加0.8 mL硫酸，4℃保存并尽快分析。

(2) 测定氨氮时，实验室内应避免使用氨水，以免空气中的氨污染实验。无氨水也要临时制备。

(3) 蒸馏处理水样时，溶液的pH应控制在7.4为宜。pH过高时，部分蛋白质分解放出氨，使结果偏高；pH过低时，形成稳定的铵盐而不易蒸出，使结果偏低。

(4) 经硫酸锌和氢氧化钠混凝沉淀的水样，静置后一般均能澄清。如必须过滤时，应注意滤纸中的铵盐对水样的污染，必须预先将滤纸用无氨水反复淋洗，直至用纳氏试剂检查不出氨后再使用。

(5) 0.4 mL硫代硫酸钠溶液(3.5 g/L)能除去200 mL水样中的余氯1 mg/L。使用时可按水样中余氯的质量浓度计算加入量。

(6) 分析时若澄清水样或经预处理的水样氨氮含量大于0.1 mg，则取适量水样加无氨水至比色管50 mL刻度。

(7) 经蒸馏处理的水样配制标准系列时，水样管和标准管均不加酒石酸钾钠溶液，只向标准管中各加5 mL硼酸溶液。

(8) 标准管加氨氮标准应用液后，必须先加无氨水稀释，混匀后，再加其他试剂，否则会产生浓厚沉淀而无法测定。

(9) 显色时，溶液的碱性条件对结果影响较大。碱度过大，易产生浑浊；碱度不足，不易显色或显色过浅，甚至会有红色碘化汞析出。测定前水样必须接近中性。

(10) 当水样氨氮浓度较高时，标准系列管氨氮标准使用液的量可改为 0.00 mL、0.50 mL、1.00 mL、2.00 mL、4.00 mL、6.00 mL、8.00 mL、10.00 mL。

(11) 纳氏试剂的配方较多。灵敏度与配方、配制条件、新旧程度及显色条件有关，所以，应严格遵守配制程序，且碘化钾不宜过量，否则，过量的碘离子将影响有色配合物的生成，使呈色变浅。储存已久的纳氏试剂，使用前应先用已知量的氨氮标准溶液显色，核对吸光度；加入试剂后 2 h 内不得出现浑浊，否则应重新配制。该试剂应储于棕色瓶中，暗处保存，约可稳定一年。

(12) 加入纳氏试剂时，若水样管出现浑浊，而标准系列不浑浊，则表明水样硬度很大，1 mL 酒石酸钾钠溶液不足以掩蔽钙、镁、铁离子。此时，如氨氮含量较高，可取少量水样，经稀释后再按操作步骤测定；如氨氮含量较低，则增加酒石酸钾钠溶液的用量，一般加 2～3 mL 即可。

小贴士

混 凝 沉 淀

原水和废水中都存在数量不等的胶体粒子，如黏土、矿物质、二氧化硅或工业生产中的碎屑等，它们悬浮于水中造成水体浑浊。在水样测定前的预处理过程中，往往采取混凝沉淀过滤的方法去除干扰。混凝是一个从加入试剂开始到最后形成絮凝体的整体过程。此过程主要由凝聚和絮凝两个阶段构成，当然也包括凝聚之前试剂与水的混合过程。凝聚是指加试剂后胶体失去聚集稳定性，并通过胶粒本身的布朗运动进行碰撞聚集而形成尺寸较小的“微絮凝体”的过程。絮凝是指“微絮凝体”再通过机械或水力搅拌而进一步聚集成肉眼可见的“絮凝体”的过程。混凝的凝聚和絮凝过程几乎是同步发生的，其间隔时间是瞬时。

能力拓展

水中亚硝酸盐氮的测定

工作过程：以重氮偶合分光光度法测定水中亚硝酸盐氮的含量为例(GB/T 5750.5—2006)。

一、相关知识

亚硝酸盐氮是指亚硝酸盐中的氮。当粪、尿及污水等进入水中后分解产生氨，氨被氧化成亚硝酸盐，在有氧条件下亚硝酸盐经微生物的作用，继续被氧化成硝酸盐；在溶解氧含量较少的水中，如深井水中硝酸盐氮还可被还原为亚硝酸盐氮，甚至是氨氮。所以水中亚硝酸盐氮(NO_2^-—N)是含氮有机物分解的中间产物，是反映水体被有机物污染的指标之一。当然在判断水体污染及净化程度时，必须将亚硝酸盐氮含量与硝酸盐氮和氨氮结合考虑。一般认为水中检出亚硝酸盐氮，表示水中有机物的分解正在激烈地进行，水体正在净化，污染的危险性依然存在。

亚硝酸盐进入人体后，可将亚铁血红蛋白氧化为高铁血红蛋白，使其失去运输氧的能力，出现组织缺氧症状；还可与仲胺类物质反应生成具致癌性亚硝胺类物质。亚硝酸盐不稳定，一般天然水中含量不会超过0.1 mg/L，我国地表水环境质量标准规定Ⅲ类水域亚硝酸盐氮含量不超过0.15 mg/L。生活饮用水中不应含有亚硝盐氮。

水中亚硝酸盐氮常用的测定方法有离子色谱法、气相色谱法、极谱法和分光光度法。前三种方法简便、快速，干扰较少；离子色谱法可连续测定饮用水、地面水、地下水、雨水等较清洁水的中NO_2^-、F^-、Cl^-、Br^-、NO_3^-、PO_4^{3-}和SO_4^{2-}多种阴离子。分光光度法又包括可见分光光度法、荧光分光光度法等。由于重氮化偶合分光光度法灵敏，选择性强，适用于测定各类水中亚硝酸盐氮，所以在我国生活饮用水卫生标准检验方法中首选重氮化偶合分光光度法测定亚硝酸盐氮。

重氮化偶合分光光度法测定亚硝酸盐氮的原理：

在pH 1.7以下的磷酸介质中，水中亚硝酸盐与对氨基苯磺酰胺发生重氮化反应，生成重氮盐，再与盐酸*N*-(1-萘基)-乙二胺发生偶合反应，生成紫红色的偶氮染料，于540 nm处进行比色定量。显色反应式为：

$$NH_2SO_2C_6H_4NH_2 \cdot HCl + HNO_2 \xrightarrow{\text{重氮化}} NH_2SO_2C_6H_4N{\equiv}NCl + 2H_2O$$

$$NH_2SO_2C_6H_4N{\equiv}NCl + C_{10}H_7NHCH_2CH_2NH_2 \cdot 2HCl \xrightarrow{\text{偶联}}$$

$$NH_2SO_2C_6H_4N{=}NC_{10}H_6NHCH_2CH_2NH_2 \cdot 2HCl + HCl$$

(红色染料)

当水中存在三氯胺时产生红色；铁、铅等离子产生沉淀；铜离子起催化作用，分解重氮盐使结果偏低；水样有色或浑浊时对本实验会产生干扰。这些干扰可用以下方法消除：① 水样有色或浑浊，可加氢氧化铝悬浮液，混凝沉淀后过滤消除；② 三价铁、铅、汞、银等金属离子含量较高，存在二价铜离子时，加适量EDTA形成配合物来消除；③ 水中三氯胺产生的红色干扰，通过改变试剂加入顺序，即先加盐酸*N*-(1-萘基)-乙二胺，再加对氨基苯磺酰胺的方法消除此干扰。

本法适用于测定生活饮用水及其水源水中亚硝酸盐氮含量。其最低检测质量为0.5μg，若取50 mL水样测定，最低检测质量浓度为0.001 mg/L。

二、准备工作

1. 仪器

(1) 比色管(50 mL)。

(2) 分光光度计。

2. 试剂

(1) 无亚硝酸盐水　于蒸馏水中加入少量高锰酸钾晶体，使之呈红色；再加氢氧化钠使之呈碱性。置于全玻璃蒸馏器中蒸馏，弃去初馏出液50 mL，收集中间70%的部分。本实验用水均需无亚硝酸盐水。

(2) 对氨基苯磺酰胺溶液　称取5 g对氨基苯磺酰胺，溶于350 mL盐酸溶液(1+6)中，用无亚硝酸盐水稀释至500 mL。

(3) 盐酸*N*-(1-萘基)-乙二胺溶液　称取0.5 g *N*-(1-萘基)-乙二胺，溶于500 mL无亚硝酸盐水中，储于棕色瓶内，于冰箱中保存，可稳定数周。如变为深棕色，则应重新配制。本试剂有毒，应避免与皮肤接触或吸入体内。

(4) 亚硝酸盐氮标准储备液 [$\rho(NO_2^- -N)=50\ \mu g/mL$] 称取 0.246 3 g 在玻璃干燥器内放置 24 h 的亚硝酸钠($NaNO_2$),溶于无亚硝酸盐水中,并稀释至 1 000 mL。每升中加入 2 mL 三氯甲烷保存。

(5) 亚硝酸盐氮标准使用溶液[$\rho(NO_2^- -N)=0.1\ \mu g/mL$] 临用前,取 10.00 mL 亚硝酸盐氮标准储备液于 500 mL 容量瓶中,加无亚硝酸盐水稀释定量至刻度。再从中吸取 10.00 mL 于 100 mL 容量瓶中,用无亚硝酸盐水稀释定量至刻度。

(6) 氢氧化铝悬浮液 称取 125 g 硫酸铝钾[$KAl(SO_4)_2 \cdot 12H_2O$]或硫酸铝铵[$NH_4Al(SO_4)_2 \cdot 12H_2O$],溶于 1 000 mL 无亚硝酸盐水中。加热至 60℃,缓缓加入 55 mL 浓氨水($\rho_{20}=0.88$ g/mL),使之成氢氧化铝沉淀。充分搅拌后静置,弃去上清液,反复用无亚硝酸盐水洗涤沉淀至倾出液无 Cl^-(用亚硝酸银检查),最后加入 300 mL 无亚硝酸盐水,使之成悬浮液。使用前振摇均匀。

(7) 磷酸溶液(1+9)。

三、测定操作

(1) 水样预处理

1) 若水样浑浊或色度较大,可先取水样 100 mL,加入 2 mL 氢氧化铝悬乳液,搅拌后置数分钟,过滤,弃去初滤液 25 mL,收集余下滤液备用。

2) 若水样呈碱性,于 100 mL 水样中加入酚酞指示剂 1 滴,边搅边加入磷酸溶液(1+9)至红色刚消失。

3) 若水样呈酸性,则加氢氧化钠溶液调节至中性。

(2) 制备标准系列 取 9 支 50 mL 具塞比色管作标准管,与样品管按表 3-5 操作。

表 3-5 重氮偶合分光光度法测亚硝酸盐氮时各管试剂加入量 单位:mL

管号	0	1	3	4	5	6	7	8	水样
亚硝酸盐氮标准使用液	0.00	0.50	1.00	2.50	5.00	7.50	10.00	12.50	—
无亚硝酸盐水	加至 50 mL 刻度								—
水样(或经预处理的水样)	—	—	—	—	—	—	—	—	50.00
对氨基苯磺酰胺溶液	各加 1.00 mL,混匀,放置 2~8 min								
盐酸 N-(1-萘基)-乙二胺溶液	各加 1.00 mL,立即混匀,放置 10 min								

(3) 比色测定 显色后,于 2 h 内用 1 cm 比色皿,在 540 nm 波长处,以无亚硝酸盐水调零,测定吸光度。如亚硝酸盐氮浓度低于 4 μg/L 时,改用 3 cm 比色皿。

(4) 绘制标准曲线 用各管吸光度值减去标准零浓度空白管吸光度值,得校正吸光度,以亚硝酸盐氮含量(μg)对校正吸光度绘制标准曲线。

(5) 空白实验 若水样经过预处理,则应以无亚硝酸盐水代替水样,做全程序空白测定。

四、结果计算

水样中亚硝酸盐氮含量按下式计算:

$$\rho(NO_2^- - N) = \frac{m}{V}$$

式中：$\rho(NO_2^- - N)$——水样中亚硝酸盐氮(N)质量浓度，mg/L；

m——根据测得的水样吸光度值(如水样进行了预处理，则为水样管吸光度减去空白试验的吸光度)，从标准曲线上查得的亚硝酸盐氮含量，μg；

V——水样体积，mL。

五、友情提示

(1) 为防止亚硝酸盐氧化为硝酸盐或还原成氨，采样后应立即测定。如不能立即测定，在每升水样中加 54 mg 氯化汞，于 4℃冰箱可保存 2 d。

(2) 因重氮化反应的灵敏度很高，测定中应避免 NO_2^- 污染，如煤气燃烧产生的大量氮氧化物，溶于水中可形成亚硝酸盐氮。

(3) 氢氧化铝悬浮液放置时间过久，应检查有无亚硝酸盐。可用无亚硝酸盐水反复洗涤至无亚硝酸盐为止。

(4) 亚硝酸钠不稳定，受潮后易被氧化。因此，配制标准溶液用的亚硝酸钠应在 105～110℃干燥 2 h，或在硫酸干燥器内放置 24 h。

(5) 因亚硝酸盐在潮湿空气中易被氧化，所以亚硝酸盐氮标准储备液必要时需进行标定。方法如下：

1) 标定高锰酸钾标准溶液　吸取 50.0 mL 高锰酸钾标准溶液[$c(1/5KMnO_4)=0.05$ mol/L]，置于 300 mL 锥形瓶中，沿瓶壁缓缓加入 5.0 mL 硫酸，将吸管插入液面下，加入 50.0 mL 无亚硝酸盐水，混匀。置于热水浴中加热至 70～80℃，准确滴加草酸钠标准溶液[$c(1/2Na_2C_2O_4)=0.050\ 0$ mol/L]，使高锰酸钾溶液退色并过量数毫升，记录草酸钠标准溶液的用量 V_1(mL)。再用高锰酸钾溶液滴定过量的草酸钠溶液至微红色，记录高锰酸钾标准溶液的总用量 V_2(mL，包括前面的 50.0 mL)。按下式计算高锰酸钾标准溶液的准确浓度 $c_1(1/5KMnO_4)$：

$$c_1(1/5KMnO_4) = \frac{0.050\ 0 \times V_2}{V_1}$$

式中：$c_1(1/5KMnO_4)$——高锰酸钾标准溶液的准确浓度，mol/L；

V_1——草酸钠标准溶液的体积，mL；

V_2——高锰酸钾标准溶液的体积，mL；

0.050 0——草酸钠标准溶液的物质的量浓度，mol/L。

2) 标定亚硝酸盐氮储备液　用 50.0 mL 亚硝酸盐氮标准储备液代替无亚硝酸盐水，同上操作，分别记录草酸钠标准溶液的用量 V_3(mL)和高锰酸钾标准溶液的总用量 V_4(mL)。按下式计算亚硝酸盐氮标准储备液的准确浓度：

$$\rho(NO_2^- - N) = \frac{(c_1V_4 - c_2V_3) \times 7}{50.0} \times 1\ 000$$

式中：$\rho(NO_2^- - N)$——亚硝酸盐氮标准储备液的质量浓度，mg/L；

c_1——高锰酸钾标准溶液物质的量浓度，mol/L；

c_2——草酸钠标准溶液物质的量浓度，mol/L；

V_3——草酸钠标准溶液的用量，mL；

V_4——高锰酸钾标准溶液的用量，mL；

7——1.00 mL 高锰酸钾溶液[$c(1/5KMnO_4)=1.000$ mol/L]相当于以 mg 表示的亚硝酸盐氮($NO_2^- - N$)的质量。

工作任务 9　水中硝酸盐氮的测定

工作过程：以紫外分光光度法测定水中硝酸盐氮的含量为例(GB/T 5750.5－2006)。

【相关知识】

水中硝酸盐氮(NO_3^-—N)的来源，一是水中各种含氮有机物在有氧条件下，经无机化作用的最终分解产物；二是制革、化肥厂等排出的工业废水；三是施用化肥的农田排水。清洁的地面水中硝酸盐氮含量较低，受污染水体和一些深层地下水中亚硝酸盐氮含量常常较高。亚硝酸盐可氧化成硝酸盐，硝酸盐在无氧环境中，亦可受微生物的作用而还原为亚硝酸盐。如果水样中仅含硝酸盐氮，其他含氮化合均不存在，表示有机污染物已分解完全，水体已达到自净；如水样中既含较多的硝酸盐氮，又含亚硝酸盐氮、氨氮等，则表示水的自净作用正在进行，有机物分解作用还未完成。

饮水中硝酸盐氮含量过高，会对人体健康产生不良影响，主要是引起血液中变性血红蛋白增加而中毒，对喂养婴儿尤为危险。摄入硝酸盐后，经肠道中微生物作用转变成亚硝酸盐而出现毒性。我国《生活饮用水卫生标准(GB 5749—2006)》规定硝酸盐氮不得超过 20 mg/L。

硝酸盐氮测定方法有二磺酸酚比色法、麝香草酚分光光度法、紫外分光光度法、离子色谱法等。二磺酸酚比色法干扰因素多，氯离子影响大，去除干扰步骤烦琐；紫外分光光度法和离子选择电极法可进行连续测定，适用于清洁地面水和未受明显污染的地下水中硝酸盐氮测定；离子色谱法需要专用仪器，但可同时测定其他阴离子。

紫外分光光度法测定水中硝酸盐氮含量的原理：

利用硝酸盐在 220 nm 波长处具有紫外吸收和在 275 nm 波长处不具有吸收的特性，于 275 nm波长测出有机物的吸收值，在测定结果中校正后得出硝酸盐氮含量。

可溶性有机物、表面活性剂、亚硝酸盐、次氯酸盐、氯酸盐和 Cr^{6+} 对测定有干扰；浊度的干扰可以经 0.45 μm 膜过滤除去；氢氧化物和碳酸盐的干扰，用盐酸[$c(HCl)=1$ mol/L]酸化予以消除；低浓度有机物通过测定不同波长的吸收值予以校正。

本法适用于未受污染的天然水、经净化处理的生活饮用水及其水源中硝酸盐氮的测定。测定范围为 0～11 mg/L(以 N 计)。最低检测质量为 10 μg，若取水样 50 mL 测定，最低检测质量浓度为 0.2 mg/L。

【准备工作】

1. 仪器

(1) 具塞比色管(50 mL)。

(2) 紫外分光光度计。

(3) 石英比色皿。

2. 试剂

(1) 无硝酸盐水　采用重蒸馏或蒸馏-去离子法制备。配制试剂和稀释样品均需无硝酸盐水。

(2) 盐酸溶液(1+11)。

(3) 硝酸盐氮标准储备溶液[$\rho(NO_3^- - N) = 100\ \mu g/mL$]　称取经105℃烤箱干燥2 h的硝酸钾0.721 8 g,溶于无亚硝酸盐水中,定容至1 000 mL,每升加入2 mL三氯甲烷。本试剂至少可稳定6个月。

(4) 硝酸盐氮标准使用溶液[$\rho(NO_3^- - N) = 10\ \mu g/mL$]　取硝酸盐氮标准储备溶液10 mL,稀释定容至100 mL。

【分析步骤】

(1) 水样预处理　吸取50 mL水样于50 mL比色管中(必要时用滤膜除去浑浊物),加盐酸溶液(1+11) 1 mL酸化。

(2) 配制标准系列　取6支50 mL同型具塞比色管,按表3-6配制。

表3-6　紫外分光光度法测定水中硝酸盐氮含量时标准系列配制

管号	0	1	2	3	4	5
硝酸盐氮标准使用溶液/mL	0.00	1.00	2.00	3.00	4.00	7.00
无硝酸盐水/mL	各加至50 mL刻度					
盐酸溶液(1+11)/mL	1.00	1.00	1.00	1.00	1.00	1.00
硝酸盐氮质量浓度/(N,mg/L)	0.0	0.2	0.4	0.6	0.8	1.4

(3) 比色测定　用无硝酸盐水调零,分别于220 nm和275 nm波长处测量水样及标准系列各管的吸光度。

(4) 绘制标准曲线　将标准系列各管220 nm波长处的吸光度减去2倍于275nm波长处的吸光度后,以硝酸盐氮的质量浓度(mg/L)对吸光度作标准曲线。

【结果计算】

将水样在220 nm波长处的吸光度减去2倍于275 nm波长处的吸光度($A_{220} - 2A_{275}$)后,直接从标准曲线上查出硝酸盐氮的质量浓度(mg/L)。如水样经过稀释,测定结果再乘以稀释倍数。

知识链接

紫外分光光度法

分光光度法是卫生分析中常用的分析方法,它具有较高的灵敏度和一定的准确度,一般可以测到每毫升溶液中含有10^{-7}g的物质,相对偏差通常为1%～5%。此外,分析手续较简便快速,仪器设备也不复杂，易于掌握和推广。分光光度法是根据物质对不同波长的单色光及不同浓度的物质对光的吸收程度不同，而对物质进行定性和定量分析的方法。紫外分光光度法是利用化学物质在紫外光区的吸收与紫外光波长间的函数关系而建立起来的分析方法。紫外光谱的波长范围可分为近紫外区(200～400 nm)和紫外区(10～200 nm)，前者常用于化学分析，后者因空气吸收波长在200 nm以下的紫外线，测量须在真空中进行，所以在分析上较少应用。

1. 基本原理

分子吸收紫外辐射是其外层电子或价电子被激发的结果，电子愈易激发，则吸收峰的波长就愈长。紫外分光光度计一般用氢灯做辐射源，用石英棱镜或光栅做单色器，用光电倍增管做检测器。吸收池的材料一般为石英或硅石，长度为1～10 cm。若用氘代替氢，其发射强度在紫外区短波长处可增加三倍。

简单的无机离子和它的络合物以及有机分子，可在紫外光谱区进行检定和测量。有效的溶剂有水、饱和碳氢化合物、脂肪族醇和醚。能吸收紫外辐射的有机化合物至少要含有一个不饱和键，如C=C，C=O，N=N以及S=O，以起发色团的作用。吸收峰的波长随着发色团的不饱和程度的增大而增长。

分光光度法是以光的吸收定律为基础，用棱镜或光栅作为单色器，将光分成不同波长的入射光，通过溶液后，照射到光电管或光电倍增管，使透射光转变为电流，经放大后可直接从仪表读出吸光度或透光率。所用的仪器称为分光光度计，例如国产的72型或721型分光光度计。有些分光光度计不仅能测可见光区，而且能测紫外光区有吸收物质，这类仪器称为紫外-可见分光光度计。

2. 仪器结构

分光光度计，其主要部件一般都有光源、单色器、吸收池、检测器、指示仪表等五个部分。其光路见图3-4。

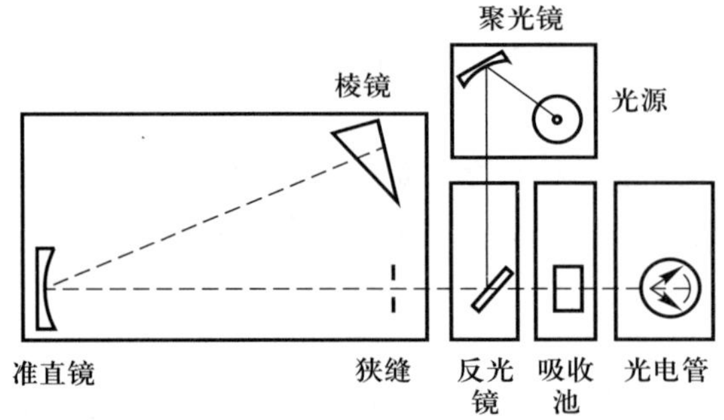

图3-4　分光光度计的光路

(1) 光源

1) 钨灯　能发射320～2 500 nm的连续光谱，是可见分光光度计的光源，为了保证光源稳定，一般配有稳定电压的装置。为了聚集光线，同时装有凸透镜或凹透镜。

2) 氢灯或氘灯　能发射150～400 nm波长的连续光谱，是紫外分光光度计的光源。因玻璃吸收紫外光，灯泡必须用石英窗或用石英材料制成。

(2) 单色器　从波长范围较宽广的光线中，分出单色光的光学装置，称为单色器。单色器通常由入射光狭缝、准直元件、色散元件、聚焦元件，出光狭缝组成。最常用的色散元件有棱镜和光栅。

1）棱镜　借助不同波长的光有不同的折射率而使混合光色散的光学元件。通常用玻璃（透射范围340～1 000 nm）、石英（透射范围185～3 500 nm）等制成。玻璃只能用于可见光，紫外光必须用石英棱镜色散。

2）光栅　一种常用的色散元件，它是根据光的衍射原理，使光发生色散而产生一系列光谱的光学元件。光栅的分辨率比棱镜高，应用的波长范围广，色散和谱线的波长读数都是线性的。近年来，由于光栅制作技术的改进，采用光栅作为色散元件的仪器已日益增多。

（3）吸收池　又称比色皿、比色杯或液槽。它是分光光度分析中盛放样品液的容器，用玻璃、石英等材料制成，两透光面互相平行并具有精确的光程。在紫外区测量时必须用石英吸收池，如在可见光区测量，则可用玻璃吸收池。吸收池的厚度，彼此应一致，否则将影响测定的准确度。因此对所用的一套吸收池应事先盛放同一种溶液，于所选用波长下测定其透光度，彼此相差应在0.5%以内。指纹、油腻及池壁上的沉积物，都会影响吸收池的透光性能，因此在使用前后必须清洗干净。一般分光光度计都配有不同厚度的吸收池，以供选择。

分光光度计中用的常规吸收地，每厘米光程大约需用5 mL样品溶液，即“光程/体积比”为0.2，容积小，“光程/体积比”比0.2大得多的吸收池，称为微型吸收池。

微型吸收池，如图3-5所示。

（4）检测器　在分光光度计中，通常采用光电管或光电倍增管做检测器。

1）光电管　光电管内装有一个阴极和丝状阳极，阴极的凹面涂一层对光敏感的碱金属或碱金属氧化物，当光线照射时，阴极即发射电子射向阳极形成电流，光越强，发出的电子越多，电流就越强。电流通过光电管负载电阻R，即可变成电压信号，经放大后将信号输送给指示仪表或记录仪。如图3-6所示。

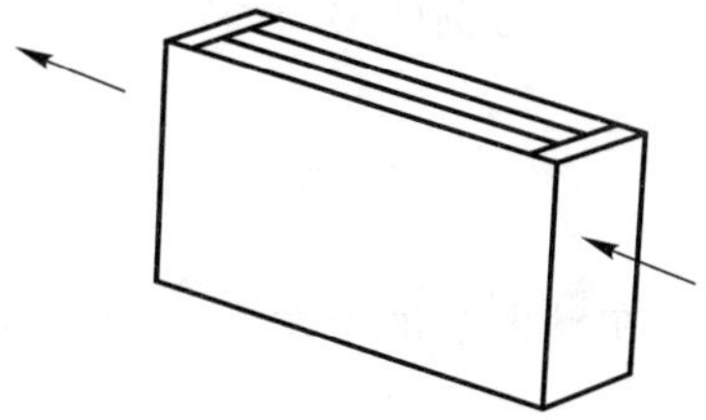

图3-5　微型吸收池

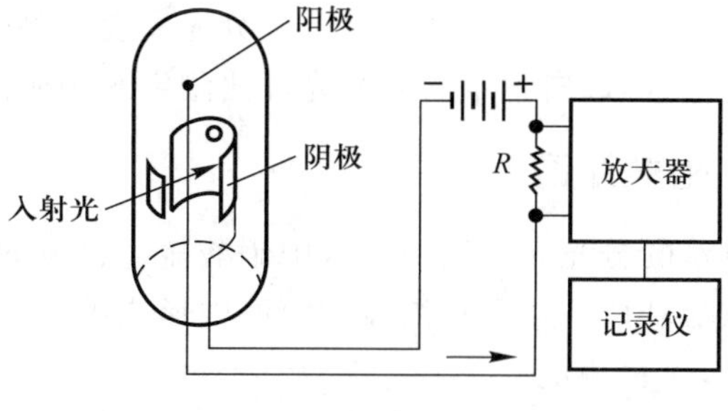

图3-6　光电管线路

2）光电倍增管　当光线照射很微弱时，光电管所产生的电流很小，不易检测，故常用光电倍增管。

（5）指示仪表　仪表上刻有百分透光度（$T\%$）和吸光度（A）两种刻度。百分透光度是等分的，而吸光度的刻度间隔是不均匀的。透光度与吸光度之间是负对数的关系，可进行换算。

3. 定量方法

将一系列不同波长的单色光，照射到含待测组分的溶液，可测得相应的一系列吸光度。如果以吸光度为纵坐标，以波长为横坐标作图，就可得到该待测物质的吸收曲线。由于每一种物质均有其特征的吸收曲线，故可作为物质定性的参考。但在实际工作中常用λ_{max}和ε来定性，可从吸收曲线中吸收峰所对应的波长直接找出；ε 通常需配制待测物质三种不同浓度的溶液，于 1 cm 吸收池中，在如 λ_{max} 处分别测定其吸光度，根据 $A=\varepsilon bc$，即 $\varepsilon=A/bc$，计算出 ε，将三次结果平均即得读物质的摩尔吸光系数。

(1) 标准曲线法　先配制一系列不同浓度的标准溶液，在一定波长下，依次测定它们的吸光度，然后以溶液浓度为横坐标，以吸光度为纵坐标作图，若被测物质对光的吸收符合比尔定律，便得到一条直线，此称为标准曲线，又称校准曲线。

在相同条件下测定未知液的吸光度，便可从标准曲线找出与此吸光度相对应的浓度线，制标准曲线应注意以下几点：① 一般至少应做五个点；② 曲线的最低点与最高点的浓度约差一个数量级；③ 标准曲线最好与样品测定同时进行。

(2) 直接比较法　于相同条件下在线性范围内配制样品溶液和标准溶液，选定测定波长，分别测定吸光度，按下式计算。

$$c_{样}=\frac{A_{样}}{A_{标}}c_{标}$$

式中：$c_{样}$——样品溶液浓度；

$c_{标}$——标准溶液浓度；

$A_{样}$——样品溶液的吸光度；

$A_{标}$——标准溶液的吸光度。

为减少误差，比较法配制的标准溶液浓度和样品溶液的浓度应相近似。

能力拓展

分光光度法测硝酸盐氮

工作过程：以麝香草酚分光光度法测定水中硝酸盐氮的含量为例(GB/T 5750.5—2006)。

一、相关知识

麝香草酚分光光度法测定水中硝酸盐氮含量的原理：

硝酸盐和麝香草酚在浓硫酸溶液中形成硝基酚化合物，在碱性溶液中发生分子重排，生成黄色化合物，比色测定。

该法简便易行，干扰物较少，适用于生活饮用水及其水源水中硝酸盐氮的测定。但亚硝酸盐产生正干扰，氯化物产生负干扰。对亚硝酸盐产生的正干扰，可用氨基磺酸铵除去，反应式为：

$$HNO_2+NH_2SO_3NH_4 \longrightarrow NH_4HSO_4+H_2O+N_2\uparrow$$

对氯化物产生的负干扰，用硫酸银消除。

本法最低检测质量为 0.12 μg 硝酸盐氮(以 N 计)，若取 1.0 mL 水样测定，最低检测质量浓度为 0.12 mg/L 硝酸盐氮(以 N 计)。

二、准备工作

1. 仪器

(1) 具塞比色管(50 mL)。

（2）分光光度计。

2. 试剂

（1）氨水（ρ_{20}＝0.88 g/mL）。

（2）乙酸溶液（1＋4）。

（3）氨基磺酸铵溶液（20 g/L） 称取 2.0 g 氨基磺酸铵（$NH_4SO_3NH_2$），用乙酸溶液（1＋4）溶解，并稀释为 100 mL。

（4）麝香草酚乙醇溶液（5 g/L） 称取 0.5 g 麝香草酚［又名百里酚，$CH_3C_6H_4OHCH(CH_3)_2$］，溶于无水乙醇中，稀释至 100 mL。

（5）硫酸银硫酸溶液（10 g/L） 称取 1.0 g 硫酸银（Ag_2SO_4），溶于 100 mL 硫酸（ρ_{20}＝1.84 g/mL）中。

（6）硝酸盐氮标准储备液［$\rho(NO_3-N)$＝1 mg/mL］ 称取 7.218 g 经 105～110℃干燥 1 h 的硝酸钾（KNO_3），溶于纯水中，并定容至 1 000 mL。加 2 mL 三氯甲烷为保存剂。

（7）硝酸盐氮标准使用液［$\rho(NO_3-N)$＝10 μg/mL］ 吸取 5.00 mL 硝酸盐氮标准储备液，用水稀释定容至500 mL。

三、测定操作

（1）制备标准系列 取 8 支 50 mL 同型具塞比色管，与水样管按表 3－7 操作。

表 3－7 麝香草酚分光光度法测定硝酸盐氮时各管试剂加入量 单位：mL

管号	0	1	2	3	4	5	6	水样
硝酸盐氮标准使用液	0.00	0.05	0.10	0.30	0.50	0.70	1.00	—
蒸馏水	加水至 1.00 mL							—
水样	—	—	—	—	—	—	—	1.00
氨基磺酸铵溶液	各加 0.1 mL，混匀，放置 5 min							
麝香草酚乙醇溶液	各加 0.2 mL							
硫酸银硫酸溶液	各加 2.0 mL，混匀，放置 5 min							
蒸馏水	各加 8.0 mL							
氨水	滴加至溶液黄色到达最深，并使 AgCl 沉淀溶解为止（9 mL）							
蒸馏水	加至 25 mL 刻度							

（2）比色测定 混匀后，以水调零，在 415 nm 波长处，用 2 cm 比色皿，测定各管吸光度。

（3）绘制标准曲线 以硝酸盐氮的含量（μg）对吸光度绘制标准曲线。

四、结果计算

水样中硝酸盐氮含量按下式计算：

$$\rho(NO_3^- - N)=\frac{m}{V}$$

式中：$\rho(NO_3^- - N)$——水样中硝酸盐氮（N）质量浓度，mg/L；

m——从标准曲线查得硝酸盐氮的质量，μg；

V——水样体积。

五、友情提示

（1）麝香草酚乙醇溶液如沿管壁流下，则乙醇挥发，试剂大部分附于管壁，使结果偏低，因此必须于管中央滴加。

（2）加入氨水既可使溶液呈碱性，又能使形成的氯化银溶解，反应式为：

$$AgCl + 2NH_3 \cdot H_2O \longrightarrow [Ag(NH_3)_2]^+ + Cl^- + 2H_2O$$

小贴士

镉柱还原法

取澄清的水样流经镉还原柱，水中硝酸盐可被柱中镉还原剂还原为亚硝酸盐，亚硝酸盐与对氨基苯磺酰胺重氮化反应后，再与盐酸 N-(1-萘基)-乙二胺偶合，形成玫瑰红色偶氮染料，用分光光度法测定（即重氮偶合分光光度法测亚硝酸盐氮），所测得的亚硝酸盐氮包括水样中原有的亚硝酸盐氮。将水样不经还原，用此法测得水样中原有的亚硝酸盐氮，两者之差即为水样中硝酸盐氮的含量。

浑浊水样可加硫酸锌和氢氧化钠混凝沉淀过滤，含油脂的水样用三氯甲烷萃取除去，加入乙二胺四乙酸二钠可消除铁、铜及其他金属离子的干扰。该法最低检出质量为 0.05 μg 硝酸盐氮（以 N 计），若取 50 mL 水样测定，最低检出浓度为 0.001 μg/mL 硝酸盐氮（以 N 计）。

小贴士

离子色谱法

水样中的硝酸根离子随碳酸盐-碳酸氢盐淋洗液进入离子交换柱系统（一般由保护柱和分离柱组成），根据分离柱对不同阴离子的亲和作用不同进行分离，分离出的硝酸根离子流经阳离子交换柱或抑制器系统转换成具有高电导度的强酸（硝酸），淋洗液则转变为弱电导率的碳酸。由电导检测器测量各阴离子组分的电导率，以相对保留时间定性，以峰高或峰面积定量。

水样必须用 0.2 μm 滤膜过滤后才可进样，以防堵塞保护柱和分离柱系统。若水样中存在较多的低分子有机酸时，应适当稀释后进样；水样中高浓度的钙、镁离子应用强酸性阳离子交换树脂除去。该法可同时测定水中可溶性的氟化物、氯化物、硝酸盐和硫酸盐。

工作任务 10　水中总有机碳的测定

工作过程：以燃烧氧化-非分散红外吸收有机碳测定仪法测定水中总有机碳含量为例（GB/T 5750.7—2006）。

【相关知识】

总有机碳（TOC，total organic carbon），是以碳的含量表示水体中有机物质总量的综合指标，直接反映了水体被有机物质污染的程度。目前，TOC 测量已经广泛地应用到江河、湖泊以及海洋监测等方面，对于地表水、饮用水、工业用水等方面的质量控制，TOC 同样是重要的测量参数。实际上 TOC 测量已经成为世界上水质量控制的主要检测手段。

由于水环境污染，江河、湖泊不断受到石油泄漏、陆源有害物质排放、倾废等行为的影响，水体中的有机污染物呈现出多样化、复杂化的特点，其中有些是持久性有机污染物（POPs），又称难降解有机污染物，它们是一类具有毒性、易于在生物体内富集、在环境中能够持久存在、对人体有着严重危害的有机物质，传统的测量分析方法已经不能或者很难准确测量其含量，但是 TOC 测量却是目前非常理想的测量手段，可以得到满意的结果。

TOC 的测定一般采用燃烧法，此法能将水样中有机物全部氧化，它比 BOD_5 或 COD 更能直接表示有机物的总量。近年来，国内外已研制成各种类型的总有机碳（TOC）分析仪。测定时将水溶液中的总有机碳氧化为二氧化碳，并且测定其含量。利用二氧化碳与总有机碳之间碳含量的对应关系，从而对水溶液中总有机碳进行定量测定。仪器按工作原理不同，可分为燃烧氧化-非分散红外吸收法、电导法、气相色谱法等。其中燃烧氧化-非分散红外吸收法只需一次性转化，流程简单、重现性好、灵敏度高，因此这种 TOC 分析仪广为国内外所采用。

燃烧氧化-非分散红外吸收法测定水中总有机碳含量的原理：

（1）差减法测定 TOC 值　水样分别被注入高温燃烧管（900℃）和低温反应管（150℃）中。经高温燃烧管的水样受高温催化氧化，使有机化合物和无机碳酸盐均转化为二氧化碳。经低温反应管的水样受酸化而使无机碳酸盐分解成二氧化碳，其所生成的二氧化碳依次导入非分散红外检测器，从而分别测得水中的总碳（TC）和无机碳（IC）。测定流程见图 3－7。

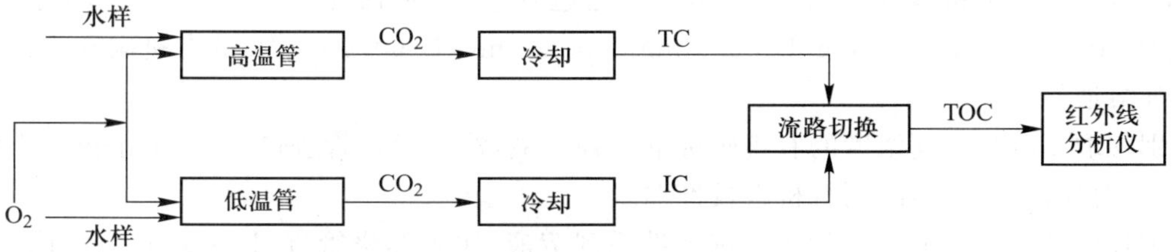

图 3－7　总有机碳测定仪流程

总碳与无机碳之差值，即为总有机碳（TOC）。

$$TOC = TC - IC$$

（2）直接法测定 TOC 值　将水样酸化后曝气，使各种碳酸盐分解成二氧化碳而驱除后，再注入高温燃烧管中，可直接测定总有机碳。但由于在曝气过程中会造成水样中挥发性有机物的损失而产生测定误差，因此其测定结果只是不可吹出的有机碳值。

【准备工作】

1. 仪器

（1）非分散红外吸收 TOC 分析仪。

（2）TOC 分析记录仪。

(3) 微量注射器(0～50 μL)。

2. 试剂

(1) 邻苯二甲酸氢钾($KHC_8H_4O_4$) 基准试剂。

(2) 无水碳酸钠 基准试剂。

(3) 碳酸氢钠 基准试剂。

(4) 无二氧化碳蒸馏水 将重蒸馏水煮沸蒸发,待蒸发损失量达到10%为止。稍冷,立即倾入瓶口插有碱石灰管的下口瓶中,用来配制以下标准溶液时使用的无二氧化碳蒸馏水。

(5) 有机碳标准储备溶液[ρ(C)=400 mg/L] 称取在115℃烘干2 h后的邻苯二甲酸氢钾0.8500 g,用水溶解。转移到1 000 mL容量瓶中,用水稀释至标线。在低温(4℃)冷藏条件下可保存约40 d。

(6) 有机碳标准使用溶液[ρ(C)=80 mg/L] 准确吸取10.00 mL有机碳标准储备溶液,置于50 mL容量瓶中,用水稀释至标线。临用时配制。

(7) 无机碳标准储备溶液[ρ(C)=400 mg/L] 称取经置于干燥器中的碳氢酸钠($NaHCO_3$)1.400 g和经270℃干燥的无水碳酸钠1.770g溶于水中,转移到1 000 mL容量瓶中,用水稀释至标线。

(8) 无机碳标准使用溶液[ρ(C)=80 mg/L] 准确吸取10.00 mL无机碳标准储备溶液,置于50 mL容量瓶中并用水稀释至标线。临用时配制。

【测定操作】

(1) 校准曲线的绘制 分别吸取0 mL、0.50 mL、1.50 mL、3.00 mL、4.50 mL、6.00 mL及7.50 mL有机碳和无机碳标准溶液于10 mL比色管中,用水稀释至标线。配制成含0 mg/L、4.0 mg/L、12.0 mg/L、24.0 mg/L、36.0 mg/L、48.0 mg/L、60.0 mg/L的有机碳和无机碳两个系列标准溶液。

分别移取20 μL不同浓度的有机碳标准系列溶液,注入燃烧管进口,测量记录仪上出现的吸收峰高,与对应浓度作图,绘制有机碳校准曲线。

分别移取20 μL不同浓度的无机碳标准系列溶液,注入燃烧管进口,记录吸收峰高,与对应浓度作图,绘制无机碳校准曲线。

(2) 水样测定

1) 差减测定法 经酸化的水样,在测定前应以氢氧化钠溶液中和至中性。

吸取20 μL混匀水样,分别注入燃烧管进口及反应管进口,读取峰高。重复进行2～3次,使测得峰高的相对偏差在10%以内为止,求其峰高均值。

2) 直接测定法 把已酸化的约25 mL水样移入50 mL烧杯中(加酸量为每100 mL水样中加0.04 mL硫酸溶液(1+1),已酸化的水样可不用再加),在磁力搅拌器上剧烈搅拌几分钟或向烧杯中通入无二氧化碳的氮气,以除去无机碳。吸取20 μL经除去无机碳的水样注入燃烧管进口。重复2～3次,使测得峰高的相对偏差在10%以内为止。

【结果计算】

从两个校准曲线上分别查得相应的总碳(TC)和无机碳(IC)值。

【友情提示】

（1）下列常见共存离子对测定地表水中总有机碳均无明显的干扰：硫酸根，400 mg/L；氯离子，400 mg/L；硝酸根，100 mg/L；磷酸根 100 mg/L；硫离子，100 mg/L。当分析含高浓度阴离子的水样时，可影响红外吸收，必要时，应用无二氧化碳蒸馏水稀释后再测定。水样含大颗粒悬浮物时，由于受水样注射器针孔的限制，测定结果往往不包括全部颗粒态有机碳。

（2）按仪器厂家说明书规定，按时更换二氧化碳吸收剂、高温燃烧管中的催化剂和低温反应管中的分解剂等。

（3）根据文献报道，当地面水中无机碳含量远高于总有机碳时，会影响有机碳的测定精度。

（4）本方法检测限为 0.5 mg/L。测定上限浓度为 400 mg/L。若变换仪器灵敏度档次，可继续测定大于 400 mg/L 的高浓度样品。

小贴士

有机碳测定仪的使用方法

TOC 分析仪主要由以下几个部分构成：进样口、无机碳反应管、有机碳氧化反应器（或是总碳氧化反应器）、气液分离器、非分光红外 CO_2 分析器、数据处理部分。

TOC 分析仪的使用方法大致如下。

（1）开启载气钢瓶阀门，调节减压阀至 0.4～0.6 MPa 压力。

（2）打开主机前右下方的电源开关。

（3）打开计算机电源，进入 TOC - control V 系统，使 TOC 与计算机联机。

（4）打开主机门，调节相关流量设置。

（5）等待大约 30 min，TOC 门上的绿色灯亮，表示主机已就绪，可以进行样品测定。

能力拓展

水中石油含量的测定

工作过程：以质量法测定水中石油的含量为例（GB/T 5750.7—2006）。

一、相关知识

质量法适用于水中石油含量的测定，测定范围在 10 mg/L 以上。测量原理是：

以硫酸酸化水样，用石油醚从水中萃取油类，蒸除石油醚后，称取质量。

本法测定的是水中石油醚萃取物的总量，但在萃取后蒸除石油醚时，轻质油有显著损失。

二、准备工作

1. 仪器

（1）分析天平。

（2）恒温箱。

(3) 水浴锅。

(4) 1 000 mL 分液漏斗。

(5) 干燥器。

(6) 中速定性滤纸,直径 11 cm。

2. 试剂

(1) 石油醚 在 30～60℃下重蒸馏后,使用 100 mL 石油醚的蒸干残渣不应大于 0.2 mg。

(2) 无水硫酸钠 于 300℃马弗炉中烘干 1 h,冷却后装瓶备用。

(3) 硫酸溶液(1+1)。

(4) 氯化钠(固体)。

三、测定操作

(1) 萃取 量取水样 1 000 mL,仔细倒入 1 000 mL 分液漏斗中,加硫酸溶液(1+1) 3.0 mL,加入氯化钠约 20 g。用 25 mL 左右的石油醚依次洗涤量筒和采样瓶后,倒入分液漏斗中,充分振摇3 min(注意放气),静置分层(把水层放入原采样瓶内)。将石油醚层转移至 100 mL 锥形瓶中。再用石油醚重复萃取水样两次,合并三次萃取液于锥形瓶中。

(2) 脱水 向石油醚萃取液中加入适量无水硫酸钠(硫酸钠加入量至不再结块为止),盖好后,放置半小时。

(3) 过滤 用预先以石油醚洗涤过的定性滤纸过滤,收集滤液于 100 mL 已恒重的烧杯中,用少量石油醚洗涤锥形瓶、无水硫酸钠和滤纸,洗涤液并入烧杯中。

(4) 蒸发并恒重 将烧杯于 65±5℃水浴上蒸出石油醚,近干后将烧杯外壁用干净的毛巾擦干,置于 65±5℃恒温箱内干燥 1 h,再放入干燥器中冷却 30 min,称重至恒重。

四、结果计算

水中石油含量按下式计算:

$$\rho(\text{石油})=\frac{(m_1-m_2)\times 10^6}{V}$$

式中:ρ(石油)——水样中石油的含量,mg/L;

m_1——烧杯加油质量,g;

m_2——烧杯质量,g;

V——水样体积,mL。

五、友情提示

(1) 分液漏斗的活塞不要涂凡士林。

(2) 采样瓶应为玻璃瓶,用洗涤剂洗干净(不要用肥皂),最好定容采样,将水样全部移入分液漏斗中,以减少油附着于容器壁上引起的误差。

思考题

1. 解释下列术语:溶解氧、需氧量、生化需氧量、化学需氧量、氨氮、亚硝酸盐氮、硝酸盐氮、总有机碳。

2. 简述测定水中有机污染物的卫生学意义。

3. 如何根据“三氮”(氨氮、亚硝酸盐氮、硝酸盐氮)的测定结果,综合分析水体的污染与自净情况?

4. 简述溶解氧、耗氧量测定的方法原理、操作要点及注意事项。

5. 说出氨氮、亚硝酸盐氮测定的方法原理、干扰因素及消除方法。

6. 简述紫外分光光度法测定硝酸盐氮的方法原理、注意事项与结果计算。

7. 简述测定水中溶解氧的操作步骤和注意事项。

8. 用碘量法测定水中生化需氧量的原理是什么?

9. 用纳氏试剂分光光度法测定水中氨氮含量时为什么要用无氨水? 水样怎样进行预处理?

10. 简述总有机碳测定仪测定水中总有机碳的原理与方法步骤。

项目四　水中有机成分的检验

知识目标

1. 了解挥发酚及三氯甲烷的物理性状和卫生学意义。
2. 理解挥发酚及三氯甲烷测定的方法原理。
3. 掌握测定结果的处理和计算方法。
4. 理解测定方法的注意事项。

技能目标

1. 能根据检测项目正确采集水样和保存水样。
2. 熟练掌握水中挥发酚的测定操作。
3. 学会水中三氯甲烷的测定操作。
4. 能熟练掌握蒸馏操作和萃取操作技术。
5. 学会气相色谱仪的使用方法，能初步学会其维护与保养。

水中有机物质种类很多，通过有机污染项目指标的检验，只能从总体上反映水中有机物的含量。但由于有些有机物对人和其他生物体有很强的毒害作用，有些能明显使水体的感观性状发生改变(如产生异臭、异味、发泡等)，有些则很难通过水的自净作用被氧化分解，故这类有机物必须单独检验。《生活饮用水卫生标准》规定，水中有机成分的常规检验项目有挥发性酚类化合物、阴离子合成洗涤剂、四氯化碳、氯仿，而非常规检验项目则达50多种，且均为毒理学指标。

工作任务11　水中挥发性酚类化合物的测定

工作过程：以4-氨基安替比林分光光度法测定水中挥发性酚类化合物的含量为例(GB/T 5750.4—2006)。

【相关知识】

酚是羟基与苯环或稠苯环直接连接而形成的化合物。根据连接在苯环上的羟基数目不同，酚分为一元酚、二元酚和多元酚。一元酚除对-硝基酚外，沸点都在230℃以下，可随着水蒸气一起蒸馏出来，故称为挥发性酚类化合物，简称挥发酚类；二元酚和三元酚沸点在230℃以上，不被水蒸气蒸馏出来，称为不挥发酚类。大多数酚类化合物为无色晶体，微溶于水，易溶于乙醇和乙醚等有机溶剂。酚有一定酸性，能和碱直接反应生成易溶于水的酚盐。酚类化合物易被氧化成有色的醌类化合物。

由于水中微生物对酚类化合物具有很强的分解能力，所以天然水中一般不含酚类化合物。但酚是合成树脂、合成纤维、合成氨以及木材防腐等十分重要的化工原料；是炼油、炼焦、煤气等工业生产的副产品；农业上也用各种氯酚酸作除草剂。所以，当水体受到工业废水等的污染，就可能含酚类化合物。

酚为原生质毒物，毒性较大。人体摄入一定量时，可出现急性中毒症状，长期饮用被酚污染的水，可引起头晕、出疹、瘙痒、贫血及各种神经系统症状。酚类多有异臭，特别是苯酚等，在饮用水加氯消毒时能形成臭味更强烈的氯酚，引起饮用者的反感。所以挥发性酚类化合物在卫生标准中不是毒理指标而是感观指标。当水中含低浓度（0.1～0.2 mg/L）的酚类时，可使生长的鱼肉有异味，当浓度大于5 mg/L时，会造成鱼类中毒死亡；也不宜用含高浓度酚的废水灌溉农田，否则会使农作物减产或枯死。我国《生活饮用水卫生标准》（GB 5749—2006）规定，挥发性酚不得超过0.002 mg/L（以苯酚计）；《地表水环境质量标准》（GB 3838—2002）规定，Ⅲ类水域水中挥发性酚类不得超过0.005 mg/L。

测定挥发性酚的主要方法有4-氨基安替比林（4-AAP）分光光度法、溴化滴定法及色谱法等。当水中酚含量较高（>10 mg/L）时采用溴化滴定法，当水中酚含量较低（<10 mg/L）时，采用4-氨基安替比林分光光度法。无论是4-氨基安替比林分光光度法还是溴化滴定法，均需要对水样进行蒸馏处理。蒸馏的目的是：① 分离出挥发性酚；② 消除颜色、浑浊和金属离子等的干扰。分光光度法和溴化滴定法只能测定出挥发性酚类化合物的总量。

4-氨基安替比林分光光度法为我国水样中挥发性酚类检测的标准方法，其原理：

酚类化合物在pH=10.0±0.2的介质中，有铁氰化钾的存在下，与4-氨基安替比林反应，生成红色的安替比林染料，比色定量。其反应式如下：

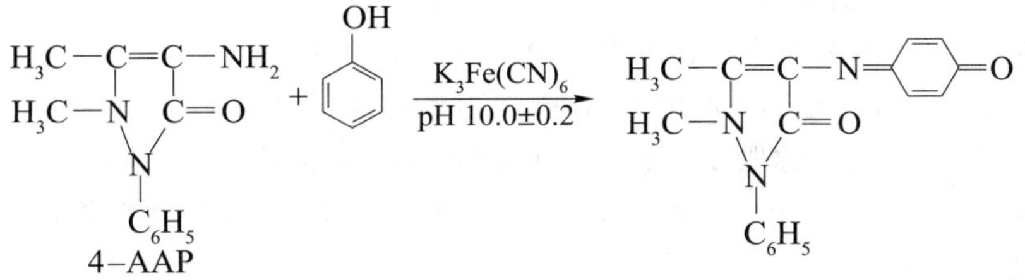

当水样中含有可氧化4-氨基安替比林或可破坏酚类的氧化性物质（如游离氯）、可破坏铁氰化钾的无机还原性物质（如硫化物）、可与4-氨基安替比林缩合的芳香胺（如苯胺）及石油等干扰物质时，应在蒸馏前做适当的预处理。硫化物经酸化并加入硫酸铜可在蒸馏时与挥发酚分离；余氯等氧化剂可在采样时加入硫酸亚铁或亚砷酸钠还原；在酸性条件下蒸馏，苯胺类形成盐类不被蒸出。石油在碱性条件下用有机溶液萃取除去。

4-氨基安替比林分光光度法可分为氯仿萃取分光光度法和直接分光光度法。前者最低检测质量为0.5 μg酚（以苯酚计），若取250 mL水样，则最低检测质量浓度为0.002 mg/L（以苯酚计）；后者最低检测质量为5.0 μg酚（以苯酚计），若取50 mL水样，则最低检测质量浓度为

0.10 mg/L(以苯酚计)。两种方法均适用于测定生活饮用水及其水源水中的挥发酚。

【准备工作】

1. 仪器

(1) 全玻璃蒸馏器(500 mL)。

(2) 具塞比色管(10 mL)。

(3) 具塞比色管(50 mL)。

(4) 分液漏斗(500 mL)。

(5) 容量瓶(250 mL)。

(6) 分光光度计。

2. 试剂

本法所用的纯水不得含有酚及游离余氯。

(1) 无酚水的制备　于1 000 mL水中加入0.2 g经200℃活化的活性炭粉末,充分振摇后,放置过夜,用双层中速滤纸过滤,滤出液储于硬质玻璃瓶中备用。或将蒸馏水用氢氧化钠调至强碱性(pH>12),并滴加高锰酸钾溶液至紫红色,移入全玻蒸馏器中,加玻璃珠数粒,加热蒸馏。收集馏出液于硬质玻璃瓶中备用。

(2) 三氯甲烷。

(3) 硫酸铜溶液(100 g/L)　称取10 g五水合硫酸铜($CuSO_4 \cdot 5H_2O$),溶于无酚水中,并稀释至100 mL。

(4) 氯化铵-氨水缓冲溶液(pH=9.8)　称取氯化铵20.0 g,溶于100 mL氨水中,加塞,置冰箱内保存。使用时应避免其挥发引起pH改变,取用后应立即加塞盖严。

(5) 4-氨基安替比林溶液[ρ(4-AAP)=20 g/L]　称取2 g 4-氨基安替比林(4-AAP,$C_{11}H_{13}N_3O$)溶于无酚水中,稀释至100 mL,置棕色瓶内,临用时配制。

(6) 铁氰化钾溶液(80 g/L)　称取8.0 g铁氰化钾[$K_3Fe(CN)_6$],溶于无酚水中,并稀释至100 mL。储于棕色瓶中,临用时配。

(7) 溴酸钾-溴化钾溶液[$c(1/6KBrO_3)$=0.1 mol/L]　称取2.78 g干燥的溴酸钾($KBrO_3$),溶于无酚水中,加入10 g溴化钾(KBr),使其溶解,移入1 000 mL容量瓶中,稀释至刻度。

(8) 淀粉溶液(5 g/L)　称取0.5 g可溶性淀粉,用少量无酚水调成糊状,倒入100 mL刚煮沸的无酚水中,继续煮沸10 min,冷却后加入0.1 g水杨酸或0.4 g氯化锌防腐,于冰箱中保存。

(9) 硫酸溶液(1+9)。

(10) 盐酸溶液(ρ_{20}=1.18 g/L)。

(11) 甲基橙指示剂　称取甲基橙0.05 g,溶于100 mL无酚水中。

(12) 酚标准储备溶液

1) 精制酚　取苯酚于具有空气冷凝管的蒸馏瓶中,加热蒸馏,收集182~184℃的馏出部分。精制酚冷却后应为白色,盖严储于冷暗处。

2) 酚标准储备液的配制　称取1.00 g精制酚,溶于1 000 mL无酚水中,标定后置冰箱中保存。

3) 酚标准储备液浓度的标定　吸取25.00 mL待标定酚标准储备溶液于250 mL碘量瓶

中，加无酚水100 mL。然后准确加入25.00 mL溴酸钾-溴化钾溶液，立即加入5 mL盐酸（ρ_{20} = 1.18 g/L），盖紧瓶塞，缓缓旋摇，于暗处静置10 min。加入碘化钾1 g，盖严瓶塞，再轻轻摇匀，于暗处放置5 min后，用硫代硫酸钠标准液[$c(Na_2S_2O_3)=0.050\ 0$ mol/L]滴至淡黄色，加入1 mL淀粉指示剂，溶液呈蓝色，继续滴定至蓝色刚褪为止，记录硫代硫酸钠用量。取125.00 mL无酚水于另一碘量瓶中，按相同的方法做空白试验。酚含量按下式计算：

$$\rho(C_6H_5OH)=\frac{(V_1-V_2)\times 0.050\times 15.68\times 1\ 000}{25}=(V_1-V_2)\times 31.36$$

式中：$\rho(C_6H_5OH)$——酚标准溶液（以苯酚计）的质量浓度，μg/mL；

V_1——滴定苯酚标准储备液消耗硫代硫酸钠标准溶液的体积，mL；

V_2——空白试验消耗硫代硫酸钠标准溶液的体积，mL；

15.68——1.00 mL硫代硫酸钠标准溶液[$c(Na_2S_2O_3)=1.000$ mol/L]相当于以mg表示的苯酚质量，mg/mmol。

（13）酚标准使用溶液

1）酚标准使用液Ⅰ[$\rho(C_6H_5OH)=10$ μg/mL] 临用时将酚标准储备液用无酚水稀释配制。此液用于直接分光光度法。

2）酚标准使用液Ⅱ[$\rho(C_6H_5OH)=1$ μg/mL] 临用前取酚标准使用液Ⅰ用无酚水稀释配制。此液用于氯仿萃取分光光度法。

（14）硫代硫酸钠标准溶液[$c(Na_2S_2O_3)=0.050\ 0$ mol/L] 临用时取硫代硫酸钠标准溶液[$c(Na_2S_2O_3)=0.100\ 0$ mol/L] 定量稀释，该溶液的配制与标定方法见附录Ⅱ。

【测定操作】

1. 水样预处理

（1）干扰物质的排除 当水样中存在下列干扰物质时，应在蒸馏前做相应的处理。

1）氧化剂 水样经磷酸溶液（1+9）酸化至pH为3～4后，滴于碘化钾-淀粉试纸上出现蓝色，说明存在氧化剂（如游离氯）。遇此情况，可加入过量硫酸亚铁消除。

2）硫化物 水样含有少量硫化物时，用磷酸把水样pH调至4.0（用甲基橙作指示剂），加入适量硫酸铜（1 g/L），使其生成硫化铜除去；当含量高时，则把用磷酸酸化的水样，置通风柜内进行搅拌曝气，使其生成硫化氢逸出。

3）油类 将水样移入分液漏斗中，静置分离出浮油，加氢氧化钠调节pH至12～12.5，用四氯化碳萃取（每升水样用40 mL四氯化碳萃取两次），弃去四氯化碳层，将萃取后的水样移入烧杯中，在通风柜中于水浴上加温以除去残留的四氯化碳层，用磷酸调节pH至4.0。

4）甲醛、亚硫酸盐等有机或无机还原性物质 取适量水样于分液漏斗中，加硫酸溶液（1+1）使其呈酸性，分次加入50 mL、30 mL、30 mL乙醚或二氯甲烷萃取酚，合并乙醚或二氯甲烷萃取液于另一分液漏斗中，分次加入40 mL、30 mL、30 mL氢氧化钠溶液（100 g/L）进行反萃取，使酚类转入氢氧化钠溶液中。合并碱萃取液，并移入烧杯中，置水浴上加热，以除去残余萃取剂，然后用无酚水将碱萃取液稀释至原水样体积。

5）芳香胺类 芳香胺类也可与4-氨基安替比林产生显色反应，使结果偏高，可在pH<4的介质中蒸馏，以减少干扰。

(2) 蒸馏

1) 取 250 mL 水样(或处理后的水样)于 500 mL 全玻蒸馏烧瓶中,加 2 滴甲基橙指示剂,用硫酸溶液(1+9)调节 pH 至 4 以下(水样由橘黄色变为橙红色),充分振摇或搅拌曝气。

2) 加 5.0 mL 硫酸铜溶液,如产生较多黑色硫化铜沉淀,则振摇混匀后放置片刻,待沉淀后,再滴加硫酸铜溶液至不再产生沉淀为止。加数粒玻璃珠防暴沸。

3) 连接全玻璃蒸馏器,加热蒸馏,至馏出液约为总体积的 90%左右,停止加热,放冷。向蒸馏瓶中加入 25 mL 无酚水,继续蒸馏至馏出液为 250 mL 止。

2. 直接分光光度法

(1) 制备标准系列 取 8 支 50 mL 同型比色管作标准管和水样管,按表 4-1 操作。

表 4-1 4-氨基安替比林直接分光光度法测定挥发酚时各管试剂加入量 单位:mL

管号	0	1	2	3	4	5	6	样品
酚标准使用液Ⅰ	0.00	0.50	1.00	3.00	5.00	7.00	10.00	—
无酚水	加至 50 mL 刻度							—
水样蒸馏液	—	—	—	—	—	—	—	50.00
氨-氯化铵缓冲液	各加 0.5 mL,混匀							
4-氨基安替比林溶液	各加 1.0 mL,混匀							
铁氰化钾溶液	各加 1.0 mL,充分混匀,准确放置 10 min							

注:若水样中挥发酚类含量较高时,样品管中可取适量的蒸馏水样,用无酚水稀释至 50 mL。

(2) 比色测定 以 0 号标准管调零,在 510 nm 波长处,用 2cm 比色皿测定各管吸光度。

(3) 绘制标准曲线 以挥发性酚含量(μg)对吸光度作标准曲线。

3. 氯仿萃取分光光度法

(1) 取样 将水样蒸馏液全部移入 500 mL 分液漏斗中作样品管。

(2) 制备标准系列 另取 8 支 500 mL 同型分液漏斗作标准管,预先加入 100 mL 无酚水,然后按表 4-2 操作。

表 4-2 4-氨基安替比林氯仿萃取分光光度法测定挥发酚类时各管试剂加入量 单位:mL

管号	0	1	2	3	4	5	6	7	样品管
酚标准使用液Ⅱ	0.00	0.50	1.00	2.00	4.00	6.00	8.00	10.00	—
无酚水	加至 250 mL,混匀								—
水样蒸馏液	—	—	—	—	—	—	—	—	250
氨-氯化铵缓冲液	各加 2.00 mL,混匀								
4-氨基安替比林溶液	各加 1.50 mL,混匀								
铁氰化钾溶液	各加 1.50 mL,充分混匀,准确放置 10 min								
三氯甲烷	各加 10.00 mL,振摇萃取 2 min,静置分层								

(3) 分液　静置分层后，用脱脂棉拭干分液漏斗颈管内壁，并在颈管内塞入滤纸卷，将三氯甲烷萃取溶液缓缓放入10 mL干燥比色管中。如萃取液仍有浑浊，用少许无水硫酸钠脱水。

(4) 比色测定　以三氯甲烷调零，在460 nm波长处，用2cm比色皿测定吸光度。要求在2h内完成。

(5) 绘制标准曲线　以标准管挥发酚含量对其吸光度值绘制标准曲线。

【结果计算】

水样中挥发性酚类含量按下式计算：

$$\rho(C_6H_5OH)=\frac{m}{V}$$

式中：$\rho(C_6H_5OH)$——水样中挥发性酚(以苯酚计)的质量浓度，mg/L；

m——从标准曲线上查得样品管中挥发酚的质量(以苯酚计)，μg；

V——水样体积，mL。

【友情提示】

(1) 由于水样中微量酚易被氧化和受微生物作用分解，采样后若不能立即测定，应在现场加固定剂保存。具体方法如下。

1) 磷酸-硫酸铜保存法　水样用磷酸溶液(1+9)酸化至pH为3～4后，再向每1 000 mL水样中加入1 g硫酸铜晶体，并于4℃保存，以抑制微生物对酚类的分解。

2) 氢氧化钠保存法　在水样中加入固体氢氧化钠，使pH>12，并于4℃保存，24 h内测定。

对于清洁水样，两种方法皆有效；而对于工业废水及受污染的河水，用磷酸-硫酸铜保存法优于氢氧化钠保存法。

(2) 4-氨基安替比林试剂的纯度越高，灵敏度越高。该试剂为淡黄色固体，易氧化、潮解，宜避光保存于干燥器中。

(3) 乙醚为低沸点、易燃和具麻醉作用的有机溶剂，使用时应在通风橱内操作，周围应无明火。如室温较高，水样和乙醚宜先置冰水浴中降温后，再进行萃取操作。每次萃取应尽快地完成。

(4) 蒸馏必须用全玻璃蒸馏器，若用橡皮塞、胶管等连接蒸馏装置，会使结果偏高。不宜用凡士林涂分液漏斗活塞，必要时可涂甘油淀粉糊。

(5) 本法测定的酚类不是总挥发性酚，而是在此条件下与4-氨基安替比林显色的挥发酚类。因显色反应受酚环上取代基的种类、位置、数目等影响，有显色反应的多为邻位酚和间位酚。酚的对位取代基可阻止酚与安替比林的反应，但羟基(—OH)、卤素、磺酰基(—SO_2H)、羧基(—COOH)、甲氧基(—OCH_3)除外；邻位硝基也阻止反应，间位硝基部分地阻止反应；当对位被烷基、芳香基、酯类、硝基、苯基、苯氧基、亚硝基或醛基取代时，邻位即使未被取代也不发生反应。

(6) 由于酚随水蒸气挥发速度缓慢，收集蒸馏液的体积必须与原水样体积相等，否则影响测定结果。实验表明，当蒸馏液体积为水样的90%时，回收率约为90%；蒸馏液体积与水样相等时，回收率可达95%以上。

(7) 当水样含挥发性酸时，可使蒸馏液的 pH 降低，此时，应加氨水使其呈中性后，再加缓冲溶液。

(8) 根据反应原理，加入试剂的顺序必须是：缓冲溶液→4-氨基安替比林→铁氰化钾，不能颠倒。

(9) 4-氨基安替比林的加入量必须准确，以消除 4-氨基安替比林可能分解生成安替比林红，使空白值增高所造成的误差。

(10) 生成的红色染料在水溶液中能稳定 30 min；若用氯仿萃取后，则能稳定 4 h，并提高了灵敏度。时间过长颜色由红变黄。

(11) 当 pH 小于 9.8 时，某些苯胺类化合物可与 4-氨基安替比林显色而产生干扰。为避免芳香胺类(如苯胺、甲苯胺等)的干扰，应将反应的 pH 控制在 9.8～10.2，在此范围内 20 mg/L 苯胺所产生的颜色仅相当于 0.1 mg/L 酚所产生的颜色深度。

(12) 测定水样前可采用下述方法粗略测知水样酚含量的范围，以便选择合适的测定方法和确定取样量。

取水样 25 mL 及酚标准使用液Ⅰ(10 μg/mL)0.25 mL、2.5 mL、25 mL 分别置于 25 mL 比色管中，加无酚水至刻度。得各管酚含量为 0.1 mg/L、1.0 mg/L、10.0 mg/L。再按比色法显色后，将水样管与标准管进行目视比色，测得水样中酚的浓度范围。当水样酚含量在 0.1～10 mg/L 时，取水样 100 mL，用直接分光光度法；当水样酚含量为 0.002～0.1 mg/L 时，取水样 250 mL，用萃取分光光度法；当水样酚含量大于 10 mg/L 时，用溴化滴定法。

(13) 溴化滴定法标定酚标准储备液的原理　溴酸钾和溴化钾与浓盐酸作用产生溴，溴与酚作用生成 2,4,6-三溴酚沉淀。剩余的溴与碘化钾作用析出碘，然后用硫代硫酸钠溶液滴定，从而求得酚浓度。反应式为：

$$KBrO_3 + 5KBr + 6HCl \longrightarrow 3Br_2 + 6KCl + 3H_2O$$

$$C_6H_5OH + 3Br_2 \longrightarrow C_6H_2Br_3OH\downarrow + 3HBr$$

$$Br_2 + 2KI \longrightarrow I_2 + 2KBr$$

能力拓展 1

流动注射在线蒸馏法测定水中挥发性酚类化合物

工作过程：以流动注射在线蒸馏法测定水中挥发性酚类化合物的含量为例。

一、相关知识

流动注射在线蒸馏法测定水中挥发性酚类化合物的原理：

样品通过流动注射仪被带入连续流动的载液流中，与磷酸混合后进行在线蒸馏；含有挥发酚物质的蒸馏液与连续流动的 4-氨基安替比林及铁氰化钾混合，挥发酚被铁氰化物氧化生成醌物质，再与 4-氨基安替比林反应形成黄色物质，于波长 500 nm 处进行比色测定。

二、准备工作

1. 仪器

(1) 流动注射分析仪　挥发酚反应单元和模块、500 nm 比色检测器、自动进样器、多通道蠕动泵、数据处理系统。

(2) 玻璃器皿　容量瓶、移液管均为A级。

2. 试剂

本方法中所用的纯水均为无酚纯水。

(1) 硫酸亚铁铵溶液(1.1 g/L)　称取0.55 g硫酸亚铁铵[$Fe(NH_4)_2(SO_4)_2 \cdot 6H_2O$]于含有0.5 mL浓硫酸($\rho_{20}$=1.84 g/mL)的250 mL纯水中,冷却后用纯水稀释至500 mL,混匀。密封保存。

(2) 氢氧化钠溶液(40 g/L)　称取20 g氢氧化钠(NaOH)于250 mL纯水中,冷却后稀释至500 mL,密封保存。

(3) 磷酸溶液(2.92 mol/L)　吸取300 mL纯水,然后加入100 mL磷酸(ρ_{20}=1.69 g/mL),冷却后稀释至500 mL。临用时配制。

(4) 4-氨基安替比林显色剂(1.0 g/L)　称取0.5 g 4-氨基安替比林(4-AAP)溶于纯水中并稀释至500 mL,保存在玻璃容器中,临用时配制。

(5) 铁氰化钾缓冲液(2.0 g/L)　称取2.0 g铁氰化钾[$K_3Fe(CN)_6$],3.1 g硼酸(H_3BO_3)和3.75 g氯化钾(KCl)于800 mL纯水中,再加入氢氧化钠溶液直到溶液的pH达到10.3,稀释至1 000 mL,混匀。保存在玻璃容器中,可保持一周内稳定。

(6) 挥发酚标准使用液[$\rho(C_6H_5OH)=1\ \mu g/mL$]　同4-氨基安替比林分光光度法。

三、分析步骤

(1) 配制标准系列　取7个100 mL容量瓶按表4-3配制。

表4-3　流动注射在线蒸馏法测定挥发酚类时标准系列的配制

管号	0	1	2	3	4	5	6
酚标准使用液/mL	0.00	0.20	0.50	1.00	2.00	3.00	5.00
无酚水/mL	加至100 mL,混匀						
挥发酚质量浓度/(苯酚,μg/L)	0.00	2.00	5.00	10.0	20.0	30.0	50.0

(2) 仪器准备　参考仪器说明书,输入系统参数,确定分析条件,并将工作条件调整至测挥发酚的最佳状态。仪器参考条件见表4-4。

表4-4　注射流动分析仪器参考条件

自动进样器	蠕动泵转速	加热蒸馏装置	流路系统	数据处理系统
初始化正常	35级,转动平稳	145±1℃	无泄漏,试剂流动平稳	基线平直

(3) 测定　流路系统稳定后,依次测定标准系列及样品。

(4) 绘制标准曲线　用标准管挥发酚含量对其吸光度值绘制标准曲线。

四、结果计算

以所测样品的吸光度,查标准曲线或用回归方程计算样品溶液中挥发酚的质量浓度(mg/L)。

五、友情提示

（1）本法最低检测质量浓度为 2.0 μg/L。

（2）芳香胺、硫化物、氧化性物质、油和焦油等均干扰酚的测定。芳香胺在 pH＝1.4 时可去除；硫化物在 pH＜2 时可通过酸化水样并搅拌、曝气去除；氯等氧化性物质可加入过量的硫酸亚铁铵去除；油和焦油可在分析之前通过三氯甲烷萃取去除。

（3）可根据不同仪器或型号的要求调整各种试剂的配制浓度；所列的测量范围受不同型号仪器的灵敏度及操作条件的影响而变化时，可酌情改变上述的测量范围。

能力拓展 2

水中阴离子合成洗涤剂的测定

工作过程：以二氮杂菲萃取分光光度法测定水中阴离子合成洗涤剂含量为例（GB/T 5750.4—2006）。

一、相关知识

合成洗涤剂也称表面活性剂，是一类石油化工产品。根据其在水溶液中的解离性质，分为四类：阴离子型、阳离子型、非离子型和两性离子型。其中阴离子合成洗涤剂目前应用最广，它的代表物质是烷基苯磺酸钠（ABS）。此外，还有烷基磺酸钠、烷基硫酸酯、烷基磷酸酯和烷基苯磷酸钠等。市售的阴离子合成洗涤剂除含烷基苯磺酸钠等主要成分外，还含有三聚磷酸盐、硫酸钠、碳酸钠、羟甲基纤维素钠、香料、蛋白酶等辅助剂。直链型 ABS 容易被微生物降解，而非直链型则不容易降解。

水体中阴离子合成洗涤剂的来源有：大量使用合成洗涤剂的生活污水、合成洗涤剂制造厂的废水和其他工业废水。

阴离子合成洗涤剂污染水体后可造成多方面的危害。首先，阴离子合成洗涤剂在水中容易发泡，一般净水处理方法不能将其除去，从而影响感观性状，使人感到厌恶。当饮用水中 ABS 含量在 1 mg/L 以上时，用户会抱怨水味不好。其次，由于阴离子合成洗涤剂本身也是一种有机物，水体微生物分解它的过程中需要消耗水中的溶解氧，同时它所形成的泡沫覆盖在水面上，会阻碍空气氧溶于水，从而加速了水体缺氧，使得水质进一步恶化，对水生生物造成很大危害。阴离子合成洗涤剂中的添加剂（如三磷酸盐），随阴离子合成洗涤剂一起排放进入水体，还可促使湖泊等水体富营养化。从水中检出阴离子合成洗涤剂可以证明水体已受到生活污水或工业废水的污染。

虽然阴离子合成洗涤剂的毒性尚无定论，但目前认为它对人体的危害主要表现在对消化道和皮肤的损害。随饮水进入消化道的阴离子合成洗涤剂，因表面活性作用一方面影响机体对营养物质的吸收，另一方面改变肠道黏膜的通透性，使得机体对有毒物质的吸收增多，从而加强了毒性。长期接触阴离子合成洗涤剂的人，如生产工人、洗衣工等，因洗涤剂的脱脂作用，使他们的皮肤出现干燥、皲裂等。研究还证实，一些阴离子合成洗涤剂还具有致癌作用。我国《生活饮用水卫生标准》规定：阴离子合成洗涤剂含量不得超过 0.3 mg/L。

二氮杂菲萃取分光光度法测定水中阴离子合成洗涤剂的原理：

水中阴离子合成洗涤剂与 Ferroin(Fe^{2+} 与二氮杂菲形成的配合物)形成离子缔合物,可被三氯甲烷萃取,于 510 nm 波长下测定吸光度。

二、准备工作

1. 仪器

(1) 分液漏斗(250 mL)。

(2) 分光光度计。

2. 试剂

(1) 三氯甲烷。

(2) 二氮杂菲溶液(2 g/L) 称取 0.2 g 二氮杂菲($C_{12}H_8N_2 \cdot H_2O$,又名邻菲罗啉),溶于纯水中,加 2 滴盐酸($\rho_{20}=1.19$ g/mL),并用纯水稀释至 100 mL。

(3) 乙酸铵缓冲溶液 称取 250 g 乙酸铵($NH_4C_2H_3O_2$),溶于 150 mL 纯水中,加入 700 mL 冰乙酸,混匀。

(4) 盐酸羟胺-亚铁溶液 称取 10 g 盐酸羟胺,加 0.211 g 硫酸亚铁铵[$(NH_4)_2Fe(SO_4)_2 \cdot 6H_2O$],溶于纯水中,并稀释至 100 mL。

(5) 十二烷基苯磺酸钠标准储备液[ρ(DBS)=1 mg/mL] 称取 0.500 0 g 十二烷基苯磺酸钠($C_{12}H_{25}-C_6H_4SO_3Na$,简称 DBS,相对分子质量 348.48)溶于水中,定量转移至 500 mL 容量瓶内,加水稀释至刻度,混匀。保存于 4℃冰箱中。

十二烷基苯磺酸钠标准溶液需纯十二烷基苯磺酸钠配制。如无纯品,可用市售阴离子型洗衣粉提纯。方法如下:

将洗衣粉用热的乙醇[$\varphi(C_2H_5OH)=95\%$]处理。滤去不溶物。再将滤液加热挥去部分乙醇,过滤,弃去滤液。将滤渣再溶于少量热的乙醇中,过滤,如此重复 3 次。然后于十二烷基苯磺酸钠乙醇溶液中加等体积的水,用相当于溶液三分之一体积的石油醚(沸程 30~60℃)萃洗,分离出石油醚相,按同样步骤连续用石油醚洗涤 5 次,弃去石油醚。最后将十二烷基苯磺酸钠乙醇溶液蒸发到干,在 105℃烘烤,得至白色或淡黄色固体,即得纯品。

(6) 十二烷基苯磺酸钠标准使用液[ρ(DBS)=10 μg/mL] 准确吸取 10.00 mL 十二烷基苯磺酸钠标准储备液于 1 000 mL 容量瓶中,加水稀释至刻度,混匀。此液需当天配制。

三、分析步骤

(1) 取样 吸取 100 mL 水样于 250 mL 分液漏斗中。

(2) 制备标准系列 另取 8 只 250 mL 分液漏斗,与样品管按表 4-5 操作。

表 4-5 二氮杂菲萃取分光光度法测阴离子合成洗涤剂时各管试剂加入量 单位:mL

管号	0	1	2	3	4	5	6	7	样品
十二烷基苯磺酸钠标准使用液	0.00	0.25	0.50	1.00	2.00	3.00	4.00	5.00	—
蒸馏水	至 100 mL(先加纯水 50 mL,再加标准液,后加纯水 100 mL)								—
水样	—	—	—	—	—	—	—	—	100.0

续表

管号	0	1	2	3	4	5	6	7	样品
二氮杂菲溶液	各加 2.00 mL，混匀								
乙酸铵缓冲溶液	各加 10.0 mL，混匀								
盐酸羟胺-亚铁溶液	各加 1.00 mL，混匀								
三氯甲烷	各加 10.0 mL，萃取振摇 2 min，静置分层								

(3) 分液　于分液漏斗颈部塞入一小团脱脂棉，分出三氯甲烷相于干燥的 10 mL 比色管中，供测定。

(4) 比色测定　于 510 nm 波长，用 3cm 比色皿，以三氯甲烷为参比，测量吸光度。

(5) 绘制标准曲线　以标准管的吸光度值绘制标准曲线。从曲线上查出样品管中阴离子合成洗涤剂的质量。

四、结果计算

水样中阴离子合成洗涤剂的含量按下式计算：

$$\rho(\mathrm{DBS})=\frac{m}{V}$$

式中：$\rho(\mathrm{DBS})$——水样中阴离子合成洗涤剂（以十二烷基苯磺酸钠计）的质量浓度，mg/L；

m——从工作曲线上查得阴离子合成洗涤剂（以十二烷基苯磺酸钠计）的质量，μg；

V——水样体积，mL。

五、友情提示

(1) 本法适用于生活饮用水及其水源水中阴离子合成洗涤剂的测定。最低检测质量为 2.5 μg。若取 100 mL 水样测定，则最低检测质量浓度为 0.025 mg/L（以十二烷基苯磺酸钠计）。

(2) 采集表面活性剂的水样，应使用洁净的玻璃瓶而不能使用塑料瓶。为消除吸附误差，需用水样清洗容器 2～3 次。由于表面泡沫层的表面活性剂浓度远高于与之相接的水层，一般不要采集表面水样。为防止微量的表面活性剂受微生物分解，采样后应立即测定；若不能及时测定，可于 4℃下保存样品，一般不得超过 24 h。

(3) 生活饮用水及其水源水中常见的共存物质（mg/L）对本标准无干扰，如 Ca^{2+}、NO_3^-(400)、SO_4^{2-}(100)、Mg^{2+}(70)、NO_2^-(17)、PO_4^{3-}(10)、F^-(7)、SCN^-(5)、Mn^{2+}、Cl_2(1)、Cu^{2+}(0.1)。阳离子表面活性剂的质量浓度为 0.1 mg/L 时，会产生误差为－28.4%的严重干扰。

小贴士

分光光度法测定阴离子合成洗涤剂

GB/T 5750.4—2006 采用亚甲基蓝分光光度法和二氮杂菲萃取分光光度法测定阴离子合成洗涤剂。两种方法均适用于生活饮用水及其水源水中阴离子合成洗涤剂的测定。

亚甲基蓝分光光度法是利用阳离子染料与阴离子表面活性剂形成有色缔合物，再萃取比色。

该法最低检测质量为 5 μg。若取 100 mL 水样测定，则最低检测质量浓度为 0.050 mg/L。能与亚甲蓝反应的物质对本标准均有干扰。酚、有机硫酸盐、磺酸盐、磷酸盐以及大量氯化物（2 000 mg）、硝酸盐（5 000 mg）、硫氰酸盐等均可使结果偏高。

二氮杂菲萃取分光光度法是利用金属配阳离子与阴离子表面活性剂形成有色的离子缔合物，再萃取比色。该法最低检测质量为 2.5 μg。若取 100 mL 水样测定，则最低检测质量浓度为 0.025 mg/L（以十二烷基苯磺酸钠计）。生活饮用水及其水源水中常见的共存物质对本标准无干扰，如 Ca^{2+}、NO_3^-（400 mg/L）、SO_4^{2-}（100 mg/L）、Mg^{2+}（70 mg/L）、NO_2^-（17 mg/L）、PO_4^{3-}（10 mg/L）、F^-（7 mg/L）、SCN^-（5 mg/L）、Mn^{2+}、Cl_2（1 mg/L）、Cu^{2+}（0.1 mg/L）。阳离子表面活性剂的质量浓度为 0.1 mg/L 时，会产生误差为－28.4%的严重干扰。

工作任务 12　水中三氯甲烷的测定

工作过程：以顶空毛细管柱气相色谱法测定水中三氯甲烷、四氯化碳的含量为例（GB/T 5750.8—2006）。

【相关知识】

三氯甲烷属于挥发性氯化消毒副产物，沸点较低，易挥发，微溶于水，易溶于醇、苯、醚及石油醚等有机溶剂。稳定性差，450℃以上发生热分解，能进一步氯化为 CCl_4。在光照下遇空气逐渐被氧化生成剧毒的光气，故需保存在密封的棕色瓶中。常加入 1%乙醇以破坏可能生成的光气。

三氯甲烷主要用来生产氟利昂（F－21、F－22、F－23）、染料和药物，在医学上，常用作麻醉剂。可用作抗生素、香料、油脂、树脂、橡胶的溶剂和萃取剂。与四氯化碳混合可制成不冻的防火液体。其危害是作用于中枢神经系统，具有麻醉作用，吸入或经皮肤吸收可引起急性中毒。慢性影响主要为引起肝脏损害，并有消化不良、乏力、头痛、失眠等症状。

我国《生活饮用水卫生标准》规定，三氯甲烷不得超过 0.06 mg/L；《地表水环境质量标准》规定，集中式生活饮用水地表水源地三氯甲烷的标准限值为 0.06 mg/L。

三氯甲烷的检测方法有顶空气相色谱法、顶空毛细管柱气相色谱-质谱法、吹脱捕集-气相色谱法。其中顶空气相色谱法为国家标准方法。《生活饮用水标准检验方法》（GB/T 5750.8—2006）中规定的三氯甲烷和四氯化碳的测定方法为填充柱气相色谱法和顶空毛细管柱气相色谱法。前者适用于生活饮用水及其水源水中三氯甲烷、四氯化碳、三氯乙烯、二氯一溴甲烷、四氯乙烯、一氯二溴甲烷和三溴甲烷的测定。其中三氯甲烷、四氯化碳的最低检测质量浓度分别为 0.6 μg/L、0.3 μg/L。后者适用于生活饮用水及其水源水中三氯甲烷、四氯化碳的测定，最低检测质量浓度分别为 0.2 μg/L、0.1 μg/L。

顶空毛细管柱气相色谱法测定水中三氯甲烷、四氯化碳含量的原理：

将被测水样置于密封的顶空瓶中，在一定的温度下经一定时间的平衡，水中的三氯甲烷、四氯化碳逸至上部空间，并在气液两相中达到动态的平衡，此时，三氯甲烷、四氯化碳在气相中的浓度与它在液相中的浓度成正比。通过对气相中三氯甲烷、四氯化碳浓度的测定，可计算出水样中三氯甲烷、四氯化碳的浓度。

【准备工作】

1. 仪器

(1) 气相色谱仪

1) 电子捕获检测器。

2) 色谱柱　HP－5(30 m×0.32 mm×0.25 mm)高弹石英毛细管色谱柱，或者相同极性的毛细色谱柱。

(2) 恒温水浴箱　控温精度±2℃。

(3) 顶空瓶(150 mL)　带有 100 mL 刻度线(配带有聚四氟乙烯硅橡胶垫和塑料螺旋密封)，使用前在 120℃烘烤 2 h。

(4) 微量注射器(50 μL)。

2. 试剂

(1) 载气　高纯氮(99.999%)。

(2) 纯水　色谱检验无待测组分。

(3) 抗坏血酸。

(4) 甲醇　优级纯，色谱检验无被测组分。

(5) 色谱标准物　三氯甲烷(99.9%)，四氯化碳(99.9%)，均为色谱纯。

(6) 三氯甲烷标准储备液　准确称取 0.800 8 g 三氯甲烷(99.9%)，放入装有少许甲醇的 100 mL 容量瓶中，定容至刻度，此溶液为 $\rho(CHCl_3)=8.00$ mg/mL。

(7) 四氯化碳标准储备液　准确称取 0.400 4 g 四氯化碳(99.9%)，放入装有少许甲醇的 100 mL 容量瓶中，定容至刻度，此溶液为 $\rho(CCl_4)=4.00$ mg/mL。

(8) 混合标准溶液　于 200 mL 容量瓶中加入约 100 mL 甲醇，再分别加入 1.0 mL 的三氯甲烷、四氯化碳的标准储备溶液，然后加入甲醇定容。混合标准液中各组分质量浓度分别为 $\rho(CHCl_3)=40.0$ μg/mL，$\rho(CCl_4)=20.0$ μg/mL。

(9) 混合标准使用液　取 1.0 mL 混合液标准溶液于 100 mL 容量瓶中，纯水定容。标准使用液的质量浓度分别为 $\rho(CHCl_3)=0.40$ μg/mL，$\rho(CCl_4)=0.20$ μg/mL。

【分析步骤】

1. 样品采集与处理

(1) 采样时先加 0.3～0.5 g 抗坏血酸于顶空瓶内，取水至满瓶，密封低温保存，采集后 24 h 内完成测定。

(2) 在空气不含有三氯甲烷、四氯化碳气体的实验室，将水样倒出至 100 mL 刻度线处，放在 40℃恒温水浴中平衡 1 h。

2. 仪器准备

按如下参数将仪器调整至最佳工作状态。

(1) 气化室温度　200℃。

(2) 柱温　60℃。

(3) 检测器温度　200℃。

(4) 载气流量　2 mL/min。

(5) 分流比　10∶1。

(6) 尾吹气流量　60 mL/min。

3. 制作标准曲线

(1) 配制标准系列　取6只200 mL容量瓶,按表4-6配制。

表4-6　气相色谱法测定水中三氯甲烷、四氯化碳时标准系列配制

管号	0	1	2	3	4	5
三氯甲烷和四氯化碳混合标准使用液/mL	0.00	0.10	0.50	1.00	2.00	5.00
纯水/mL	定容至200 mL					
三氯甲烷的质量浓度/(μg/L)	0.00	0.20	1.0	2.0	4.0	10
四氯化碳的质量浓度/(μg/L)	0.00	0.10	0.50	1.0	2.0	5.0

(2) 进样测定　将标准系列各倒入6个顶空瓶至100 mL刻度处。加盖密封,于40℃恒温水浴中平衡1 h,各取顶部空间气体30 μL注入色谱仪。

(3) 绘制工作曲线　以峰高或峰面积为纵坐标,浓度为横坐标绘制工作曲线。

4. 样品测定

(1) 进样　用干净的微量注射器抽取样品顶空瓶内液上空间相,反复几次得到均匀气样,将30 μL气样直接快速注入色谱仪中。

(2) 记录　以标样核对,记录色谱峰的保留时间及对应的化合物。

(3) 定性分析　出峰顺序依次是三氯甲烷、四氯化碳;保留时间:三氯甲烷1.993 min,四氯化碳2.198 min。

(4) 定量分析　根据色谱图的峰高或峰面积在工作曲线上查出相应的质量浓度。

【结果计算】

(1) 定性结果　根据标准色谱图各组分的保留时间确定被测样品中组分的数目和名称。

(2) 定量结果　直接从标准曲线上查出水样中三氯甲烷、四氯化碳的质量浓度,μg/L。

【友情提示】

(1) 采样时应加入相当于所采水样重量的0.5%的抗坏血酸,将样品中余氯除去。

(2) 样品待测组分易挥发,需低温保存,尽快测定。

(3) 顶空管的密封性、进样的准确性和进样器的密封性是影响顶空色谱测量精度的主要因素。为减少误差,须严格操作。

(4) 顶空气相色谱分析,要求严格控制气、液体积比,以及平衡温度和平衡时间的一致。

(5) 气相色谱中使用标准样品的条件:① 标准样品进样体积与试样进样体积相同,标准样品的响应值应接近试样的响应值;② 在工作范围内相对偏差小于10%即可认为处于稳定状态;③ 每批样品必须同时制备工作曲线。

知识链接

气相色谱法

1. 基本原理

以气体作为流动相的色谱法称为气相色谱法(GC)。气相色谱法具有高分离效能、高选择性、高灵敏度、操作简单、快速和应用广泛等特点,已广泛应用于石油化工、医药卫生、生理生化、环境科学、食品检验、商品检验等领域,成为生产和科研中必不可少的分离分析技术。气相色谱法主要用于低分子量、易挥发有机化合物(占有机物的15%~20%)的分析。目前,气相色谱法从基础理论、实验方法到仪器研制已发展成为一门趋于完善的分析技术。

气相色谱法,按固定相的物态不同,可分为气固色谱法(固定相为固体吸附剂)和气液色谱法(固定相为涂在固体载体上或毛细管壁上的液体);按分离机制不同,可分为吸附色谱法和分配色谱法。气固色谱法是利用吸附剂表面对不同组分吸附性能的差异进行分离的,属于吸附色谱法;气液色谱法是利用不同组分在两相中分配系数的不同进行分离,属于分配色谱法。气相色谱法的固定相都装在色谱柱中,所以属于柱色谱法,按色谱柱的粗细不同,可分为填充柱色谱法和毛细管柱色谱法。

2. 气相色谱仪

(1) 气相色谱仪的结构及工作流程　用于气相色谱分析的仪器称为气相色谱仪。图4-1表示气相色谱仪的工作流程。从图中可以看出,气相色谱仪主要由五个部分组成。

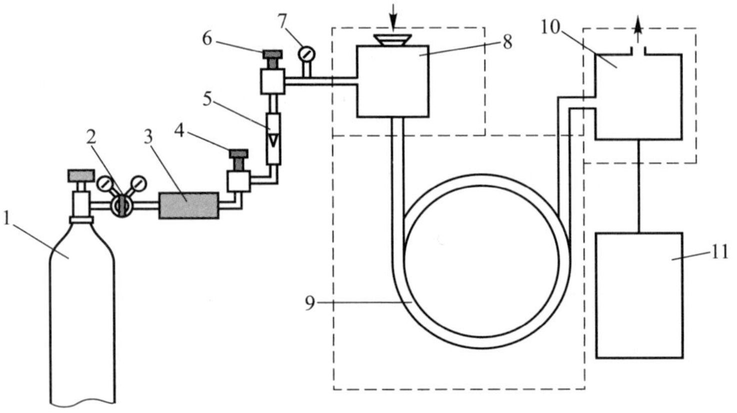

图4-1　气相色谱仪的工作流程

1. 载气钢瓶;2. 减压阀;3. 净化干燥管;4. 针形阀;5. 流量计;6. 流量调节阀;7. 压力表;8. 进样器及气化室;9. 色谱柱;10. 检测器;11. 记录仪

1) 载气系统　包括气源、减压阀、净化器、稳压阀、气体流速控制和测量装置等。其作用是提供稳定、纯净、已知流量的载气作为流动相。载气的作用主要是带动组分通过色谱柱和检测器,因此载气是惰性的,不与样品或固定相发生反应。常用的载气有氢气、氮气、氦气和氩气,对载气的纯度有一定的要求。使用时根据所用检测器及其他一些因素加以选择。整个载气系统应保持密封,不能有气体泄漏。

2）进样系统　包括气化室和进样器，另有加热系统，以保证试样气化。气化室的作用是将液体或固体样品瞬间气化。进样器的作用是将样品加入到色谱柱中，气体样品一般用六通阀，液体样品一般用微量注射器，固体样品一般先用溶剂溶解，然后按液体进样方式进样。

3）分离系统　即为色谱柱，这是色谱仪的核心部分。混合物中各组分能否完全分离，在很大程度上取决于色谱柱的选择。

4）检测系统　包括检测器、控温装置。试样中各组分经色谱柱分离后按时间顺序流出，进入检测器，检测器将各组分的浓度转换成相应的电信号。

5）记录系统　包括放大器、记录仪、数据处理装置。通过记录系统进行数据采集，色谱峰判断，绘出色谱图，并给出定性、定量的结果。

以上组成部件中，色谱柱和检测器是色谱仪中两个最主要的部件。

(2) 色谱图及有关术语　载气（例如 N_2）从高压气瓶流出，连续流经气化室、色谱柱和检测器，然后排空。样品送入气化室气化后随载气流入色谱柱进行分离。组分随载气从柱中流出后即进入检测器，检测器所产生的信号经放大后，由记录仪记录成色谱图，见图 4-2。

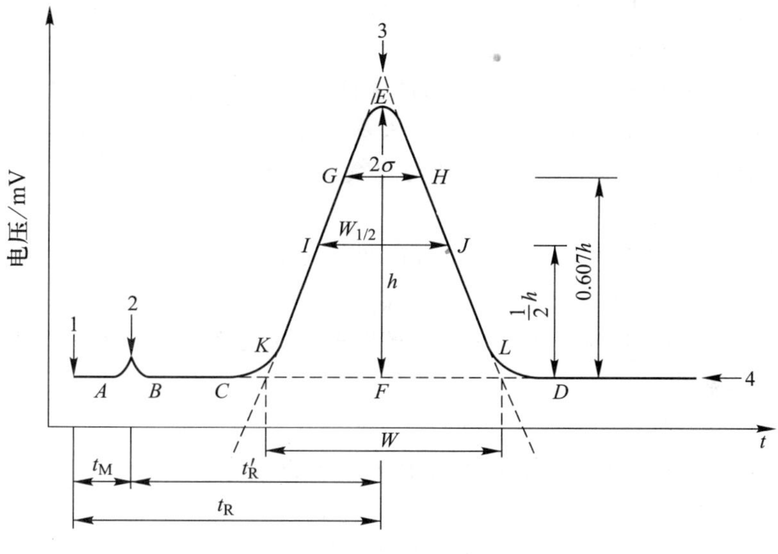

图 4-2　色谱图

1. 进样；2. 不被固定相滞留的组分峰；3. 组分峰；4. 基线

色谱图又叫色谱流出曲线，色谱峰。是样品中各组分经色谱仪分离检测后，由记录仪自动记录所得到的检测器响应信号（电压或电流信号）-时间的曲线图。若各组分完全分离，流出曲线中的每个色谱峰代表一个组分，一般色谱峰为正态分布曲线，它可以用三项参数表示：峰高 h 或峰面积 A，可用于定量；峰的位置（用保留值表示），用于定性；区域宽度，用于衡量柱效。下面我们结合色谱图来说明色谱分析中常用的有关术语。

1）基线　如图中的BC段，是在操作条件下，没有组分流出时的流出曲线。稳定的基线应是一条平行于横坐标的直线。但在实际操作中，基线有时会在短暂时间内波动，这种现象称为噪声；而有时会在较长时间内发生位移，则称为漂移。只有噪声和漂移均小时，仪器的稳定性才好。基线反映仪器（主要是检测器）的噪声随时间的变化。

2）色谱峰 是色谱流出曲线的突起部分。如图中的A、B和C、D间的两部分曲线。当样品中某组分随流动相进入检测器时，检测器的响应信号随时间变化而形成的峰形曲线称为色谱峰。峰必须大于或等于2倍噪声时，才能被确认为组分峰。有峰则说明有组分流出。峰的起点至终点间的连线称为峰底，如图中C、D间的连线。正常的色谱峰为对称的正态分布曲线，但有时也会出现畸形峰，常见的有前沿峰（前沿平缓，后沿陡峭且不对称）和拖尾峰（前沿陡峭，后沿拖尾平缓）。

3）峰高与峰面积 从峰顶至峰底间的垂直距离称为峰高，用h表示，见图中的EF直线。峰与峰底间的面积称为峰面积，用A来表示。峰高和峰面积是气相色谱法定量分析的基本依据。

4）色谱峰区域宽度 为色谱峰的重要参数之一，用于衡量柱效，区域宽度越小，柱效越高。其表示方法通常有三种。

标准偏差：0.607倍峰高处峰宽的1/2，如图中的GH的一半，用σ来表示。

半高峰宽：峰高1/2处的宽度，如图中的IJ，用$W_{1/2}$表示。

峰宽：自色谱峰两侧作切线和峰底连线的两交点间的宽度，如图中KL，用W表示。

5）保留值 试样中某组分在色谱柱中停留的时间或将组分带出色谱柱所需流动相的体积称为保留值，它是定性分析的依据。

保留时间t_R：从进样开始到某个组分的色谱峰最大值（组分浓度出现最大值时）的时间间隔称为该组分的保留时间。色谱峰的最大值即意味着该组分的浓度达到了极大值。

死时间t_M：不被固定相滞留的组分（一般为空气和甲烷等），从进样开始到出现浓度最大值时所需时间称为死时间。

调整保留时间t'_R：从保留时间中减去死时间的时间称为调整保留时间。即：

$$t'_R = t_R - t_M$$

保留体积V_R：从进样开始到某个组分的色谱峰最大值时所需流动相的体积称为保留体积。若载气的流速为F_0，则：

$$V'_R = t_R \cdot F_0$$

死体积V_M：不被固定相滞留的组分，从进样开始到出现浓度最大值时所需流动相的体积称为死体积。

$$V_M = t_M \cdot F_0$$

调整保留体积V'_R：从保留体积中除去死体积后的体积称调整保留体积。

$$V'_R = V_R - V_M$$

$$V'_R = t'_R \cdot F_0$$

相对保留值R_{is}：在相同的操作条件下，组分与标准参比组分的调整保留值之比称为相对保留值。它与柱温及固定相的性质有关，而与其他色谱操作条件无关。

$$R_{is} = \frac{t'_{Ri}}{t'_{Rs}} = \frac{V'_{Ri}}{V'_{Rs}}$$

式中：t'_{Ri}、t'_{Rs}分别是样品组分、标准参比组分的调整保留时间；V'_{Ri}、V'_{Rs}分别是样品组分、标准参比组分的调整保留体积。

（3）检测器 检测器的作用是将经色谱柱分离后的样品中各组分的浓度转变为易测量的电信号（电压或电流）送至记录系统记录显示出来，以便进行定性与定量分析。理想的检测器应具有响应快、噪声低、灵敏度高、线性范围宽、死体积小，对各种物质均有响应信号，受流速和温度影响不大等特性。

气相色谱仪的检测器种类很多，根据测定原理不同可分为浓度型检测器和质量型检测器两类。浓度型检测器测量的是载气中组分浓度的瞬间变化，即检测器的响应值与组分在载气中的浓度成正比，如电子捕获检测器（ECD）与热导池检测器（TCD）；质量型检测器测量的是载气中某组分进入检测器的速度变化，即检测器的响应值与单位时间内进入检测器的某组分的质量成正比，而与组分在载气中的浓度无关。如氢火焰离子化检测器（FID）与火焰光度检测器（FPD）。气相色谱分析中，对检测器的要求是响应快、灵敏度高、敏感度及稳定性好、线性范围广，并以这些作为评价检测器的性能指标。在卫生理化检验中，常用的检测器有以下三种。

1）氢火焰离子化检测器（FID）　又叫火焰离子化检测器，是目前应用最广泛的检测器，对大多数有机物有响应，灵敏度很高，能检测 ng/mL 级痕量有机物，响应速度快，稳定性好，线性范围广。其缺点是对火焰中不电离的物质，如惰性气体、O_2、N_2、CO、CO_2、H_2O、H_2S 等，因不能生成或很少生成离子流，而不能用此检测器直接测定，而且检测时样品被破坏。在食品检验中，酒中甲醇及杂醇油含量的测定，空气检验中，苯、甲苯、二甲苯的测定等均用氢火焰离子化检测器。

2）电子捕获检测器（ECD）　是一种选择性强、灵敏度高的检测器，它只对含有强电负性元素的物质即亲电子性化合物产生响应，电负性越强，产生的响应信号越大。所以这种检测器适用于分析含有卤素、硫、磷、氮、氧等元素的物质。目前，已广泛用于有机氯和有机磷农药残留量、金属配合物、金属有机多卤或多硫化合物等的分析测定。它的灵敏度很高，检测限可达 10^{-14} g/mL。其缺点是线性范围较窄（$10^2 \sim 10^4$）。

3）火焰光度检测器（FPD）　是对含硫、磷的有机化合物有高度选择性和高灵敏度的检测器，又称硫、磷检测器，主要用于含硫、磷的农药及在环境监测中含硫、磷的有机污染物的测定。

3. 定性与定量分析方法

气相色谱分析一般都是分离、定性和定量分析同时进行。

（1）定性　气相色谱定性分析的目的是要确定色谱图上各色谱峰代表什么组分。由于各种物质在一定的色谱条件下均有确定的保留值，因此保留值可作为定性指标。常用的定性分析的方法有利用已知纯物质对照定性、加入已知物增加峰高定性、相对保留值法、保留指数定性法及其他定性方法。

（2）定量　定量分析往往是气相色谱分析的主要目的。气相色谱定量具有简便、灵敏、准确度较高等特点。

1）定量依据　在一定的色谱条件下，进入检测器的待测组分的质量 m_i 与检测器产生的响应信号（峰面积 A_i 或峰高 h_i）成正比，即

$$m_i = f \cdot A_i \quad 或 \quad m_i = f' \cdot h_i$$

此式是色谱定量分析的理论依据。

式中：m_i——被测组分的质量；

$f(f')$——校正因子；

A_i——组分对应的色谱峰面积；

h_i——组分对应的色谱峰高。

可见，在色谱定量时需要：准确测量峰面积或峰高；准确求出校正因子，也叫比例常数；找出正确的定量方法。

2）峰面积的测量方法　峰面积测量的准确度，直接影响定量结果。测量峰面积时，需根据峰形的不同选用不同的方法。测量峰面积的方法总的分为两种：近似测量法和真实面积测量法。

峰高乘半高峰宽法：适用于对称的色谱峰。

$$A=1.065h\cdot W_{1/2}$$

式中：A——峰面积；

h——峰高；

$W_{1/2}$——半高峰宽。

峰高乘峰宽法：适用于矮而宽的色谱峰。

$$A=\frac{1}{2}W\cdot h$$

式中：A——峰面积；

h——峰高；

W——峰宽。

峰高乘平均峰宽法：适用于不对称的畸形峰（前沿峰或拖尾峰）。

$$A=\frac{1}{2}h(W_{0.15}+W_{0.85})$$

式中：A——峰面积；

h——峰高；

$W_{0.15}$——峰高 0.15 倍处的峰宽；

$W_{0.85}$——峰高 0.85 倍处的峰宽。

峰高乘保留时间法：适用于窄而小的峰。

$$A=1.065h\cdot b\cdot t_R$$

式中：A——峰面积；

h——峰高；

b——常数；

t_R——保留时间。

以上四种方法都属于近似测量法。

自动积分仪法：自动积分仪可自动测出某一曲线所围成的面积，测量方便、精密度高，对不对称峰和小峰都可适用，该方法为真实面积测量法。

3）定量校正因子　气相色谱定量分析是基于被测组分的量与其峰面积的正比关系。但是，峰面积的大小不仅取决于组分的质量，而且还与组分的性质有关。为此，需要引入校正因子，对峰面积进行校正，使之能真实地反映出物质的质量，即选定一种物质作为标准，用校正因子把其他物质的峰面积校正成相当于这个标准物的峰面积的多少倍，然后再用这种经过校正的峰面积来计算被测物质的含量。根据一定的条件下，组分的进样量与峰面积成正比的关系，利用实验方法来确定校正因子：准确称量被测组分和标准组分的标准物，混匀后用色谱分析，测得峰面积再计算校正因子。对于常用的化合物，可在气相色谱手册或相关参考文献中查到。

4）常用定量方法　气相色谱常用的定量方法有标准曲线法、内标法和归一化法等，其中最常用的是标准曲线法与内标法。这些定量方法各有优缺点和应用范围，使用时应根据具体情况来选择。

标准曲线法：又叫外标法。本法是先用待测组分的纯样品配成一系列不同浓度的溶液，浓度范围应比未知样品中待测组分的浓度范围略大。然后在一定的操作条件下，定量进样，用峰面积或峰高对浓度作图，所得曲线即为校正曲线（标准曲线）。分析样品时，在同样条件下注入同样的样品，由所得峰面积或峰高从校正曲线上即可查出待测组分的含量。标准曲线应是一条直线并通过原点，但有时由于存在不可逆吸附或其他原因，标准曲线也可能不通过原点，不过都是从标准曲线上查得组分含量，故不会增大计算误差。

当试样中被测组分浓度变化范围不大时，可配制一个和被测组分含量十分接近的标准溶液，将试样和标准溶液在完全相同的条件下进行测定。按下式进行计算：

$$m_i=\frac{A_i}{A_s}\times m_s$$

式中：m_i——样品溶液中被测组分的含量；

m_s——标准溶液中被测组分的含量；

A_i——样品溶液中被测组分的峰面积；

A_s——标准溶液中被测组分的峰面积。

标准曲线法分析结果的准确性主要取决于进样量的重复性和操作条件的稳定性。由于气体样品用进样阀进样的重复性较好，故本法多用于气体分析。对于液体样品，进样量较大时也可应用。

内标法：以一定量的纯物质（试样中不含有的物质）做内标物，加入到准确称量的试样中，混匀后进样测定，根据被测试样和内标物的质量比及相应的色谱峰面积之比来计算被测组分的质量分数：

$$w_i=f_{is}\frac{A_i\cdot m_s}{A_s\cdot m_i}$$

式中：w_i——样品中被测组分的质量分数；

f_{is}——被测组分与内标物的校正因子的比值；

A_i——被测组分的峰高或峰面积；

A_s——内标物的峰高或峰面积；

m_i——内标物的质量；

m_s——样品的质量。

内标法是一种常用的比较准确的定量方法。当样品组分不能全部流出，检测器不能对样品中所有组分都产生信号或只需测定样品中某一或某几个组分时，可采用此法。内标法中所用的内标物应满足的条件是：① 内标物与样品互溶；② 内标物与样品组分的峰能分开；③ 内标峰尽量和被测峰靠近；④ 内标物的含量与被测物的含量接近。

内标法的优点：由于内标法是通过测量被测组分与内标物峰面积的比值 A_i/A_s 进行计算的，操作条件稍有变化对结果没有什么影响，因此，操作条件不必严格控制；由于 m_s/m_i 比值恒定，所以进样量不必很准确。

内标法的缺点：每次分析都要准确地称取内标物和试样，这对常规分析来说是麻烦的。

思考题

1. 简述测定水中挥发酚及三氯甲烷的卫生学意义。

2. 试述用4-氨基安替比林分光光度法测定水中挥发酚的水样处理方法。

3. 在用流动注射在线蒸馏法测定水中挥发性酚类化合物的实验里为什么使用无酚纯水？在实验中应该注意哪些事项？

4. 什么是合成洗涤剂？试述用二氮杂菲萃取分光光度法测定水中阴离子合成洗涤剂的原理、方法步骤和注意事项。

5. 三氯甲烷的检测方法有哪些？试述用顶空毛细管柱气相色谱法测定水中三氯甲烷的方法步骤和结果表示方法。

项目五　水中金属成分的检验

知识目标

1. 了解水中金属成分检验的项目内容与检验方法。
2. 了解水中金属成分的来源及检验的卫生学意义。
3. 掌握水的总硬度、铜、铁、锰、铬等项目检验的方法原理及注意事项。
4. 理解原子吸收法和离子色谱法的基本原理、应用范围及方法特点。

技能目标

1. 熟练掌握水的总硬度测定的操作技术。
2. 能熟练运用分光光度法测定水中铜、铁、锰、铬等金属成分。
3. 学会运用原子吸收法测定水中铜、铁、锰等金属成分。
4. 初步学会原子吸收和离子色谱仪的使用与保养。

工作任务 13　水中总硬度的测定

工作过程：以 Na_2 - EDTA 滴定法测定生活饮用水的总硬度为例（GB/T 5750.4—2006）。

【相关知识】

水的硬度指溶于水中的钙、镁等盐类的总量，一般分为碳酸盐（钙、镁的碳酸氢盐和碳酸盐）和非碳酸盐（钙、镁的硫酸盐、氯化物等）。硬度分为暂时硬度和永久硬度。前者指水中碳酸氢盐，因在煮沸时，可分解生成碳酸盐而沉淀。后者是指水煮沸后不能除去的硬度，如钙、镁的硫酸盐和氯化物等。

各地天然水的硬度，因地质条件不同差异很大。一般而言，地下水的硬度高于地面水，但当地面水受工业废水污染，或水中的有机污染物分解产生的 CO_2，使钙盐、镁盐的溶解度增大，均可使水的硬度增高。

硬度高的水对人体健康及日常生活有一定影响，如引起胃、肠道功能失调。若用硬度高的水洗涤衣物，不仅消耗大量肥皂，而且损坏衣物的色泽和柔软性。若将硬度高的水用于工业锅炉，可使锅炉管道产生水垢，不但降低了锅炉的传热效率，而且由于受热不均，堵塞管道，易造成爆炸事故。

水的硬度以 $CaCO_3$(mg/L)表示。国家《生活饮用水卫生标准》规定,生活饮用水的总硬度(以 $CaCO_3$ 计)不超过 450 mg/L。

总硬度测定采用乙二胺四乙酸二钠(Na_2 - EDTA)滴定法。其原理:

在 pH=10 的条件下,水样中钙、镁离子可与铬黑 T 指示剂形成紫红色配合物。当用乙二胺四乙酸二钠标准溶液滴定时,钙、镁离子与乙二胺四乙酸二钠生成更稳定的配合物,达到化学计量点时,铬黑 T 指示剂游离出来,溶液呈现其蓝色,指示终点。根据乙二胺四乙酸二钠标准溶液的消耗量,计算水样的硬度。

本法最低检出量为 0.05 mg(以 $CaCO_3$ 计),若取 50 mL 水样,最低检出质量浓度为 1.0 mg/L。

【准备工作】

1. 仪器

(1) 150 mL 锥形瓶。

(2) 10 mL 滴定管或 25 mL 滴定管。

2. 试剂

(1) 氨水(ρ_{20}=0.88 g/mL)。

(2) 铬黑 T 指示剂 称取 0.5 g 铬黑 T($C_{20}H_{12}O_7N_3SNa$),用乙醇溶解并稀释至 100 mL。放置于冰箱中保存,可稳定 1 个月。

(3) 硫化钠溶液(50 g/L) 称取 5.0 g 硫化钠($Na_2S \cdot 9H_2O$)溶于纯水中,并稀释至 100 mL。

(4) 盐酸羟胺溶液(10 g/L) 称取 1.0 g 盐酸羟胺($NH_2OH \cdot HCl$)溶于纯水中,并稀释至 100 mL。

(5) 氰化钾溶液(10 g/L) 称取 10.0 g 氰化钾(KCN)溶于纯水中,并稀释至 100 mL。

(6) 乙二胺四乙酸二钠标准溶液[c(Na_2 - EDTA)=0.01 mol/L] 配制与标定方法参见附录Ⅱ。

(7) 缓冲溶液(pH=10)

1)称取 16.9 g 氯化铵,溶于 143 mL 氨水中。

2)称取 0.780 g 七水合硫酸镁($MgSO_4 \cdot 7H_2O$)、1.178 g 二水合乙二胺四乙酸二钠(Na_2 - EDTA · $2H_2O$)溶于 50 mL 水中,加入 2 mL 氨-氯化铵溶液和 5 滴铬黑 T 指示剂(此时应呈紫红色。若为天蓝色,应再加极少量硫酸镁使之呈紫红色),用 Na_2 - EDTA 标准溶液滴定至溶液由紫红色变为天蓝色。

合并以上两种溶液,并用纯水稀释至 250 mL,即为缓冲溶液(pH=10)。

【测定操作】

(1) 取样 吸取 50.0 mL 水样(若硬度过高,可取适量水样,用纯水稀释至 50 mL;若硬度过低,改取 100 mL),置于 150 mL 锥形瓶中。若水样中含有金属干扰离子,使滴定终点延迟或颜色发暗,可另取水样,加入 0.5 mL 盐酸羟胺及 1 mL 硫化钠溶液,或加入 0.5 mL 氰化钾溶液。

(2) 滴定　加入1～2 mL缓冲溶液，5滴铬黑T指示剂，立即用Na_2-EDTA标准溶液滴定至溶液由紫红色变为天蓝色，记录用量。

同时做空白试验。

【结果计算】

水样的总硬度按下式计算：

$$\rho(CaCO_3)=\frac{(V_1-V_0)c\times 100.09\times 1\,000}{V}$$

式中：$\rho(CaCO_3)$——总硬度(以$CaCO_3$计)，mg/L；

V_0——空白滴定所消耗乙二胺四乙酸二钠标准溶液的体积，mL；

V_1——样品滴定消耗乙二胺四乙酸二钠标准溶液的体积，mL；

c——乙二胺四乙酸二钠标准溶液的浓度，mol/L；

V——水样体积，mL；

100.09——1.00 mL乙二胺四乙酸二钠标准溶液[$c(Na_2$-EDTA$)=1.000$ mol/L]相当于以mg表示的总硬度(以$CaCO_3$计)，mg/mmol。

【友情提示】

(1) 氨-氯化铵缓冲溶液放置时间较长，氨水浓度降低时，应重新配制。使用时防止反复开盖使氨水浓度降低而影响pH。

(2) 配制缓冲溶液时，加入Mg-EDTA是为了使某些含镁较低的水样滴定终点更为敏锐。如果备有市售Mg-EDTA试剂，则可直接称取1.25 g Mg-EDTA，加入250 mL缓冲溶液中。

(3) 氰化钾溶液有剧毒！使用时应特别注意安全，操作时谨防接触口、眼、皮肤。用后的废液应妥善处理。

(4) 水样中钙、镁离子含量过高时，要预先酸化水样，并加热除去二氧化碳，以防碱化后生成碳酸盐沉淀，滴定时不易转化。

(5) 水样中含悬浮性或胶体有机物可影响滴定终点的观察。可预先将水样蒸干并于550℃灰化，用纯水溶解残渣后再行滴定。

(6) 水样中的铁、锰、铝、铜、镍、钴等金属离子，能使指示剂褪色，或使滴定终点不明显。加硫化钠及氰化钾可掩蔽重金属的干扰，加盐酸羟胺可使高铁离子及高价锰离子还原为低价离子而消除其干扰。

(7) 在pH 9.7～11的范围内，溶液愈偏碱性，滴定终点愈敏锐。但碱性过强会生成碳酸钙和氢氧化镁沉淀，从而造成滴定误差。因此滴定pH以10为宜。

(8) 加入缓冲溶液后，应立即滴定，并于5 min内完成，以防沉淀的发生。

(9) 滴定时室温过低，会使滴定终点延长或终点不明显，可将溶液加温至30～40℃。

能力拓展

水中钠含量的测定

工作过程：以离子色谱法测定生活饮用水中钠的含量为例(GB/T 5750.6—2006)。

一、相关知识

离子色谱法测定水中钠离子含量的原理为：

当流动相(淋洗液)将钠离子带入分离柱时，因待测离子对分离柱离子交换树脂的相对亲合力不同，而在分离柱中分离。经阴离子交换系统或抑制器转换成高电导度的强碱，淋洗液转变为弱电导度的水，通过电导检测器，测定所含各阳离子溶液的电导值而达到定性和定量分析的目的。

二、准备工作

1. 仪器

(1) 抑制型离子色谱仪。

(2) 电导检测器。

(3) 工作站或积分仪。

(4) 色谱柱　阳离子保护柱、阳离子分离柱。

(5) 进样器(最小体积为 2 mL 的塑料注射器)。

(6) 淋洗液储罐(2 L)。

2. 试剂

(1) 所用的溶液及稀释用的纯水宜当天制备，当天使用。纯水放在塑料瓶中保存。

(2) 钠离子标准储备液[$\rho(Na^+)=1\ 000\ \mu g/mL$]　称取 2.542 g 于 500～600℃灼烧至恒重的氯化钠(优级纯)，溶于水，移入 1 000 mL 容量瓶中，用无二氧化碳的纯水稀释至刻度。

(3) 甲烷磺酸淋洗液　用吸管吸取甲烷磺酸(CH_3SO_3H)1.3 mL，用纯水稀释至 1L，经脱气后使用。

三、分析步骤

(1) 水样的采集　用聚乙烯瓶采集水样。样品采集后在 4℃下保存，在 7 d 内测定。若需长期存放，应加 HNO_3 使水样 pH<2。

(2) 水样的预处理

1) 较清洁的水样　用 0.45 μm 滤膜过滤，除去颗粒物，然后根据水样中阳离子的含量，直接进样或做适当的稀释后进样。

2) 含有机物较高的水样　用 Sep - pakC_{18}小柱过滤后，根据水样的情况，直接进样或做适当的稀释后进样。

(3) 配制标准系列　取 5 只 500 mL 的容量瓶，按表 5 - 1 配制。

表 5 - 1　离子色谱法测定水中钠离子含量时标准系列的配制

编号	1	2	3	4	5
钠离子标准储备液/mL	2.50	5.00	10.0	15.0	20.0
纯水/mL	定容至 500 mL 刻度				
钠离子浓度/(mg/L)	5.00	10.0	20.0	30.0	40.0

（4）进样测定　开启离子色谱仪，待仪器稳定后，依次注入标准样品和水样，进样量50 μL，记录峰面积。

（5）绘制标准曲线　以标准管标准峰面积对其中钠离子的质量作图绘制标准曲线。记录水样的峰面积值，在标准曲线上查出被测水样中的钠离子的质量。

四、结果计算

水样中钠离子的质量浓度按下式计算：

$$\rho(Na^{+})=(m/V)\times 1\ 000$$

式中：$\rho(Na^{+})$—— 水样中钠离子的质量浓度，mg/L；

m—— 从标准曲线上查得样品中钠离子的质量，μg；

V—— 水样的体积，μL。

五、友情提示

（1）样品需经0.45 μm微孔滤膜过滤样品中的颗粒物，防止系统堵塞。

（2）整个系统不能有气泡，否则会影响分离效果。

（3）应该在与绘制标准曲线相同的色谱条件下测定样品的保留时间和峰高。

（4）对于污染严重、成分复杂的样品，可用预处理柱有效除去水样中所含的油溶性有机物和重金属离子，同时对所测定的无机阴离子均不发生吸附。

（5）样品必须是水溶性的，非水溶性的样品必须进行处理才能进样。对于浑浊水样需离心分离，取上清液或通过滤膜除去颗粒。

知识链接

离子色谱法

1. 基本原理

离子色谱法是指将改进后的电导检测器安装在离子交换树脂柱的后面，以连续检测色谱分离的阳离子和阴离子混合物作常量和痕量分析的方法。分析时在分离柱后串接一根抑制柱，来抑制流动相中的电解质的背景电导率。

离子色谱的工作原理是离子交换平衡。离子色谱中使用的固定相是离子交换树脂。离子交换树脂上分布有固定的带电荷的基团和能游动的配位离子。当样品加入离子交换色谱柱后，如果用适当的溶液洗脱，样品离子即与树脂上能游动的离子进行交换，并且连续进行可逆交换吸附和解吸，最后达到吸附平衡。

2. 离子色谱仪

离子色谱仪器中所有与洗脱液或供试品接触的管道和器件均应使用惰性材料。

（1）色谱柱　离子交换色谱的色谱柱是离子交换树脂，如阳离子交换树脂、阴离子交换树脂或螯合离子交换树脂。为了减小扩散阻力，提高色谱分离效率，要使用均匀粒度的小球形树脂。最常用的阳离子交换树脂是在有机聚合物分子(如苯乙烯-二乙烯基苯共聚物)上连接磺酸基官能团(—SO_3—)。最常用的阴离子交换剂是在有机聚合物分子上连接季铵官能团(—NH_4)。填充剂有两种，分别是有机聚合物载体和无机载体填充剂。

(2) 检测器　分为通用型和专用型。通用型检测器对存在于检测池中的所有离子都有响应。离子色谱中最常用的电导检测器就是通用型的一种。紫外-可见分光光度计是专用型的检测器，对离子具有选择性响应。可变波长紫外检测器与电导检测器联用，能帮助鉴定未知峰，分辨重叠峰和提供电导检测器不能测定的阴离子，如硫化物及亚砷酸中的阴离子的检测。

3. 应用

离子色谱主要用于测定各种离子的含量，特别适于测定水溶液中低浓度的阴离子，例如，饮用水水质分析，高纯水的离子分析，矿泉水、雨水、各种废水和电厂水的分析，纸浆和漂白液的分析，食品分析，生物体液(尿和血等)中的离子测定，以及钢铁工业、环境保护等方面的应用。离子色谱能测定下列类型的离子：有机阴离子、碱金属、碱土金属、重金属、稀土离子和有机酸，以及胺和铵盐等。

工作任务 14　水中铜、铁、锰的测定

工作过程：以火焰原子吸收分光光度法测定水中铜、铁、锰的含量为例(GB/T 5750.6—2006)。

【相关知识】

(一) 铜

在自然界中，铜主要以硫化物和氧化物矿的形式存在，分布很广。铜是生命所必需的微量元素，但过量的铜对人和动物、植物都有害。

铜的化合物以一价和二价状态存在。在冶炼、金属加工、机器制造、有机合成及其他工业的废水中都含有铜，其中以金属加工、电镀工厂所排废水的含铜量最高，每升废水含铜几十至几百毫克。这种废水排入水体，会影响水的质量。水中铜含量达 0.01 mg/L 时，对水体自净有明显的抑制作用；超过 3.0 mg/L，会产生异味；超过 15 mg/L，就无法饮用。若用含铜废水灌溉农田，铜在土壤和农作物中蓄积，会造成农作物特别是水稻和大麦生长不良，并会污染粮食籽粒。铜对水生生物的毒性很大，有人认为铜对鱼类毒性浓度始于 0.002 mg/L。在一些小河边，曾发生铜污染引起水生生物的急性中毒事件；在海岸和港湾地区，曾发生铜污染引起牡蛎肉变绿的事件。

我国标准规定，生活饮用水中铜的浓度不得超过 1.0 mg/L。

检验铜的方法很多，主要有原子吸收法和分光光度法。

(二) 铁

铁是地壳中含量较为丰富的元素之一。常见的铁矿有磁铁矿、赤铁矿、褐铁矿和菱铁矿。铁在水环境中可以多种形态存在，在深层地下水中主要以低价态存在。当其与空气接触时，可被氧化成高价铁。铁的形态与 pH 有关，pH>5，高铁水解成黄棕色沉淀；而 pH<3.5 时，高铁则以真溶液形式存在。水中的铁易为悬浮物吸附，悬浮物本身也可能含有一些酸溶性铁。铁在水中可以悬浮、胶体、离子分散的状态存在。因此，水中的铁具有较大的不稳定性和不均匀性。

铁是一种人体必需元素。但只有二价铁才能被人体所吸收。通过二价铁与三价铁的相互转换，在机体内可以完成许多重要的生理过程，如氧气的运输、生物氧化等。如果缺乏铁，机体将发生缺铁性贫血等疾患。但过量摄入铁也有害健康。

水中含铁量在 0.3～0.5 mg/L 时无任何异味，达到 1 mg/L 时便有明显的金属味；在 0.5 mg/L 时可使饮用水的色度达到 30 度。印染工业用水中铁含量过高时，往往使产品出现难看的斑点。因此，塑料、纺织、造纸、酿造和食品工业的用水，对含铁量的要求比饮用水还要高。

我国标准规定，生活饮用水中总铁含量不得超过 0.3 mg/L。

生活饮用水中铁的测定多采用原子吸收分光光度法和二氮杂菲分光光度法。

（三）锰

锰是人体必需的元素，它有许多重要的生理功能。人体每千克体重平均含锰为 0.2 mg。正常人每日从食物和水中摄取锰 3～10 mg。锰在工业上主要用于制造锰铁和锰合金。此外，在生产玻璃着色剂、染料、油漆、颜料、火柴、肥皂、人造橡胶、塑料、农药等工业中也用锰及其化合物作为原料，生产上述产品的工厂以及锰的采矿场和冶炼厂，是水中锰污染的主要来源。

水中的二价锰对人、畜和水生生物的毒性很小。但低浓度的锰也影响水的色、臭、味等感官性状。锰浓度为 0.15 mg/L 时，水出现浑浊；锰浓度为 0.5 mg/L 时，水有金属味；氯化锰浓度为 1.0 mg/L 和硫酸锰浓度为 4 mg/L 时，水便有感觉出强度为 1 级的异味。二氧化锰可使水染成红色，吸着在工业品上，会产生难看的斑点。因此，纺织品染色、纤维造纸、照相业、透明胶和黏胶制品生产、啤酒酿造等许多工业用水对锰含量提出了相当严格的要求。

目前地面水中锰的含量不高，为 0.02～130 μg/L，平均为 8 μg/L。主要是地下水补给的河流水和湖底部的湖水，由于缺氧而还原性增强，二氧化锰还原为易溶解的二价锰。在二价锰重新被空气氧化而生成水合氧化锰沉淀以前，水体中锰含量可达到 100 μg/L，甚至更高。水合氧化锰难溶于水，有很强的吸附能力，可以吸附许多痕量金属或有机物。水合氧化锰的溶解度随水的 pH 降低而升高，例如，酸性矿物水中锰含量可高达每升几十毫克。海洋中溶解的锰在0.03～21 μg/L，平均为 0.2 μg/L。自然状态下，锰有 7 种化合价，其中以二价锰最为稳定。

我国标准规定，生活饮用水中锰的含量不得超过 0.1 mg/L。

生活饮用水中锰的测定多采用过硫酸铵分光光度法与原子吸收分光光度法。

火焰原子吸收分光光度法可用来测定生活饮用水及其水源水中较高浓度的铜、铁、锰、锌、镉和铅的含量。其原理为：

水样中金属离子被原子化后，吸收来自同种金属元素空心阴极灯发出的共振线。吸收共振线的量与样品中该元素的含量成正比。在其他条件不变的情况下，根据测量被吸收后的谱线强度，与标准系列比较定量。

本实验适宜的测定范围：铜 0.2～5 mg/L，铁 0.3～5 mg/L，锰 0.1～3 mg/L，锌 0.05～1 mg/L，镉 0.05～2 mg/L，铅 1.0～20 mg/L。

【准备工作】

1. 仪器

所有玻璃器皿，使用前均须先用硝酸溶液(1+9)浸泡，并直接用纯水清洗。特别是测定锌所用的器皿，更应严格防止与含锌的水（自来水）接触。

（1）原子吸收分光光度计及铜、铁、锰、锌、镉、铅空心阴极灯。

（2）电热板。

（3）抽气瓶和玻璃砂芯滤器。

2. 试剂

所用纯水均为去离子蒸馏水。

（1）各种金属离子标准储备液

1）铁标准储备液[$\rho(Fe)=1$ mg/mL] 称取 1.000 g 纯铁粉或 1.430 0 g 氧化铁（Fe_2O_3，优级纯），加入 10 mL 硝酸溶液（1+1），慢慢加热并滴加盐酸助溶，至完全溶解后加纯水定容至 1 000 mL。

2）铜标准储备溶液[$\rho(Cu)=1$ mg/mL] 称取 1.000g 纯铜粉，溶于 15 mL 硝酸溶液（1+1）中，用纯水定容至 1 000 mL。

3）锰标准储备溶液[$\rho(Mn)=1$ mg/mL] 称取 1.291 2 g 氧化锰（MnO，优级纯）或称取 1.000 g 金属锰，加硝酸溶液（1+1）溶解后，用纯水定容至 1 000 mL。

4）锌标准储备溶液[$\rho(Zn)=1$ mg/mL] 称取 1.000 g 纯锌，溶于 20 mL 硝酸溶液（1+1）中，并用纯水定容至 1 000 mL。

5）镉标准储备溶液[$\rho(Cd)=1$ mg/mL] 称取 1.000 g 纯镉粉，溶于 5 mL 硝酸溶液（1+1）中，并用纯水定容至 1 000 mL。

6）铅标准储备溶液[$\rho(Pb)=1$ mg/mL] 称取 1.598 5 g 干燥的硝酸铅[$Pb(NO_3)_2$]溶于约 200 mL 纯水中，加入 1.5 mL 硝酸，用纯水定容至 1 000 mL。

（2）硝酸　优级纯。

（3）盐酸　优级纯。

【分析步骤】

（1）水样的预处理　视水样情况采取如下方法。

1）澄清的水样可直接进行测定。

2）悬浮物较多的水样，分析前酸化并消化有机物。若需测定溶解的金属，则应在采样时将水样通过 0.45 μm 滤膜过滤，然后按每升水样加 1.5 mL 硝酸酸化，使 pH 小于 2。

3）含有机物较多的水样　有机物一般不干扰测定，为使金属离子能全部进入水溶液和促使颗粒物质溶解有利于萃取和原子化，可采用盐酸-硝酸消化法。于每升酸化水样中加入 5 mL 硝酸。混匀后取定量水样，按每 100 mL 水样加入 5 mL 盐酸。在电热板上加热 15 min。冷却至室温后，用玻璃砂芯漏斗过滤，最后用纯水稀释至一定体积。

小贴士

火焰原子吸收法测铜、铁等金属元素时样品预处理方法

1. 萃取法

水样加入酒石酸和溴酚蓝指示剂，用硝酸或氢氧化钠调节 pH 为 2.2～2.8（此时溶液由蓝色变为黄色)。然后加入吡咯烷二硫代氨基甲酸铵,与金属离子形成配合物,用甲基异丁基甲酮萃取。取萃取液进样进行测定。测定时各金属的标准溶液也按此操作。

2. 共沉淀法

于水样中加入氯化镁(若水样是加硝酸保存的,则应预先加氨水调至近中性),然后边搅拌边滴加氢氧化钠溶液,水样中的铜、铁、锰、锌、镉和铅等金属离子被氢氧化镁共沉淀捕集。静置水样使其沉淀,吸取上层清液并弃去(剩余体积约为原水样体积的十分之一),加少量硝酸溶解沉淀,经定容后进样测定。测定时各金属的标准溶液也按此操作。

3. 巯基棉富集法

用硝酸保存的水样用氨水调节 pH 为 6.0～7.5,移入分液漏斗中(漏斗的颈管中均匀地装有巯基棉),以 5 mL/min 的流速使水样通过巯基棉,然后用 80℃的热盐酸通过巯基棉洗脱待测组分,收集洗脱液并定容,供进样测定。该法适用于水样中痕量的铅、镉、铜的测定。

(2) 配制标准系列　将各种金属标准储备溶液用每升含 1.5 mL 硝酸的纯水稀释,按表5-2的浓度范围配制标准系列。

表 5-2　火焰原子吸收法测定铜、铅等标准系列配制的浓度范围

元素	铜	铁	锰	锌	镉	铅
浓度范围/(mg/L)	0.20～5.0	0.3～5.0	0.10～3.0	0.05～1.0	0.05～2.0	1.0～20

(3) 设置仪器参数　按表 5-3 提供的参数来设置火焰原子吸收分光度光计的测定条件。

表 5-3　火焰原子吸收法测定铜、铅等操作条件

元素	波长/nm	狭缝/mm	灯电流/mA	燃烧器高度/mm	空气流量/(L/min)	乙炔流量/(L/min)
Cu	324.7	1.3	7.5	7.5	9.4	2.3
Pb	283.3	1.3	7.5	7.5	9.4	2.3
Fe	248.3	1.3	7.5	7.5	9.4	2.3
Mn	279.5	1.3	7.5	7.5	9.4	2.3
Zn	213.9	1.3	7.5	7.5	9.4	2.3
Cd	228.8	1.3	7.5	7.5	9.4	2.3

(4) 进样测定　将标准、空白溶液和样品溶液依次喷入火焰,测量吸光度。

(5) 绘制标准曲线　以标准管的测定值及对应的质量浓度绘制标准曲线。

【结果计算】

可从标准曲线直接查出水样中待测金属的质量浓度(mg/L)。

【友情提示】

(1) 水样测定所列的测量范围,受到不同型号仪器灵敏度和不同的操作条件的影响而变化。

(2) 水样中存在磷酸盐、硅酸盐、铝酸盐或其他含氧阴离子时,铁、锰等金属离子与它们形成难解离的化合物，妨碍了原子化，使吸光度值下降，这是原子吸收分光度分析中一种比较复杂的化学干扰。可加入钙离子，使钙离子与这些干扰物质形成更稳定的难解离的化合物，从而释放出被测元素。加入大量钙离子后，改变了样品的基本组成和体积，吸光度值也会改变，所以，在标准管和空白管中也要加入同样体积的钙溶液。

（3）直接火焰原子吸收分光光度法适用于测定生活饮用水及水源水中较高浓度的铜、铁、锰、锌、镉和铅的含量。当其浓度较低时，可采取萃取法、共沉淀法和巯基棉富集法对水样进行预处理。

知识链接

火焰原子吸收法

原子吸收分光光度法，又称原子吸收光谱法，简称 AAS。1955 年，澳大利亚物理学家 A. Walsh 首先将原子吸收光谱应用于分析化学中，同年 Alkemade 等又设计了双光束原子吸收分光光度计。原子吸收光谱法具有灵敏度高、干扰少、操作简便、速度快、结果准确可靠等优点，而且可以自动化。因此，近年来发展迅速，是一种应用较广泛的仪器分析法。它能测定几乎所有的金属元素和一些类金属元素，此法已普遍应用于冶金、化工、地质、农业、医药卫生及生物等各部门，尤其是在环境监测、食品卫生和生物机体中微量金属元素和类金属元素的测定中得到广泛应用。

1. 基本原理

原子吸收光谱分析是基于从光源辐射出待测元素的特征光波通过样品的蒸气时，被蒸气中待测元素的基态原子所吸收，由辐射光波强度减弱的程度，可求出样品中待测元素的含量。

定量关系符合朗伯-比尔定律：

$$A=KCL$$

在实际操作中，原子蒸气厚度在一定仪器中是确定的，将其合并到常数 K 中，所以上式可写成：

$$A=KC$$

此式说明，在一定的条件下，由峰值处（最大吸收）测得的吸光值与被测元素的含量呈线性关系，这就是原子吸收分光光度法的定量分析基础。

2. 仪器组成及结构

原子吸收分光光度计由四个单元组成：光源、原子化器、分光系统和检测系统。

（1）光源　其作用是发射出能被待测元素基态原子吸收的特征谱线。对光源的基本要求是：能发射待测元素的共振线，其辐射的波长半宽度要明显小于吸收线的半宽度、辐射光强度足够大、稳定性好、使用寿命长。空心阴极灯、蒸气放电灯、高频无极放电灯及可调激光器等均符合上述要求。其中应用最广泛的是空心阴极灯。

（2）原子化器　其作用是提供一定的能量，使各种形式的样品游离出基态原子，并使其进入光源的辐射光程。样品的原子化是原子吸收分光光度法的一个关键。所以要求原子化器尽可能有高的原子化效率，并要求稳定性高，重现性好，干扰少，装备简单。

原子化器可以分为两大类：火焰原子化器和非火焰原子化器。这里仅介绍火焰原子化器。

火焰原子化器结构简单，操作方便，快速，重现性和准确度都比较好，对大多数元素都有较高的灵敏度，适用范围广。火焰原子化器又可分为全消耗型和预混合型两种类型。其中常用的是预混合型原子化器，它包括雾化器、雾化室和燃烧器三部分。

雾化器：它的作用是将试液雾化，并使雾滴均匀化。雾滴越小，火焰中生成的基态原子就越多。雾化器的雾化效率一般较低，约在10%，它是影响火焰化灵敏度和检出限的主要问题。雾化效率除了与试液的物理性质（如黏度、表面张力、密度等）有关外，还与助燃气的压力、毛细管孔径及撞击球相对位置等有关。

雾化室：它的作用主要有：使较大雾粒沉降、凝聚从废液口排除；使雾粒与燃气、助燃气均匀混合形成气溶胶，再进入火焰原子化区；起缓冲稳定混合气气压的作用，以便使燃烧器产生稳定的火焰。

燃烧器：它的作用是产生火焰，利用火焰加热，使试样原子化。目前广泛采用的是单缝燃烧器，在使用不同的燃气和助燃气时，火焰的燃烧速度不同，故所用燃烧器的规格也不同，常用的燃气为乙炔、氢、煤气、丙烷，助燃气为空气、氧、N_2O 等。对于不同的元素，所选择的燃气、助燃气的种类及流速不同。

（3）单色器　其作用是将所需的共振吸收线与邻近干扰线分离。为了防止原子化时产生的辐射不加选择地都进入检测器以及避免光电倍增管的疲劳，单色器通常配置在原子化器后。单色器的关键部件是色散元件，现多用光栅。

（4）检测系统　主要由检测器、放大器、指示仪表所组成。在原子吸收仪器中常用光电倍增管作为检测器。放大器的作用是将光电倍增管输出的电压信号进行放大，电信号的变化与试样浓度呈线性关系，最终由指示仪表或数字显示器表示出来。

3. 定量方法

在原子吸收分光光度法中，定量分析的常用方法有标准曲线法、直接比较法和标准加入法。其基本原理都是利用吸光度和浓度之间的线性函数关系，由已知浓度的标准液求得样品液的浓度。

（1）标准曲线法　这是最常用的定量分析方法。配制一组合适的标准溶液，在选定条件下由低浓度到高浓度依次测定吸光度 A，绘制标准曲线。在相同条件下，测得试样液的 A 值，然后从标准曲线上查出试样中待测元素的浓度或含量。

应用标准曲线法时须注意：① 所配制的标准溶液的浓度，应在吸光度与浓度成直线关系的范围内；② 在整个分析过程中，操作条件应保持恒定；③ 应扣除空白值；④ 标准曲线需要经常校正。

标准曲线法简便、快速，适用于组成简单的试样。

（2）直接比较法　在标准曲线法的基础上发展了更加简易可行的直接比较法，它的基础是吸光度与浓度呈线性关系，一般来讲，本法对低浓度范围的测定较为合适，在实际分析中要求样品溶液和标准溶液的吸光度相接近。直接比较法的计算公式如下：

$$c_x : c_s = A_x : A_s$$

$$c_x = \frac{c_s \cdot A_x}{A_s}$$

式中：A_s——标准溶液的吸光度；

A_x——样品溶液的吸光度；

c_s——标准溶液的浓度；

c_x——样品溶液的浓度。

（3）标准加入法　是利用标准曲线外推法而求得样品溶液的浓度。为此，在测定条件下，标准曲线应通过零点并呈现良好的线性关系。一般将试液分成 4 等份，除了第一份外，在第二、三、四份中加入不同量的标准溶液，各稀释至相同体积后，分别测定其吸光度，绘制校正曲线并外推，延长线在横轴上的截距表示的浓度即为待测试样的浓度，见图 5－1。

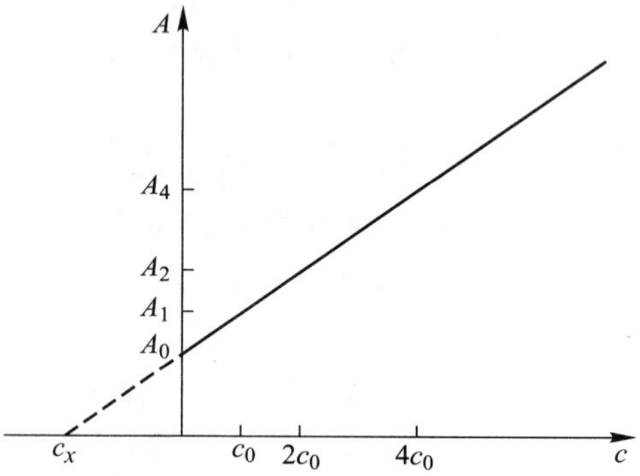

图 5－1　标准加入法

应用标准加入法时应注意以下几点：① 溶液的浓度与其对应的吸光度呈线性关系；② 至少采用四个点（包括样品溶液）作外推曲线，并且第一份加入的标准溶液与样品溶液的浓度应相当；③ 本方法只能消除基体效应带来的影响，不能清除背景吸收所造成的影响；④ 空白值要用标准加入法求出其含量，再从样品溶液中扣除；⑤ 本方法中，作图得到的直线斜率不宜太小，否则误差较大。

标准加入法的优点是可以消除基体的影响，缺点是操作比较麻烦，特别是样品数量多时，工作量较大。

能力拓展 1

分光光度法测定水中铜含量

工作过程：以二乙基二硫代氨基甲酸钠分光光度法测定水中铜含量为例（GB/T 5750.6—2006）。

一、相关知识

水中铜除用原子吸收分光光法测定外，还可用化学分析法，如二乙基二硫代氨基甲酸钠分光光度法，其方法原理为：

在 pH 9～11 的氨碱性溶液中，铜离子与二乙基二硫代氨基甲酸钠反应，生成棕黄色配合物，用四氯化碳或三氯甲烷萃取后比色定量。

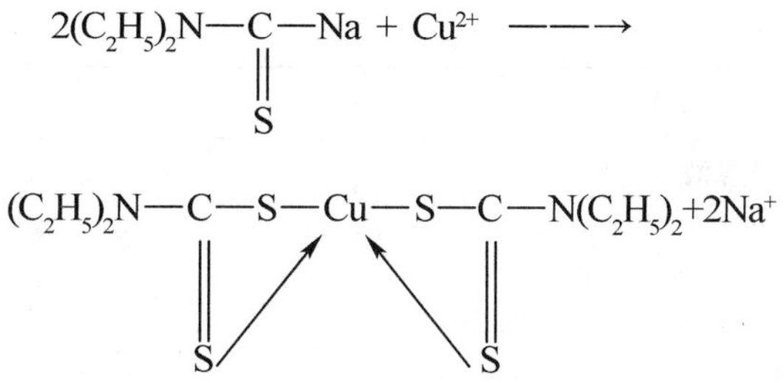

本法最低检出质量为 2 μg;,若取 100 mL 水样测定,最低检测质量浓度为 0.02 mg/L。

二、准备工作

1. 仪器

(1) 250 mL 分液漏斗。

(2) 10 mL 具塞比色管。

(3) 分光光度计。

2. 试剂

所有试剂均需用不含铜的纯水制备。

(1) 氨水(1+1)。

(2) 四氯化碳或三氯甲烷。

(3) 二乙基二硫代氨基甲酸钠溶液(1 g/L)　称取 0.1 g 二乙基二硫代氨基甲酸钠[$(C_2H_5)_2NCS_2Na$],溶于纯水中并稀释至 100 mL,储存于棕色瓶中,在冰箱内保存。

(4) 乙二胺四乙酸二钠-柠檬酸三铵溶液　称取 5 g 乙二胺四乙酸二钠($C_{10}H_{14}N_2O_8Na_2 \cdot 2H_2O$)和 20 g 柠檬酸三铵[$(NH_4)_3C_6H_5O_7$],溶于纯水中,并稀释至 100 mL。

(5) 铜标准储备液[ρ(Cu)=1 mg/mL]　称取 1.000 g 纯铜粉,溶于 15 mL 硝酸溶液(1+1)中,用纯水定容至 1 000 mL。

(6) 铜标准使用液[ρ(Cu)=10 μg/mL]　吸取铜标准储备液 10.00 mL,用纯水定容至 1 000 mL。

(7) 甲酚红溶液(1.0 g/L)　称取 0.1 g 甲酚红($C_{21}H_{18}O_5S$),溶于 95%乙醇溶液并稀释至 100 mL。

三、测定操作

(1) 水样的预处理　吸取 100 mL 水样于 250 mL 分液漏斗中(若水样色度过高时,可置于烧杯中,加入少量过硫酸铵,煮沸,使体积浓缩至 70 mL,冷却后加水稀释至 100 mL)。

(2) 制备标准系列　另取 6 个 250 mL 分液漏斗,作标准管,与样品管按表 5-4 操作。

表 5-4　二乙基二硫代氨基甲酸钠分光光度法测铜时各管试剂加入量　　单位:mL

编号	0	1	2	3	4	5	样品
纯水	各加 100 mL						—
铜标准使用液	0.00	0.20	0.40	0.60	0.80	1.00	—
水样或处理液	—	—	—	—	—	—	100

续表

编号	0	1	2	3	4	5	样品
乙二胺四乙酸二钠-柠檬酸三铵溶液	各加 5 mL						
甲基红溶液	各加 3 滴						
氨水	滴加至溶液由黄色变浅红色						
二乙基二硫代氨基甲酸钠溶液	各加 5 mL，混匀，放置 5 min。						
四氯化碳或三氯甲烷	各加 10.0 mL，振摇 2 min，静置分层						

(3) 分液　用脱脂棉擦去分液漏斗颈内水膜，将四氯化碳（或三氯甲烷）层放入干燥的 10 mL 具塞比色管中。

(4) 比色测定　于 436 nm 波长处，用 2 cm 比色皿，以四氯化碳（或三氯甲烷）为参比，测量样品及标准系列溶液的吸光度。

(5) 绘制标准曲线　以标准管的吸光度值对各管铜的质量绘制标准曲线，并从曲线上查出样品管中铜的质量。

四、结果计算

水样中铜的含量按下式计算：

$$\rho(\mathrm{Cu})=\frac{m}{V}$$

式中：$\rho(\mathrm{Cu})$——水样中铜（Cu）的质量浓度，mg/L；

m——标准曲线上查得样品管中铜的质量，μg；

V——水样体积，mL。

五、友情提示

(1) 为防止采样容器壁对铜离子的吸附，采样后样品尽快分析，如需保存，样品应立即酸化至 pH$<$3。通常是每 100 mL 水样，加入盐酸溶液（1+1）0.5 mL。

(2) 铅、锌、钴、镍、铁等金属离子的干扰，可用乙二胺四乙酸二钠-柠檬酸三铵掩蔽除去。

(3) 若水样浑浊、色度高、含较多的有机物时，可进行消化处理。

(4) 用有机溶剂提取时，一定要强烈振摇 2 min，否则提取不完全，使结果偏低。

(5) 含铜量高的水样，也可在水相中进行比色，不必用有机溶剂萃取。

能力拓展 2

水中铁含量的测定

工作过程：以二氮杂菲分光光度法测定水中铁含量为例（GB/T 5750.6—2006）。

一、相关知识

二氮杂菲分光光度法测定水中铁含量的原理：

在 pH 3～9 条件下，亚铁离子与二氮杂菲生成稳定的橙红色配合物。溶液颜色的强度与亚铁离子的含量呈正相关。通过比色，可对水中的亚铁离子定量。反应式如下：

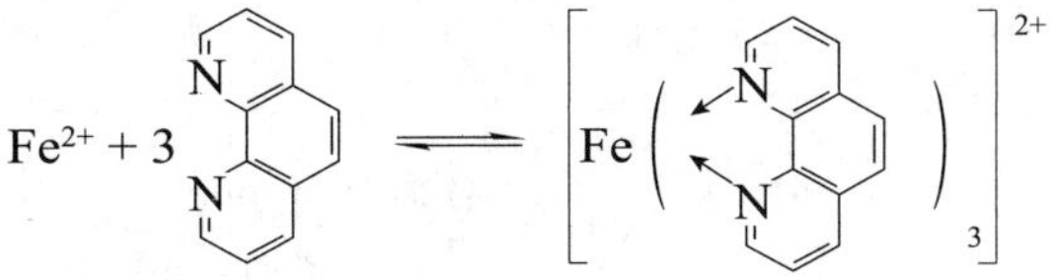

根据反应原理，改变还原剂盐酸羟胺的操作程序，可分别测定亚铁、高铁和总铁。高铁等于总铁与亚铁之差。

本法最低检测质量为 2.5 μg（以 Fe 计），若取 50 mL 水样，则最低检测质量浓度为 0.05 mg/L（以 Fe 计）。

二、准备工作

1. 仪器

所有玻璃器皿每次用前均需用稀硝酸浸泡。

（1）锥形瓶（150 mL）。

（2）具塞比色管（50 mL）。

（3）分光光度计。

2. 试剂

（1）盐酸溶液（1＋1）。

（2）乙酸铵缓冲溶液（pH＝4.2）　称取 250 g 乙酸铵（$NH_4C_2H_3O_2$），溶于 150 mL 纯水中，再加入 700 mL 冰乙酸，混匀备用。

（3）盐酸羟胺溶液（100g/L）　称取 10 g 盐酸羟胺（$NH_2OH \cdot HCl$），溶于纯水中，并稀释至 100 mL。

（4）二氮杂菲溶液（1.0 g/L）　称取 0.1 g 二氮杂菲（$C_{12}H_8N_4 \cdot H_2O$，又名 1,10－二氮杂菲，邻二氮菲或邻菲罗啉，有水合物及盐酸盐两种，均可用），溶解于加有 2 滴盐酸的纯水中，并稀释至 100 mL。此溶液 1 mL 可与 100 μg 的亚铁形成红色螯合物。

（5）铁标准储备溶液[$\rho(Fe)$＝0.1 mg/mL]　称取 0.702 2 g 硫酸亚铁铵[$Fe(NH_4)_2(SO_4)_2 \cdot 6H_2O$]，溶于少量纯水，加 3 mL 盐酸于容量瓶中，用纯水定容至 1 000 mL。

（6）铁标准使用溶液[$\rho(Fe)$＝10 μg/mL]　吸取 10.00 mL 铁标准储备液，移入容量瓶中，用纯水定容至 100 mL，临用时现配。

三、测定操作

（1）取样　吸取 50.0 mL 混匀的水样（含铁量超过 50 μg 时，可取适量水样加纯水稀释至 50 mL）于 150 mL 锥形瓶中。

（2）制备标准系列　另取 8 个 150 mL 锥形瓶，作标准管，与样品管按表 5－5 操作。

（3）比色测定　于 510 nm 波长处，用 2 cm 比色皿，以纯水为参比，测量吸光度。

（4）绘制标准曲线　以标准管的吸光度值对相应标准管中铁的质量绘制标准曲线，并从曲线上查出样品管中铁的质量。

表 5-5 二氮杂菲分光光度法测铁时各管试剂加入量 单位：mL

编号	0	1	2	3	4	5	6	7	样品
铁标准使用液	0.00	0.25	0.50	1.00	2.00	3.00	4.00	5.00	—
水样或稀释后的水样	—	—	—	—	—	—	—	—	50.0
纯水	各加至 50 mL								—
盐酸溶液	各加 4 mL								
盐酸羟胺溶液	各加 1 mL，混匀，小火煮沸至约剩 30 mL，冷却至室温后移入 50 mL 比色管中								
二氮杂菲溶液	各加 2 mL，混匀								
乙酸铵缓冲溶液	各加 10.0 mL								
纯水	各加纯水至 50 mL，混匀，放置 10～15 min								

四、结果计算

水样中铁的含量按下式计算：

$$\rho(\mathrm{Fe})=\frac{m}{V}$$

式中：$\rho(\mathrm{Fe})$——水样中总铁(Fe)的质量浓度，mg/L；

m——从标准曲线上查得样品管中铁的质量，μg；

V——水样体积，mL。

五、友情提示

(1) 总铁包括水体中悬浮性铁和微生物体中的铁，取样时应剧烈振摇均匀，并立即吸取，以防止重复测定结果之间出现很大的差别。

(2) 有些难溶性亚铁盐，要在 pH 为 2 左右时才能溶解；煮沸是为了促使这些亚铁盐溶解，必要时可煮沸浓缩至剩 15 mL 左右，以保证亚铁盐溶解完全。

(3) 乙酸铵试剂可能含有微量铁，故缓冲溶液的加入量要准确一致。

(4) 若水样较清洁，含难溶性亚铁盐量少时，可将所加各种试剂用量减半。但标准系列与样品必须一致。

(5) 亚铁应在采样现场测定，因为取样后有部分亚铁可能会因条件的变化而转化成高铁。

(6) 测定亚铁除不用盐酸煮沸和不加盐酸羟胺还原外，其余操作与测定总铁相同。

能力拓展 3

水中锰含量的测定

工作过程：以过硫酸铵分光光度法测定水中锰含量为例(GB/T 5750.6—2006)。

一、相关知识

过硫酸铵分光光度法测定水中锰含量的原理：

在硝酸银存在下，锰被过硫酸铵氧化成紫红色的高锰酸根离子，其颜色的深浅与锰的含量成正比，根据其呈色深浅，进行比色定量。

$$2Mn^{2+}+5S_2O_8^{2-}+8H_2O \xrightarrow{Ag^+} 2MnO_4^-+16H^++10SO_4^{2-}$$

本法最低检测质量为2.5 μg锰(以Mn计)，若取50 mL水样测定，则最低检测质量浓度为0.05 mg/L。

二、准备工作

1. 仪器

(1) 150 mL锥形瓶。

(2) 50 mL具塞比色管。

(3) 分光光度计。

2. 试剂

配制试剂及稀释溶液所用的纯水不得含还原性物质，否则可加过硫酸铵处理。例如，取500 mL去离子水，加0.5 g过硫酸铵煮沸2 min，放冷后使用。

(1) 过硫酸铵。

(2) 硝酸银-硫酸汞溶液　称取75 g硫酸汞($HgSO_4$)溶于600 mL硝酸溶液(2+1)中，再加200 mL磷酸及35 mg硝酸银，放冷后加纯水至1 000 mL，储于棕色瓶中。

(3) 盐酸羟胺溶液(100 g/L)　称取10 g盐酸羟胺($NH_2OH \cdot HCl$)，溶于纯水并稀释至100 mL。

(4) 锰标准储备液[ρ(Mn)=0.2 mg/L]　称取1.291 2 g氧化锰(MnO，优级纯)或称取1.000 g金属锰，加硝酸溶液(1+1)溶解后，用纯水定容至1 000 mL。

(5) 锰标准使用液[ρ(Mn)=10 μg/L]　吸取5.00 mL锰标准储备液，用纯水定容至500 mL。

三、测定操作

(1) 取样　直接吸取50.0 mL水样于150 mL锥形瓶。

(2) 制备标准系列　另取9只150 mL锥形瓶作标准管，与样品管按表5-6加入操作。

表5-6　过硫酸铵分光光度法测锰时各管试剂加入量　单位：mL

编号	0	1	2	3	4	5	6	7	样品
水样	—	—	—	—	—	—	—	—	50.0
锰标准使用液	0.00	0.25	0.50	1.00	3.00	5.00	10.0	15.0	—
纯水	各加至50 mL								—
硝酸银-硫酸汞溶液	各加2.5 mL，煮沸至剩45 mL时，取下稍冷。如有浑浊，可用滤纸过滤								
过硫酸铵	各分次加1g，慢慢加热至沸。若水中有机物较多，取下稍冷后再分次加入1g过硫酸铵，再加热至沸，务必使显色后的溶液中保持有剩余的过硫酸铵。取下，放置1 min后，用水冷却								
纯水	溶液分别移入50 mL比色管中，加纯水至刻度，混匀								

(3) 比色测定　于 530 nm 波长处，用 5 cm 比色皿，以纯水为参比，测量样品和标准系列的吸光度。若原水样有颜色时，可向有色的样品溶液中滴加盐酸羟胺溶液，至生成的高锰酸盐完全褪色为止，再次测量此水样的吸光度。

(4) 绘制工作曲线　以标准管的吸光度值对相应的标准管中锰的质量绘制工作曲线。由样品管的吸光度值从曲线查出样品管中的锰含量。若是有颜色的水样，应由首先测得的样品溶液的吸光度减去后滴加盐酸羟胺所测得的样品吸光度，再查工作曲线。

四、结果计算

水样中锰的含量按下式计算：

$$\rho(\mathrm{Mn})=\frac{m}{V}$$

式中：$\rho(\mathrm{Mn})$——水样中锰（以 Mn 计）的质量浓度，mg/L；

m——从标准曲线上查得样品管中锰的质量，μg；

V——水样体积，mL。

五、友情提示

(1) 氯离子因能沉淀银离子而抑制催化作用，可由试剂中所含的汞离子予以消除。加入磷酸可配位铁等干扰元素。如水样中有机物较多，可多加过硫酸铵，并延长加热时间。

(2) 过硫酸铵在干燥时较为稳定，水溶液或受潮的固体容易分解放出过氧化氢而失效。本实验常因此试剂分解而失败，应注意。

(3) 含锰量较高的水样，在接触空气后，锰可迅速被氧化形成悬浮胶体，还可与铁等发生共沉淀，造成被测组分的损失，这时须对水样进行消化处理。

(4) 水样中含有大量的有机物时，在测定过程中可消耗氧化剂过硫酸铵，使反应不完全，产生负干扰，有可能使测定结果偏低。这时需对水样进行消化处理，以排除有机物的干扰。

(5) 高温可促使过硫酸铵分解。因此，测定时，在加入过硫酸铵后，需用冷水对锥形瓶进行冷却。

小贴士

甲醛肟分光光度法测水中锰

《生活饮用水标准检验方法(GB 5750.6—2006)》中规定水中锰的检验方法还有甲醛肟分光光度法，该方法的基本原理是利用在碱性溶液中，甲醛肟与锰形成棕红色的化合物，进行比色定量。分析测定时，取澄清的水样加入硫酸亚铁铵溶液和乙二胺四乙酸二钠溶液，然后加入甲醛肟溶液，立即加入氢氧化钠溶液，混匀静置。再加入氨性盐酸羟胺溶液，在高于 15℃ 的室温下至少放置 1 h，于 450 nm 波长处，以纯水为参比，测定吸光度，用标准曲线法定量。若为含悬浮锰及有机锰的水样，应进行消化处理：取一定的水样于锥形瓶中，加硝酸、过硫酸钾及玻璃珠，在电炉上煮沸 30 min，稍冷后用快速滤纸过滤。滤液加少量亚硫酸钠，用纯水定容后供测定。

该方法的最低检出质量浓度为 0.02 mg/L。

工作任务 15　水中铬的测定

工作过程：以二苯碳酰二肼分光光度法测定水中六价铬的含量为例（GB/T 5750.6—2006）。

【相关知识】

铬广泛存在于自然界中，水体和大气中均含有微量的铬。每千克土壤中的铬从痕量到 250 mg，平均约为 100 mg。植物性食物中的铬含量，随土壤中的铬含量而异。铬有多种价态，其中最为常见的是三价铬和六价铬。三价铬是人体必需的微量元素，它通过参与机体的糖、脂肪、核酸和蛋白质代谢，在防治动脉粥样硬化、冠心病、高血压、脑血管疾病、糖尿病以及促进生长发育、延长寿命等许多方面发挥着重要作用。六价铬对人体具有较强的毒性。由于六价铬具有蓄积性，长期饮用含铬量较高的水，机体有发生慢性中毒的可能。

钢铁冶炼、耐火材料、电镀、制革、颜料和化工等工业生产以及燃料燃烧排出的含铬废气、废水和废渣等都是铬的污染源。

我国国家《生活饮用水卫生标准》规定，水中铬（Cr^{6+}）不得超过 0.05 mg/L。

二苯碳酰二肼分光光度法测定六价铬的原理：

在酸性条件下，Cr^{6+} 可与二苯碳酰二肼作用，生成紫红色配合物，比色定量。

【准备工作】

1. 仪器

所有玻璃仪器（包括采样瓶）要求内壁光滑，不能用铬酸洗液浸泡。可用合成洗涤剂洗涤后再用浓硝酸洗涤，然后用自来水、纯水淋洗干净。

（1）50 mL 具塞比色管。

（2）分光光度计。

2. 试剂

（1）二苯碳酰二肼丙酮溶液（2.5 g/L）　称取 0.25 g 二苯碳酸二肼[$OC(HNNHC_6H_5)_2$，又名二苯氨基脲]，溶于 100 mL 丙酮中。盛于棕色瓶中置冰箱内可保存半月，颜色变深时不能再用。

（2）硫酸溶液（1＋7）　将 10 mL 硫酸缓慢加入 70 mL 纯水中。

（3）六价铬标准溶液[$\rho(Cr)=1\ \mu g/mL$]　称取 0.141 4 g 经 105～110℃烘至恒量的重铬酸钾（$K_2Cr_2O_7$），溶于纯水中，并于容量瓶中用纯水定容至 500 mL，此浓溶液 1.00 mL 含 100 μg 六价铬。吸取此溶液 10.0 mL 于容量瓶中，用纯水定容至 1 000 mL。

【分析步骤】

（1）取样　吸取澄清的水样 50 mL，置于 50 mL 具塞比色管中作为样品管。

（2）制备标准系列　另取 9 支 50 mL 同型比色管，与样品管按表 5－7 操作。

（3）比色测定　于 540 nm 波长处，用 3 cm 比色皿，以纯水为参比，测量吸光度。

表 5-7 二苯碳酰二肼分光光度法测六价铬时各管试剂加入量 单位:mL

管号	0	1	2	3	4	5	6	7	8	样品
水样或处理液	—	—	—	—	—	—	—	—	—	50.0
六价铬标准液	0.00	0.25	0.50	1.00	2.00	4.00	6.00	8.00	10.0	—
纯水	各加至 50 mL 刻度									—
硫酸溶液	各加 2.5 mL									
二苯碳酰二肼丙酮溶液	各加 2.5 mL,立即混匀,放置 10 min									

(4) 绘制标准曲线 以标准管的吸光度和 Cr^{6+} 的含量绘制标准曲线,由样品管的吸光度从标准曲线上查出样品管中 Cr^{6+} 的质量。若原水样有颜色,应在测得样品溶液的吸光度中减去水样空白吸光度后,再在标准曲线上查出样品管中 Cr^{6+} 的质量。

【结果计算】

水样中六价铬的含量按下式计算:

$$\rho(\mathrm{Cr})=\frac{m}{V}$$

式中:$\rho(\mathrm{Cr})$——水样中六价铬的质量浓度,mg/L;

m——从标准曲线上查得的样品管中铬的质量,μg;

V——水样体积,mL。

【友情提示】

(1) 对于含有难于破坏的有机物的水样,可采用硝酸-高氯酸法进行消化。

(2) 水样中含有大量铁时,可用铜铁试剂[$C_6H_5N(NO)ONH_4$]除去。同时也可将铜、钒、钼等除去。

(3) 铬与二苯碳酰二肼反应时,酸度[$c(H^+)$]应控制在 0.05～0.3 mol/L,以 0.2 mol/L 时显色最为稳定。

(4) 测定时的温度和放置时间,对显色都有影响。温度高,显色不充分,以 15℃时显色最好。显色 2～3 min 颜色可达最深,且于 5～15 min 保持稳定。

能力拓展

水中总铬的测定

工作过程:以二苯碳酰二肼分光光度法(碱性高锰酸钾法)测定水中总铬的含量为例(GB/T 5750.6—2006)。

一、相关知识

总铬指的是水中三价铬和六价铬的总量。测定六价铬常用的方法是二苯碳酰二肼分光光度法。二苯碳酰二肼分光光度法测定总铬时,要将水中的三价铬氧化为六价铬。目前常用的方法是碱性高锰酸钾法及酸性高锰酸钾法两种。

碱性高锰酸钾法的原理：

在碱性条件下，用高锰酸钾将水样中的三价铬氧化为六价铬，过量的高锰酸钾用乙醇还原除去。调节溶液至酸性，Cr^{6+}可与二苯碳酰二肼作用，生成紫红色配合物，比色定量。

二、准备工作

同二苯碳酰二肼分光光度法测定水中六价铬的含量。

(1) 氢氧化钠溶液[c(NaOH)=1 mol/L]。

(2) 高锰酸钾溶液(25 g/L)。

三、测定操作

(1) 吸取澄清的水样 50 mL，置于 250 mL 锥形瓶中。将水样调至中性，加 0.5 mL 氢氧化钠[c(NaOH)=1 mol/L]、25g/L 高锰酸钾溶液至呈现明显红色，加数粒玻璃珠，煮沸 5～10 min，使剩下水样体积约为 35 mL。

(2) 取下锥形瓶，稍冷后，沿瓶壁加入乙醇(φ=95%)2 mL，继续加热煮沸，直至溶液变为棕色为止。

(3) 取下锥形瓶，加入 0.5 mL 硫酸溶液[$c(1/2H_2SO_4)$=1 mol/L]，此时溶液应呈中性，用定量中速滤纸过滤于 50 mL 具塞比色管中，并用蒸馏水洗涤锥形瓶、沉淀及滤纸数次，将滤液并入 50 mL 具塞比色管中，冷却后，加蒸馏水至 50 mL，作为样品管。

后续操作同六价铬的测定。

四、结果计算

同六价铬的测定。

五、友情提示

(1) 水样不经高锰酸钾氧化处理，直接测得的铬为六价铬，总铬减去六价铬即为三价铬。

(2) 在加热煮沸氧化过程中，水样应维持微红色。如出现水样褪色，应滴加高锰酸钾，使水样中有足够的氧化剂存在。

(3) 加入乙醇时，一定要把锥形瓶从电炉上取下，让溶液稍冷后，沿瓶壁缓缓加入，否则可引起暴沸，使溶液冲出，造成被测成分的损失。

思考题

1. 试述水中金属成分检验的卫生学意义。

2. 什么是水的硬度？简述用乙二胺四乙酸二钠滴定法测定水中总硬度的原理、方法步骤和注意事项。

3. 试述用离子色谱法测定生活饮用水中钠含量的水样采集、预处理和标准系列的配制方法。

4. 在用火焰原子吸收分光光度法测定水中铜、铁和锰的含量时，对于含有较多有机物的水样，应该怎样进行水样处理？

5. 火焰原子吸收法的基本原理是什么？怎样进行定性和定量分析？

6. 简述二苯碳酰二肼分光光度法（碱性高锰酸钾氧化法）测定水中总铬的操作步骤。

7. 二乙基二硫代氨基甲酸钠分光光度法测定水中铜时，如何除去铅、锌、锰、钴、铁、镍等金属离子的干扰？

8. 二氮杂菲分光光度法测定水中总铁时，对水样进行酸化和加热处理的目的是什么？

项目六　水中无机非金属成分的检验

知识目标

1. 了解水中无机非金属成分的来源、检验的项目内容及检测的卫生学意义。
2. 掌握离子电极法测定氟化物、硝酸银滴定法测定氯化物、异烟酸-吡唑啉酮分光光度法测定氰化物、二乙基二硫代氨基甲酸银分光光度法测定砷、催化示波极谱法测定硒的方法原理。
3. 熟悉硫酸高铈催化分光光度法测定碘化物、离子色谱法测定氯化物、氢化物发生-原子吸收法测定砷和硒、氢化物-原子荧光法测定砷和硒的方法原理。
4. 掌握离子选择电极法的基本原理，了解极谱分析法的基本原理。
5. 初步熟悉氢化物发生-原子吸收法、氢化物-原子荧光法的基本原理。
6. 掌握测定结果的处理和计算方法。

技能目标

1. 熟练使用离子活度计或精密酸度计、离子选择电极、电位仪、分光光度计、示波极谱仪等仪器。
2. 熟练运用离子选择电极法、分光光度法、滴定法及示波极谱法测定有关水中无机非金属成分。
3. 熟练掌握离子选择电极法、异烟肼-吡唑啉酮分光光度法、硫酸高铈催化分光光度法、二乙基二硫代氨基甲酸银分光光度法、硝酸银滴定法及催化示波极谱法的操作。
4. 熟练掌握蒸馏、比色测定等相关操作技术。
5. 初步学会氢化物发生-原子吸收法、氢化物-原子荧光法相关仪器的操作。
6. 熟练掌握测定水中无机非金属成分的水样处理方法。

水中非金属成分很多，广义的包含类金属和非金属及其盐类、有机物、各种微生物等，有的已归到其他类别，如挥发酚、阴离子合成洗涤剂等有机物已划入有机成分指标中，氨氮、亚硝酸盐氮、硝酸盐氮被归类到有机污染项目中。对尚未归类的其他项目指标，如硫酸盐、硫化物、氰化物、氟化物、碘化物、氯化物、砷、硒、磷、硼等，统属无机非金属成分。在水质卫生理化检验中，它们有的属于一般化学指标，有的属于毒理学指标，测定其含量可反映水体受污染情况和评价水质。

工作任务16 水中氟化物的测定

工作过程：以离子选择电极法测定水中氟化物含量为例（GB/T 5750.5—2006）。

【相关知识】

氟（F）是自然界最活泼的非金属卤族元素，电负性最大，原子半径最小，氧化活性很强。氟单质是一种淡黄色的气体，具有强烈的刺激性臭味。常温下，氟能与许多化学元素发生化学反应而形成各种化合物，因此，在自然情况下，不存在游离状态的氟。氟化物指含负价氟的有机或无机化合物，种类繁多，从致命毒素沙林到药品依法韦仑，从难熔的氟化钙到反应性很强的四氟化硫都属于氟化物的范畴。最常见的氟化物是 Na_3AlF_6（冰晶石）、CaF_2（萤石）和 $Ca_5F(PO_4)_3$（氟磷灰石）等。氟化氢在空气中常呈雾状，有毒，可溶于水而成为氢氟酸，它是一种弱酸，但可以腐蚀玻璃，因此，氢氟酸常保存在铅皿或聚乙烯塑料瓶中。

在天然地面水中，氟的含量一般为 0.2～0.5 mg/L，浅层地下水高于地面水，但一般在 1.5 mg/L 以下，若水流经含氟矿层，可达 2～5 mg/L，甚至高达 10 mg/L 以上；海水中氟的含量为 1～12 mg/L。我国地热水中氟化物含量普遍较高，如河北某地的地热水中氟含量高达 12.6 mg/L。地热水及其利用后的尾水排入外环境后，周围水及土壤氟的含量增加，并向农作物转移。

某些工业生产过程会用到氟及其化合物，如冶金、电子、化工、电镀、磷肥、水泥、玻璃、农药、塑料等，此类企业排放的工业废水中可能含有较高浓度的氟化物。若地面水中氟含量突然异常增高，则可能存在含氟工业废水污染。

氟是人体生长发育过程中所必需的一种微量元素，人体各组织中都含有氟，但主要积聚在牙齿和骨骼中。适量的氟是人体所必需的，发挥着相应的生理功能，如预防龋齿、预防老年骨质疏松。氟缺乏或过多均会对机体产生不良影响，若机体长期摄入氟不足，会增加患龋齿的风险（尤其是婴幼儿），但摄入过多，则会引起氟中毒，其特异性的临床表现主要为氟斑牙和氟骨症，氟化钠对人的致死量为 6～12 g，饮用水含 2.4～5 mg/L 则可出现氟骨症。成人每日需摄入 2～3 mg，一般通过饮水与食物获取。因此，控制水中氟化物含量，在饮水卫生方面有着重要的意义，我国集中式供水常进行加氟或脱氟处理，以使饮水中氟含量达到适宜的浓度。

我国《地表水环境质量标准（GB 3838—2002）》规定，Ⅰ类、Ⅱ类和Ⅲ类地表水均≤1.0 mg/L（以 F 计，下同），Ⅳ类和Ⅴ类地表水≤1.5 mg/L。《生活饮用水卫生标准（GB 5749—2006）》和《生活饮用水水质卫生规范（2001）》规定的限值为 1.0 mg/L。《污水综合排放标准（GB 8978—2002）》规定的一级标准为不超过 10 mg/L，最高（低氟地区，水中氟＜0.5 mg/L）也不超过 30 mg/L。

检测水中氟化物的方法主要有氟离子选择电极法、氟试剂分光光度法、茜素磺酸锆比色法以及离子色谱法等。离子色谱法的特点是快速，但稳定性和重现性较差；氟试剂分光光度法的特点是用于低浓度样品的分析准确度和重现性较好，不足是检测过程较繁琐、时间长；茜素磺酸锆比色法的特点是方便、快速，不足是误差大；离子选择法的准确度高、重复性好，但仪器稳定所需时间长，分析成本较高。目前大多采用氟离子电极法，该法具有选择性好、操作简单、对仪器要求不高、测量范围宽，抗干扰能力较强，对有色、浑浊水样也可以测定的优点。

离子选择电极法测定水中氟化物含量的原理：

氟离子选择电极由氟化镧单晶膜组成，氟化镧单晶对氟化物离子有选择性，它对溶液中氟离子变化非常敏感，当氟电极与含氟溶液接触时，氟化镧单晶膜两侧的不同浓度氟溶液之间发生离子交换而形成电位差（即膜电位）。膜电位的大小与氟化物溶液的离子活度有关。氟离子选择电极的电极电位随被测溶液中氟离子活度的变化而变化，被测溶液氟离子的浓度可根据电位的变化差与氟离子活度的线性关系计算出来，二者的关系可用能斯特（Nernst）方程表达。

测定时，以饱和甘汞电极为参比电极，氟离子选择电极为指示电极组成一组原电池。利用电动势与离子活度负对数的线性关系直接求出水样中氟离子浓度。氟电极对 F^- 的线性响应范围为 5×10^{-7}～0.1 mol/L。

该方法的最低检出质量为 2 μg，若取 10 mL 水样测定，则最低检出质量浓度为 0.2 mg/L。测量范围为 0.05～1 900 mg/L。

【准备工作】

1. 仪器

（1）氟离子选择电极。

（2）饱和甘汞电极。

（3）离子活度计或精密酸度计。

（4）电磁搅拌器。

（5）电位仪。

2. 试剂

（1）冰乙酸（ρ_{20}＝1.06 g/mL）。

（2）氢氧化钠溶液（400 g/L） 称取 40 g 氢氧化钠，溶于纯水中并稀释至 100 mL。

（3）盐酸溶液（1＋1） 将盐酸（ρ_{20}＝1.19 g/mL）与纯水等体积混合。

（4）离子强度缓冲液Ⅰ 称取 348.2 g 柠檬酸三钠（$Na_3C_6H_5O_7\cdot5H_2O$），溶于纯水中。用盐酸溶液（1＋1）调节 pH 为 6 后，用纯水稀释至 1 000 mL。

（5）离子强度缓冲液Ⅱ 称取 59 g 氯化钠（NaCl），3.48 g 柠檬酸三钠（$Na_3C_6H_5O_7\cdot5H_2O$）和 57 mL 冰乙酸（ρ_{20}＝1.06 g/mL），溶于纯水中，用氢氧化钠溶液（400 g/L）调节 pH 为 5.0～5.5 后，用纯水稀释至 1 000 mL。

（6）氟化物标准储备液[$\rho(F^-)$＝1mg/mL] 称取经 105℃干燥 2 h 的氟化钠（NaF）0.221 0 g，溶解于纯水中，稀释定容至 100 mL。储存于聚乙烯瓶中。

（7）氟化物标准使用液[$\rho(F^-)$＝10 μg/mL] 吸取氟化物标准储备液 5.00 mL 于 500 mL 容量瓶中，用纯水稀释至刻度。

【分析步骤】

1. 标准曲线法

（1）取样 吸取 10 mL 水样于 50 mL 烧杯中。若水样中总离子强度过高，应取适量水样稀释至 10 mL。

（2）配制标准系列 另取 7 只 50 mL 同型号烧杯，按表 6－1 配制。

表 6-1 离子选择电极法测氟化物的标准系列配制

管号	0	1	2	3	4	5	6
氟化物标准使用液/mL	0.00	0.20	0.40	0.60	1.00	2.00	3.00
蒸馏水/mL	各加至 10 mL						
离子强度缓冲液/mL	各加 10 mL,混匀						
氟化物含量/(F^-,mg/L)	0.00	0.20	0.40	0.60	1.00	2.00	3.00

注:水样干扰物质多时加离子强度缓冲液Ⅰ,较清洁的水样则加离子强度缓冲液Ⅱ。

(3) 测量电位值　将搅拌子放于电磁搅拌器上搅拌水样溶液,插入氟离子电极和甘汞电极,在搅拌下读取平衡电位值(指每分钟电位值改变小于 0.5 mV,若氟化物浓度较低时,需 5 min 以上)。

(4) 绘制标准曲线　在半对数纸上,以普通格为纵坐标,表示电位值(mV),以对数格为横坐标,表示氟化物的质量浓度。根据测得的样品电位值,在标准曲线上查得水样中氟化物的质量浓度。

2. 标准加入法

(1) 取样　吸取 50 mL 水样于 200 mL 烧杯中,加 50 mL 离子强度缓冲液(水样干扰物质多时加离子强度缓冲液Ⅰ,较清洁的水样则加离子强度缓冲液Ⅱ)。

(2) 测量电位值　同上(3)操作,读取平衡电位值 φ_1,(mV)。

(3) 加标测量　于水样中准确加入一定体积(少于 0.5 mL)的氟化物标准储备液,在搅拌下读取平衡电位值 φ_2,(mV)。

【结果计算】

1. 标准曲线法

氟化物质量(F^-,mg/L)可直接在标准曲线上查得。

2. 标准加入法

水样中氟化物的含量按下式计算:

$$\rho(F^-)=\frac{\dfrac{\rho_1 V_1}{V_2}}{\lg^{-1}\left(\dfrac{\varphi_1-\varphi_2}{K}\right)-1}$$

式中:$\rho(F^-)$——水样中氟化物的质量浓度(以 F^- 计),mg/L;

ρ_1——加入氟化物标准储备液的质量浓度,mg/L;

V_1——加入氟化物标准储备液的体积,mL;

V_2——水样的体积,mL;

K——测定水样温度为 t℃时的斜率,其值为 0.198 5×(273+t);

φ_1——水样未加氟化物标准储备液前的平衡电位,mV;

φ_2——水样中加入氟化物标准储备液后的平衡电位,mV。

【友情提示】

(1) 一些能与氟离子生成稳定配合物或难溶沉淀物的金属离子或元素均会干扰测定,如三价铁、三价铝、锆、钍、钙、镁、稀土元素等。污染严重的水样，检测前需做蒸馏处理。

小贴士

氟电极法测氟时水样蒸馏预处理方法

将 400 mL 纯水置于 1 000 mL 蒸馏烧瓶中，小心加入 200 mL 浓硫酸，摇匀。投入 20～30 粒玻璃珠，塞上插有温度计的瓶塞。温度计下端应接近瓶底。然后加热蒸馏至温度升高到 180℃时为止。弃去蒸馏液。待瓶内硫酸溶液冷却至 120℃以下，加入 250 mL 水样。若水样中存在氯化物干扰，蒸馏前可按每毫克氯离子需要 5 mg 硫酸银的比例，加入固体硫酸银。加热蒸馏至瓶内温度接近 180℃为止。但温度不得超过 180℃，以防大量硫酸蒸出。收集馏出液于 250 mL 容量瓶中，最后加纯水至 250 mL 刻度。

如果需要连续蒸馏多个水样，可待蒸馏瓶内硫酸冷却至 120℃以后，再加入另一份水样蒸馏。如果蒸馏了含氟量高的水样，在蒸馏另一样品之前必须加入 250 mL 纯水，用同水样方法蒸馏，以清洗掉可能残留在装置中的氟。但蒸馏瓶内的酸可以反复使用，直至变黑才需更换。

(2) 溶液的酸碱度也会影响检测结果，为消除 OH^- 对测定的干扰，应将测定的水样 pH 控制在 5.5～6.5。碱性溶液中，氟化镧单晶薄膜与 OH^- 产生离子交换作用：

$$LaF_3 + 3OH^- \xlongequal{} La(OH)_3 + 3F^-$$

导致溶液中的 F^- 浓度增加，进而增大电极响应程度。而在酸性溶液中，F^- 与 H^+ 可形成 HF，从而降低 F^- 浓度。因此，待测溶液 pH 的适宜范围随水样中氟浓度的高低而变动，氟化物的含量越低，对溶液 pH 的要求就越高，即适合的 pH 范围就越窄。待测液的 pH＜5 时，出现负干扰，pH＞8 时，出现正干扰，当 pH＝4 时，相对偏差为 16.38%，pH＝9 时，相对偏差为 5.66%，pH≥11 时，相对偏差高达 53%。

(3) 为保证检测结果的准确性，通常在测定时加入总离子强度缓冲液（TISAB）。其作用是：① 保持被测溶液离子强度的稳定性，防止因离子活度不同而产生的误差；② 可以掩蔽干扰离子的影响，缓冲液中的柠檬酸盐能与待测溶液中的铝和铁离子发生配合反应，避免铝和铁与氟离子形成氟配合物；③ 为测定提供适宜的酸碱度环境，保证溶液 pH 在 5～6 的适宜范围内；④ 加快平衡时间，如 10^{-6} mol/L 的 F^- 在纯水中的平衡时间需要 1 h，而加入离子强度缓冲溶液后仅需 10 min 即可达到平衡。

TISBA 通常有两类：TISBA Ⅰ 的主要成分是柠檬酸三钠，适用于干扰成分浓度较高的水样；TISBA Ⅱ 由氯化钠、柠檬酸三钠和冰乙酸组成，pH 在 5.0～5.5 之间，宜用于干扰物质少、较清洁的水样。

若将离子强度缓冲液存放在玻璃瓶中，会溶出玻璃中的氟化物，使测定结果偏高，储存时间越长，氟溶出量越大。故宜存放在聚乙烯塑料瓶中。

(4) 温度对结果有一定的影响，当温度相差 10℃时，所测电位相差约 2 mV。因此，测定水样时必须调节温度补偿装置，使水样测定时的温度与标准系列溶液测定时的温度保持一致。一般情况下，温度补偿设在 25℃。

(5) 用标准加入法分析时，φ_1 与 φ_2 应相差 30～40 mV。质量浓度在 25～100 mg/L 时，线

性较好。

(6) 在检测分析前，氟离子选择电极最好在 NaF 溶液(10^{-3} mol/L)中浸泡 1～2 h 进行活化，再用去离子水浸泡数小时或过夜。在连续使用间隙，可浸泡在水中；若长期不用，宜风干后妥善保存。

(7) 测样品的同时制作标准曲线。待测样品液的浓度越低，电极响应时间越长。电极接触待测液 5 min 后，电极电位变化范围小于 0.5 mV 时可以读数。每测定一个样品前，用清洗液洗涤电极至其电位在空白值以下，当样品浓度相差较大时，最好用两支氟电极。

样品浓度与检测结果稳定所需时间：0.1 mg/L 标准样，氟电极需 10 min 才达到稳定，在制作标准曲线时，0.1 mg/L、0.2 mg/L 和 0.4 mg/L 这几个点应适当延长测定时间。

(8) 测量完后，须用去离子水清洗电极至本底值(＜－320 mV)。电极被污染时，可用无水乙醇或丙酮轻擦电极表面。测量温度及搅拌速度必须保持一致。测量顺序从低浓度至高浓度，否则每次测定前要彻底清洗电极。

(9) 离子选择电极法适用于生活饮用水及其水源水中可溶性氟化物的测定，色度、浑浊度较高及干扰物质较多的水样可用该法测定。

(10) 测定氟化物的水样，应用聚乙烯瓶收集和储存。

小贴士

锆盐茜素比色法和氟试剂分光光度法测水中氟化物

(1) 锆盐茜素比色法　在酸性溶液中，茜素磺酸钠与锆盐形成红色络合物，但当水样中存在氟离子时，能与锆形成更稳定的无色氟化锆而使溶液退色，比色定量。当水样的色度和浊度较大，干扰物质如金属离子和盐类浓度较高时，须对水样进行蒸馏预处理。该方法的检测限为 5 μg，若取 50 mL 水样，则最低检出浓度为 0.1 mg/L。

(2) 氟试剂分光光度法　氟与氟试剂和硝酸镧反应，生成蓝色络合物，且颜色随着氟离子浓度的增高而加深。尤其在 pH 4.5 的溶液中，生成的络合物的颜色可稳定 24 小时，通过比色定量。此法干扰较多，水样检测前一般需蒸馏。该方法的检测限为 2.5 μg，若取 25 mL 水样，则最低检出浓度为 0.1 mg/L。

知识链接

离子选择电极法

1. 基本原理

电化学电池的电极电位 φ 大小与相应的离子活度 a 之间的关系可用 Nernst(能斯特)方程式来描述：

$$\varphi=\varphi^{\ominus}+\frac{RT}{nF}\ln\frac{a_{ox}}{a_{red}}$$

式中：R——气体常数，值为 8.314 J/mol·K；

T——绝对温度，值为 273＋t(℃)；

F——法拉第常数，值为 $9.648\,456\times10^{4}$ C/mol；

n——电极反应中的电子转移数；

$\varphi^{\ominus}$——标准电极电位，V；

a_{ox}——氧化态 Ox(氧化剂)的活度，mol/L；

a_{red}——还原态 Red(还原剂)的活度，mol/L。

不过，单个电极的电位无法测量，但电化学电池的电动势(E)可以测量，电池由两个电极组成，一个是指示电极(indicator electrode)，其电位 φ 的大小与相应的离子活度存在一定数量关系，是能指示待测离子活度(或浓度)的电极。另一个是参比电极(reference electrode)，在恒定温度下，其电极电位是相对恒定的。二者的差值即为电动势：

$$E=\varphi_{参比电极}-\varphi_{指示电极}$$

可见，离子选择电极的电位与溶液中特定离子活度的对数呈线性关系：

$$\varphi=\varphi^{\ominus}\pm\frac{RT}{n_iF}\ln a_i$$

式中，“+”用于阳离子选择电极，“−”用于阴离子选择电极。$\varphi^{\ominus}$ 为离子选择电极的标准电位，它的大小与内参比电极单位、电极敏感膜的膜电位以及不对称电位等有关。

所有离子选择电极的特异性只是相对的，并非存在绝对的专一性，在不同程度上会受到其他离子的干扰。离子选择电极的选择性主要由敏感膜的活性材料的性质来决定。由于存在共存干扰离子的影响，需对 Nernst 方程式做适当的修正：

$$\varphi=\varphi^{\ominus}\pm\frac{2.303RT}{n_iF}\lg\left[a_i\pm K_{ij}(a_j)^{n_i/n_j}\right]$$

式中：a_i，a_j——分别为待测离子和干扰离子的活度；

n_i，n_j——分别为它们各自的电荷；

K_{ij}——为离子 j 对离子 i 的电位选择性系数，亦简称选择性系数(selectivity coefficients)。K_{ij} 越小，表明电极对待测离子的选择性就越高。

可见，只要测出待测溶液和某离子选择电极与参比电极所组成原电池的电动势，就可利用电动势与溶液离子活度间的线性关系求出待测离子的活度或浓度。

2. 离子选择电极

(1) 类型　离子选择电极的膜属敏感元件，按 IUPAC 推荐的分类方法，根据敏感膜的不同可将离子选择电极作如下分类(图 6-1)：

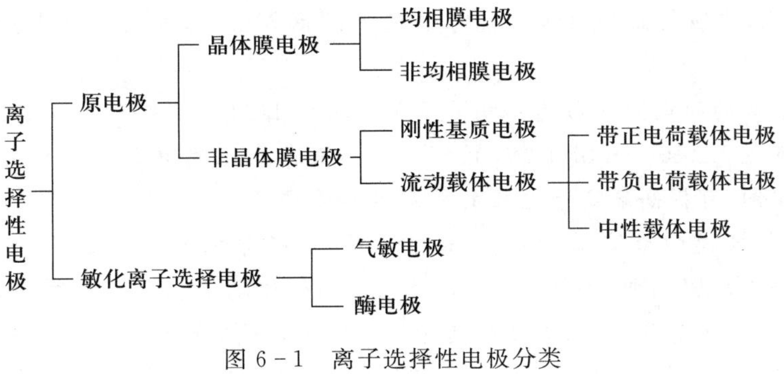

图 6-1　离子选择性电极分类

（2）结构

1）晶体膜电极　晶体膜电极的敏感膜由难溶盐的单晶或多晶沉淀压片制成，在室温下具有导电性。用来制作此类电极膜的活性物质要具备以下特性：室温下具有离子导电性；溶解度非常低，在溶液中呈化学惰性；能耐受较大的机械强度；对构成晶体的金属离子或难溶盐的阴离子有 Nernst 响应。此类晶体的晶格缺陷留有空穴，通过导电离子在空穴中的移动而传导电流。对特定的晶体空穴而言，其大小、形状和电荷分布具有一定的特征，只许特定的离子在其间移动，从而表现出较高的选择性。

晶体膜电极的结构主要有离子接触型（如氟离子选择电极）和非离子接触型两种，前者使用内参比溶液而后者不使用内参比溶液（图 6-2）。

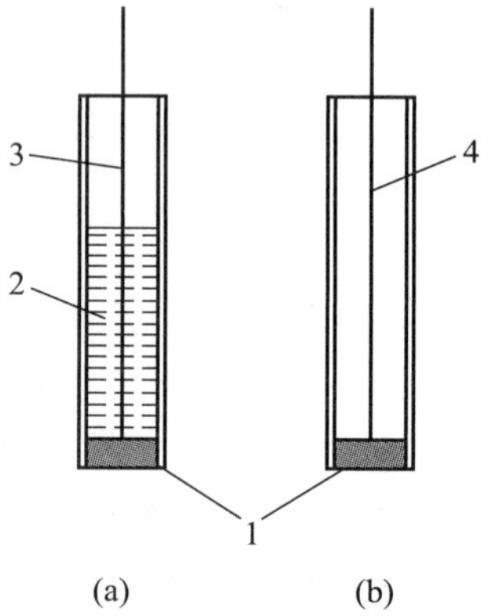

图 6-2　晶体膜电极结构
1. 晶体薄膜；2. 内参比溶液；3. 内参比电极；4. 金属导线

2）均相膜电极　此类电极的敏感膜由一种或多种晶体均匀混合而成。晶体中能导电的主要是一些低价的、体积小的离子，如 Ag^+、H^+、Li^+、Na^+ 和 F^- 等。因此，晶体膜的活性材料全是由含有这些离子的离子导体或半导体构成。

氟离子选择电极：其敏感膜是 1～2 mm 厚的氟化镧（LaF_3）单晶，一般用 Ag－AgCl 电极作内参比电极，内充溶液一般采用 NaF（0.1 mol/L）－NaCl（0.1 mol/L）。在制作氟离子电极时，一般在敏感膜 LaF_3 中加入少量 2 价离子的氟化物如 CaF_2 等，以降低电极内阻，增加单晶的导电性和提高响应速度。

氟离子选择电极对 F^- 具有高度的选择性。测定时，氟离子选择电极与被测溶液构成一对工作电池：

$$Ag-AgCl, Cl^-(0.33\ mol/L), F^-(0.001\ mol/L)-LaF_3 \parallel \text{试液} \parallel \text{外参比电极}$$

测量温度为 25℃，溶液总离子强度及溶液界面电位等条件不变时，依据能斯特方程式，氟离子选择电极的电极电位为：

$$\varphi_{F^-} = K_{F^-} - 0.059\,1 \times \lg a_{F^-}$$

式中：K_{F^-}——参比电极的电位（相对恒定值）。

由上式可见，φ_{F^-} 与 $\lg a_{F^-}$ 呈直线关系。当测量温度为 25℃时，$\lg a_{F^-}$ 每改变一个单位，电位 φ_{F^-} 就变化 0.059 1 毫伏（mV）。0.059 1 系此直线的斜率，即电极的斜率。由于可以通过离子活度计测出 φ_{F^-}，因此，溶液氟离子的活度就可通过上式推算出来，进而计算出待测物中氟离子的浓度。

氟离子选择电极的膜电阻一般为 0.15～5 MΩ，检出限可达 1×10^{-6} mol/L（以 F^- 计），质量好的氟电极甚至可达 1×10^{-7} mol/L（以 F^- 计）。如果在氟化镧中夹镀一层由氟离子导电的离子导体如四氟铅酸钠，可提高氟离子电极的稳定性和重现性。

混晶膜电极：电极膜由难溶盐的粉末压制而成，电极导电的是 Ag^+。在制作过程中加入 Ag_2S，既可减小光敏性，又可增加导电性。此类电极的检出限由相应硫化物的溶度积决定，一般在 10^{-4}～10^{-8} mol/L 范围内，其敏感性和选择性均较高，但机械强度较差。

目前应用较广泛的是氯电极，用 Ag－AgCl 或 AgCl－Ag_2S 作敏感材料时，检出限为 5×10^{-5} mol/L。若用 Hg_2Cl_2－HgS 制备氯电极，可提高检测灵敏度，检出限可达 3×10^{-6} mol/L。

部分均相膜电极的结构和主要性能见表6-2：

表6-2 部分均相膜电极的结构和主要性能

电极名称	膜物质	测定离子	干扰离子
氟电极	LaF_3	F^-，La^{3+}，Al^{3+}	OH^-
氯电极	AgCl，$AgCl-Ag_2S$	Cl^-	I^-，Br^-，CN^-，S^{2-}，NH_4^+
碘电极	AgI，$AgI-Ag_2S$	I^-	S^{2-}，CN^-
氰电极	$AgI-Ag_2S$	CN^-	S^{2-}，I^-
铜电极	$CuS-Ag_2S$	Cu^{2+}	Ag^+，Hg^+，Fe^{3+}，S^{2-}
铅电极	$PbS-Ag_2S$	Pb^{2+}	Hg^+，Ag^+，Cu^{2+}，Cd^{2+}，Fe^{3+}

3）非均相膜电极　此类电极的电极膜由难溶盐粉末均匀分布在硅橡胶、石蜡、聚乙烯等惰性黏合材料的基质中而成，主要用于检测 I^-、Br^-、Cl^- 和 S^{2-} 等阴离子。主要优点是膜的机械性能较好，但缺点是响应时间较长。

3. 定量分析方法

离子选择电极的内阻较高，要求用于测量电动势的电位计的输入阻抗也要高。因此，分析时要选用专为离子选择电极设计的电子毫伏计，其输入阻抗一般大于 1×10^{12} Ω，以创造"零电流"样的测量条件。离子选择电极将溶液中相应的离子活度转换成电位后，有多种方法可直接求出待测溶液的离子量，通过温度补偿、定位调节等校正手段，测定溶液的离子活度或浓度。目前常用的有 mV 计、mV/pX 计等。

离子选择电极的定量分析方法有标准曲线法、仪器直读法、标准加入法、二次标准加入法和格氏作图法，要根据待测样品的具体情况选用不同的分析方法。

（1）标准曲线法　如果样品中待测离子的活度或浓度在离子选择电极的线性范围内，用标准系列的 E 与对应的 $\lg a_i$ 或 $\lg c_i$ 作图（a_i 和 c_i 分别为待测离子的活度和浓度），根据样品的 E 从标准曲线上查出相应的离子活度或浓度。此法适用于大批量样品的分析。

（2）标准加入法　如果待测样品溶液的成分比较复杂，离子强度比较大，与标准溶液的差别较大时就不宜用标准曲线法，而要用标准加入法。该方法是在对浓度未知（c_x）、体积为 V_x 的某溶液测定电动势（E_1）后，加入体积为 V_s（V_s 约为 V_x 的百分之一）的待测离子的标准溶液（c_s 约为 c_x 的100倍），再测定电动势（E_2）。用 Nernst 方程式可以计算待测样品溶液中待测离子的浓度：

$$E_1=K+S\lg fc_x$$
$$E_2=K'+S\lg f'(c_x+\Delta c)$$

式中：f——活度系数。

由于加入标准溶液的体积相对太少，溶液介质条件基本不变，因此，$K=K'$，$f=f'$。将上两式相减（解方程）得：

$$c_x=\Delta c(10^{\frac{\Delta E}{S}}-1)^{-1}$$

式中：

$$\Delta E=E_2-E_1$$

$$\Delta c=\frac{c_s V_s}{V_x+V_s}=\frac{c_s V_s}{V_x}$$

标准加入法要用实际的斜率 a，它的大小与温度和标准液 F^- 离子质量浓度有关。可以用稀释法求出 a：测量 E_2 后，在维持总离子强度不变的情况下稀释一倍，测得电动势 E_3，则斜率 a 为：

$$a=\frac{E_2-E_3}{\lg 2}$$

式中：

$$\lg 2=\lg fc-\lg f\frac{1}{2}c=\lg\frac{2c}{c}$$（因为溶液被稀释了一倍，浓度变为原来的一半）

当样品溶液很少时，也可将待测样品溶液加入到标准溶液中测定。不同测量方法所产生的误差也不相同，标准加入法所致的误差相对较小。研究表明，多次标准加入法能提高分析精度，而减量法的误差最小。

(3) 标准对比法　在已知浓度的标准溶液与待测溶液中，分别加入总离子强度调节缓冲剂后测得各自的电动势 E_s 和 E_x，由于 f 是恒定的，电动势 E 和浓度的对数值 $\lg c$ 存在线性关系：

$$\lg c_x=\lg c_s\pm\frac{E_x-E_s}{2.303RT/nF}$$

式中，测阳离子取"＋"号，阴离子取"－"号。

能力拓展

水中碘化物的测定

工作过程：以硫酸高铈催化分光光度法测定水中碘化物含量为例（GB/T 5750.5—2006）。

一、相关知识

碘属于卤族元素，化学性质较为活泼，可与许多金属、非金属元素发生化学反应。碘单质（I_2）是紫黑色固体，具有金属光泽，易升华（可用于碘的分离和提纯），遇淀粉溶液呈蓝色。碘在自然界含量稀少，除在海水中含量较高以外，在大部分土壤、岩石和水中的含量都很低微。一般水质中碘化物的含量仅为 2～10 μg/L，且近海区＞丘陵地带＞山区，近海区域的水中碘含量一般在 20 μg/L 以上；而井水碘含量则与水井的深度有关，水井越深，碘含量越高。水中的碘主要来源于水源及水流经的地质环境，工业生产及日常生活一般不存在碘及其化合物的大量排放。

碘是人体必需的一种微量元素，其主要的生理功能是参与机体四碘甲状腺素（T_4）的合成。WHO 推荐成人每日的摄入量为 140 μg。若机体摄入碘不足，就会导致机体内甲状腺素合成不足，引起甲状腺肿，在胚胎期和出生后早期，严重缺碘还会导致亚克汀病甚至克汀病。在怀孕早期（头 10～20 周），胎儿的甲状腺素完全依赖母亲供给，若母亲因缺碘引起甲状腺素不足，就会影响后代的神经系统发育，导致智力发育迟缓甚至停滞。成年人长期缺碘，可引起甲状腺肿大。但是，碘摄入过多会导致高碘性甲状腺肿，水中碘化物含量在 500 μg/L 以上，"高碘"甲状腺肿患病率上升；若短期摄入大量的碘还会引起急性碘中毒，出现头痛、眩晕、口渴、恶心甚至昏厥、休克和昏迷等严重症状。

小贴士

碘缺乏

据估计，全球有10多亿人口受碘缺乏的威胁，我国大部分地区属缺碘地区，2002年全国碘缺乏病监测28个省的外环境水碘结果显示，水碘中位数在5 μg/L以下的省份有16个，仅江苏省的水碘中位数(16.2 μg/L)超过15 μg/L，有24个省的水碘中位数在10 μg/L以下。水中碘化物含量在10 μg/L以下，“低碘”甲状腺肿患病率增加。我国甲状腺肿大患病率呈现山区＞丘陵＞近海区的趋势。因此，我国的食用盐都强制性地要求加碘(浓度为0.02%～0.05%)，以控制碘缺乏病的发生。

我国《地下水质量标准(GB/T 14848—93)》规定，Ⅰ类和Ⅱ类地下水的碘化物≤0.1 mg/L，Ⅲ类地下水≤0.2 mg/L，Ⅳ类≤1.0 mg/L，Ⅴ类＞1.0 mg/L。《生活饮用水卫生标准》无此限量标准。

检测水中碘化物的方法较多，有催化分光光度法、分光光度法、离子选择电极法、离子色谱法、气相色谱法、阴极溶出伏安法、化学发光抑制法等。分光光度法灵敏度不够高，难以满足水中微量碘化物的测定；而催化分光光度法灵敏度较高，对仪器设备无特别要求，容易普及应用。

硫酸高铈催化分光光度法的原理：

在酸性条件下，亚砷酸与硫酸高铈发生缓慢的氧化还原反应。当存在碘离子时，碘离子也能与硫酸高铈和亚砷酸发生反应。碘离子有催化作用，可使反应加速进行，在一定的条件和特定的时间内，碘离子越多，反应的速率就越快，剩余的高铈离子(Ce^{4+})就越少。经过一定的反应时间后，用亚铁离子(如硫酸亚铁铵)还原剩余的高铈离子，亚铁离子(Fe^{2+})与剩余的高铈离子反应生成高铁离子(Fe^{3+})，从而终止亚砷酸-高铈间的氧化还原反应。氧化产生的高铁离子(Fe^{3+})再与硫氰酸钾生成稳定的红色络合物，溶液颜色越深，剩余的高铈离子就越多，即水中的碘离子就越少，反之，水样中碘离子就越多。通过比色定量，间接测定碘化物的含量。

$$2Ce^{4+} + As^{3+} = 2Ce^{3+} + As^{5+}$$

$$2Ce^{4+} + 2I^{-} = 2Ce^{3+} + I_2$$

$$I_2 + As^{3+} = 2I^{-} + As^{5+}$$

$$2Ce^{4+} + As^{3+} = 2Ce^{3+} + As^{5+}$$

$$Ce^{4+} + Fe^{2+} = Ce^{3+} + Fe^{3+}$$

$$Fe^{3+} + 3SCN^{-} = Fe(SCN)_3\text{(红色)}$$

该方法最低检测质量为0.01 μg，若取10 mL水样测定，最低检测质量浓度为1 μg/L(I^-)。本法适宜测定碘化物含量1～100 μg/L(I^-)浓度范围的水样。

二、准备工作

1. 仪器

(1) 恒温水浴箱，30±0.5℃。

(2) 秒表。

(3) 分光光度计。

(4) 25 mL 具塞比色管。临用前清洗，并注意防止铁的污染。

2. 试剂

(1) 纯水（无碘化物） 将蒸馏水按每升加 2 g 氢氧化钠后重蒸馏。

(2) 氯化钠溶液（260 g/L） 称取 26 g 经 700℃灼烧 2 h 的优级纯氯化钠（NaCl），溶于纯水并稀释至 100 mL。

(3) 亚砷酸（As_2O_3）溶液[$c(1/4As_2O_3)$=0.10 mol/L，即 4.946 g/L] 称取 4.946g 三氧化二砷（As_2O_3），加 500 mL 纯水，10 滴硫酸（ρ_{20}=1.84 g/mL），加热使全部溶解。用纯水稀释至 1 000 mL。注意：此溶液剧毒！

(4) 硫酸溶液（1+3）。

(5) 硫酸铈{$c[Ce(SO_4)_2]$=0.02 mol/L}溶液 称取 8.086 g 硫酸铈[$Ce(SO_4)_2 \cdot 4H_2O$]或 12.65 g 硫酸铈铵[$Ce(SO_4)_2 \cdot 2(NH_4)_2SO_4 \cdot 4H_2O$]溶于 500 mL 纯水中，加硫酸（$\rho_{20}$=1.84 g/mL）44 mL，用纯水稀释至 1 000 mL。

(6) 硫酸亚铁溶液（15 g/L） 称取 1.5g 硫酸亚铁铵[$Fe(NH_4)_2(SO_4)_2 \cdot 6H_2O$]，溶于纯水中，加入 2.5 mL 硫酸溶液（1+3）并用纯水稀释至 100 mL。临用前配制。

(7) 硫氰酸钾溶液（40 g/L） 称取 4.0 g 硫氰酸钾（KSCN）溶于纯水，并稀释至 100 mL。

(8) 碘化物标准储备液[$\rho(I^-)$=100 μg/mL] 称取 0.130 8 g 经硅胶干燥器干燥 24 h 的碘化钾（KI），溶于纯水并定容至 1 000 mL。

(9) 碘化物标准使用液Ⅰ[$\rho(I^-)$=1.00 μg/mL] 临用时吸取碘化钾标准储备液 5.00 mL 于 500 mL 容量瓶中，用纯水定容至刻度。

(10) 碘化物标准使用液Ⅱ[$\rho(I^-)$=0.01 μg/mL] 临用时吸取碘化钾标准使用液Ⅰ 5.00 mL 于 500 mL 容量瓶中，用纯水定容至刻度。

三、测定操作

(1) 制备标准系列 取 9 支 25 mL 同型具塞比色管，作标准管、水样管及 A 管、B 管，按表 6-3 操作。

表 6-3 硫酸高铈催化分光光度法测定碘化物时各管的试剂加入量 单位：mL

管号	0	1	2	3	4	5	样品	A	B
标准使用液Ⅱ	0	1.0	3.0	5.0	7.0	10.0	—	—	—
水样	—	—	—	—	—	—	10.0	—	10.0
纯水	10.0	9.0	7.0	5.0	3.0	0	—	10.5	0.5
氯化钠溶液	各加入 1.0 mL								
亚砷酸溶液	各加入 0.5 mL							—	—
硫酸溶液	各加入 1.0 mL，摇匀后，置于 30±0.5℃恒温水浴中 20±0.1 min，使温度达到平衡								
硫酸铈溶液	按下秒表计时，每隔 30s，依次向各管加入 0.5 mL，密塞，迅速摇匀，放回水浴中保温								

续表

管号	0	1	2	3	4	5	样品	A	B
硫酸亚铁铵溶液	水浴中放置 20±0.1 min 后，每隔 30s，依次向各管加入 1.00 mL，密塞，迅速摇匀，放回水浴中								
硫氰酸钾溶液	水浴中放置 20±0.1 min 后，每隔 30 s，依次向各管加入 1.00 mL								

(2) 比色测定　加完试剂后，室温放置 45 min，于 510 nm 波长处，1 cm 比色皿，以纯水作参比，测量吸光度。

(3) 绘制标准曲线　以标准管吸光度对相应管的碘的含量绘制标准曲线。根据 A 管、B 管的吸光度来校正样品管的吸光度：若 A 管吸光度大于 B 管，水样管的吸光度加上(A－B)；若 B 管吸光度大于 A 管，水样管的吸光度减去(B－A)；再在标准曲线上查出碘化物的含量。

四、结果计算

水样中碘化物的含量按下式计算：

$$\rho(I^-)=\frac{m}{V}$$

式中：$\rho(I^-)$——水样中碘化物的质量浓度，mg/L；

m——从标准曲线查得的样品管中碘化物的质量，μg；

V——分析用水样的体积，mL。

五、友情提示

(1) 溶液中的 Ag^+ 和 Hg^{2+} 能抑制碘化物的催化能力，氯离子与碘有类似的催化作用，加入大量的氯离子可抑制上述干扰。

(2) A、B 管起校正作用，目的是消除水样中氧化还原物质对测定的干扰。当 A 管吸光度大于 B 管，说明水样中存在还原性物质，还原部分高铈离子。或所生成的高铁离子使比色液变浅，故水样管的吸光度加上(A－B)，以校正还原性物质造成的差异；当 B 管吸光度大于 A 管，说明水样中可能存在氧化性物质的干扰，故水样管的吸光度减去(B－A)，以校正氧化性物质造成的干扰。

(3) 温度及反应时间对该分析方法的影响极大，要注意严格按规定控制操作条件。每管加硫酸铈溶液到加硫酸亚铁铵溶液的间隔均为 20±0.1 min，防止时间不足或超过。

(4) 当水样中碘化物的浓度在 10～100 μg/L 时，将表 6-3 中的碘化物标准使用液Ⅱ换成碘化物标准使用液Ⅰ，其余同前操作。但恒温水浴温度改为 20±0.5℃，时间改为 8 min，且不必作 A 管、B 管的测定。

(5) 检测过程中所用水必须不含碘。因此，检测分析用水是普通蒸馏水按每升加 2 g 氢氧化钠后的重蒸馏水。另外，硫酸亚铁、碘化物标准应用液需临时配制。

(6) 用分光光度计测定溶液的吸光值后，可绘制标准曲线或求回归方程，但回归方程的线性不好，一般不用。

小贴士

比色法和滴定法测定高浓度碘化物

《生活饮用水检验规范》中，检验水中碘化物的方法还有高浓度碘化物比色法、高浓度碘化物滴定法、气相色谱法。

(1) 高浓度碘化物比色法　取水样用磷酸酸化后，加入过量溴水，碘化物被氧化为碘酸盐。过量的溴用甲酸钠除去，剩余的甲酸钠在酸性溶液中加热以甲酸形式挥发逸去。溶液冷却后加入碘化钾析出碘，再加淀粉后生成紫蓝色复合物，于 570 nm 波长处测定吸光度，与标准比较定量。水样中存在大量氯化物、氟化物、溴化物、硫酸盐均不干扰，但铁离子有干扰，但加磷酸可消除。该法最低检出质量为 0.5 μg(以 I^- 计)，若取 10 mL 水样，最低检出浓度为 0.05 mg/L(以 I^- 计)。

(2) 高浓度碘化物滴定法　在碱性条件下，水样中的碘化物被高锰酸钾氧化成碘酸盐，而 1 mol 碘酸盐(IO_3^-)在酸性条件下与加入的过量碘化钾作用生成 3 mol 碘(I_2)，以 *N*-氯代十六烷基吡啶作指示剂，用硫代硫酸钠标准溶液滴定，并计算水样中碘化物的浓度。水样中存在 Cr^{6+} 时干扰测定，可加硫酸亚铁、氯化镁和氢氧化钠沉淀过滤除去。该法最低检出质量为2.5 μg(以 I^- 计)，若取 100 mL 水样，最低检出浓度为 0.025 mg/L(以 I^- 计)。

工作任务 17　水中氯化物的测定

工作过程：以硝酸银滴定法测定水中氯化物含量为例(GB/T 5750.5—2006)。

【相关知识】

氯(Cl)属卤族元素，其单质氯气(Cl_2)化学性质非常活泼，属强氧化剂，能与金属、非金属、水、碱以及还原性物质反应，生成各种氯化物。Cl^- 是天然水和废水中较常见的阴离子，一般以氯化钙、氯化钠、氯化镁等盐的形式存在。

天然水中均含有氯化物，含量因不同地区而异，一般在 2～300 mg/L(以 Cl^- 计，下同)，近海水体或流经氯化物地层水域的含量相对较高，海水中含量高达 19 000 mg/L。如山西省太原市地下水源水氯化物平均为 60.8 mg/L，而江苏省盐城市地下水源水氯化物平均为 167.5 mg/L，且沿海区(188.4±90.8 mg/L)高于非沿海区(129.3±104.6 mg/L)。水中的氯化物浓度过高会破坏水体的自然生态平衡，使水质恶化，导致渔业生产、水产养殖和淡水资源的破坏，土壤发生盐化，并妨碍植物生长，严重时还会污染地下水和饮用水源。

同一地区水中氯化物的含量相对稳定，若水中氯化物的含量突然增高，则表明可能受到人畜粪便、生活污水或工业废水污染。如盐腌制菜生产厂附近井水氯化物的含量可高达 830.84 mg/L。水中氯化物浓度超过 1 500 mg/L 时，会危害猪、羊、牛等家畜和家禽，浓度超过 4 000 mg/L 时，可以导致死亡。水中盐类氯化物含量偏高(＜4 000 mg/L)，对人体健康和淡水生物的影响不大，但会影响水的感官性状。当水中阳离子为镁离子，且氯化物浓度超过 100 mg/L 时，可引起中毒。另外，氯化物浓度过高会腐蚀供水设施。

我国《地表水环境质量标准(GB 3838—2002)》规定，集中式生活饮用水地表水源氯化物(以Cl^-计)的限量为 250 mg/L。《生活饮用水卫生标准(GB 5749—2006)》和《生活饮用水水质卫生规范(2001)》规定的限量也均为 250 mg/L。《地下水质量标准(GB/T 14848—93)》规定，Ⅰ类≤50 mg/L，Ⅱ类≤150 mg/L，Ⅲ类≤250 mg/L。

检测水中氯化物的方法不少，主要有硝酸银滴定法、硝酸汞滴定法、电位滴定法和离子色谱法。电位滴定法适于测定带色或污染的水样，在水污染监测中使用较多。由于硝酸银滴定法对仪器设备的要求不高，所用试剂较少，操作步骤简单，在资金、设备、人员有限的条件下，基层疾控中心实验室多采用此法测定氯化物。两种滴定法可随意选用，硝酸汞的滴定终点较硝酸银易判断，但汞盐有毒。由于水的颜色和浊度会影响滴定终点的判断，故滴定法只适宜应用于较清洁水样的检测。

硝酸银滴定法的原理：

在中性条件下，以铬酸钾为指示剂，用硝酸银滴定氯化物时，由于氯化银的溶解度小于铬酸银的溶解度，氯离子首先被完全沉淀出来后，过量的硝酸银与铬酸钾指示剂反应生成红色铬酸银沉淀，指示反应到达终点。

$$Ag^+ + Cl^- = AgCl\downarrow \text{(白色)}$$

$$2Ag^+ + CrO_4^{2-} = Ag_2CrO_4\downarrow \text{(红色)}$$

本法的最低检测质量为 0.05 mg，若取 50 mL 水样测定，则最低检测质量浓度为 1.0 mg/L。

【准备工作】

1. 仪器

(1) 锥形瓶(250 mL)。

(2) 棕色滴定管(25 mL)。

(3) 无分刻度吸管(50 mL 和 25 mL)。

2. 试剂

(1) 高锰酸钾。

(2) 乙醇[$\varphi(C_2H_5OH)=95\%$]。

(3) 过氧化氢[$w(H_2O_2)=30\%$]。

(4) 氢氧化钠溶液(2 g/L)。

(5) 硫酸溶液[$c(1/2H_2SO_4)=0.05$ mol/L]。

(6) 氢氧化铝悬浮液　称取 125 g 硫酸铝钾[$KAl(SO_4)_2 \cdot 12H_2O$]或硫酸铝铵[$NH_4Al(SO_4)_2 \cdot 12H_2O$]，溶于 1 000 mL 纯水中，加热至 60℃，缓缓加入 55 mL 氨水($\rho_{20}=0.88$ g/mL)，使氢氧化铝沉淀完全。充分搅拌后静置，弃去上清液，用纯水反复洗涤沉淀至倾出上清液中不含氯离子(用硝酸银溶液检验)为止。然后加入 300 mL 纯水成悬浮液，使用前振摇均匀。

(7) 铬酸钾溶液(50 g/L)　称取 5 g 铬酸钾(K_2CrO_4)，溶于少量纯水中，滴加硝酸银标准溶液[$c(AgNO_3)=0.014$ mol/L]至生成红色不褪为止，混匀，静置 24 h 后过滤，滤液用纯水稀释至 100 mL。

(8) 氯化钠标准溶液[$\rho(Cl^-)=0.5$ mg/mL]　称取经 700℃灼烧 1 h 的氯化钠(NaCl)

8.242 0 g，溶于纯水中并稀释至 1 000 mL。吸取 10.0 mL，用纯水稀释至 100.0 mL。

(9) 硝酸银标准溶液[$c(AgNO_3)=0.014\ 0$ mol/L] 称取 2.4 g 硝酸银，溶于纯水，并定容至 1 000 mL。储存于棕色试剂瓶内。用氯化钠标准溶液标定：

吸取 25.00 mL 氯化钠标准溶液，置于瓷蒸发皿内，加纯水 25 mL。另取一瓷蒸发皿，加 50 mL 纯水作空白，各加 1 mL 铬酸钾溶液(50 g/L)，用硝酸银标准溶液滴定，直至产生淡橘黄色为止。按下式计算硝酸银的浓度：

$$T=\frac{25\times 0.50}{V_1-V_0}$$

式中：T——1.00 mL 硝酸银标准溶液相当于氯化物的质量(以 Cl^- 计)，mg/mL；

V_0——滴定空白消耗的硝酸银标准溶液用量，mL；

V_1——为滴定氯化钠标准溶液消耗的硝酸银标准溶液用量，mL。

根据标定的浓度来校正硝酸银标准溶液的浓度，使 1.00 mL 硝酸银标准溶液相当于氯化物 0.50 mg(以 Cl^- 计)。

(10) 酚酞指示剂(5 g/L) 称取 0.5 g 酚酞($C_{20}H_{14}O_4$)，溶于 50 mL 乙醇[$\varphi(C_2H_5OH)=95\%$]中，加入 50 mL 纯水，并滴加氢氧化钠溶液(2 g/L)，使溶液呈微红色。

【分析步骤】

(1) 水样预处理 根据水样情况按如下方法处理水样。

1) 有色水样的处理 取水样 150 mL 置于 250 mL 的锥形瓶中，加 2 mL 氢氧化铝悬浮液，振荡均匀，过滤，弃去初滤液 20 mL。

2) 含亚硫酸盐和硫化物水样 用氢氧化钠溶液调节至中性或弱碱性，加入 1 mL 过氧化氢，搅拌均匀。

3) 需氧量大于 15 mg/L 的水样 加入少许高锰酸钾晶体，煮沸后加入数滴乙醇还原过多的高锰酸钾，过滤。

4) 有机物含量高或色度高的水样 可用干灰化法预先处理水样。取适量废水样于瓷蒸发皿中，调节 pH 至 8～9，置水浴上蒸干，然后放入箱型高温炉中，在 600℃下灼烧 1 h，取出冷却后，加10 mL 蒸馏水，移入 250 mL 锥形瓶中，并用蒸馏水清洗 3 次，一并转入锥形瓶中，调节 pH 到 7 左右，稀释至 50 mL。

(2) 取样 吸取水样或经过预处理的水样 50.0 mL(或适量水样加纯水稀释至 50 mL)，置于瓷蒸发皿内，另取一瓷蒸发皿，加 50.0 mL 纯水，作空白对照。

(3) 滴定 分别加入 2 滴酚酞指示剂，用硫酸溶液或氢氧化钠溶液调节至红色恰好褪去。各加 1 mL 铬酸钾溶液，用硝酸银标准溶液滴定，同时用玻璃棒不停搅拌，直至溶液生成橘黄色为止。

【结果计算】

水样中氯化物的含量按下式计算：

$$\rho(Cl^-)=\frac{(V_1-V_0)\times 0.05\times 1\ 000}{V}$$

式中：$\rho(Cl^-)$——水样中氯化物（以 Cl^- 计）的质量浓度，mg/L；

V_0——空白试验消耗硝酸银标准溶液体积，mL；

V_1——水样消耗硝酸银标准溶液体积，mL；

V——水样的体积，mL。

【友情提示】

（1）本方法的滴定过程只能在中性溶液中进行，因为在酸性溶液中铬酸银溶解度增高，滴定终点时不能形成铬酸银沉淀，而在碱性溶液中会形成氧化银沉淀。

（2）铬酸钾指示终点的最佳浓度为 1.3×10^{-2} mol/L。这是因为若指示剂铬酸钾的量不足，滴定到达终点时，Ag_2CrO_4 沉淀颜色微弱不易观察；而指示剂加入量过高，指示剂中的 $AgNO_3$ 起到加速滴定的作用，从而使回收率降低造成误差。但由于铬酸钾的颜色影响终点的观察，实际操作中为 50 mL 水样加 1 mL 铬酸钾溶液（50 g/L），其浓度为 5.1×10^{-3} mol/L，同时用空白滴定值予以校正。

（3）要注意水样的质量，若水样达不到直接测定要求，必须按方法规定要求对检测水样进行预处理。

（4）水样中的溴化物和碘化物均能引起相同的反应，并以相当于氯化物的质量计入结果。

（5）滴定的速度不能太快，不能形成线状滴定，特别是在接近终点时，更要放慢速度，注意观察，避免滴过终点。

（6）当氯化物含量高时，终点判断不明显。因此，水样中氯离子含量超过 100 mg/L 时，测定前须稀释样品。

（7）水中存在的一些离子会影响测定，如存在干扰离子 S^{2-}、$S_2O_3^{2-}$、SO_3^{2-} 时，滴定终点推迟且不易观察，干扰越严重，影响越大。SO_3^{2-} 等干扰可用过氧化氢处理除去。另外，分析过程应全部采用纯水，电导率 $<0.1\ \mu S/cm$。

（8）耗氧量超过 15 mg/L 时会干扰测定，耗氧量较高的水样可用高锰酸钾处理或蒸干灰化处理后再测定。

小贴士

硝酸汞滴定法测定水中氯化物

测定水中氯化物的标准方法中还有硝酸汞滴定法和离子色谱法，离子色谱法可参见水中硝酸盐氮的测定。硝酸汞滴定法的方法原理如下。

水样经硝酸银滴定法相同的处理后，用硝酸汞标准溶液滴定，氯化物与硝酸汞生成溶解度极低的氯化汞沉淀。当达到滴定终点时，过量的硝酸汞与二苯卡巴腙生成紫红色配合物。根据消耗硝酸汞标准溶液的量可计算出水样中氯化物的含量。水样中的碘化物、溴化物均起相同的反应，故测定结果中包括碘化物和溴化物。硫化物和大于 10 mg/L 的亚硫酸盐有干扰，可加过氧化氢氧化除去。铬酸盐、高铁离子也干扰测定。本法的最低检测质量为 0.05mg（以 Cl^- 计），若取 50 mL 水样测定，则最低检测质量浓度为 1.0 mg/L（以 Cl^- 计）。

能力拓展

离子色谱法测定水中氯化物

工作过程：以离子色谱法同时测定水中氯化物、氟化物、硫酸盐和硝酸盐的含量为例（GB/T 5750.5—2006）。

一、相关知识

1975 年，H. 斯莫尔等人将经典的离子交换色谱与高效液相色谱技术相结合，创造了使用连续电导检测器的现代离子色谱法，它与经典的离子交换色谱的区别在于分离柱的高效能，即现代离子色谱使用小粒度和低交换容量的树脂及小柱径的分离柱，以及进样阀进样，泵输送洗脱液，连续检测，故具有迅速、连续、高效、灵敏等优点。离子色谱法利用离子交换的原理，连续对多种阴离子进行定性和定量的分析。

离子色谱法测定水中氯化物的原理：

水样中待测阴离子随碳酸盐—碳酸氢盐淋洗液进入离子交换柱系统（由保护柱和分离柱组成）。根据分离柱对各阴离子不同的亲和度进行分离，已分离的阴离子流经离子交换柱或抑制器系统转换成高电导率的强酸，淋洗液则转变为弱电导率的碳酸（清除背景电导）。由电导检测器测量各阴离子组分的电导率，与标准进行比较，以相对保留时间定性，以峰高或峰面积定量。

二、准备工作

1. 仪器

（1）离子色谱仪　包括进样系统，分离柱及保护柱，抑制器（交换柱抑制器、膜抑制器或自动电解抑制器），记录仪、积分仪或计算机。

（2）滤器或滤膜　0.2 μm。

（3）阳离子交换柱（图 6 - 3）　磺化聚苯乙烯强酸阳离子交换树脂。

（4）淋洗液及再生液贮罐。

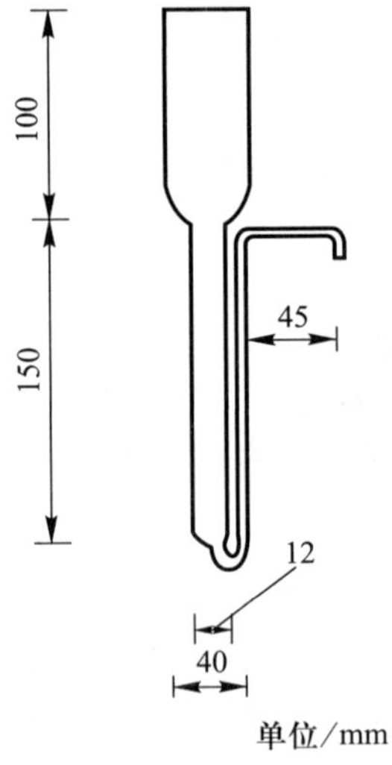

图 6 - 3　离子交换柱

2. 试剂

（1）纯水　含各种待测阴离子应低于仪器的最低检测限（建议：电阻率为 18.2 MΩ · cm），并经过 0.2 μm 滤膜过滤。

（2）淋洗液｛碳酸氢钠[$c(NaHCO_3)=1.7$ mmol/L]-碳酸钠[$c(Na_2CO_3)=1.8$ mmol/L]溶液｝　称取 0.571 2 g 碳酸氢钠（$NaHCO_3$）和 0.763 2 g 碳酸钠（Na_2CO_3），溶于纯水中，并稀释到 4 000 mL。

实验用水均为电导率小于 0.5 μS/cm 的二次去离子水。并经 0.45 μm 的微孔滤膜过滤。所用试剂均为优级纯试剂。

（3）再生液 Ⅰ（适合于非连续式再生的抑制器）　硫酸[$c(H_2SO_4)=0.5$ mol/L]。

（4）再生液 Ⅱ（适合于连续式再生的抑制器）　硫酸[$c(H_2SO_4)=25$ mmol/L]。

（5）氟化物标准储备液[$\rho(F^-)=1$ mg/mL]　称取经 105℃ 干燥至恒重的氟化钠（NaF）

2.210 0 g，溶解于纯水中，稀释定容至1 000 mL。储存于聚乙烯瓶中，置于冰箱。

（6）氯化物标准储备液[$\rho(Cl^-)=1$ mg/mL]　称取经105℃干燥至恒重的氯化钠（NaCl）1.648 5 g，溶解于纯水中，稀释定容至1 000 mL。储存于聚乙烯瓶中，置于冰箱。

（7）硝酸盐（NO_3^-）标准储备液[$\rho(NO_3^-)=1$ mg/mL]　称取经105℃干燥至恒重的硝酸钠（$NaNO_3$）1.370 3 g，溶解于纯水中，稀释定容至1 000 mL。储存于聚乙烯瓶中，置于冰箱。

（8）硫酸盐（SO_4^{2-}）标准储备液[$\rho(SO_4^{2-})=1$ mg/mL]　称取经105℃干燥至恒重的硫酸钾（K_2SO_4）1.814 1 g，溶解于纯水中，稀释定容至1 000 mL。储存于聚乙烯瓶中，置于冰箱。

（9）混合阴离子标准使用溶液（可根据被测样品的范围浓度配制）　如：含F^- 5 mg/L，Cl^- 8 mg/L，NO_3^-—N 8 mg/L，SO_4^{2-} 40 mg/L，分别吸取上述标准储备溶液5.00 mL，8.00 mL，8.00 mL，40.00 mL于1 000 mL容量瓶中，加纯水定容，混匀。此溶液适合进样50 μL，检测器为30 μS量程，见图6-4。

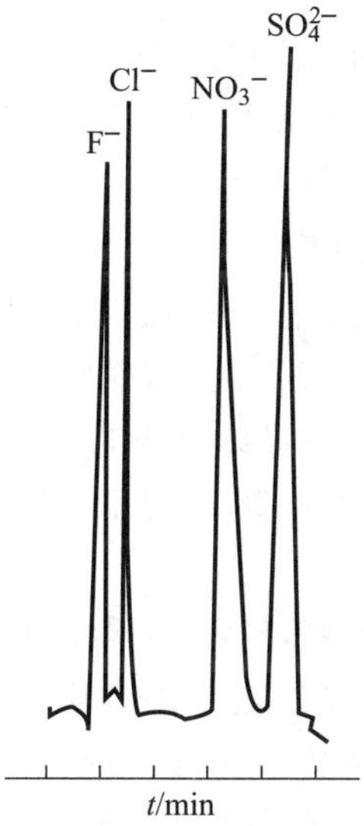

图6-4　离子色谱

注1：根据不同仪器的分离柱和检测器灵敏度，可以自行调整混合阴离子标准溶液的浓度。

注2：根据仪器的量程可以配制不同浓度的混合标准液，或在临用时稀释成适合各种量程的标准溶液。

三、分析步骤

（1）水样预处理　将水样经0.2 μm滤膜过滤除去浑浊物质。对硬度高的水样，必要时，可先经过阳离子交换树脂柱，然后再经0.2 μm滤膜过滤。对含有机物水样可先经过C_{18}柱过滤除去。

（2）仪器准备　开启离子色谱仪，参照仪器说明书调节淋洗液及再生液流速，使仪器达到平衡，并显示稳定的基线。

（3）绘制标准曲线　根据所用的量程，将混合阴离子标准溶液及两次等比稀释的三种不同浓度标准溶液，依次注入进样系统。利用峰值或峰面积绘制工作曲线。

（4）进样测定　将预处理后的水样注入色谱仪进样系统，记录峰高或峰面积。

四、结果计算

各种阴离子的质量浓度(mg/L),可以直接在标准曲线上查得。

五、友情提示

(1) 任何与待测阴离子保留时间相同的物质均干扰测定。待测离子的浓度在同一数量级可准确定量。淋洗位置相近的离子浓度相差太大,不能准确测定。采用适当稀释或加入标准的方法等可以达到定量的目的。

(2) 高浓度的有机酸对测定有干扰,由于其保留时间与被测组分相似而干扰测定,用加标后测量可以帮助鉴别此类干扰。水样中某一阴离子含量过高时,将影响其他被测离子的分析。水能形成负峰或使峰高降低或倾斜,在 F^- 和 Cl^- 间经常出现,采用淋洗液配制标准和稀释样品可以消除水负峰的干扰。

(3) 本方法可以连续测定饮用水、地面水、地下水、雨水中的 F^-、Cl^-、NO_3^- 和 SO_4^{2-}。

(4) 方法的最低检测质量浓度决定于不同进样量和检测灵敏度,一般情况下,进样 50 μL,电导检测器量程为 10 μS 时,适宜的检测范围为:0.1～1.5 mg/L (以 F^- 计);0.15～2.5 mg/L (以 Cl^- 和 NO_3^-—N 计);0.75～12 mg/L (以 SO_4^{2-} 计)。

(5) 整个系统不要进气泡,否则会影响分离效果。其他型号的离子色谱仪可参照本方法自己选择色谱条件。试液中离子浓度更低或更高,可选择电导检测器的不同灵敏度档。

(6) 作校准曲线和测定样品应在同一灵敏度下进行。

(7) 由于进样量很小,操作中必须严格防止纯水、器皿及水样预处理过程中的污染,以确保分析的准确性。

(8) 为防止保护柱和分离柱系统堵塞,样品必须经过 0.2 μm 滤膜过滤,为防止高浓度钙、镁离子在碳酸盐淋洗液中沉淀,可将水样先经过强酸性阳离子交换树脂柱。

(9) 不同浓度离子同时分析时的相互干扰,或存在其他组分干扰时可采取水样预浓缩,梯度淋洗或将流出液分部收集再进样的方法消除干扰,但必须对所采取的方法的精密度及偏性进行确认。

工作任务 18 水中氰化物的测定

工作过程:以异烟酸-吡唑啉酮分光光度法测定水中氰化物含量为例(GB/T 5750.4—2006)。

【相关知识】

氰化物广泛地存在于自然界,如动植物体内、土壤等,但天然水中一般不含氰化物。自然界的氰化物主要以简单氰化物、有机氰化物(腈类)、氰配合物等几种形式存在。简单氰化物主要包括氢氰酸、氰化钾、氰化钠、氰化铵等,它们水溶性好,在水溶液中离解形成 CN^-,有机氰化物主要有乙腈、丁腈和丙腈等。简单氰化物与有机氰化物均能在体内很快析出氰酸根(CN^-),属于剧毒化合物。

水中的氰化物主要来源于某些工业企业如冶金、电镀、化工、制革、塑料、农药、合成纤维等排放的生产性废水。水中的铜、铁、银、汞、铅、镍等能与 CN^- 形成氰配合物，如$[Cd(CN)_4]^{2-}$、$[Fe(CN)_6]^{3-}$等，其毒性强弱与所形成配合物的稳定性有关，与铁、钴形成的配合物较稳定，用强酸也难以破坏，但稀溶液中的铁氰配合物具有光解作用，在日光照射下可分解而产生 HCN；而与铜、镍、银等形成的氰配合物则不十分稳定，在中性或酸性环境中易分解并形成 HCN。碱金属氰化物易溶于水，水解呈碱性：

$$CN^- + H_2O \rightleftharpoons HCN + OH^-$$

氰化物在水中不够稳定，通过挥发和氧化途径得以净化：

$$CN^- + CO_2 + H_2O = HCN\uparrow + HCO_3^- \text{（挥发）}$$

$$2CN^- + O_2 = 2CNO^- \text{（氧化）}$$

$$CNO^- + 2H_2O = NH_4^+ + CO_3^{2-}$$

从事电镀、洗注、油漆、染料、橡胶等行业人员接触机会较多。日常生活中，桃、李、杏、枇杷等含氢氰酸，其中以苦杏仁含量最高，木薯亦含有氢氰酸。职业性氰化物中毒主要通过呼吸道进入体内，生活性氰化物中毒主要经消化道进入体内，在胃酸的作用下形成氢氰酸（HCN），CN^- 可抑制机体内 42 种酶的活性。其中，与细胞呼吸酶的亲和力最大，能迅速与细胞色素氧化酶的 Fe^{3+} 结合，致使细胞丧失传递电子的能力，呼吸链中断，机体组织不能摄取和利用氧，从而导致细胞内窒息死亡。如果机体摄入较多的硫氰酸盐，则会导致甲状腺功能障碍。

水中氰化物浓度达到或超过 0.05 mg/L 时，会引起敏感鱼类死亡，超过 0.2 mg/L 时，可使大多数鱼类快速死亡，而超过 0.3 mg/L 时，水体的生物净化受影响，如果达到 0.5 mg/L，会引起一级异臭。2001 年 1 月 30 日，罗马尼亚北部边境城市奥拉迪亚因连续降雨，一金矿用于黄金生产的氰化物废水溢出，造成匈牙利和南联盟蒂萨河及其支流内 80%的鱼类完全灭绝，鱼类死亡量达 100 万吨。因此，各国对各种水质中氰化物的含量均作了限定。我国规定饮用水源水中乙腈的限值为 5.0 mg/L，Ⅰ类和Ⅱ类地表水的氰化物分别为≤0.005 mg/L 和≤0.05 mg/L，Ⅲ类、Ⅳ类和Ⅴ类地表水则≤0.2 mg/L。农业灌溉用水不得超过 0.5 mg/L，生活饮用水则不得超过 0.05 mg/L。

检测水中氰化物的方法主要有吡啶-联苯胺、吡啶-吡唑啉酮等分光光度法，由于吡啶的毒性较大，先后研究并应用了异烟酸替代吡啶，吡唑啉酮、巴比妥酸（丙二酰脲）替代联苯胺的改良方法。目前大多采用异烟酸-吡唑啉酮分光光度法、酸硝银滴定法和电极法等。尤其是异烟酸-吡唑啉酮分光光度法被列为国家标准方法而普遍使用。当氰化物在 1 mg/L 以上时可选用硝酸银滴定法。电极法测量范围较大，且不受水样颜色和浑浊度的影响，但灵敏度不高。

异烟酸-吡唑啉酮分光光度法测定水中氰化物含量的原理：

氰化物在酸性情况下以 HCN 形式蒸馏出，用氢氧化钠溶液固定。在 pH=7.0 的溶液中，用氯胺 T 将氰化物转变为氯化氰，再与异烟酸-吡唑啉酮作用，生成蓝色染料，比色定量。

小贴士

异烟酸-吡唑酮分光光度法测定氰化物的反应机理

卤化氰与吡啶及其衍生物作用能生成含戊烯二醛基本结构的产物，后者再与某些有机试剂缩合成有色染料。整个过程可分为卤化氰的形成,含戊烯二醛基本结构的中间产物的形成,以及生成有色化合物三个阶段。

(1) 卤化氰的形成　氰化物与某些含有卤族元素的氧化剂反应,生产卤化氰。常用的氧化剂有氯胺T和溴等。卤化氰的稳定性与环境的酸碱度有关,酸性条件下,卤化氰不稳定,容易分解;而在碱性条件下,活性氯或溴形成的次氯酸或次溴酸能分解氰化物,因此,应将待测水样的pH控制在7.0左右,pH较低时,吸光度均有所降低,但pH过高时,降低更明显。当用溴水作氧化剂时,需加硫酸肼溶液以除去过量的溴,以防过量的溴氧化显色剂。

(2) 形成含有戊烯二醛基本结构的中间产物　卤化氰与吡啶及其衍生物(异烟酸)反应,生成含有戊烯二醛或其衍生物的中间产物。

(3) 形成显色化合物　含戊烯二醛基本结构的产物的反应活性很高,与吡唑啉酮发生分子间脱水反应,缩合成显色化合物。

本方法最低检测质量为0.1 μg氰化物(以CN^-计),若取250 mL水样蒸馏测定,最低检测质量浓度为0.002 mg/L(以CN^-计)。

【准备工作】

1. 仪器

(1) 全玻璃蒸馏器(500 mL)。

(2) 具塞比色管(25 mL和50 mL)。

(3) 恒温水浴锅。

(4) 分光光度计。

2. 试剂

(1) 酒石酸($C_4H_6O_6$)　固体。

(2) 乙酸锌溶液(100 g/L)　称取50 g乙酸锌[$Zn(CH_3COO)_2 \cdot 2H_2O$],溶于纯水中,并稀释至500 mL。

(3) 氢氧化钠溶液(20 g/L)　称取2.0 g氢氧化钠(NaOH),溶于纯水并稀释至100 mL。

(4) 氢氧化钠溶液(1 g/L)　将氢氧化钠溶液(20 g/L)用纯水稀释20倍。

(5) 磷酸盐缓冲液(pH=7.0)　称取34.0 g磷酸二氢钾(KH_2PO_4)和35.5 g磷酸氢二钠(Na_2HPO_4)溶于纯水,稀释至1 000 mL。

(6) 异烟酸-吡唑啉酮溶液　称取1.5 g异烟酸($C_6H_5O_2N$),溶于24 mL氢氧化钠溶液(20 g/L)中,用纯水稀释至100 mL;另称取0.25 g吡唑啉酮($C_{10}H_{10}NO_2$),溶于20 mL N-二甲基甲酰胺[$HCON(CH_3)_2$]中。合并两种溶液,混匀。

(7) 氯胺T溶液(10 g/L)　取1 g氯胺T($C_7H_7SO_2NClNa \cdot 3H_2O$),溶于纯水中,稀释至100 mL。临用时配制。

(8) 硝酸银标准溶液[$c(AgNO_3)=0.019\,2$ mol/L]　取3.261 7 g硝酸银($AgNO_3$),溶于纯水,定容至1 000 mL,储存于棕色试剂瓶内。用氯化钠标准溶液标定(参照氯化物测定),此溶液1.00 mL相当于1.00 μg氰化物。

(9) 试银灵溶液(0.2 g/L)　取0.02 g试银灵(对二甲氨基亚苄基罗丹明,$C_{12}H_{12}NO_2S_2$)溶于100 mL丙酮中。

(10) 氰化钾标准储备液[$\rho(CN^-)=100\ \mu g/mL$] 称取 0.25 g 氰化钾(KCN),溶于纯水中,稀释至 1 000 mL。此溶液 1 mL 约含 0.1 mg(CN^-)。其准确浓度可在使用前用硝酸银标准溶液标定,计算溶液中氰化物含量。注意:此溶液有剧毒!

氰化钾标准储备液的标定:吸取 10.00 mL 氰化钾溶液于 100 mL 锥形瓶中,加入 1 mL 氢氧化钠溶液(20 g/L),使 pH 在 11 以上,加入 0.1 mL 试银灵指示剂,用硝酸银标准溶液滴定至溶液由黄色变为橙色。消耗硝酸银溶液的 mL 数即为 10.00 mL 氰化钾溶液中氰化物(以 CN^- 计)的 mg 数。

(11) 氰化钾标准使用液[$\rho(CN^-)=1.00\ \mu g/mL$] 临用前取氰化钾标准储备液,用氢氧化钠溶液(1 g/L)稀释成 $\rho(CN^-)=1.00\ \mu g/mL$ 的标准使用液。

(12) 甲基橙指示剂(0.5 g/L) 称取 50 mg 甲基橙,溶于纯水中,稀释至 100 mL。

小贴士

氰化物中毒的应急处理

1. 救援人员的个体防护

若怀疑救援现场存在氰化物,救援人员应当穿连衣式胶布防毒衣、戴橡胶耐油手套;呼吸道防护可使用空气呼吸器,若可能接触氰化物蒸气,应当佩戴自吸过滤式防毒面具(全面罩)。现场救援时,救援人员要防止中毒者受污染的皮肤或衣服二次污染自己。

2. 病人救护

立即把中毒人员转移出污染区。检查中毒者呼吸是否停止,若无呼吸,可进行人工呼吸;若无脉搏,应立即进行心肺复苏。如有必要,应对中毒者提供纯氧和特效解毒剂。对中毒者进行复苏时要保证中毒者的呼吸道不被堵塞。如果中毒者呼吸窘迫,可进行气管插管。当中毒者的情况不能进行气管插管时,在条件许可的情况下可施行环甲软骨切开术。

3. 病人去污

所有接触氰化物的人员都应进行去污操作。

(1) 应尽快脱下受污染的衣物,并放入双层塑料袋内,同时用大量清水冲洗皮肤和头发至少 5 min,冲洗过程中应注意保护眼睛。

(2) 若皮肤或眼睛接触氰化物,应当立即用大量清水或生理盐水冲洗 5 min 以上。若其戴有隐形眼镜且易取下,应当立即取下,困难时可向专业人员请求帮助。

(3) 如果是口服中毒,应插胃管并尽快给服活性炭,洗胃液和呕吐物必须单独隔离存放。

4. 解毒治疗

对中毒者应立即辅助通气、给纯氧,并做动脉血气分析,纠正代谢性酸中毒($pH<7.15$ 时)。对轻度中毒者只需提供护理,对中度中毒或严重中毒者,建议参考下列疗法。

(1) 紧急疗法 在紧急情况下,施救者应首先将亚硝酸异戊酯 1～2 支(0.2～0.4 mL)放在手帕或纱布中压碎,放置在患者鼻孔处,吸入 30 s,间隙 30 s,如此重复 2～3 次。数分钟后可重复 1 次,总量不超过 3 支。亚硝酸异戊酯具有高度挥发性和可燃性,使用时不要靠近明火,同时注意防止挥发。施救人员应当避免吸入亚硝酸异戊酯,以防头晕。

(2) 注射疗法 可选药剂为 4－二甲氨基苯酚疗法(4－DMAP)或亚硝酸钠疗法。

4-二甲氨基苯酚疗法(4-DMAP):立即静脉注射 2 mL 10%的 4-DMAP,持续时间不少于 5 min(用药期间检查血压,若血压下降,减缓注射速度)。

亚硝酸钠疗法:以 3%亚硝酸钠溶液 10～15 mL 缓慢静脉注射,速度以 2～3 mL/min 为宜。

在用过 4-二甲氨基苯酚或亚硝酸钠后,再用同一针头以同样速度静脉注射 25%硫代硫酸钠溶液 50 mL(注射 10%硫代硫酸钠溶液的标准为 100 mg/kg)。若在 0.5～1 h 内症状复发或未缓解,应重复注射,半量用药。

在使用上述药物的同时给氧,可提高药物的治疗效果。应注意对症治疗及防止脑水肿,可以静脉输入高渗葡萄糖和维生素 C,也可以使用糖皮质激素,但不宜用亚甲蓝。对于神志清醒但有症状的中毒者也可以使用硫代硫酸钠,但不应使用亚硝酸钠或 4-二甲氨基苯酚疗法。

【分析步骤】

(1) 水样预处理　量取 250 mL 水样(氰化物含量超过 20 μg 时,可取适量水样,用纯水稀释至 250 mL),置于 500 mL 全玻璃蒸馏器内,加入数滴甲基橙指示剂,再加 5 mL 乙酸锌溶液(100 g/L),加入 1～2 g 固体酒石酸。此时溶液由橙黄变成橙红,迅速进行蒸馏。蒸馏速度控制在 2～3 mL/min。收集馏出液于预先放置有 5 mL 氢氧化钠溶液(20 g/L)的 50 mL 具塞比色管中(冷凝管下端应插入吸收液中),收集馏出液至 50 mL,混匀。取 10.00 mL 馏出液置入 25 mL 具塞比色管内,作样品管。

(2) 制备标准系列　另取 9 支 25 mL 具塞比色管,与水样管按表 6-4 操作。

表 6-4　异烟酸-吡唑啉酮分光光度法测氰化物时各管的试剂加入量　　单位:mL

管号	0	1	2	3	4	5	6	7	8	样品管
氰化钾标准使用液	0	0.10	0.20	0.40	0.60	0.80	1.00	1.50	2.00	—
氢氧化钠溶液(1 g/L)	10.0	9.9	9.8	9.6	9.4	9.2	9.0	8.5	8.0	—
蒸馏水样	—	—	—	—	—	—	—	—	—	10.0
磷酸盐缓冲液	各加 5.0 mL,置于 37℃左右恒温水浴锅中									
氯胺 T 溶液	各加 0.25 mL,加塞混合,水浴 5 min									
异烟酸一吡唑啉酮溶液	均加 5.0 mL									
纯水	定容至 25 mL 刻度,混匀。于 25～40℃放置 40 min									

(3) 比色测定　于 638 nm 波长处,用 3 cm 比色皿以纯水作参比,测量吸光度。

(4) 绘制标准曲线　以吸光度为横坐标,氰化钾标准溶液的质量为纵坐标,绘制标准曲线。从标准曲线上查出样品管中氰化物的质量,μg。

【结果计算】

水样中氰化物的含量按下式计算:

$$\rho(CN^-)=\frac{mV_1}{VV_2}$$

式中：$\rho(CN^-)$——水样中氰化物（以 CN^- 计）的质量浓度，mg/L；

m——从标准曲线上查得的样品管中氰化物（以 CN^- 计）的质量，μg；

V_1——馏出液总体积，mL；

V_2——比色所用馏出液体积，mL；

V——水样体积，mL。

【友情提示】

(1) 水样蒸馏时，不能用硫酸、盐酸、硝酸等强酸，而只能用酒石酸来调节酸度，否则，除 $[Co(CN)_4]^{2-}$ 外，其他的氰配合物均能分解出 HCN，导致挥发量增加，影响检测结果的准确性。

(2) 试剂氯胺 T 的有效氯含量对该方法的影响较大，要求氯胺 T 中的有效氯在 22%以上，已分解或浑浊的氯胺 T 溶液的有效氯下降，不能使用。最好用碘量法测定有效氯含量后使用。

(3) 多数氰化物在水中极不稳定，取样后应尽快分析测定。若不能立即分析时，可加入适量氢氧化钠，使 pH≥12，并低温保存，24 h 内测定。

(4) 水样中的硫化物、重金属离子、脂肪酸以及某些影响滴定和比色的物质会干扰测定，在蒸馏前应做适当处理。如硫化物在碱性条件下（pH≥11）加入碳酸铅使之生成黑色硫化铅沉淀后过滤除去。

(5) 根据检测目的，选择适宜的蒸馏体系。测定游离氰化物时，选用乙酸锌-酒石酸蒸馏体系；若测定总氰，则选用磷酸或磷酸-EDTA 蒸馏体系。往蒸馏瓶中加酸时操作要快，并立即盖好瓶塞。

(6) 由于氰化氢易挥发，每步操作均要加塞进行，蒸馏装置的各连接部位要严密，保证氰化氢气体不会沿磨口逸出，并严格控制操作时间。蒸馏时，必须做到"蒸馏完全""吸收完全"。为此，蒸馏时取样量要适度，氰化物浓度高时，稀释后蒸馏；蒸馏过程中温度不能过高，以 30 min 蒸出 90 mL 为宜。

(7) 蒸馏速度和馏出液体积对氰络合物的馏出率有较大影响。蒸馏速度一般控制在 2～3 mL/min；馏出液的多少与原水样体积有关，一般 250 mL 水样收集 50～100 mL 馏出液即可完全回收各种氰络合物。另外，馏出液收集管内要预先加入一定量的氢氧化钠溶液，以防氰化物挥发损失。而且，冷凝管下端必须插入吸收液中。

(8) 氧化性物质如余氯等可破坏氰化物，在检测氯化消毒饮用水中氰化物含量时，可在水样中加入 0.1 g/L 的亚砷酸钠或低于 0.1 g/L 的硫代硫酸或适量抗坏血酸除去干扰。

(9) 异烟酸-吡唑啉酮分光光度法是标准分析方法，对分析仪器要求不高，操作简单，灵敏度也比较高，得到了广泛的应用。但影响该方法因素也不少，如温度、pH、显色剂的纯度、蒸馏时间、氯胺 T 的用量、显色时间等。显色反应的温度在 20℃以上时，可减少显色时间，但温度过高，褪色也快，共存干扰离子的影响也加大。显色反应的时间对结果也有较大影响，显色反应时间短，反应不完全；时间过长，吸收值下降，且最大吸收波长会发生偏移（$\lambda_{max}=646$ nm），如显色 60 min 后，相对偏差可达 16.8%。所以，一次分析的样品不能过多。

(10) 吡唑啉酮的溶剂 *N*,*N*-二甲基甲酰胺具有一定的毒性，在实验过程中易造成二次污染，且在储存过程中会变色，可改用乙醇代替 *N*，*N*－二甲基甲酰胺作为溶剂。

小贴士

吡啶－巴比妥酸法与异烟酸－巴比妥酸法

测定生活饮用水中氰化物的标准方法还有吡啶－巴比妥酸法和异烟酸－巴比妥酸法。此两种方法的原理与异烟酸－吡唑啉酮分光光度法的原理相似。水样中的氰化物在乙酸锌－酒石酸体系中经蒸馏后吸收于碱性溶液中，在近中性条件下与氯胺 T 的活性氯作用生成氯化氰，然后与吡啶－巴比妥酸或异烟酸－巴比妥酸反应生成紫色或紫蓝色染料，与标准比较定量。几种比色分析方法的比较见表 6－5。

表 6－5　水中氰化物检测的几种比色分析方法比较

方法	吡啶－巴比妥酸法	异烟酸－吡唑啉酮法	异烟酸－巴比妥酸法
氧化剂	氯胺 T	氯胺 T	氯胺 T
显色剂	吡啶，巴比妥酸	异烟酸，吡唑啉酮	异烟酸，巴比妥酸
显色条件	40℃，20 min	25～40℃，40 min	室温，20 min
测定波长（nm）	580	638	600
检出下限量（μg）	0.1	0.1	0.1
特点	灵敏度高，但温度影响较大，吡啶有恶臭	灵敏度较高，稳定性较好，试剂危害小，但需严格控制 pH，氯胺 T 质量要求高	灵敏度较高，显色时间较短，试剂危害小，但温度影响较大

工作任务 19　水中砷的测定

工作过程：以二乙基二硫代氨基甲酸银分光光度法测定水中砷含量为例（GB/T 5750.6—2006）。

【相关知识】

砷在自然界中存在十分广泛，含量为 2～5 mg/kg。砷的化合物有＋3、＋5 两种价态，自然界中多以重金属的砷化物和硫化物的形式存在于矿石中，主要矿物有砷硫铁矿、雄黄、雌黄和砷石等。常见的化合物有三氧化二砷（As_2O_3，俗称砒霜）、五氧化二砷（As_2O_5）等。一般情况下，水中含有微量的砷，淡水的砷含量一般不超过 0.01 mg/L，海水砷含量在 0.006～0.03 mg/mL。天然水砷含量增高的原因主要是受地质环境的影响，如砷矿附近、淋溶－蓄积地区以及温泉和地热水等。水中（尤其是淡水）的砷基本上为无机砷，最广泛的存在形式是 H_3AsO_4、$H_2AsO_4^-$、$H_2AsO_3^-$、$HAsO_4^{2-}$ 和 H_3AsO_3，其价态跟水的基本性状尤其是 pH 有关。海水中的无机砷可被细菌甲基化为甲基胂、二甲基胂。

人为污染主要是工业废水的排放，如制药、玻璃、造纸、采矿、制革、染料、油漆等的生产性废水，以及农业生产中化肥、杀虫剂和农药的使用。高砷水可通过离子交换技术或硫化物、铁盐和铝盐除去。

正常人体组织中的砷含量为20～70 μg/kg，水砷主要通过消化道进入人体，易溶于水的As^{3+}和As^{5+}在消化道的吸收率可达90%以上，As^{5+}较As^{3+}易吸收。砷具有较强的蓄积毒性，可与角蛋白结合，使皮肤、毛发和指(趾)甲的砷含量明显升高；血液中的砷则易与血红蛋白结合，不易通过血脑屏障，但可通过胎盘屏障对胎儿造成影响。

砷进入机体后4～6 h开始排泄，生物半衰期约为83天，肾脏是主要的排泄途径，胆汁、乳汁、粪便、指甲和毛发也可排除一小部分。As^{5+}较As^{3+}易排泄，蓄积毒性也相对较小。机体吸收无机砷后，一部分以原形排出；一部分在肝脏甲基化成一甲基胂酸(MMA)和二甲基胂酸(DMA)，然后从尿中排出。甲基化是无机砷在人体内的重要代谢途径，甚至可能是机体的一种解毒形式。

砷在体内能与许多参与细胞代谢的含巯基(—SH)酶结合，如丙酮酸脱氢酶、ATP酶、细胞色素氧化酶、单胺氧化酶等，从而抑制酶的活性，干扰细胞代谢。砷主要损害机体的皮肤、血管、神经系统和免疫系统，还会引发一系列基因的异常表达。短期大量摄入会引起急性砷中毒，如某化工厂使用含砷矿石生产后，其生产性废水的砷含量高达200 mg/L，废水污染水源，使饮用水的砷浓度超过2 mg/L，导致饮水人口的87.3%(1052/1205)中毒；日常生活中常见的则是砒霜中毒，人的口服致死量为0.66～2.0 g，某些敏感者仅服用0.001 g即可引起中毒；长期暴露会导致慢性砷中毒，其特异性的临床损害特征主要是皮肤色素异常和角化过度；远期危害主要是引发皮肤癌、肺癌、膀胱癌和肝硬化等。砷在古代曾作为兴奋剂或强壮剂。现代研究表明，砷制剂可以治疗慢性白血病，20世纪70年代初，哈尔滨医科大学的专家根据民间验方研制了以As_2O_3和Hg_2Cl_2(甘汞)为主要成分的癌灵Ⅰ号用于治疗白血病，取得了较好的效果。

我国《生活饮用水卫生标准(GB 5749—2006)》规定的限量为0.01 mg/L，《地表水环境质量标准(GB 3838—2002)》规定的Ⅰ类、Ⅱ类和Ⅲ类标准的限值也均为≤0.05 mg/L。

砷的测定方法较多，如砷斑法、二乙基二硫代氨基甲酸银(Ag-DDC)($C_5H_{10}NS_2 \cdot Ag$)分光光度法、砷钼蓝分光光度法、硼氢化钾-硝酸银分光光度法、氢化物发生-原子荧光法及氢化物发生-原子吸收光谱法。Ag-DDC法仪器设备简单、精密度和准确度较高、易于推广应用，是目前水砷检测中较常用的分析方法，其线性范围在0.01～0.5 mg/L。当水样砷含量超过0.5 mg/L时，宜用原子吸收光谱法。因此，要根据检测要求和实验条件选用相应的分析方法。

Ag-DDC法测定砷的原理：

锌与酸作用产生新生态氢。在碘化钾和氯化亚锡存在时，As^{5+}还原为As^{3+}，As^{3+}与新生态氢反应生成砷化氢气体，通过用乙酸铅棉花去除硫化氢的干扰，然后与溶于三乙醇胺-氯仿中的二乙基二硫代氨基甲酸银作用，生成棕红色的胶态银，比色定量。

$$H_3AsO_4 + 2KI + H_2SO_4 = H_3AsO_3 + I_2 + K_2SO_4 + H_2O$$

$$I_2 + SnCl_2 + 2HCl = 2HI + SnCl_4$$

$$H_3AsO_3 + 3Zn + 3H_2SO_4 = AsH_3 + 3ZnSO_4 + H_2O$$

$$AsH_3 + 6Ag\text{-}DDC = 6Ag + 3HDDC + As(DDC)_3$$

该方法的最低检出质量为0.5 μg，如果取50 mL水样，则最低检出质量浓度为0.01 mg/L。

【准备工作】

1. 仪器

所用器皿均需用硝酸溶液(1+6)浸泡 12 h 以上,用纯水冲洗 5 次以上方可使用。

(1) 砷化氢发生器装置(图 6-5)。

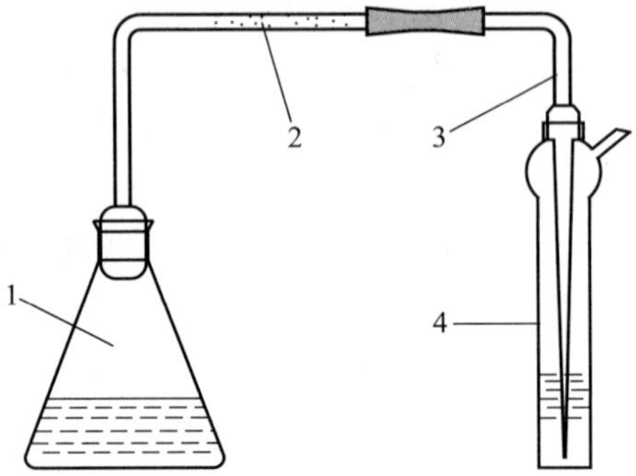

图 6-5 砷化氢发生瓶及吸收管

1. 砷化氢发生瓶;2. 乙酸铅棉花;
3. 玻璃导管;4. 吸收管

(2) 分光光度计。

2. 试剂

(1) 氯仿。

(2) 无砷锌粒。

(3) 硫酸溶液(1+1)。

(4) 碘化钾溶液(150 g/L) 称取 15 g 碘化钾(KI),溶于纯水并稀释至 100 mL,储于棕色瓶内。

(5) 氯化亚锡悬液(400 g/L) 称取 40 g 氯化亚锡($SnCl_2 \cdot 2H_2O$),溶于 40 mL 盐酸(ρ_{20}=1.19 g/mL)中,用纯水稀释至 100 mL,加入数粒金属锡粒。

(6) 乙酸铅棉花 将脱脂棉浸入乙酸铅溶液(100 g/L)中,2 h 取出,自然干燥。

(7) 吸收液 称取 0.25 g 二乙基二硫代氨基甲酸银,研碎后用少量许氯仿溶解,加入 1.0 mL 三乙醇胺[$N(CH_2CH_2OH)_3$],再用氯仿稀释到 100 mL。必要时,静置过滤至棕色瓶内,储存于冰箱中。

(8) 砷标准储备液[$\rho(As)$=1 mg/mL] 称取 0.660 0 g 经 105℃干燥 2 h 的三氧化二砷(As_2O_3),溶于 5 mL 氢氧化钠溶液(200 g/L)中。用酚酞作指示剂,以硫酸溶液(1+17)中和到中性后,再加入 15 mL 硫酸溶液(1+17),转入 500 mL 容量瓶,加纯水定容。

(9) 砷标准使用液[$\rho(As)$=1 μg/mL] 吸取砷标准储备液 10.00 mL,置入 100 mL 容量瓶中,加纯水定容至刻度,混匀。临用时,吸取此液 10.00 mL 注入 1 000 mL 容量瓶中,加纯水定容,混匀。

【分析步骤】

（1）制备标准系列

1）取 9 个同型号砷化氢发生瓶作标准管和样品管，按表 6－6 操作。

表 6－6　二乙基二硫代氨基甲酸银分光光度法测砷时各管的试剂加入量　　单位：mL

编号	0	1	2	3	4	5	6	7	样品
水样	—	—	—	—	—	—	—	—	50.0
砷标准使用液	0	0.50	1.00	2.00	3.00	5.00	7.00	10.00	—
纯水	50.0	49.5	49.0	48.0	47.0	45.0	43.0	40.0	—
硫酸溶液(1＋1)	各加 4 mL								
碘化钾溶液	各加 2.5 mL								
氯化亚锡悬液	各加 2 mL，混匀，静置 15 min								

2）取 9 个同型号吸收管，均加入 5.0 mL 吸收液，插入塞有乙酸铅棉花的导气管。迅速向各发生瓶倾入预先称好的 5 g 无砷锌粒，立即塞紧瓶塞，接口处加水封闭，勿使漏气，室温（不宜低于 15℃，必要时置于 25℃温水浴中）反应 1 h。用氯仿将吸收液体积补足至 5.0 mL。

（2）比色测定　在 1 h 内于 515 nm 波长处，用 1 cm 比色皿，以氯仿作参比，比色测定吸光度。

（3）绘制标准曲线　根据测得的标准系列吸光度，绘制标准曲线或建立回归方程，从曲线上查出或用回归方程计算出水样中砷的质量（μg）。

【结果计算】

水样中砷的含量按下式计算：

$$\rho(\mathrm{As})=\frac{m}{V}$$

式中：ρ(As)——水样中砷（以 As 计）的质量浓度，mg/L；

m——从标准曲线查出或用回归方程计算出的检测水样中砷的质量，μg；

V——水样的体积，mL。

【友情提示】

（1）若水样中钴、镍、汞、银、铂、铬和钼的浓度较高，可干扰砷化氢的测定。锑的含量超过 0.1 mg/L，对测定也有干扰。

（2）硝酸会干扰砷化氢的产生，故拟检测水样不能加硝酸保存。

（3）水样中高价铁的浓度较高时，会使检测结果偏低，用酒石酸可除去此干扰。

（4）三氧化二砷为剧毒药品，使用中要注意安全。氯仿对人体有害，操作应在通风橱内进行。由于氯仿易挥发，比色时要注意补足体积。还要注意各吸收管容量刻度的准确性，否则会因吸收液量的差异而产生测量误差。

(5) 吸收液中 Ag-DDC 的浓度过低会影响测定方法的灵敏度及重现性，最佳浓度为 2.0～2.5 g/L。Ag-DDC 的制备方法是：分别溶解 1.7 g 硝酸银、2.3 g 二乙基二硫代氨基甲酸钠于 100 mL 纯水中，冷却到 20℃以下，缓慢搅拌混合。过滤生成的柠檬黄色银盐沉淀，用冷的纯水洗涤沉淀数次，置于干燥器中，避光保存。

(6) 酸对反应速度的影响较大，对有机污染较重而需要消解的样品，要根据消解后剩余的酸量加酸。未消解水样以 50 mL 不超过 8 mL 为宜。

(7) 在测定消解样品时，不宜使用大颗粒的无砷锌粒，应选用每克 15 粒以上或 10～20 目的蜂窝状无砷锌粒。颗粒大小不同的锌粒在反应中所需酸量不同，需在使用前用标准溶液进行预试验，以选择适宜的酸量。

(8) 乙酸铅棉花主要是用来除去反应中产生的硫化氢对结果的干扰，因此，要均匀地分布在导气管的球部，数量适宜。发生装置的各连接口处要密封好(可用水封闭)，吸收管、比色皿等要干燥。

(9) 反应产生的二乙基二硫代氨基甲酸(HDDC)需用有机碱中和才有利于反应的进行。常用的有机碱有吡啶、三乙醇胺、三乙胺、麻黄碱等，吡啶的效果最好，但毒性较大，且臭味难闻，故实际操作中用三乙醇胺较多。

小贴士

测定水中砷的几种标准方法比较

国家标准推荐的水砷测定方法为二乙基二硫代氨基甲酸银分光光度法(Ag-DDC 法)和砷斑法。前法具有较好的准确度和精密度。后法比较简便，是一种半定量分析方法。但由于仪器分析的迅速发展，石墨炉-原子吸收光谱法、电化学法(如示波极谱法)和氢化物-原子荧光法均得到了广泛的推广和应用。几种常用分析方法的比较见表 6-7。

表 6-7　常用的几种砷化物测定方法比较

方法名称	优点	缺点
分光光度法(Ag-DDC 法)	实验装置简单，灵敏度高，易推广。最低检出质量为 0.5 μg	结果受反应温度、时间影响，吸收液氯仿或吡啶有一定的毒性
石墨炉-原子吸收光谱法	干扰小，灵敏度高(ppb 级)。与分离技术联用可分析砷化物的不同形态	仪器设备较昂贵，还原体系及反应条件有待进一步改进
电化学法(如示波极谱法)	灵敏度高，检出限达 1.3×10^{-10} mol/L，适宜分析检测生物材料中的砷	砷的电化学反应受电解质组成和浓度的影响，理想电解质的选择较难
氢化物-原子荧光法	灵敏度高，检出限达 2.8×10^{-3} μg。线性范围宽，快速、简便	仪器昂贵，目前难以普及

能力拓展

氢化物发生-原子吸收法测定水中砷和硒

工作过程：以氢化物发生-原子吸收法测定水中砷和硒的含量为例(GB/T 5750.6—2006)。

一、相关知识

氢化物发生-原子吸收光谱法(HG－AAS)是一种低温原子化技术，目前已广泛应用于水、食品、蔬菜、中药、煤、尿、血等样品中元素的检测。流动注射法(FI)近20年在我国发展十分迅速，与其他方法联用，可进一步提高分析效率，克服样品和试剂消耗量大的缺点以及手工进样产生的误差。流动注射-氢化物发生-原子吸收光谱法(FI－HG－AAS)具有分析简便、准确、快速、干扰少的特点。

氢化物发生-原子吸收光谱法测硒和砷的原理：

在酸性介质中，水样中的分析元素砷(As^{3+})、硒(Se^{4+})被还原剂硼氢化钾(KBH_4)或硼氢化钠($NaBH_4$)还原为挥发性共价氢化物 AsH_3、SeH_4，然后借助载气(氮气或氩气)流将其带入原子化器中受热原子化，分别在193.7 nm与196 nm处测定吸光度，其吸光度在一定范围内与分析元素(分别以 As^{3+}、Se^{4+}计)含量成正比，与标准系列比较定量。

$$KBH_4+3H_2O+H^+=H_3BO_3+K^++8H\cdot \text{(新生态氢)}$$

$$8H\cdot+2As^{3+}=2AsH_3\uparrow+H_2\uparrow$$

$$8H\cdot+Se^{4+}=SeH_4\uparrow+2H_2\uparrow$$

二、准备工作

1. 仪器

(1) 原子吸收分光光度计。

(2) 砷空心阴极灯。

(3) 硒空心阴极灯。

(4) 氢化物发生器(图6－6)。

(5) 电热石英管或火焰石英管原子化器。

(6) 具塞比色管(10 mL)。

2. 试剂

(1) 盐酸($\rho_{20}=1.19$ g/mL)。

(2) 高氯酸($\rho_{20}=1.68$ g/mL)。

(3) 硝酸($\rho_{20}=1.42$ g/mL)。

(4) 盐酸溶液(1+1)　取50 mL盐酸($\rho_{20}=1.19$g/mL)，缓慢加入到50 mL纯水中，混匀。

(5) 硝酸+高氯酸混合溶液(1+1)　将硝酸($\rho_{20}=1.42$ g/mL)与高氯酸($\rho_{20}=1.68$ g/mL)等体积混合。

(6) 氢氧化钠溶液(10 g/L)　称取1 g氢氧化钠(NaOH)，溶于纯水后稀释至100 mL。储存于聚乙烯瓶内。

(7) 硼氢化钾溶液(10 g/L)　称取1 g硼氢化钾(KBH_4)，溶于100 mL氢氧化钠溶液(2 g/L)。若溶液不透明，需过滤。冰箱内保存，可稳定一周(使用时要与室温一致)，否则应临用时配制。

(8) 铁氰化钾(100 g/L)　称取10.0 g铁氰化钾{$K_3[Fe(CN)_6]$}，溶于100 mL纯水，混匀。

(9) 硫脲-抗坏血酸溶液　称取5.0 g硫脲，加约50 mL纯水，加热溶解，冷却后加入3.0 g

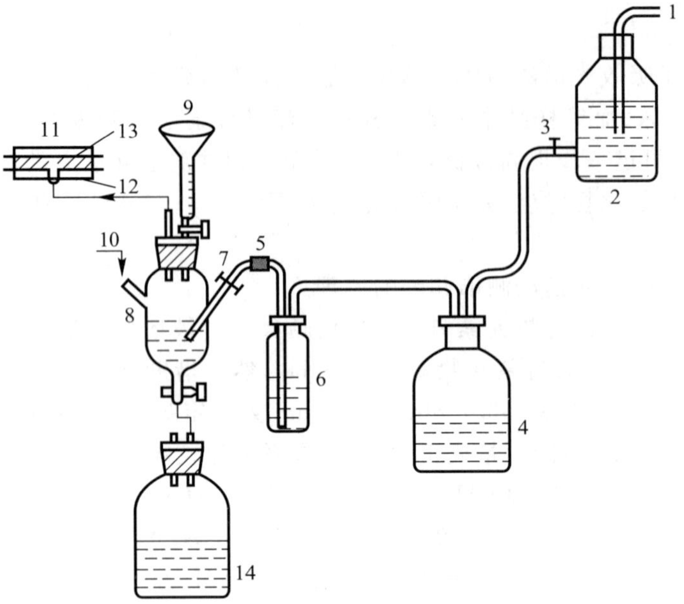

图 6－6　氢化物发生装置

1. 马里奥特管；2. 水槽；3. 阀门；4. 接水瓶；5. 流速控制管；6. KBH_4 瓶；
7. 弹簧夹；8. 反应瓶；9. 进液漏斗；10. N_2 或 Ar 气进口；
11. 吸收池；12. 电炉丝；13. 耐火砖；14. 废液瓶

抗坏血酸，稀释至 100 mL。现用现配。

(10) 砷标准储备液[ρ(As)＝0.1 mg/mL]　称取 0.132 0 g 经 105℃干燥 2 h 的三氧化二砷(As_2O_3)，置于 100 mL 烧杯中，加入 40 mL 氢氧化钠溶液(10 g/L)使之溶解。加 5 mL 盐酸溶液(ρ_{20}＝1.19 g/mL)，转入 1 000 mL 容量瓶，加纯水定容至刻度，混匀。

(11) 砷标准中间液[ρ(As)＝1.0 μg/mL]　吸取砷标准储备液 5.00 mL，置于 500 mL 容量瓶中，加纯水定容至刻度，混匀。

(12) 砷标准使用液[ρ(As)＝0.10 μg/mL]　吸取砷标准中间液 10.00 mL，置于 100 mL 容量瓶中，加纯水定容至刻度，混匀。临用时配制。

(13) 硒标准储备液[ρ(Se)＝100.0 μg/mL]　称取 0.100 0 g 硒(光谱纯)，溶于少量硝酸中，加入 2 mL 高氯酸(ρ_{20}＝1.68 g/mL)。在沸水浴中加热(3～4 h)蒸去硝酸，稍冷后加入 8.4 mL 盐酸，再置沸水浴中继续加热 2 min，转移至 1 000 mL 容量瓶内，用纯水定容。

(14) 硒标准中间液[ρ(Se)＝1.0 μg/mL]　吸取 5.00 mL 硒标准储备液于 500 mL 容量瓶内，用盐酸溶液[c(HCl)＝0.1 mol/L]稀释至刻度。

(15) 硒标准使用液[ρ(Se)＝0.10 μg/mL]　吸取 10.00 mL 硒标准中间液于 100 mL 容量瓶内，用盐酸溶液[c(HCl)＝0.1 mol/L]稀释至刻度。临用时配制。

(16) 高纯氮。

三、测定操作

(1) 水样预处理　取 50 mL 水样于 100 mL 锥形瓶中，加入 HNO_3－$HClO_4$ 溶液(1＋1)

5 mL，于电热板上加热至冒白烟后，取下冷却，再加 5 mL HCl 溶液(1+1)，加热至黄褐烟冒尽，冷却后用纯水转移到 50 mL 容量瓶中，定容。同时做空白试验。

(2) 制备标准系列　取 7 支 50 mL 同型号容量瓶作标准管，与样品管、空白管按表 6-8 操作。

表 6-8　氢化物发生-原子吸收法测定砷、硒时各管的试剂加入量　　单位：mL

管号	0	1	2	3	4	5	6	空白	样品
处理后水样	—	—	—	—	—	—	—	—	50.0
空白样	—	—	—	—	—	—	—	50.0	—
砷标准使用液	0	0.10	0.20	0.40	0.80	1.00	1.20	—	—
硒标准使用液	0	0.10	0.20	0.40	0.80	1.00	1.20	—	—
盐酸溶液(1+1)	向各瓶加 8.0 mL，混匀								
硫脲-抗坏血酸溶液	向各瓶加 1.0 mL，混匀								
铁氰化钾溶液	向各瓶加 1.0 mL，混匀								
纯水	用纯水定容(50 mL)，混匀，放置 30 min 后测定								

(3) 仪器准备　开机，参考表 6-9 设定仪器最佳工作条件，点燃原子化器炉丝，稳定 30 min。

表 6-9　氢化物发生-原子吸收法测定砷、硒时仪器工作条件

元素	波长/nm	灯电流/mA	石英管温度/℃	氮气流量/(mL/min)
As	193.7	8	900	150～180
Se	196	8	900	150～180

(4) 测定　分别取 5.0 mL 标准系列、空白溶液和样品溶液于氢化物发生器中，加 3.0 mL 硼氢化钾溶液(10 g/L)，于相应波长下测定吸光度。

(5) 绘制标准曲线　分别绘制砷、硒的标准曲线，并由样品管吸光度查标准曲线得砷、硒的质量。

四、结果计算

(1) 水样中砷的质量浓度按下式计算：

$$\rho(\mathrm{As})=\frac{m}{V}$$

式中：$\rho(\mathrm{As})$——水样中砷(以 As^{3+} 计)的质量浓度，mg/L；

m——从标准曲线查出的检测水样中砷的质量，μg；

V——水样的体积，mL。

(2) 水样中硒的质量浓度按下式计算：

$$\rho(\mathrm{Se})=\frac{m}{V}$$

式中：ρ(Se)——水样中硒（以 Se^{4+} 计）的质量浓度，mg/L；

m——扣除空白后在标准曲线查得检测水样中硒的质量，μg；

V——水样的体积，mL。

五、友情提示

（1）所用器皿均需用硝酸溶液（1＋6）浸泡 12 h 以上，用纯水冲洗 5 次以上方可使用。

（2）原子化器加热温度对测定结果影响极大，因此必须预热，待散热和加热达到平衡后再正式工作。

（3）硼氢化钾流速、浓度及反应液的温度，载气流速（不应过大，过大会导致水样冲进高温石英管，使其炸裂）等对测定结果均有影响，因此标准溶液、空白溶液和样品溶液的测定条件要恒定。每份测定液测定间隔时间尽量一致。

（4）三氧化二砷为剧毒药品，使用中要注意安全，砷化氢为剧毒气体，故管道不能漏气，并要在排风设备下操作，温度达 300℃时砷化氢便开始分解，毒性相应减小。

（5）配制 KBH_4（或 $NaBH_4$）溶液时必须含有一定量的 KOH（或 NaOH）以保证溶液的稳定性，碱浓度一般为 0.5%～1.0%。由于 KBH_4（或 $NaBH_4$）溶液易见光分解，影响其浓度，故所用的溶液必须在临用前现配，若置于冰箱中冷藏，一周内可用。

（6）水样酸度不能太低或太高，如酸度太低会使氢化物的形成不完全，而太高则会产生过多氢气在高温下着火，引起严重分子吸收，干扰元素测定。

（7）加入硫脲-抗坏血酸混合溶液，即可作为掩蔽剂，消除 Hg^{2+}、Pb^{2+}、Ni^{2+}、Zn^{2+} 等离子的干扰，又可作为还原剂，硫脲可将 As^{5+}，Se^{6+} 还原为 As^{3+}，Se^{4+}。

（8）在测定过高含量的样液后，要用标准空白液冲洗氢化物发生器 2～3 次，以消除管道中残存的气体，待稳定后再继续进行另一样液的测定。

知识链接

氢化物发生-原子吸收法

原子吸收是基于气态的基态原子对特征谱线的吸收。当用原子吸收法测定金属元素时，必须首先是利用高温将试样中待测元素转化为气态原子，也就是原子化。传统的原子化方法有火焰原子化和电热原子化。火焰原子吸收法由于背景值较高，导致分析灵敏度下降。无火焰原子吸收尽管有原子化效率高、进样量少等优点，但却存在精密度偏低、干扰大、难以选择最佳条件等缺点。因而产生和发展低温原子化技术，氢化物发生-原子吸收法就是其方法之一。

1. 基本原理

砷、锑、铋、硒、碲、锗、锡、铅等元素易生成共价氢化物，如 AsH_3、SnH_4、SbH_2、PbH_4 等。这些氢化物都有以下特性：① 熔沸点均在 0℃以下，常温下呈气态，容易从样品溶液中分离出来；② 不稳定，受热易分解，低于 1 000℃就可离解成自由原子。因此，可利用化学方法将被测元素转化成该元素的氢化物，再用惰性气体将其送入电热石英管原子化器中，加热分解生成气态的自由原子，进行测定。氢化物发生法原子吸收结构见图 6－7。

氢化物是在酸性溶液中，利用强还原剂与被测物质反应生成。经典方法是酸-金属还原体

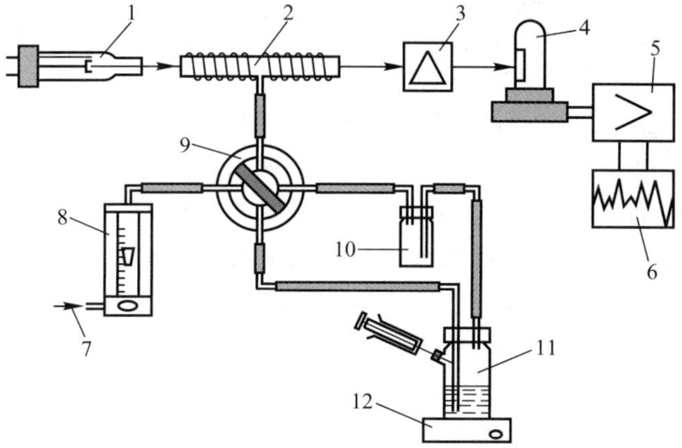

图 6-7　氢化物发生原子吸收装置

1. 空心阴极灯；2. 电热石英管；3. 单色器；4. 光电倍增管；5. 放大器；6. 记录器；
7. 载气；8. 流量计；9. 四通活塞；10. 缓冲瓶；11. 反应瓶；12. 电磁搅拌器

系，但此反应的速度慢，还原能力弱，难以与流动注射技术联用。而硼氢化钠（$NaHB_4$）或硼氢化钾（KHB_4）与酸构成的还原体系则解决了反应速度慢的问题。如生成砷化氢的反应：

$$NaBH_4 + H_3AsO_3 + HCl = H_3BO_3 + NaCl + H_2\uparrow + AsH_3\uparrow$$

在酸性介质中，经过预处理的样品中的分析元素被还原剂硼氢化钾（KBH_4）或硼氢化钠（$NaBH_4$）还原为挥发性共价氢化物，然后借助载气（氮气或氩气）流将其带入原子化器中受热原子化成游离基态原子，生成的基态原子吸收该元素发射的特征谱线，在特定波长下测定吸光度，其吸光度在一定线性范围内与分析元素含量成正比，与标准系列比较定量。

该方法具有设备简单、操作方便、灵敏度高、选择性好、试剂及样品用量少、易于自动化等优点。一次测定周期仅为 40 s。由于其属于液相反应，易与流动注射技术联用而实现分析的自动化。石英管的加热方式有火焰法和电热法两种，但后者可以调节原子化器的温度，易获得待测元素的最佳原子化条件，极大地降低了背景值，从而提高了分析的灵敏度。另外，石英管空间的局限性延长了基态原子在光路上的停留时间，空气-乙炔火焰对远紫外区波长的干扰也得以消除，大大地改善了类金属元素如砷、硒的分析效果。

2. 特点

经过近 20 多年来的发展，氢化物发生-原子吸收法已获得到很大进步，成为原子吸收仪器必不可少的配件和分析技术，具有下列的特点。

(1) 形成氢化物，原子化效率提高后，将大大提高分析灵敏度。

(2) 形成氢化物后，分析物与基体分离，富集了分析元素，降低或消除了基体干扰，可提高分析灵敏度和保证分析精确度。

(3) 促进了 AAS 形态分析技术。

(4) 提供了原子吸收方法中气体进样新途径。

(5) 提供了与 AFS，ICP，MIP 等联用技术发展的可行性。

(6) 使冷蒸气法测汞技术成为最灵敏、最精确、最方便快速的分析方法。

3. 影响测定的因素

(1) 试剂浓度 ① 硼氢化钠-酸还原体系中，应用最广的是盐酸。砷、锑、碲等受盐酸浓度的影响不大，而锗、锡和硒的最佳浓度分别为 0.2 mol/L 和 6～7 mol/L；当酸度大于 0.7 mol/L 时，锡的信号值下降。② 硼氢化钠的适宜用量随待测元素和酸的不同而不同。如测铅时，硼氢化钠的浓度由 2%升至 6%时，吸收信号值增加 4 倍，在保证还原反应完全的前提下，适度过量的硼氢化钠对测定砷、锑、硒、锗和锡等的吸收信号值没有影响。

(2) 测定元素的价态 一般来说，低价态的灵敏度高于高价态。如在一定的酸度下，As^{5+} 的峰高灵敏度为 As^{3+} 的 70%～80%；Sb^{5+} 的峰高灵敏度仅为 Sb^{3+} 的 50%。为提高检测峰高的灵敏度，可采用预还原至低价态的方法，常用的 As^{5+} 的还原剂有碘化钾-硫代硫酸钠、碘化钾-抗坏血酸体系。

(3) 化学干扰 离子还原过程中，检测系统中某些共存物质会改变氢化物的生成效率，从而干扰测定的准确性。如铁、铜、银、金、镍、铂等元素均可产生严重的干扰。

(4) 气相干扰 有其他能生成氢化物的元素共存时，在气相中会互相干扰。如锡、硒、锑对砷，碲、硒、锡、砷对锗的测定均发生其氢化物之间在气相中相互干扰。由于气相中氢化物的干扰是不同元素形成氢化物的速度不同所致，通过减缓干扰元素形成氢化物的速度，甚至阻止干扰因素进入原子化器来减轻以至消除气相干扰。

(5) 动力学干扰 分为液相中氢化物动力学干扰和气相中氢化物动力学干扰。影响液相中氢化物动力学干扰的因素有反应液体积、硼氢化钠和样品溶液的黏度，反应液体积增加，脉冲信号变小；硼氢化钠的加入速度过快会引起瞬间反应，形成高脉冲信号，反之则降低；样品液的黏度过大会使脉冲信号下降。影响气相中氢化物动力学干扰的因素为反应容器的形状与体积以及载气的流量，反应容器的体积过大，测量信号值降低；载气流量过大或过小均会降低测量信号。

4. 发展动态

目前，原子吸收光谱分析技术的主要发展动态有以下几方面。

(1) 采用在线稀释技术，使火焰原子吸收分析的线性范围提高 3 个数量级。

(2) 采用新型分光和面阵检测系统及计算机软件控制系统，以实现多元素测定。

(3) 采用新技术提高仪器分析性能：横向加热石墨炉、高能 D2 灯扣背景、FIA 联用。

(4) 采用连续光源技术，实现不需锐线光源的真正多元素原子吸收分析。

工作任务 20 水中硒的测定

工作过程：以催化示波极谱法测定水中硒的含量为例(GB/T 5750.6—2006)。

【相关知识】

硒(Se)属类金属，是人体必需的微量元素。硒在地壳中的丰度为 $0.05\times10^{-6}\%$。硒无独立矿床，在自然界中不存在单质，主要伴生于铜矿、铅锌矿中，与硫共存于金属硫化物，环境中硒主要来源于火山爆发和岩石风化过程，粗硒一般是从铜电解的副产品中提取。硒的生物地球化学循环包括氧化、还原和微生物作用，人、动物及植物的排泄和富集，腐殖化以及矿化作用等。水中的硒主要来源于工业废水和水源及其流经的地质环境，含硒废水的工业企业主要有炼油、颜料和特种玻璃等。水中的硒不以简单的离子存在，常形成复杂的含氧酸根离子，如 SeO_3^{2-}、$HSeO_3^-$、SeO_4^{2-} 等。

硒元素是人体必需的微量矿物质营养素，是机体谷胱甘肽过氧化酶的重要组成成分，参与辅酶 A 和辅酶 B 的合成，在蛋白质和谷胱甘肽的合成中有一定作用，其抗氧化能力比维生素 E 还强；调节多种维生素在体内的吸收，保护细胞膜；拮抗镉、砷、汞及氟的毒性作用。当硒缺乏时，很容易导致人体免疫能力下降，威胁人类健康和生命的四十多种疾病都与人体缺硒有关，如癌症、心血管病、肝病、白内障、胰腺疾病、糖尿病、生殖系统疾病等。但摄入过量会造成硒中毒，表现为皮肤痛觉迟钝、四肢麻木、头晕眼花、食欲缺乏、头发脱落、指甲变厚、皮疹、皮痒、面色苍白、胃肠功能紊乱、消化不良等症状，严重者可发生肝损害甚至呼吸衰竭，其毒性大小与价态的高低有关。有研究发现，胃肠病、黄疸、皮肤色素沉积、指甲变化、坏齿、不明原因关节炎、头晕和疲劳等与尿硒含量增高有关。健康人群机体内硒的总量为 6～21 mg，我国营养学家杨光圻教授根据大量人群资料，提出了硒的每人每日安全摄入量为 400 μg。

天然水中硒的含量一般在 1 μg/L 以下，价态主要为 Se^{4+} 和 Se^{6+}。我国《地表水环境质量标准(GB 3838—2002)》规定的Ⅰ类、Ⅱ类和Ⅲ类标准的限值均为≤0.01 mg/L；《生活饮用水卫生标准(GB 5749—2006)》规定的上限量为 0.01 mg/L。

小贴士

人体微量元素——硒

近年来，硒对人体健康的重要促进和保护作用成为科学研究的焦点。越来越明显的证据表明，硒对健康还有许多益处。我国江苏启东县肝癌发病率与环境硒含量呈负相关，浙江加善县大肠癌高发也与环境硒含量低下有关。硒与克山病有着非常密切的联系，环境硒缺乏是克山病发生的重要地区性危险因素，对克山病区和大骨节病区人群补硒至正常人群水平后，大骨节病和克山病的发病率逐年下降。许多研究表明，一些硒的有机化合物具有抗癌作用，如补硒与肺癌、结肠癌和前列腺癌发病率的明显下降有关；硒能减少和延缓心脑血管疾病、白内障的发生和发展；硒能增强机体抗毒、解毒作用；减轻化疗放疗时的不良反应。硒缺乏在美国很少见，但在世界其他地区却明显存在，如我国土壤和水中硒含量就较低，因此，不少地区将培育富硒食品作为产业开发的一条有效途径。

硒的测定方法较多，主要有分光光度法、荧光分光光度法、催化示波极谱法、氢化物原子吸收法及原子荧光法等，但这些方法一般只用于检测 Se^{4+}，若属其他价态，测定前需进行价态转化。测定硒的水样一般要进行消化处理，将低价态的硒转化为高价态硒，并将有机硒无机化，检测前再用盐酸将 Se^{6+} 还原为 Se^{4+}。

催化示波极谱法的原理：

在高氯酸介质中，Se^{4+} 与亚硫酸钠形成硒的配位化合物，用 EDTA 作掩蔽剂，在氨-氯化铵-碘酸钾催化体系中，在峰电位 −0.85 V(对饱和甘汞电池)产生灵敏的催化波，根据峰高计算出硒含量。

用高氯酸消化水样，可将 Se^{4+} 以下的无机和有机硒氧化成 Se^{4+}，用盐酸将 Se^{6+} 还原成 Se^{4+}，从而测出水样中的总硒含量。

本方法的最低检出质量为 0.004 μg，若取 10 mL 水样测定，则最低检出质量浓度为 0.4 μg/L。

【准备工作】

1. 仪器

(1) 示波极谱仪。

(2) 电热板，可控温度在 300℃以下。

(3) 具塞比色管(25 mL)。

2. 试剂

(1) 盐酸(ρ_{20}=1.19 g/mL)。

(2) 高氯酸(ρ_{20}=1.68 g/mL)。

(3) 硝酸(ρ_{20}=1.42 g/mL)。

(4) 氨水(ρ_{20}=0.88 g/mL)。

(5) 盐酸溶液[c(HCl)=0.1 mol/L]　取 8.3 mL 盐酸(ρ_{20}=1.19 g/mL)，加纯水稀释至 1 000 mL。

(6) 高氯酸溶液(1+1)　取 50 mL 高氯酸(ρ_{20}=1.68 g/mL)，缓慢加入到 50 mL 纯水中，混匀。

(7) 亚硫酸钠溶液(100 g/L)　称取 10 g 亚硫酸钠(Na_2SO_3)，用纯水溶解后稀释至 100 mL。

(8) 碘酸钾溶液(30 g/L)　称取 3g 碘酸钾(KIO_3)，加入 50 mL 纯水及 20 mL 氨水(ρ_{20}=0.88 g/mL)，溶解后用纯水稀释至 100 mL。

(9) 混合试剂　取 30 mL 氨水(ρ_{20}=0.88 g/mL)加入到 100 mL 纯水中，再加入 12.5 g 氯化铵及 1.0 g Na_2-EDTA，溶解后用纯水稀释至 250 mL。

(10) 硒标准储备液Ⅰ[ρ(Se)=100 μg/mL]　称取 0.100 0 g 硒(光谱纯)，溶于少量硝酸中，加入 2 mL 高氯酸(ρ_{20}=1.68 g/mL)。在沸水浴中加热(3～4 h)蒸去硝酸，稍冷后加入 8.4 mL 盐酸，再置沸水浴中继续加热 2 min，转移至 1 000 mL 容量瓶内，用纯水定容。

(11) 硒标准储备液Ⅱ[ρ(Se)=10 μg/mL]　吸取 10.00 mL 硒标准储备液Ⅰ于 100 mL 容量瓶内，用盐酸溶液[c(HCl)=0.1 mol/L]稀释至刻度。

(12) 硒标准使用液[ρ(Se)=0.04 μg/mL]　将硒标准储备液Ⅱ用盐酸溶液[c(HCl)=0.1 mol/L]稀释而成。临用时配制。

【分析步骤】

(1) 水样预处理　吸取 10.0 mL 水样于 50 mL 锥形瓶中，加 0.50 mL(1+1)高氯酸溶液，于电热板上加热至近干(约剩余 0.5 mL)时取下，趁热加 2 滴盐酸(ρ_{20}=1.19 g/mL)，混匀。冷却至室温后转入 25 mL 具塞比色管中，补加纯水至 10 mL。

(2) 制备标准系列　取 8 支 25 mL 同型号具塞比色管，与样品管按表 6-10 操作。

表 6-10 催化示波极谱法测定硒时各管的试剂加入量 单位：mL

管号	0	1	2	3	4	5	6	7	样品
处理后水样	—	—	—	—	—	—	—	—	10.0
硒标准使用液	0	0.10	0.50	1.00	1.50	2.00	3.00	4.00	—
纯水	10.0	9.9	9.5	9.0	8.5	8.0	7.0	6.0	—
亚硫酸钠溶液	向各管加 2.0 mL，混匀，放置 20 min								
混合试剂	向各管加 1.0 mL								
碘化钾溶液	向各管加 3.0 mL								
纯水	用纯水定容至刻度(25 mL)，混匀，放置 30 min 后，10 h 内测定								

(3) 取样测定　将上述样品及标准系列置于示波极谱仪上，用三电极系统，阴极化，原点电位为−0.60 V，导数扫描，在−0.85 处读取水样及标准系列的峰高。

(4) 绘制标准曲线　以硒含量为横坐标，峰高为纵坐标，绘制标准曲线，并从曲线上查出水样中硒的含量。

【结果计算】

水样中硒的含量按下式计算：

$$\rho(\mathrm{Se})=\frac{m}{V}$$

式中：$\rho(\mathrm{Se})$——水样中硒(以 Se^{4+} 计)的质量浓度，mg/L；

m——扣除空白后在标准曲线查得检测水样中砷的质量，μg；

V——水样的体积，mL。

【友情提示】

(1) 水中常见离子不干扰硒的测定，5 mg/L 银、3 mg/L 铜、0.1 mg/L 碲等会产生负干扰，但饮用水及其水源水中的含量甚微，影响较小，可以不考虑。

(2) 样品消化时，注意不能加热至干，要保证有一定的液体量，如 0.5 mL。消化过程应在通风橱中进行。

(3) 测定过程中属首次使用的玻璃容器，必须用硝酸溶液(1+1)浸泡 4 h 以上，自来水冲洗后用蒸馏水洗净。

(4) 加入氯化铵后，催化波峰电流有很明显的增加，为 3～4 倍。随着碘酸钾溶液的增加，催化电流亦会迅速增加。另外，硝酸也会提高催化电流，应控制上述试剂的用量。

(5) 水样预处理时，不能用其他强酸替代盐酸，否则会造成部分 Se^{4+} 被还原到更低价态。而 4 mol/L 的盐酸可有效地将 Se^{6+} 还原成 Se^{4+}。

小贴士

水中硒的标准检验方法

饮用水水质检验规范中推荐硒的检验方法除催化示波极谱外，还有下列几种方法。分析前都按催化示波极谱法相同的方法对水样进行预处理，即先用硝酸—高氯酸混合酸对水样消化，将四价以下的无机硒和有机硒氧化为四价硒，再用盐酸将六价硒还原为四价硒，然后分析测定总硒的含量。

(1) 氢化物-原子荧光法　在盐酸介质中，用硼氢化钠或硼氢化钾将四价硒还原为硒化氢，以氩气将其导入电热石英原子化器中原子化。用原子荧光分析仪，在硒特种空心阴极灯照射下，基态硒原子被激发至高能态，在去活化回到基态时，发射出特征波长的荧光，在一定的浓度范围内，其荧光强度与硒含量成正比，与标准系列比较定量。该方法最低检出限随仪器型号不同而有变化，一般的国产仪器最低检出质量为 5.0 ng，若取 0.5 mL 水样测定，则最低检出质量浓度为 0.4 μg/L。

(2) 二氨基萘荧光法　在 pH 1.5～2.0 的溶液中，2,3-二氨基萘选择性地与四价硒离子反应生成苯并(a)硒二唑绿色荧光化合物，用环己烷萃取。使用荧光分光光度计，激发光波长 376 nm，发射光波长 520 nm，测得的荧光强度与四价硒含量成正比，与标准比较定量。该方法最低检出质量为 0.005 μg，若取 20 mL 水样测定，则最低检出质量浓度为 0.25 μg/L。

(3) 氢化物-原子吸收法　将样品处理液用盐酸调至适当的酸度，加入铁氰化钾，置于氢化物发生器中用硼氢化钾还原四价硒，生成气态硒化氢，用纯氮气导入高温电热石英原子化器中原子化，气态硒原子吸收 196 nm 的特征谱线，测定吸光度，用标准曲线法定量。水中常见金属及非金属离子均不干扰测定。该方法最低检出质量为 0.01 μg，若取 50 mL 水样处理后测定，则最低检出质量浓度为 0.2 μg/L。

(4) 二氨基联苯胺分光光度法　在酸性条件下，3,3′-二氨基联苯胺与硒作用生成黄色化合物，在 pH 7 左右时用甲苯萃取，于 430 nm 波长处比色定量。该方法最低检出质量为 1 μg，若取 200 mL 水样测定，则最低检出质量浓度为 5 μg/L。

(5) 电感耦合等离子体发射光谱法(ICP－AES)　ICP 源是由离子化的氩气流组成，氩气经电磁波为 27.1 MHz 射频磁场离子化。磁场通过一个绕在石英炬管上的水冷却线圈得以维持，离子化的气体被定义为等离子体。样品气溶胶是由一个合适的雾化器和雾化室产生并通过安装在矩管上的进样管引入等离子体。样品气溶胶直接进入 ICP 源，温度为 6 000～80 000 K。由于温度很高，样品分子几乎完全解离，从而大大降低了化学干扰。此外，等离子体的高温使原子发射更为有效，原子的高电离度减少了发射谱线。可以说 ICP 提供了一个典型的“细”光源，它没有自吸现象，除非样品浓度很高。许多元素的动态线性范围达 4～6 个数量级。

ICP 的高激活效率使许多元素有较低的最低检测质量浓度。这一特点与较宽的动态线性范围使金属多元素测定成为可能。ICP 发出的光可聚集在单色器和复色器的入口狭缝，散射。用光电倍增管测定光谱强度时，精确调节出口狭缝可用于分离发射光谱部分。单色器一般用一个出口狭缝或光电倍增管，还可以使用计算机控制示值读数系统同时监测所有检测的波长。这一方法提供了更大的波长范围，同时也增大的样品量。测定硒的推荐波长是 196.03 nm，其最低检出质量浓度为 50 μg/L。

(6) 电感耦合等离子体质谱法(ICP－MS)　ICP－MS 由离子源和质谱仪两个主要部分构成。样品溶液经过雾化由载气送入 ICP 炬焰中，经过蒸发、解离、原子化、电离等过程，转化为带正电荷的正离子，经离子采集系统进入质谱仪，质谱仪根据质荷比进行分离。对于一定的质荷比，质谱积分与进入质谱仪中的离子数成正比。即样品的浓度与质谱的积分成正比，通过测量质谱的峰面积来测定样品中元素的浓度。本法的最低检出质量浓度为 0.09 μg/L。

知识链接

极谱分析法

1. 基本原理

用滴汞电极作为工作电极来定性或定量地检测被测物质的一种电解分析方法叫极谱分析法(polarography)。极谱分析的方法很多,但基本的原理是一样的。

通过外接电源向电解池两极施加电压,可氧化或还原的物质在电解池的电极上被分解。此时,由于离子向阴极与阳极方向做定向移动会产生一定的电流,记录电解过程中的电流-电压曲线,即获得极谱图。由于电流-电压曲线具有特异性,不仅可以确定某种物质的存在,还可以利用该曲线定量分析溶液中的几种或全部可以氧化或还原的物质。

以测定铅为例,当阴极外加电压尚未达到 Pb^{2+} 的析出电压前,Pb^{2+} 不在电极上析出,但此时仍有很小的电流通过电解池,该电流叫残余电流(residual current)。当滴汞电极的外加电压达到 Pb^{2+} 的析出电压后,Pb^{2+} 开始在汞滴表面还原并生成汞齐:

$$Pb^{2+}+2e^{-}+Hg=Pb(Hg)$$

同时,参比电极上则发生如下的氧化反应:

$$2Hg+2Cl^{-}=Hg_2Cl_2+e^{-}$$

这样,滴汞电极的电位继续变负,电解电流则迅速增大。由于滴汞电极的面积非常小,电流强度就很大,导致电极表面溶液内的离子浓度迅速减少。此时,离子在电极上的还原程度完全取决于 Pb^{2+} 从溶液扩散至汞滴电极表面的速度。即 Pb^{2+} 扩散速度与 Pb^{2+} 在溶液中的浓度 c 和在电极表面的浓度 c_0 的差($c-c_0$)成正比:

$$扩散速率=K(c-c_0)$$

由于 c_0 很小,可忽略不计,于是上式可变为:扩散速率$=Kc$

可见,当外加电压增加到一定数值后,Pb^{2+} 扩散速率取决于溶液中该离子的浓度,与电压变化无关。电流达到最大值时的电流,叫极限电流(limiting current)。极限电流与残余电流之差叫扩散电流(diffusing current),以 i_d 表示。以电流(μA)为纵坐标,电压(V)为横坐标,可绘制离子分析的电流-电压曲线,即极谱图(图 6-8)。

在极谱图上,电流等于扩散电流一半时的电位叫半波电位(half-wave potential,$\varphi_{1/2}$),在一定条件下,它与反应物的浓度无关,而与反应的标准电位直接相关,是离子的特征性常数。因此,$\varphi_{1/2}$ 可用来作定性分析。

滴汞电极的扩散电流值与各种相关参数的关系为:

$$i_d=607nD^{1/2}q^{2/3}t^{1/6}c$$

式中:i_d——平均扩散电流,μA;

n——测定离子在电极上发生反应时的电子转移数;

D——电极上发生反应物质在溶液中的扩散系数(与溶液成分有关),cm^2/s;

q——汞在毛细管中的流量,mg/s;

t——汞滴周期,s;

c——电极上发生反应的物质的浓度,mmol/L。

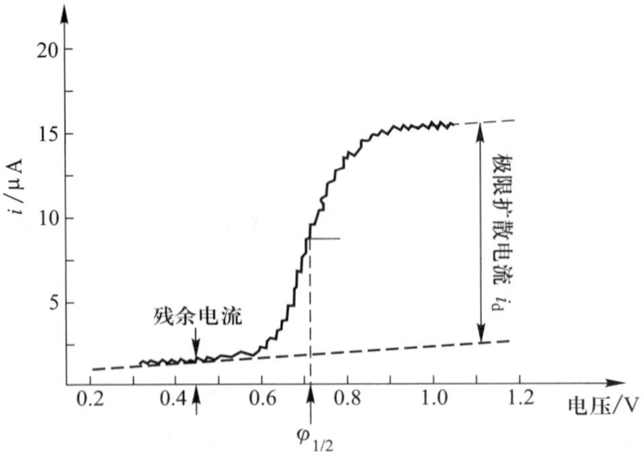

图 6-8 极谱图(电流-电压曲线)

$q^{2/3}t^{1/6}$叫毛细管常数,它与毛细管长度、内径、汞柱高度以及滴汞电极电位有关。可见,当 q 和 t 一定时,扩散电流与溶液中被测物质的浓度成正比,即:

$$i_d = kc$$

式中的比例常数 k 叫伊尔科维奇常数。可见,通过测量反应系统的扩散电流,就可定量地分析溶液中某物质的浓度。

2. 基本结构

极谱分析仪由滴汞电极(工作电极或阴极)、饱和甘汞电极(参比电极或阳极)、电位器、伏特计、电流计和电解液组成(图 6-9)。滴汞电极由贮汞瓶、塑料管和内径约 0.05 mm 的毛细管组成。滴汞电极的表面积很小,约为 10^{-2} cm^2 数量级。而甘汞电极的表面积相对较大,约为数 cm^2。E 为外电源,电解池两极上的电压接触点 C 来调节,并由电压表读出。电流计的灵敏度较高,可以测量电解过程中线路上通过的微弱电流。

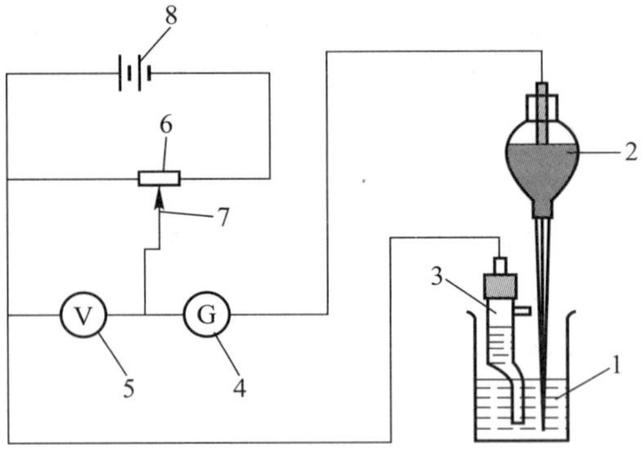

图 6-9 极谱仪装置的基本结构

1. 电解池;2. 滴汞电极;3. 甘汞电极;4. 电流计;
5. 电压表;6. 滑线电阻;7. 接触点;8. 直流电源

3. 分析方法

(1) 定性分析法 极谱分析的定性分析是用半波电位 $\varphi_{1/2}$ 来进行的。尽管 $\varphi_{1/2}$ 是离子的特征性常数，但由于所有物质的氧化还原电位很窄（3～4 V），而且电位还与溶液的体系有关，故在实际应用中很少用极谱分析法作定性分析。不过，通过分析半波电位 $\varphi_{1/2}$，可以了解在某种溶液体系下，各种物质各自的极谱波电位。

（2）定量分析法　关系式 $i_d=Kc$ 是极谱定量分析的基础，根据在一定条件下，扩散电流与被测物质浓度成正比的关系来做定量分析。关系式 $i_d=Kc$ 中的 i_d 值用极谱分析仪测量结果绘制的极谱图中的（波）峰高来表示（不是测量电流的绝对值，而要扣除残余电流值）。常用的定量分析方法有直接比较法、标准曲线法和标准加入法。

1）波高的测量　主要有平行线法和三切线法。

平行线法　如果波形良好，通过极谱图上残余电流和极限电流作两条相互平行的直线，两线之间的垂直距离即为波高。如果极谱图的残余电流与极限电流不平行，可采用三切线法。

三切线法　在极谱图上，通过残余电流、极限电流和扩散电流分别作三条切线（图 6－10）。然后通过三条切线的交点作两条相互平行的直线，此平行线间的垂直距离即为所求的波高。

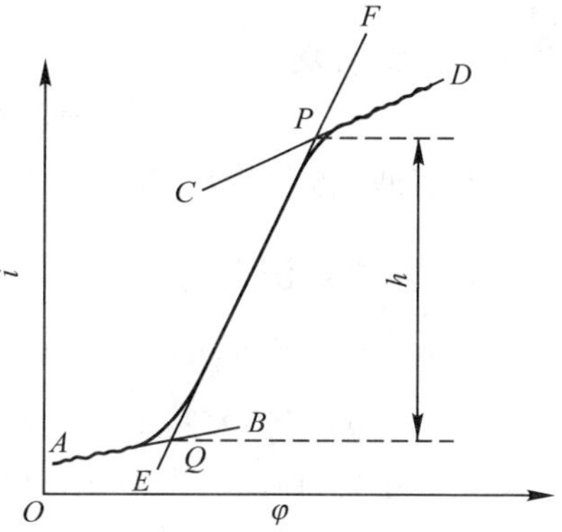

图 6－10　三切线法测量波高

2）标准曲线法　先配制标准溶液系列，在相同的实验条件下绘制极谱图，分别测量各自的波高，再绘制波高-浓度标准曲线。在相同的条件下测出被测液的波高，从标准曲线上查出相应的浓度。

3）直接比较法　在同样的实验条件下测量浓度为 c_s 的标准溶液和未知浓度（c_x）的样品液，测出各自的波高 h_s 和 h_x，即可求出样品液的浓度：

$$h_s=Kc_s$$

$$h_x=Kc_x$$

$$c_x=\frac{h_x}{h_s}\times c_s$$

4）标准加入法　先取一定体积（V_x）的样品液，测其波高（h_x），然后加入一定体积（V_s）的标准溶液（c_s），测其波高（H），用下列公式计算样品液的浓度：

$$c_x=\frac{C_sV_sh_x}{H(V_x+V_s)-h_xV_x}$$

标准加入法一般用于测量个别样品，且标准溶液的加入量一定要很少（相对样品液而言）。

4. 催化示波极谱法及其应用

经典极谱法中，电极电位的变化速度较慢，一般在 0.2 V/min，完成一次极谱分析需要 40～80 个汞滴，而一个汞滴的生命期为 7 s。但如果用长余辉的阴极射线示波器替代检流计来显示电流-电压曲线，速度就会得到极大的提升，极谱图可在一个汞滴周期内完成；同时，极化电压只在汞滴生长末期（2 s）才加在两极上，使得测量电流时电极的面积恒定，保证了极谱图的稳定性。这种利用阴极射线示波器作为测量工具的极谱分析就叫示波极谱法。

用反应体系本身的化学催化特性得到的极谱波来分析的方法叫催化极谱法，而利用催化波来测定分析，灵敏度可提高几个数量级。极谱催化电流的大小决定于电极周围液层中所发生的与电极反应相耦合的化学反应速度，而电极上反应物质的扩散速度对它并不产生影响。极谱催化波主要有平行催化波、氢催化波和络合吸附波。综合了示波极谱和催化极谱的优点，产生了催化示波极谱分析方法。由于峰电流远远大于扩散电流，催化示波极谱分析的灵敏度较经典极谱法提高了1～4个数量级；分辨率也比较高，只要不同组分间的峰电位相差40 mV就可观察到分开的极谱曲线；测定速度也较快，几秒钟就可得到极谱图，而且可从分析仪器上直读测量数据(扩散电流和电压)。

由于该方法具有灵敏、准确、快速和分辨能力高等优点，因此，它在各个领域的检测分析中得到了积极的推广应用，包括大多数元素以及能在电极上被氧化或还原的有机物。如水质分析中的锌、砷、硒、镉、铅、钛等项目均可采用催化示波极谱分析法。

能力拓展

氢化物-原子荧光法测定水中砷和硒

工作过程：以氢化物-原子荧光法测定水中砷和硒的含量为例(GB/T 5750.6—2006)。

一、相关知识

氢化物-原子荧光法(HG-AFS)即氢化物-原子荧光光谱法，是把氢化物发生和原子荧光结合起来的一种具有较大实用价值的技术。一些难于原子化的高温元素的氢化物在氩氢火焰中得到很好的原子化，而氩氢火焰又有很高的荧光效率以及较低的背景。早在20世纪70年代末，英国的科学家就开展了这方面的研究，但从实用角度看，他们的工作有两大不足：未能解决铋的光谱干扰问题；需要大量的氢气和氩气，分析速度慢，分析成本高。20世纪80年代以来，我国科学家在这方面的研究取得重大突破，1987年，郭小伟、刘明钟等人成功研发出空心阴极灯激发光源及供电方法，克服了早期光源稳定性差的缺点，从而使氢化物发生-原子荧光法成为实用性很强的具有中国特色的高效低耗的痕量分析技术。氢化物-原子荧光法测定水中砷和硒的含量，可一次消化样品，同时测定水中砷和硒，该方法具有简便、快速、灵敏度高、分析结果稳定、节省试剂的特点。

氢化物-原子荧光法测定水中砷和硒含量的原理：

在酸性介质中，水样中的分析元素砷(三价)、硒(四价)被还原剂硼氢化钾(KBH_4)或硼氢化钠($NaBH_4$)还原为挥发性共价氢化物AsH_3、SeH_4，然后借助载气(氩气)流将其带入原子化器中受热原子化，原子态砷、原子态硒在特制脉冲空心阴极灯发射光激发下，基态原子被激化到高能态，去活化回到基态时，以光辐射的形式发射出特征波长的荧光，其荧光强度在一定范围内与被测元素含量成正比，与标准系列比较定量。

$$KBH_4+3H_2O+H^+=H_3BO_3+K^++8H\cdot \text{(新生态氢)}$$

$$8H\cdot+2As^{3+}=2AsH_3\uparrow+H_2\uparrow$$

$$8H\cdot+Se^{4+}=SeH_4\uparrow+2H_2\uparrow$$

二、准备工作

1. 仪器

(1) 双道原子荧光光度计。

(2) 砷空心阴极灯。

(3) 硒空心阴极灯。

(4) 氢化物发生器。

(5) 具塞比色管(25 mL)。

2. 试剂

(1) 盐酸(ρ_{20}=1.19 g/mL)。

(2) 高氯酸(ρ_{20}=1.68 g/mL)。

(3) 硝酸(ρ_{20}=1.42 g/mL)。

(4) 盐酸溶液(5+95) 取25 mL盐酸(ρ_{20}=1.19 g/mL),用纯水稀释至500 mL。

(5) 盐酸溶液(1+1) 取50 mL盐酸(ρ_{20}=1.19 g/mL),缓慢加入到50 mL纯水中,混匀。

(6) 硝酸+高氯酸混合溶液(1+1) 将硝酸(ρ_{20}=1.42 g/mL)与高氯酸(ρ_{20}=1.68 g/mL)等体积混合。

(7) 氢氧化钠溶液(2 g/L) 称取1 g氢氧化钠(NaOH),溶于纯水后稀释至500 mL。

(8) 硼氢化钠溶液(20 g/L) 称取10 g硼氢化钠($NaBH_4$),溶于500 mL氢氧化钠溶液(2 g/L)。冰箱内保存,可稳定一周(使用时要与室温一致),否则应临用时配制。

(9) 铁氰化钾(100 g/L) 称取10.0 g铁氰化钾{$K_3[Fe(CN)_6]$},溶于100 mL纯水,混匀。

(10) 10%硫脲-抗坏血酸溶液 称取10.0 g硫脲,加约80 mL纯水,加热溶解,冷却后加入10.0 g抗坏血酸,稀释至100 mL。

(11) 砷标准储备液[ρ(As)=0.1 mg/mL] 称取0.132 0 g经105℃干燥2 h的三氧化二砷(As_2O_3),置于50 mL烧杯中,加入10 mL氢氧化钠溶液(40 g/L)使之溶解。加5 mL盐酸溶液(ρ_{20}=1.19 g/mL),转入1 000 mL容量瓶,加纯水定容至刻度,混匀。

(12) 砷标准中间液[ρ(As)=1.0 μg/mL] 吸取砷标准储备液5.00 mL,置于500 mL容量瓶中,加纯水定容至刻度,混匀。

(13) 砷标准使用液[ρ(As)=0.10 μg/mL] 吸取砷标准中间液10.00 mL,置于100 mL容量瓶中,加纯水定容至刻度,混匀。

(14) 硒标准储备液[ρ(Se)=100.0 μg/mL] 称取0.100 0 g硒(光谱纯),溶于少量硝酸中,加入2 mL高氯酸(ρ_{20}=1.68 g/mL)。在沸水浴中加热(3~4 h)蒸去硝酸,稍冷后加入8.4 mL盐酸,再置沸水浴中继续加热2 min,转移至1 000 mL容量瓶内,用纯水定容。

(15) 硒标准中间液[ρ(Se)=1.0 μg/mL] 吸取5.00 mL硒标准储备液于500 mL容量瓶内,用盐酸溶液[c(HCl)=0.1 mol/L]稀释至刻度。

(16) 硒标准使用液[ρ(Se)=0.10 μg/mL] 吸取10.00 mL硒标准中间液于100 mL容量瓶内,用盐酸溶液[c(HCl)=0.1 mol/L]稀释至刻度。临用时配制。

三、测定操作

(1) 水样预处理 取50 mL水样于100 mL锥形瓶中,加入HNO_3 - $HClO_4$溶液(1+1) 5 mL,于电热板上加热至冒白烟后,取下冷却,再加5 mL HCl溶液(1+1),加热至黄褐烟冒尽,冷却后用纯水转移到50 mL容量瓶中,定容至刻度。同时做空白实验。

(2) 制备标准系列 取9支25 mL同型号具塞比色管作标准管,与样品管、空白管按表

6－11 操作。

表 6－11 氢化物发生-原子荧光法测定砷、硒时各管的试剂加入量 单位：mL

管号	0	1	2	3	4	5	6	空白	样品
处理后水样	—	—	—	—	—	—	—	—	10.0
空白样	—	—	—	—	—	—	—	10.0	—
砷标准使用液	0	0.50	1.00	1.50	2.00	2.50	3.00	—	—
硒标准使用液	0	0.50	1.00	1.50	2.00	2.50	3.00	—	—
纯水	10.0	9.0	8.0	7.0	6.0	5.0	4.0	—	—
浓盐酸溶液	向各管加 2.0 mL，混匀								
硫脲-抗坏血酸溶液	向各管加 1.0 mL，混匀								
铁氰化钾溶液	向各管加 1.0 mL，混匀								
纯水	用纯水定容至刻度(25 mL)，混匀，放置 30 min 后测定								

(3) 仪器准备　开机，按下列参考条件设定仪器，点燃原子化器炉丝，稳定 30 min。

仪器测定条件(参考)：砷灯电流：45 mA；硒灯电流：100 mA；负高压：300 V；原子化器高度：8.0 mm；载气流量：400 mL/min；屏蔽气流量：1 000 mL/min；读数方式：峰面积；延迟时间：1.0 s；读数时间：10.0 s；标准或样品加入体积：0.5 mL；载流：盐酸溶液(5＋95)。

(4) 取样测定　分别取 5.0 mL 标准系列、空白溶液和样品溶液于氢化物发生器中，加 3.0 mL 硼氢化钠溶液(20 g/L)作为还原剂，按照优化的仪器工作条件测定荧光强度。

(5) 绘制标准曲线或计算回归方程(Y＝aX＋b)　分别绘制砷和硒的标准曲线或计算回归方程，并从中得出样品中砷、硒的质量。

四、结果计算

(1) 水样中砷的含量按下式计算：

$$\rho(\mathrm{As})=\frac{\rho\times 10}{25\times 1\ 000}$$

式中：$\rho(\mathrm{As})$——水样中砷(以 As^{3+} 计)的质量浓度，mg/L；

ρ——扣除空白后在标准曲线查得样品消化液中砷的质量浓度，μg/L；

(2) 水样中硒的含量按下式计算：

$$\rho(\mathrm{Se})=\frac{\rho\times 10}{25\times 1\ 000}$$

式中：$\rho(\mathrm{Se})$——水样中硒(以 Se^{4+} 计)的质量浓度，mg/L；

ρ——扣除空白后在标准曲线查得样品消化液中硒的质量浓度，μg/L；

五、友情提示

(1) 以单测 As、Se 的条件为基础，考虑到饮用水中硒的浓度较低，原子荧光法测定时硒的响应较高，砷的测定又较稳定，以及灯的寿命等多种因素，经实验选择负高压为 300～310 V 时，灯电流砷为38～50 mA、硒为100～110 mA，原子化器高度为8.0 mm，载气流量为400～600 mL/min，屏蔽气流量为900～1 000 mL/min，As、Se的响应都较高且稳定，因而仪器条件可选择此范围。

(2) 本法中酸介质和酸度的优化选择十分关键，所使用的酸必须检查以确定其中是否含有被测元素，必要时需要提纯。进行砷和硒元素的分析时，高纯度的优级纯盐酸较为理想。酸度对砷、硒检测灵敏度的影响很大，通常随着盐酸浓度的增加，砷、硒荧光信号也增大，当盐酸浓度达到5%以后，信号趋于稳定，此后荧光信号略有下降，考虑到酸度对仪器的腐蚀等原因，本法选用5%盐酸作为介质。

(3) 硼氢化钠的浓度对砷、硒的测定有明显的影响，且硼氢化钠的浓度愈大，愈容易引起液相干扰。测定砷、硒时，硼氢化钠浓度低，还原能力不够，荧光强度值低，随硼氢化钠浓度增大，荧光强度值逐渐增大。当硼氢化钠浓度为15～20 g/L时，荧光强度基本不变，硼氢化钠浓度进一步增加，荧光强度反而下降，这是由于高浓度的硼氢化钠与酸反应产生大量氢气，稀释了待测元素氧化物浓度，造成荧光强度下降，试验选择硼氢化钠的浓度为20 g/L，这可同时满足测定砷、硒的条件。

(4) 配制KBH_4(或$NaBH_4$)溶液时必须含有一定量的KOH(或NaOH)，以保证溶液的稳定性，碱浓度一般为0.5%～1.0%。由于KBH_4(或$NaBH_4$)溶液易见光分解，影响其浓度，所以所用的溶液必须在临用前现配，若置于冰箱中冷藏，两周内可用。

(5) 在测定过高含量的样品后，要用标准空白液反复测定2～3次，以消除管道中残存的气体，待稳定后再继续进行样品的测定。

(6) 原子荧光光谱法测As和Se，主要干扰元素是高含量的Cu^{2+}、Co^{2+}、Ni^{2+}、Ag^{+}、Hg^{+}以及形成氢化物元素之间的互相影响等。加入硫脲即可消除。加入盐酸和硫脲进行预还原时，硫脲加入后一定要充分摇匀。一般的水样中，这些元素的含量在本方法的测定条件下，不会产生干扰，其他常见阴离子没有干扰。

(7) 加入硫脲-抗坏血酸混合溶液，即可作为掩蔽剂，消除Hg^{2+}、Pb^{2+}、Ni^{2+}、Zn^{2+}等离子的干扰，又可作为还原剂，硫脲可将As^{5+}，Se^{6+}还原为As^{3+}，Se^{4+}。

(8) 氢化物发生-原子荧光法同时测定水中的砷、硒，通过适当的前处理，能消除绝大部分干扰，此方法操作简便，灵敏度高，准确度好，干扰离子少，且省时，减少工作量，提高工作效率，同时又节约成本，值得推广。

(9) 三氧化二砷为剧毒药品，使用中要注意安全，砷化氢为剧毒气体，故管道不能漏气，并要在排风设备下操作，温度达300℃时砷化氢便开始分解，毒性相应减小。

(10) 所用器皿均需用硝酸溶液(1+6)浸泡12 h以上，用纯水冲洗5次以上方可使用。

知识链接

氢化物-原子荧光法

分子吸收光后，可以发射出比吸收光波长更长的光，照射停止，发射光也随之消失，这种发射光就叫荧光。利用荧光进行分析的方法叫荧光分析法。

荧光分析可应用于物质的定性和定量。物质分子结构不同，吸收激发光的波长和发射出荧光的波长也不同，利用这个特性可以鉴别物质。对于同一物质，用同一波长的光激发时，物质浓度不同，所发射出的荧光强度不等，特别是在稀溶液中，荧光强度与浓度呈线性关系，利用这个性质可进行定量测定。

原子荧光光谱分析（AFS）是20世纪60年代中期提出并发展起来的光谱分析技术。原子蒸气受到具有特征波长的光源照射后，其中一些自由原子被激发跃迁到较高能态，然后去活化回到某一较低能态（常常是基态）而发射出的特征光谱叫做原子荧光。各种元素都有其特定的原子荧光光谱，根据原子荧光强度的高低可测得试样中待测元素的含量，这就是原子荧光光谱分析。它具有原子吸收和原子发射光谱两种技术的优势，并克服了某些方面的缺点，是一种优良的痕量分析技术。1974年，Tsujii和Kuga将氢化物进样技术与非色散原子荧光分析技术相结合，实现了氢化物发生-原子荧光光谱分析（HG－AFS）。

1. 基本原理

氢化物发生-原子荧光光谱法是样品溶液中的待测元素（As、Sb、Bi、Ge、Sn、Pb、Se、Te等）经与还原剂硼氢化钠（钾）反应转换为挥发性共价化合物，借助载气流将其导入原子化器中原子化基态原子，基态原子吸收激发光源特定波长（辐射）的能量（辐射）而被激发至高能态，而后，激发态原子在去激发过程中以光辐射的形式发射出特征波长的荧光，荧光强度与样品溶液中的待测元素浓度之间具有正比关系，据此进行待测元素的定量分析。

HG－AFS是基于以下反应先将分析元素转化为室温下的气态氢化物：

$$NaBH_4 + 3H_2O + HCl \rightarrow H_3BO_3 + NaCl + 8H\cdot$$

$$E^{m+} + (2+n)H\cdot + me^- \rightarrow EH_n + H_2$$

式中的E^{m+}是指可以形成氢化物元素的离子，如砷、锑、铋、硒、碲、锡、锗等，另外汞可以形成气态原子汞，镉和锌可生成气态组分，均可以用本方法分析。生成的氢化物被引入特殊设计的石英炉中，在此被原子化，然后受光源激发产生原子荧光。

2. 仪器装置

AFS法的仪器装置主要由3部分组成，即激发光源、原子化器以及检测部分。

(1) 激发光源　是AFS的主要部分，一个理想的激发光源应具有如下特点：① 强度高，无自吸；② 稳定好、噪声低；③ 辐射光谱重复性好；④ 操作容易，不需复杂的电源；⑤ 使用寿命长；⑥ 价格便宜；⑦ 发生的谱线足够纯。

激发光源可用连续光源和锐线光源。前者稳定、操作简便、寿命长，能用于多元素分析，但检出限较差，常见的有氙弧灯。锐线光源如高强度空心阴极灯，具有辐射强度高、稳定、可得出更好的检出限等优点。原子荧光法中所用的光源有：蒸气放电灯，连续光源-高压汞氙灯，空心阴极灯，无电极放电灯，电感耦合等离子体，温梯原子光谱灯，可调谐染料激光。氢化物发生-原子荧光光谱法常采用脉冲供电的空心阴极灯。

(2) 氢化物发生原子化器　是一个电加热的石英管，当硼氢化钠（钾）与酸性溶液反应生成氢气并被氩气带入石英炉时，氢气被点燃并形成氩氢焰。原子化器具有下列特点：原子化效率高；物理或化学干扰小；稳定性好；在测定波长处具有较低的背景发射；为获得最大的荧光量子效率，不应含有高浓度的猝灭剂；在光路中原子有较长的寿命。

(3) 检测部分　包括分光系统（原子荧光法中所用的分光光度计有采用单色器分光的色散系统和不分光的非色散系统）、光电转化装置以及放大系统和输出装置。

3. 氢化物发生

从分析溶液的介质考虑，氢化物发生的方法分为从酸性介质和碱性介质发生两种，大多数的分析方法采用酸性介质发生氢化物的方法。氢化物发生-原子荧光光谱法的样品溶液酸介质和载流酸介质须按氢化物反应条件的要求来配制，样品经消化处理后应根据分析元素的价态进行适当的预处理，使之符合氢化物反应条件所需的价态。从氢化物的发生技术分析，氢化物发生主要有间断法、连续流动法、断续流动法、流动注射法。

氢化物发生具有液相干扰与气相干扰（图 6－11）。

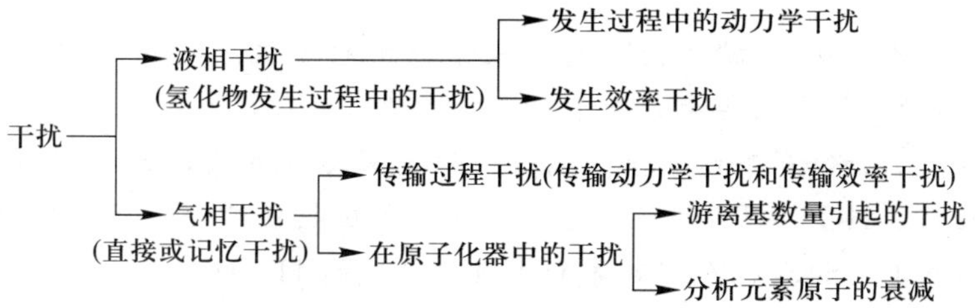

图 6－11 液相干扰和气相干扰

液相干扰产生在氢化物形成或形成的氢化物从样品溶液中逸出的过程中，它是由于氢化物发生速度的改变（发生过程中的动力学干扰）或转化为氢化物的百分比的改变而引起的（发生效率干扰）。液相干扰可通过以下方式克服：① 加入络合剂（络合剂与干扰元素形成稳定络合物，降低了它的氧化-还原电位，使 $NaBH_4$ 不能将其还原为元素态，从而有效地消除干扰）；② 适当增加酸度可以加大金属微粒的溶解度；③ 降低 $NaBH_4$ 的浓度；④ 加入氧化-还原电位高于干扰离子的元素可以减慢干扰元素的生成速度；⑤ 改变氢化物发生的方式（采用连续流动或断续流动方式的液相干扰比间断方式少得多）；⑥ 改变干扰元素的价态；⑦ 分离干扰元素。

气相干扰在氢化物传输过程中或在原子化器中产生，分为传输过程干扰和原子化器的干扰。传输过程干扰发生在氢化物从样品溶液到原子化器的途中，包括分析元素氢化物的传输速度和损失所引起的干扰。原子化器中的干扰包括游离基（主要是氢基）数量及分析元素原子的衰减所引起的干扰，产生游离基干扰的原因是干扰元素争夺游离基使其不够用来使分析元素原子化，产生分析元素的衰减的原因是干扰元素加速了光路中分析元素原子的衰减。关于气相干扰的克服，可以采用以下措施：① 采用克服液相干扰的措施，使干扰元素不能转化为氢化物或减慢其发生的速度；② 让发生的氢化物通过一个气相色谱柱，使干扰元素与分析元素稍稍分开；③ 加入一种可以破坏或吸收干扰元素氢化物而又不影响分析元素的溶液，发生的干扰氢化物经此溶液后可被分离；④ 通过提高原子化器的温度以及选择最佳的原子化环境以消除气相干扰。

4. 特点

HG－AFS 法的特点主要体现在以下两个方面。

（1）氢化物发生进样的优点 ① 分析元素能够与可能引起干扰的物质基本分离，消除光谱干扰；② 与溶液直接喷雾进样相比，氢化物发生进样能将待测元素充分预富集，进样效率接近 100%；③ 连续氢化物发生装置易于实现自动化；④ 不同价态的元素氢化物的生成条件不同，所以可据此进行价态分析。

(2) HG-AFS法相对于HG-AAS法的优点 ① 采用无色散系统的HG-AFS仪，光路简单、光程短，因而光损失少，还可同时测量几条荧光谱线，此外，处于200～290 nm的谱线，正是日盲光电倍增管灵敏度最好的波段，大大提高了方法的灵敏度；② HG-AFS法可以同时测定两种或两种以上可形成氢化物的元素，不仅大大提高了工作效率，成本也大为降低；③ 目前用的原子化器有二次原子化的机会，石英炉内表面性质对原子化过程影响较小，不需经常处理，原子化充分等；④ 在气相中，HG-AFS的干扰要比HG-AAS小很多，对于较复杂的样品一般不经分离就可以直接测定；⑤ HG-AFS法线性范围大，在As、Se的测定上占有优势。

5. 应用

HG-AFS法自提出以来，就因为其对于较难分析的无机污染物，如砷、锑、铋、硒、碲、锡、锗、汞等所显示出的独特优点而备受分析工作者的青睐。经过研究人员的不断努力，目前该方法已经成为食品卫生、饮用水、矿泉水中重金属检测的国家标准方法，在环境保护、水质分析、地质等领域有了很多应用。HG-AFS法适用于经与还原剂硼氢化钠(钾)反应转换为挥发性氢化物的As、Sb、Bi、Ge、Sn、Pb、Se、Te、Zn、Cd等和生成汞蒸气的Hg的测定。

6. 问题与展望

样品的污染和损失是元素分析中的一个突出问题。一方面在待测样品的制备、分离过程中，由于样品容易受到试剂和环境中的元素污染，使检测误差增大；另一方面由于微量元素与有机配体的结合较弱，在处理和分离过程中容易发生元素吸附或配体交换等现象，造成微量元素的损失而使回收率降低。微型分离技术及联用技术的发展和应用，将有望解决这些问题。

将电化学氢化物发生技术与AFS联用，用于分析中药中的微量金属元素，可以大大提高氢化物发生效率，解决干扰问题，并有望得到很低的检出限。将固相微萃取技术与HG-AFS结合，有望减少干扰，提高检测灵敏度。

由于HG-AFS法具有其他分析方法所无法比拟的优势，而色谱技术有很高的分析性能，目前HPLC-HG-AFS、GC-HG-AFS、IC-HG-AFS联用技术已在环境样品中砷、铅等元素的形态和价态分析中得到应用。随着样品前处理技术、富集分离技术及接口技术的不断完善，HG-AFS必将在中微量和痕量金属元素的总量和形态分析中得到更为广泛的应用。

思考题

1. 解释下列术语：指示电极、参比电极、残余电流、半波电位、极谱图、标准加入法、标准曲线法。

2. 检测水中硒的含量时，为什么要对水样进行消化处理？

3. 水质的哪些因素会影响氯化物的测定？如何对水样进行前处理？

4. 用离子选择电极法测定水中氟化物的原理是什么？为什么要把水样的pH控制在5.5～6.5？使用离子强度调节缓冲液有什么作用？

5. 影响水中氰化物测定的因素有哪些？蒸馏时如何选择蒸馏体系？注意事项有哪些？

6. 分析砷含量的水样可加硝酸保存吗？为什么？

7. 用离子色谱法测定水中氯化物的原理是什么？如何排除高浓度有机酸对测定结果的干扰？

8. 氢化物发生-原子吸收法和氢化物-原子荧光法的基本原理是什么？各有什么特点？

项目七　食品样品的抽取、制备和保存

知识目标

1. 熟悉食品样品采集原则。
2. 了解食品样品制备的含义。
3. 熟悉食品样品的保存原则与方法。

技能目标

1. 初步熟悉食品样品的采集方法。
2. 初步学会常见各类食品样品的制备方法。
3. 学会保存食品样品。
4. 初步学会食品采样工具和制备工具的使用方法。

食品是人类赖以生存和繁衍的物质基础，是人类最基本的生活资料，也是社会进步和文明的物质基础。它供给人体生命代谢所必需的物质与能量，是人们从事各种劳动和社会活动的保证。因此，食品品质的好坏，直接关系着人们的身体健康。而评价食品品质的好坏，就是要看它的营养性、安全性和可接受性。

1. 食品卫生理化检验的项目内容

食品卫生检验内容十分丰富，它包括对食品进行寄生虫学及昆虫学的检验、微生物学检验和理化检验。而食品卫生理化检验的内容主要有感官性状的检验、营养成分的检验、食品添加剂的检验、有害成分的检验等。

(1) 感官性状的检验　在食品所具有的营养、卫生、色香味俱佳等质量特性中，最直接受人们鉴别、评价的是食品的感官性状。在各种食品的质量标准中，都规定有感官指标，如外观、形态、色泽、口感、风味、浑浊度，是否有沉淀和杂质等。这些感官指标往往能反映出食品的品质和质量的好坏，通过感官检查，可判断食品的质量及变化情况。感官检查是食品质量检验的主要内容之一，在食品理化检验中占有重要地位。

(2) 食品营养成分的检验　食品的基本原料是动植物体及其制品，虽然它们的种类繁多，但从营养成分来看，主要有蛋白质、脂肪与类脂化合物、糖类(碳水化合物)、无机盐、维生素和水。不同的食品所含营养素的品种和质量均有差异，组成比例也不相同。但通常认为，粮谷类富含淀粉等糖类；肉鱼蛋奶类主要含蛋白质和脂肪；蔬菜水果类主要含维生素和无机盐。一切食品必须含有人体所需的营养成分，这是评价食品质量好坏的首要条件。所以，营养成分的检验是食品理化检验的基础内容。

(3) 食品添加剂的检验　食品添加剂是指“为了改善食品品质和色、香、味，以及为防腐和加工工艺的需要而加入食品的化学合成或天然物质”。食品添加剂在改善食品的品质，提高食品的质量，满足人们对食品风味、色泽、口感的要求，使食品加工制造工艺更合理、更卫生、更便捷，使食品工业节约资源，降低成本，提升食品品质和档次，增加其附加值，提高经济效益和社会效益等方面发挥着重要作用。但是，由于目前所使用的食品添加剂多为化学合成物质，有些对人体具有一定的毒性和副作用，它密切关系到人们的饮食卫生和健康安全。因此，各国政府都制定了相应的法律法规，对食品添加剂允许使用的品种、范围和数量等做了严格的规定。为监督在食品生产中合理地使用食品添加剂，保证食品的安全性，必须对食品添加剂进行检验。

(4) 有害污染物的检验　正常的食品应当无毒无害，符合应有的营养素要求，具有相应的色、香、味等感官性状。但食品在生产、加工、包装、运输、储存、销售等环节中，由于种种原因可能会产生、引入或污染某些对人体有害的物质。这些有害物质并非食品本身所固有的，而是污染引起的，故称其为食品中有害污染物。其来源主要有：① 某些天然有毒动植物的混入；② 工业三废对食品的污染；③ 农药在食品中的残留；④ 机械性杂质、微生物及其他毒物的污染等。食品中有害物质的种类很多，来源各异，且随着新工艺的开发、新材料使用及环境的污染，食品污染源将更加广泛，其对人体健康的危害日益引起人们的关注。为了保证食品的安全性，必须对食品中的有害成分进行监督检验。

2. 营养与食品卫生检验的意义

营养与食品卫生检验是有效进行食品卫生管理的重要手段。对食品进行分析检验，提供食品中各种成分含量的科学数据，是各级管理机构对食品实施严格的卫生监督和科学管理的必要手段，具有非常重要的意义：① 对食品营养成分的分析检验，可以掌握食品中营养素的质和量，指导人们合理膳食，防止营养缺乏或营养过剩，并且为食品新资源和新产品的开发、新技术和新工艺的探索等提供可靠的依据；② 分析食品中的有害物质，可以对食品的生产、加工、运输、储藏、销售过程进行控制，指示食品的质量变化，防止食品污染，为国家、行业、食品企业制订食品卫生标准、管理措施、技术政策等提供科学依据；③ 对食品的监督检验，可以有效防止在生产和销售过程中出现粗制滥造和掺杂、掺假、伪造；④ 当发生食物中毒时，通过食品卫生检验，可以查明中毒物质，为制订抢救措施提供依据，并可作为查明中毒原因的重要证据。

3. 食品卫生标准和标准检验方法

为了科学地进行食品卫生管理，我国先后颁布实施了《中华人民共和国食品卫生法》《中华人民共和国食品安全法》，同时制定、修改并发布了《中华人民共和国食品卫生标准》和相应的《食品卫生检验方法》。广义的食品卫生标准由食品卫生指标、卫生管理办法和检验规程三个主要部分组成。食品卫生标准的主要技术指标有感官指标、理化指标和细菌学指标。《食品卫生检验方法》对检验方法和操作规程进行了规定，使各级检验部门对食品进行检验时，能用统一标准方法获得比较公认的、具有法律效力的检验结果，以便判断该食品是否符合国家标准。《食品卫生检验方法》通常有第一法、第二法、第三法等多种方法供食品检验工作者选择使用。其中第一法又称为仲裁法，当对同一检品使用几种方法进行检验，若结果存在差异时，应该以第一法的检验结果为准。《食品卫生标准》及《食品卫生检验方法》具有法律约束性，不得随意更改。食品检验工作者一定要养成严格按照《食品卫生检验方法》的操作规程进行工作的习惯。随着食品工业生产技术和食品检测技术水平的不断提高，国家的食品卫生标准和检验方法也会不断地进行修改、补充和更新。

工作任务 21　食品样品的抽取

工作过程：以均匀的固体食品样品的抽取为例。

【相关知识】

进行食品卫生检验，就是从整批食品中抽取一部分来进行检验，并以检验结果来对整批食品进行评价。可见，首先要采集食品样品，即采样。食品样品的采集，是食品检验成败的关键之一。故采集食品样品应遵循以下原则。

(1) 代表性　要求样品能代表总体，是总体的"缩影"，这样检验结果才有意义。但在实际工作中有很多影响样品代表性的因素，如食品组织状态的差异，不同的堆放部位，所受外界环境的影响大小和抽样过程产生的误差等。因此，抽样时应特别注意克服和消除这些因素，保证样品对总体有充分的代表性，使由于抽样所造成的误差降低到最低程度。

(2) 真实性　为了保证样品的真实性，抽样人员应该亲临现场抽样，防止伪造食品。一切抽样工具(如采样器、容器、包装等)都应清洁、干燥、无异味，在进行检验之前不得将任何与分析指标相同或相关的外来物质引入样品。

(3) 准确性　抽样记录务必填写在事先设计好的抽样单上，并紧附于样品，绝对不能张冠李戴，随便记在小纸片上。

(4) 合理性　性质、条件不同的食品必须分开包装，视为来自不同的总体；抽样方法(包括数量、部位等)应合乎要求。可根据感官性状进行分类、分档抽样。如果发现食品腐败变质或已受污染，可按程度分为若干档次，分别采集若干样品。

(5) 及时性　要及时到现场抽样，并及时将样品送回实验室分析。

【准备工作】

1. 仪器

固体采样器　固体采样器分大型和小型两种(图 7－1)。

(1) 大型采样器适宜于采集大量散装食品　它由金属套管构成，尖端封闭，中段开孔，孔间分隔，各孔表面的活门随采样器顺时针转动而关闭，反时针转动时，活门打开。使用时，先将活门关闭再将其插入样品中，达一定深度时，反时针旋转采样器开启活门，食品则进入各孔填满各小隔，关闭活门，抽出采样器，则可获得不同层次的食品样品。

(2) 小型采样器适用于采集袋装食品　它是由空白薄壁金属管制成，前尖后圆，管身沿轴方向有缝隙。使用时，将尖端插入包装袋，样品即沿管内壁流出，进行收集。

2. 制订方案

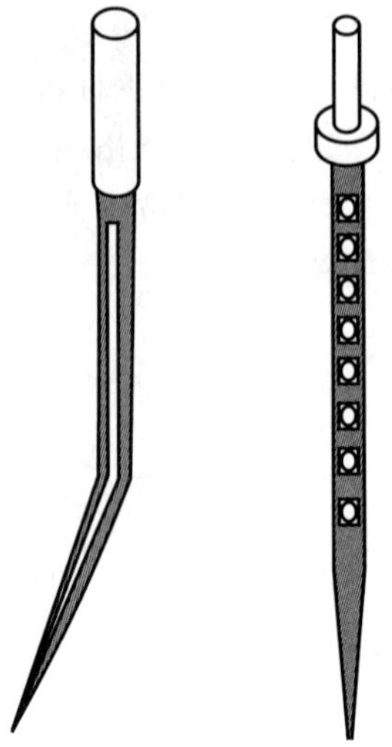
a　　　　b

图 7-1　固体采样器

a. 小型采样器；b. 大型采样器

(1) 抽样准备　抽样前必须审查待鉴定食品的所有证件，包括食用情况，运输情况，食品监督检验机构、商检部门、兽医检验机构、工厂质检部门有关检验报告和证明书等；还应尽可能了解其原料来源地点、加工方法、储存、运输、销售等各个环节具体情况；明确抽样目的，确定抽样件数，准备抽样用具，制订合理可行的抽样方法。

(2) 现场调查　了解待鉴定食品的一般情况，记录食品种类、数量、批号、生产日期、加工方法、储运条件(包括起运日期)、销售卫生情况、观察该批食品的整体情况，包括感官性状、品质、储藏、包装情况等。

(3) 制订抽样方案　抽样方案应建立在数理统计学的基础上，抽取的样品应具有代表性，以使对所取样品的测定能代表样品总体的特征。每类产品应根据其包装和规格的不同，分别制订抽样方案。抽样方案的内容至少包括：① 检测批：同一检测批的样本应具有相同的包装、标记、产地、规格、等级等特征，确定不超过 N 件为一检测批；② 抽样数：规定不同大小批量时的最低抽样数；③ 抽样方法：详细描述具体抽样步骤，包括工具、开启方法、采取操作、存样容器、注意事项等；④ 抽样量：规定每件至少取量和抽取的总量。抽样量应满足检测精度要求，能足够供分析、复查或确证、留样用。

【抽样操作】

(1) 田间、养殖场抽样　在不同场地取同种样品时，每一大样应取自同一地点。可采用以下方式取样：① 二次相反方向绕树旋转，每次按四分圆随机采取；② 在作物棵的行列两侧采取；③ 从若干个场所随机采取；④ 混合抽取的全部样品，从混样的不同位置采取。

(2) 加工厂抽样　在加工厂车间或仓库内抽样，通常有以下方式：① 原材料抽样：原材料运达工厂时，每一作业班抽取若干个分样；② 大堆产品抽样：当产品存放在庞大容器或包装箱内，可在整堆产品的不同平面和位置随机抽取若干个分样；③ 生产线上抽样：家禽、家畜等屠宰线上，按一定时间或数量抽取若干个分样。罐头类等包装食品可在生产线上未封包装时抽取若干个分样。

(3) 仓库、码头抽样　箱装或袋装等完整包装的货物，按货堆的上、中、下和四周的位置随机抽取若干个分样。散装货物在输送带上抓斗中抽取，按一定时间抽取若干个分样。

散装仓储粮食及其他固体食品，应使用固体采样器对每批食品的上、中、下三层和五点(周围四点及中心)，分别抽取部分样品，混合后按四分法对角抽样至抽样量。袋装食品不便于打开包装混合抽样，可取仓库中不同存放部位若干，于每袋插入固体采样器抽取部分样品，混合后按四分法分取。

四分法取样方法(图 7-2)：

将样品置于一大张方型纸或布上，反复提起四角使样品反复滚动混匀，然后将样品铺平分成

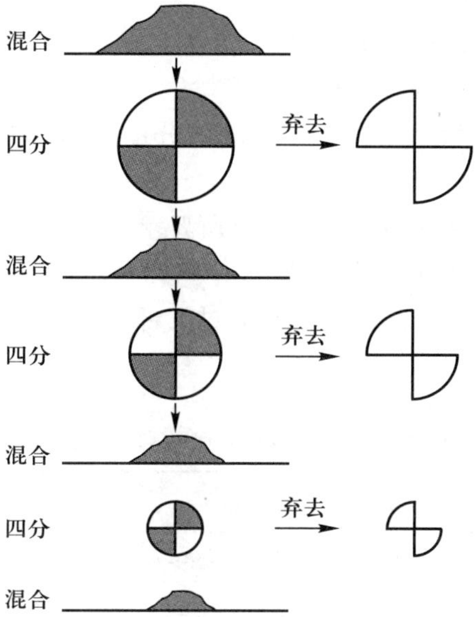

图 7-2　四分法取样

相等的四瓣，除去对角两瓣，将剩下的两瓣按上法再进行混合分瓣，重复操作直至剩余量达到采样量为止。

【友情提示】

(1) 抽取的数量应能反映该食品的卫生质量和满足检验项目对样品量的需要，一式三份，供检验、复检、备查或仲裁，一般散装样品每份不少于 0.5 kg。

(2) 抽样容器应根据检验项目，选用硬质玻璃瓶或聚乙烯制品。

(3) 液体、半流体食品如植物油、鲜乳、酒或其他饮料，如用大桶或大罐盛装者，应充分混匀后再采样。样品应分别盛放在三个干净的容器中。

(4) 肉类、水产等食品应按分析项目要求分别采取不同部位的样品或混合后采样。

(5) 罐头、瓶装食品或其他小包装食品，应根据批号随机抽取，同一批号取样件数，250 g 以上的包装不得少于 6 个，250 g 以下的包装不得少于 10 个。

(6) 掺伪食品和食物中毒的样品采集，要具有典型性。

工作任务 22　食品样品的制备和保存

工作过程：以粮谷类食品的制备与保存为例。

【相关知识】

1. 样品的制备

经过采样得到的食品样品往往数量过多，颗粒太大，组成不均匀，一般不能达到直接检验的要求。需要剔除非食用部分及机械性杂质，并通过粉碎、过筛、混匀等步骤，这项工作即为样品制备。样品制备的目的就是要保证样品十分均匀，使在分析时取任何部分都能代表全部样品的成分。样品制备的方法随样品类型不同而异。

在制备样品的过程中，应注意防止易挥发性成分的逸散，避免样品组成和理化性质发生变化。

颗粒性固体样品的粒度在某些检验项目中有所要求，为了使颗粒的大小均匀，粉碎后的颗粒样品应使用标准筛过筛。常用标准筛的筛号、目数和孔径见表 7－1。过筛时，要求全部样品都要通过筛孔，不应将未通过筛孔的部分丢弃，未通过的部分应继续粉碎过筛，至全部样品通过为止。反复过筛也是一种混匀过程。

表 7－1 标准筛（摘自《中华人民共和国药典》2010 年版）

筛号	1	2	3	4	5	6	7	8	9
目数	10	20	50	65	80	100	120	150	200
孔径/μm（平均值）	2 000	850	355	250	180	150	125	90	75

2. 样品的保存

食品本身是动植物组织，是活细胞，有酶的活动；食品中的营养成分是微生物的天然培养基，微生物容易生长繁殖，因而食品具有易变性。特别是通过采样操作，经切碎混匀过程，破坏了一部分组织，使汁液外流，一些本来处于食品表面的微生物，也混入内部组织，更加速了食品样品的变化。而样品的任何变化，都将影响检验结果的正确性，因此，必须高度重视食品样品的保存。

（1）保存原则 ① 应防止污染。凡是接触样品的器皿和手，必须清洁，不得带入新的污染物。采集好的样品要密封加盖。② 要防止腐败变质，通常可采取低温冷藏，以降低酶的活性及抑制微生物的生长繁殖，但要防止制冷剂和冷藏水对样品的污染。在不影响检验工作的前提下，允许加入乙醇或食盐，但不得加其他的防腐剂。采样后应尽快进行检验。③ 应稳定水分，即保持原有水分的含量，防止蒸发损失或干燥食品的吸湿。因为水分的含量将直接影响食品中各物质的浓度和组成比例；对一些含水分多，分析项目多，一时不能做完的样品，可先测其水分，保存烘干样品，分析结果可通过折算，变为鲜样品中某物质的含量。④ 应固定待测成分。某些待测成分不够稳定（如维生素 C）或容易挥发损失（如氰化物、有机磷农药），应结合分析方法，在采样时加入某些溶剂或试剂，使待测成分处于稳定状态，而不致损失。

（2）保存方法 ①“净”：要求采集样品的一切工具和容器，必须保持清洁干净，不得含有被检的成分。如检验某种金属成分，各种器具均不得含有该种金属成分。净也是防止污染和腐败变质的重要措施。②“密”：样品包装应密闭以稳定水分，防止挥发成分损失，并避免在运输、保存过程中引进污染物质。③“冷”：在冷藏的条件下运输和保存，以降低食品内部的化学反应速度，抑制酶的活性，抑制细菌生长繁殖，同时也可减少较高温度下的氧化损失。④“快”：采样后应尽快分析，避免引起变化。完全阻止食品样品变化的保存方法是不存在的。最有效的保存方法是尽可能缩短从采样到分析之间的时间间隔，可以说，不需保存，直接分析的方法是最好的保存方法。

各类食品样品的制备和保存，见表7－2。

表7－2 食品样品的制备和保存

样品类别	制样和留样	盛装容器	保存条件
粮谷、豆、烟叶、脱水蔬菜等干货类	用四分法缩分至约300 g，再经四分法分成两份，一份留样（>100 g），另一份用捣碎机捣碎混匀供分析用（>50 g）	食品塑料袋、玻璃广口瓶	常温、通风良好
水果、蔬菜、蘑菇类	去皮、核、蒂、籽、芯等，取可食部分，沿纵轴剖开成两半，截成四等份，每份取出部分样品，混匀，用四分法分成两份，一份留样（>100 g），另一份用捣碎机捣碎混匀供分析用（>50 g）	食品塑料袋、玻璃广口瓶	－18℃以下的冰柜或冰箱冷冻室
坚果类	去壳，取出果肉，混匀，用四分法分成两份，一份留样（>100 g），另一份用捣碎机捣碎混匀供分析用（>50 g）	食品塑料袋、玻璃广口瓶	常温、通风良好、避光
饼干、糕点类	硬糕点用拈钵粉碎，中等硬糕点用刀具、剪刀切细，软糕点按其形状进行分割，混匀，用四分法分成两份，一份留样（>100 g），另一份用捣碎机捣碎混匀供分析用（>50 g）	食品塑料袋、玻璃广口瓶	常温、通风良好、避光
块冻虾仁类	将块样划成四等份，在每一份的中央部位钻孔取样，取出的样品用四分法分成两份，一份留样（>100 g），另一份室温解冻后弃去解冻水，用捣碎机捣碎混匀供分析用（>50 g）	食品塑料袋	－18℃以下的冰柜或冰箱冷冻室
单冻虾、小龙虾	室温解冻，弃去头尾和解冻水，用四分法缩分至约300 g，再经四分法分成两份，一份留样（>100 g），另一份用捣碎机捣碎混匀供分析用（>50 g）	食品塑料袋	－18℃以下的冰柜或冰箱冷冻室
蛋类	以全蛋作为分析对象时，磕碎蛋，除去蛋壳，充分搅拌；蛋白蛋黄分别分析时，按烹调方法将其分开，分别搅匀。称取分析试样后，其余部分留样（>100 g）	玻璃广口瓶、塑料瓶	5℃以下的冰箱冷藏室
甲壳类	室温解冻，去壳和解冻水，用四分法分成两份，一份留样（>100 g），另一份用捣碎机捣碎混匀供分析用（>50 g）	食品塑料袋	－18℃以下的冰柜或冰箱冷冻室
鱼类	室温解冻，取出1～3条留样，另取鱼样的可食部分用捣碎机捣碎混匀供分析用（>50 g）	食品塑料袋	－18℃以下的冰柜或冰箱冷冻室

续表

样品类别	制样和留样	盛装容器	保存条件
蜂王浆	室温解冻至融化，用玻棒充分搅匀，称取分析试样后，其余部分留样(>100 g)	塑料瓶	−18℃以下的冰柜或冰箱冷冻室
禽肉类	室温解冻，在每一块样上取出可食部分，用四分法分成两份，一份留样(>100 g)，另一份切细后用捣碎机捣碎混匀供分析用(>50 g)	食品塑料袋	−18℃以下的冰柜或冰箱冷冻室
肠衣类	去掉附盐，沥净盐卤，将整条肠衣对切，一半部分留样(>100 g)，从另一半部分的肠衣中逐一剪取试样并剪碎混匀供分析用(>50 g)	食品塑料袋	−18℃以下的冰柜或冰箱冷冻室
蜂蜜、油脂、乳类	未结晶、结块样品直接在容器内搅拌均匀，称取分析试样后，其余部分留样(>100 g)；对有结晶析出或已结块的样品，盖紧瓶盖后，置于不超过60℃的水浴中温热，样品全部融化后搅匀，迅速盖紧瓶盖冷却至室温，称取分析试样后，其余部分留样(>100 g)	玻璃广口瓶、原盛装瓶	蜂蜜常温，油脂、乳类5℃以下的冰箱冷藏室
酱油、醋、酒、饮料类	充分摇匀，称取分析试样后，其余部分留样(>100 g)	玻璃瓶、原盛装瓶酱油、醋不宜用塑料或金属容器	常温
罐头食品类	取固形物或可食部分，酱类取全部，用捣碎机捣碎混匀供分析用(>50 g)，其余部分留样(>100 g)	玻璃广口瓶、原盛装罐头瓶	5℃以下的冰箱冷藏室
保健品	用四分法缩分至约300 g，再用四分法分成两份，一份留样(>100 g)，另一份用捣碎机捣碎混匀供分析用(>50 g)	食品塑料袋、玻璃广口瓶	常温、通风良好

【准备工作】

仪器如下。

(1) 捣碎机。

(2) 食品塑料袋或玻璃广口瓶。

【制备操作】

用四分法将粮谷类食品缩分至约300 g，再经四分法分成两份，一份留样(>100 g)，另一份用捣碎机捣碎混匀供分析用(>50 g)，将样品盛装于食品塑料袋或玻璃广口瓶，在常温、通风良好的条件下保存。

【友情提示】

(1) 检验后的样品保存，一般样品在检验结束后，应保留一个月，以备需要时复检。

（2）易变质食品不予保留，保存时应加封并尽量保持原状。

（3）检验取样一般皆系指取可食部分，以所检验的样品计算。

思考题

1. 食品卫生理化检验有哪些项目内容？开展食品检测有何重要意义？
2. 食品样品的抽取原则是什么？
3. 解释食品样品的四分法取样方法。
4. 为什么要进行食品样品的制备？
5. 简述食品样品的保存原则和方法。

项目八　食品中水分、灰分和无机盐的测定

知识目标

1. 了解食品中水分、灰分和无机盐检测的项目内容和卫生学意义。
2. 掌握食品中水分、灰分和钙、磷无机盐测定的方法原理。
3. 熟悉原子吸收法的基本原理。
4. 掌握测定结果的处理和计算方法。

技能目标

1. 熟练掌握直接干燥法、灼烧质量法测定食品中水分、灰分含量的操作。
2. 熟练掌握原子吸收法、钼蓝分光光度法测定食品中钙、磷含量的操作及样品预处理方法。
3. 熟悉原子吸收分光光度计的使用，能初步学会维护与保养。
4. 熟练掌握样品灰化、减压干燥等基本操作技术。

食品最基本的功能是提供人体所需的各种营养素。所谓食品的营养成分就是指天然食品或加工食品中所含对人体健康有营养意义的成分。食品的成分十分复杂，它取决于食品的种类、生产环境和加工方法等，因而不同种类食品所含有的成分也各不相同。但是，有不少成分是各类食品所共有的，如糖类、蛋白质、脂肪、无机盐（包括微量元素）、维生素和水分，故此六大类物质称为食品的一般成分。这些成分，是人类维持生命和健康，促进生长发育，从事各种活动所必需的，因此也称为食品中的营养成分。

工作任务 23　食品中水分的测定

工作过程：以直接干燥法测定食品中水分含量为例（GB 5009.3—2010）。

【相关知识】

水分是食品中不可缺少的重要成分，各类食品都含有多少不等的水分。饮料、生鲜鱼肉等含水分在 45%以上，为高水分食品；馒头、豆腐干等含水在 15%～45%，为中等水分食品；奶粉、粉丝等含水量低于 15%，为低水分食品。

食品中水分的存在形式有两种：即游离水（自由水）和结合水。游离水是指存在于动植物细胞外各种毛细管和腔体中的水，也包括吸附于食品颗粒表面的吸附水；结合水是指形成食品胶体状态的水，如蛋白质、淀粉的水合作用吸收的水分及糖类、盐类等形成结晶的结晶水。以前一种形式存在的水分，易于分离；以后一种形式存在的水分，不易分离。如果采用方法迫使结合水与食品分离，食品则会变质。所以，通常所说的食品中的水分含量，是指在一定的温度、一定的时间和规定的操作条件下所失去的游离水的量。

食品中的水分，通常虽不看作营养素，但它在动植物体内具有十分重要的生理意义，是一项重要的卫生指标。食品中水分含量的多少，直接影响食品的感官性状，影响胶体状态的形成和稳定。控制食品水分的含量，可抑制微生物的生长繁殖，防止食品的腐败变质和营养成分的水解。因此，食品中的水分含量是一基础数据，通过测定食品中的水分，有助于了解食品可能变质的情况，而且可以将食品的各种成分折算为干样品的百分率，使结果更为一致和稳定，便于其他测定项目数据的比较。食品中水分含量国家标准见表8－1。

表8－1 食品中水分含量国家标准

品名	水分/%			引用标准
肉松（太仓式）		≤20		GB 2729—94
（福建式）		≤8		
广式腊肉		≤25		GB 2730—81
蛋制品（巴氏消毒冰鸡全蛋）		≤76		GB 2749—1996
蛋制品（冰鸡蛋黄）		≤55		GB 2749—1996
蛋制品（冰鸡蛋白）		≤88.5		GB 2749—1996
蛋制品（巴氏消毒鸡全蛋粉）		≤4.5		GB 2749—1996
蛋制品（鸡蛋黄粉）		≤4.0		GB 2749—1996
蛋制品（鸡蛋白片）		≤16.00		GB 2749—1996
	特级	一级	二级	
全脂乳粉	≤2.50	≤2.75	≤3.00	GB 5410—85
脱脂乳粉	≤4.00	≤4.50	≤5.00	GB 5411—85
全脂加糖乳粉	≤2.50	≤2.75	≤3.00	GB 5412—85
奶油	无盐奶油	加盐奶油	重制奶油	GB 5415—85
	≤16.00	≤16.00	≤1.00	
全脂加糖炼乳（甜炼乳）		≤26.50		GB 5417—85
硬质干酪		≤42.00		GB 5420—85
麦乳精（含乳固体饮料）		≤2.5		GB 7101—86
香肠（腊肠）、香肚		≤25		GB 10147—88
食品工业用甜炼乳		≤27		GB 13102—91

测定食品中水分含量的方法有：干燥法（直接干燥法、减压干燥法、红外线干燥法、冷冻干燥法及干燥剂法）、蒸馏法、卡尔·费休滴定法及其他利用食品的物理性质（比重、折射率、电导、介电常数等）进行测定的方法等。国家标准选用直接干燥法、减压干燥法和蒸馏法。直接干燥法适用于在 95～105℃下，测定不含或含其他挥发性物质甚微的食品，如谷类及其制品、水产品、豆制品、乳制品、肉制品及卤菜制品等的水分测定；减压干燥法适用于含糖、味精等易分解的食品的水分测定；蒸馏法适用于含较多的挥发性物质的食品，如油脂、香料等水分的测定。

直接干燥法测定食品中水分含量的原理：

食品在常压下于 95～105℃直接进行烘烤，所含的水分便从食品中蒸发出来，至样品质量不再减轻（即达恒重）为止。根据样品失去的质量，计算样品含水的质量分数[$w(H_2O)$,%]。

【准备工作】

1. 仪器

（1）电热恒温干燥箱。

（2）称量瓶或蒸发皿。

（3）分析天平。

2. 试剂

（1）盐酸[$c(HCl)=6$ mol/L] 量取 100 mL 盐酸，加水稀释至 200 mL。

（2）氢氧化钠溶液[$c(NaOH)=6$ mol/L] 称取 24 g 氢氧化钠，加水溶解并稀释至 100 mL。

（3）精制海沙 取适量用水洗去泥土的海沙或河沙，先经过 20～40 目筛筛选后，用盐酸煮沸 0.5 h，用水洗至中性，再用氢氧化钠溶液煮沸 0.5 h，用水洗至中性，经 105℃干燥备用。

【测定操作】

（1）固体样品 取洁净称量瓶，置于 95～105℃干燥箱中，瓶盖斜支于瓶边，加热 0.5～1.0 h，取出盖好；置干燥器内冷却 0.5 h，称量，并重复干燥至恒重。称取 2.0～10.0 g 切碎或磨细、混匀的样品，放入此称量瓶中（样品厚度约为 5 mm），加盖，精密称量后，置于 95～105℃干燥箱中，瓶盖斜支于瓶边，干燥 2～4 h 后，盖好取出，放入干燥器内冷却 0.5 h 后称量。然后再放入 95～105℃干燥箱中干燥 1 h 左右，取出，放入干燥器内冷却 0.5 h 后再称量至恒重。前后两次质量差不超过 2 mg 即为恒重。

（2）半固体或液体样品 取洁净的蒸发皿，内加 10.0 g 精制海沙及 1 根小玻璃棒，置于95～105℃干燥箱中，干燥 0.5～1.0 h 后取出，放入干燥器内冷却 0.5 h 后称量，并重复干燥至恒重。然后精密称取 5～10 g 样品，置于此蒸发皿中，用小玻璃棒搅匀放在沸水浴上蒸干，并随时搅拌，擦去皿底的水滴，置于 95～105℃干燥箱中干燥 4 h 后盖好取出，放入干燥器内冷却 0.5 h 后称量。然后，再放入 95～105℃干燥箱中干燥 1 h 左右，取出，放入干燥器内冷却 0.5 h 后再称量至恒重。前后两次质量差不超过 2 mg 即为恒重。

【结果计算】

样品中水分含量按下式计算：

$$w(H_2O)=\frac{m_2-m_3}{m_2-m_1}\times 100\%$$

式中：$w(H_2O)$——以水占样品的质量分数表示的水分百分含量，%；

m_1——称量瓶（或蒸发皿加海沙、小玻璃棒）的质量，g；

m_2——称量瓶（或蒸发皿加海沙、小玻璃棒）和样品的质量，g；

m_3——称量瓶（或蒸发皿加海沙、小玻璃棒）和样品干燥后的质量，g。

【友情提示】

(1) 加热干燥是基于食品中的水分受热后产生蒸汽压高于它在烘箱中的分压，物质干燥的速度，取决于这个压差的大小。

(2) 由于不加限制地长时间加热干燥，食品中的结合水分离后，必然会使食物变质，影响分析结果。所以，要在一定的温度、一定的时间和规定的操作条件下进行测定，方能得到满意的结果。干燥所需的温度随被测样品的性质及分析目的不同而不同。一般样品采用 95～105℃，有些样品含有易挥发、分解或焦化的物质，则应降低温度，对热较稳定的样品，可适当提高温度。

(3) 直接干燥法不能完全排除食品中的结合水，而且在加温过程中，除了水分外，食品中的挥发性物质（如芳香油、有机酸、乙醇等）也逸出，所测得的结果实际上是挥发性物质的总量，而不完全是水分的含量。因此，本法适用于 95～105℃下不含或含其他挥发性物质甚微的食品，如谷物及其制品、水产品、豆制品、乳制品、肉制品、卤菜制品等食品中水分的测定。对胶体、高脂肪、高糖食品以及含有较多高温易氧化、易挥发物质的食品则不适宜用本法。

(4) 水分蒸发是否完全，无直观指标，只能依靠恒重来判断。恒重是指两次烘烤称量的质量差不超过规定的毫克数。不同检测项目，恒重对质量之差的要求不同。水分测定的恒重，是指同一份样品前后两次称量相差不超过 2 mg。高脂肪样品，由于容易被氧化而使后一次质量反而增加，遇此情况，则应以前一次质量作为恒重。如果干燥后连续两次称量的质量之差大于 2 mg，可以认为样品中的水蒸发得不完全。

(5) 测定蔬菜中的水分含量时，应先将其洗净，将附着的水分晾干或用纱布吸干后再进行测定。

(6) 加入精制海沙，是为了增大受热与蒸发面积，防止食品结块，加速水分蒸发，缩短分析时间。对黏稠液体或胶质样品，须加入海沙使样品分散。如无海沙可用玻璃碎末代替。

(7) 测定水分后的样品，还可以用来测定灰分、脂肪及蛋白质等。

能力拓展1

减压干燥法测定食品中的水分

工作过程：以真空干燥法测定食品中水分含量为例（GB 5009.3—2010）。

一、相关知识

减压干燥法测定食品中水分的原理：

食品在减压和低于 95℃温度下直接烘烤，所含的水分便从食品中蒸发出来，至样品质量不再减轻(即达恒重)为止。根据样品失去的质量,计算样品含水的质量分数[$w(H_2O)$,%]。

二、准备工作

仪器准备如下。

(1) 真空干燥箱。

(2) 称量瓶或蒸发皿。

(3) 分析天平。

三、测定操作

本法的操作与直接干燥法基本相同,但以真空干燥箱代替电热恒温干燥箱。

准确称取 2~3 g 样品,置于已恒重的称量瓶或蒸发皿中,放入真空干燥箱内,将干燥箱连接真空泵或水泵,抽出干燥箱内空气至所需压力(一般为 40~53 kPa),并同时加热至所需温度(55~65℃)。关闭通水泵或真空泵上的活塞,停止抽气,使干燥箱内保持一定的温度和压力,经一定时间后(2~3 h),打开活塞,使空气经干燥装置缓缓通入至干燥箱内,待压力恢复正常后再打开。取出称量瓶,放入干燥器,0.5 h 后称量,并重复以上操作至恒量。

四、结果计算

与直接干燥法相同。

五、友情提示

(1) 本法为减压干燥法,减压后,水的沸点降低,可以在较低温度下使水分蒸发完全。本法适用于在 95~105℃易分解、变质及水分较多的食品,如糖浆、砂糖、果酱、蜂蜜、蔬菜、水果、味精、麦乳精等食品水分的测定。由于采用较低的蒸发温度,可防止含脂肪高的样品中的脂肪在高温下氧化,可防止含糖高的样品在高温下脱水炭化,也可防止含高温易分解成分的样品在高温下分解。

(2) 本法一般选择压力为 40~53 kPa,选择温度为 50~60℃。但实际应用时可根据样品性质及干燥箱耐压情况不同而调整压力和温度,如奶粉为 53 kPa 和 100℃;干果为 53 kPa 和 70℃;坚果和坚果制品为 53 kPa 和 95~100℃;糖及蜂蜜为 40 kPa 和 60℃等。

(3) 干燥时间,一般以干燥至恒重为准。如果需要规定具体的干燥时间,则应经过试验确定。务必使样品在规定时间内,能够除去大部分水分,而其后的干燥处理,对测定结果影响很少。

(4) 为了防止干燥了的样品又重新吸收水分,使用真空泵时,应勿使水蒸气侵入;流入干燥箱内的空气必须是干燥的。

能力拓展 2

蒸馏法测定食品中的水分

工作过程:以使用水分测定器测定食品中水分含量为例(GB 5009.3—2010)。

一、相关知识

蒸馏法测定食品中水分的原理:

利用两种互不相溶混合液体的沸点低于其中任一种纯组分的沸点的特性，于样品中加入与水互不溶解的有机溶剂，使样品中的水分与有机溶剂在低于其沸点下共同蒸馏出来，收集蒸馏液于标有刻度的接收管中，根据水分的体积计算含量。

二、准备工作

1. 仪器

水分测定蒸馏器，如图 8－1 所示。

2. 试剂

甲苯（或二甲苯） 取甲苯（或二甲苯），先以水饱和后，分去水层，进行蒸馏，收集馏出液备用。

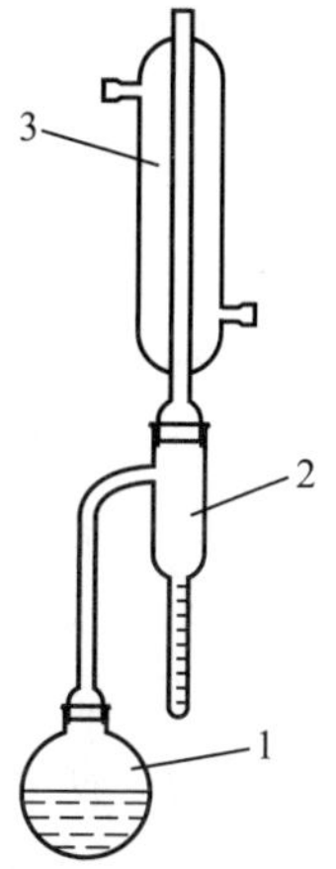

图 8－1 水分测定器

1. 蒸馏瓶；2. 接收管；3. 冷凝管

三、测定操作

(1) 取样 称取适量样品（估计含水 2～5 mL），放入 250 mL 蒸馏瓶中，加入新蒸馏的甲苯（或二甲苯）75 mL，连接冷凝管与水分接收管，从冷凝管顶端注入甲苯，装满水分接收管。

(2) 蒸馏测定 加热慢慢蒸馏，使每秒钟蒸馏出液 2 滴，待大部分蒸出后，加速蒸馏约每秒钟 4 滴，当水分全部蒸出后，接收管内的水分体积不再增加时，从冷凝管顶端加入甲苯冲洗。如冷凝管壁附有水滴，可用附有小橡皮头的铜丝擦下，再蒸馏片刻至接收管上部及冷凝管壁无水滴附着为止，读取接收管水层的容积。

四、结果计算

样品中的水分含量按下式计算：

$$w(H_2O)=\frac{V \cdot d}{m}\times 100\%$$

式中：$w(H_2O)$——以水的质量分数表示的水分含量，%；

V——接收管内水的体积，mL；

d——实验条件下水的相对密度；

m——样品的质量，g。

五、友情提示

(1) 蒸馏法测定水分使用的仪器是专用的水分测定器，它由蒸馏瓶、接收管和冷凝管三部分组成。接收管上有刻度，可方便地读取水的体积。但由于接收管最小刻度为 0.1 mL，即 0.1 mL 以下为估计值，又由于冷凝管上黏附水珠不易完全汇入接收管，造成较大数值误差，所以方法的准确度较差。

(2) 食品中的水分和与水互不相溶的溶剂如甲苯（沸点 110℃）、二甲苯（沸点 140℃）或无水汽油（沸点 95～120℃）等在低于水的沸点温度共同蒸出，冷凝回流于接收管的下部，而有机溶剂在接收管的上部，当有机溶剂注满接收管并超过接收管的支管时，有机溶剂就回流入锥形瓶中，待水分体积不再增加后，读取其体积。

(3) 本法又称为共沸蒸馏法，与干燥法有较大的差别，干燥法是以经烘烤后减失的重量为依据，而蒸馏法是以蒸馏收集到的水量为准，避免了挥发性物质减失的重量对水分测定的误差；避免了脂肪氧化对水分测定的误差。因此，蒸馏法适用于含水较多又有较多挥发性成分的食品，如蔬菜、水果、发酵食品、油脂及香料等，特别是香料，蒸馏法是唯一的、公认的水分测定方法。

(4) 有机溶剂的种类很多，有比水轻的苯、甲苯、二甲苯和比水重的三氯乙烯、四氯乙烷、四氯化碳等。这些溶剂各有其优缺点，使用重于水的溶剂，样品浮在上面，不致因过热而炭化，且安全防火。但其蒸馏液须通过水面进入接收管下方，可能产生乳化现象，造成分析误差。轻于水的溶剂应用较为普遍，但须根据样品性质加以选用，对热不稳定的样品，一般不采用沸点高的二甲苯，而采用低沸点的苯、甲苯或甲苯与二甲苯的混合液；对于含有糖分、可分解释出水分的样品，宜选用苯作溶剂。

(5) 甲苯、二甲苯能溶解少量水分，应先以水饱和，再分出蒸馏，取蒸馏液使用。

(6) 一般谷类、豆类的样品用量约 20 g，鱼、肉、蛋、乳制品为 5～10 g，蔬菜、水果约 5 g。

(7) 加热温度不宜太高，温度太高时冷凝器上部有水汽难以回收。蒸馏时间为 2～3 h。样品不同，时间需延长。

(8) 为了防止蒸馏器内壁附有水滴影响测定结果，蒸馏前应洗净并保持干燥，蒸馏结束后，如有水滴附集在管壁，可用绕有橡皮线的铜丝蘸些甲苯将全部水滴擦下，再蒸馏片刻，至无水滴附着为止。

工作任务 24　食品中灰分的测定

工作过程：以灼烧质量法测定食品中总灰分含量为例(GB 5009.4—2010)。

【相关知识】

食品中的灰分是指食品经高温灼烧后所残留下来的无机物，主要是氧化物或无机盐类(亦称无机物或矿物质)。其中的许多成分在维持人体的正常生理功能或在构成人体的组织等方面有着重要作用。因此，灰分可以作为营养指标，用来表达食品样品中无机盐的总量。

灰分有水溶性灰分与水不溶性灰分、酸溶性灰分与酸不溶性灰分之分。水溶性灰分大部分为钾、钠、镁、钙等氧化物及可溶性盐类；水不溶性灰分除泥沙外，还有铁、铝等金属氧化物和碱土金属的碱式磷酸盐；酸不溶性灰分大部分为污染掺入的泥沙，包括原来存在于食品组织中的二氧化硅。通常所说的灰分是泛指上述各种可溶性与不溶性灰分的总和，即总灰分。实际工作中，一般是测定总灰分，必要时可分别测定。

总灰分是对某些食品的一项有效的控制指标，如生产果胶、明胶之类的胶质制品时，灰分就是这些制品的胶冻性能的标志。各种食品具有不同范围和限度的灰分，如乳粉为 5%～5.7%；鲜猪肉为 0.5%～1.2%；蛋白为 0.6%左右；蜂蜜为 0.8%左右，鲜鱼肉为 0.8%～1.9%。如果灰分的测定值超出了正常范围，则表明食品有掺伪的嫌疑或混入某些机械性杂质。因此，测定灰分含量可以了解污染情况、判定食品的纯度和品质。

国家标准采用灼烧质量法测定食品中灰分的原理：

食品中的有机物质经小火炭化、550±25℃高温灼烧后氧化分解，将残留的不含碳的残渣称量，用残渣质量占样品质量的质量分数表示灰分[w(灰分)，%]。

【准备工作】

1. 仪器

(1) 高温电炉(马福炉)。

(2) 瓷坩埚或石英坩埚。

(3) 干燥器。

(4) 分析天平。

2. 试剂

(1) 盐酸溶液(1+4)。

(2) 硝酸溶液(10%)。

【测定操作】

(1) 坩埚的处理　用盐酸煮过瓷坩埚，取出洗净，放入高温电炉中，以525～575℃灼烧30 min。待炉温降至200℃以下时，取出置于干燥器中，冷却至室温，精密称量，并重复灼烧直至恒重为止。

(2) 取样测定　精密称取固体样品2～5 g或液体样品5～10 g，放入上述坩埚中(液体样品须先在沸水浴上蒸干)，然后放在电炉上将样品小心炭化至无黑烟，移入高温电炉中以525～575℃灼烧至无炭粒。待温度降至200℃以下时，取出置于干燥器中，冷却至室温后称量。再将坩埚放入炉中，以525～575℃灼烧30 min，待温度降至200℃以下时，取出置干燥器中，冷却至室温，称量。反复操作，直至前后两次称量之差不超过0.5 mg(即恒重)为止。

【结果计算】

样品中的灰分含量按下式计算：

$$w(\text{灰分})=\frac{m_3-m_1}{m_2-m_1}\times 100\%$$

式中：w(灰分)——用残渣质量占样品质量的质量分数表示的灰分含量，%；

m_1——空坩埚的质量，g；

m_2——坩埚与样品的质量，g；

m_3——坩埚与灼烧残渣的质量，g。

【友情提示】

(1) 灰化用的坩埚，以瓷坩埚最为常用，其价格低廉，但抗碱性能较差，在温度骤变时易破裂，应在100～110℃干燥后再逐步强热为宜。铂坩埚导热性能良好，灰化效率高，便于清洗，能抗碱金属碳酸盐及氟化氢的腐蚀，但价格昂贵，使用不当容易被腐蚀或发脆。

(2) 炭化时应先用小火再用大火，液体样品应先在沸水浴上蒸干或在100℃温度下小心加热蒸干后再行炭化，以避免样品溅出。如液体样品量过多，可分次在同一坩埚中蒸干。容易发泡的样品，如糖分、淀粉、蛋白质等，可在其上面滴加数滴纯无灰植物油（如橄榄油），以减少泡沫和膨胀，防止样品溢出容器。

（3）在测定蔬菜、水果这类含水分高的食物时，应预先测定这些样品的水分，再将这些干燥物继续加温至 500～600℃灼烧炭化，测定灰分质量。

（4）灼烧温度不能超过 600℃，否则钾、钠、氯等易挥发损失而造成误差，碳酸钙变成氧化钙，磷酸盐熔融包住炭粒，影响氧化进行。有些样品如牛奶、奶粉、奶酪、海味品、水果及水果制品等，灰化温度应≤550℃。

（5）对于难以灰化的样品，第一次灼烧后，如坩埚中仍有炭粒，可加少许水或 10%硝酸溶液，使已灰化的物质溶解，而未灰化的物质露出表面，蒸干后再灼烧。

（6）灰化时间，由于样品种类、数量不同而不同。一般不规定具体时间，而以灼烧至灰分完全呈白色或浅灰色，并达到恒重（前后两次称量相差不超过 0.5 mg）为度。为加快灰化过程，缩短灰化周期，可向灰化的样品中加入纯净疏松的物质，如乙酸铵或等量的乙醇等。

（7）测定灰分后的样品，可留作测定钙、磷、铁用。

（8）高温电炉最高使用温度可达 1 000℃。要严格按照操作规程使用高温电炉，并经常观察情况，以防发生事故。

能力拓展1

水溶性灰分与水不溶性灰分的测定

工作过程：以灼烧质量法测定食品中水溶性灰分与水不溶性灰分含量为例。

一、相关知识

在规定条件下，总灰分溶于水的部分，称为水溶性灰分；用水处理后残留的部分，称为水不溶性灰分。

测定食品中水溶性灰分和水不溶性灰分的原理是：

用热水提取总灰分，经无灰滤纸过滤，灼烧、称量残留物，测得不溶性灰分；由总灰分和水不溶性灰分的质量之差算出可溶性灰分。

二、准备工作

仪器准备如下。

（1）高温电炉（马福炉）。

（2）瓷坩埚或石英坩埚。

（3）干燥器。

（4）分析天平。

三、测定操作

（1）测定总灰分　按灼烧质量法测定食品中灰分含量的测定操作测定总灰分。

（2）分离水溶性灰分与水不溶性灰分　用 25 mL 热蒸馏水，将总灰分从坩埚中分次洗入

100 mL 烧杯中。加热至微沸(防溅),趁热用无灰滤纸过滤,用热蒸馏水分次洗涤烧杯和滤纸上的残留物,直至滤液和洗涤液体积达 150 mL 为止。

(3) 称量水不溶性灰分　将滤纸连同残留物移入原坩埚中,在沸水浴上小心地蒸去水分。移入高温炉内,以 525～575℃灼烧至灰中无炭粒为止(约 1 h)。待炉温降至 200℃左右时,取出坩埚,于干燥器内冷却至室温后称量。再将坩埚移入高温炉内以 525～575℃灼烧 30 min,待炉温降至 200℃左右时,取出坩埚,于干燥器内冷却至室温后再称量。重复此操作,直至前后两次称量之差不超过 0.5 mg(即为恒量)为止。以最小称量为准。

四、结果计算

(1) 水不溶性灰分按下式计算:

$$w(\mathrm{B})=\frac{m_3-m_1}{m_2-m_1}\times 100\%$$

式中:$w(\mathrm{B})$——用残渣质量占样品质量的质量分数表示的水不溶性灰分含量,%;

m_1——空坩埚的质量,g;

m_2——坩埚与样品的质量,g;

m_3——坩埚与灼烧残渣的质量,g。

(2) 水溶性灰分按下式计算:

$$水溶性灰分(\%)=总灰分(\%)-水不溶性灰分(\%)$$

五、友情提示

参见灼烧质量法测定食品中总灰分含量。

能力拓展 2

酸溶性灰分与酸不溶性灰分的测定

工作过程:以灼烧质量法测定食品中酸溶性灰分与酸不溶性灰分含量为例。

一、相关知识

在规定的条件下,总灰分经盐酸处理后残留的部分,称为酸不溶性灰分。

测定食品中酸溶性灰分和酸不溶性灰分的原理:

用一定浓度的盐酸处理总灰分,经无灰滤纸过滤,灼烧、称量残留物,测得酸不溶性灰分;由总灰分和酸水不溶性灰分的质量之差算出酸可溶性灰分。

二、准备工作

1. 仪器

(1) 高温电炉(马福炉)。

(2) 瓷坩埚或石英坩埚。

(3) 干燥器。

(4) 分析天平。

2. 试剂

盐酸溶液(1+4)。

三、测定操作

(1) 测定总灰分　按灼烧质量法测定食品中灰分含量的测定操作制备总灰分。

(2) 分离酸溶性灰分与酸不溶性灰分　用 25 mL 盐酸溶液,将总灰分从坩埚中分次洗入 100 mL 烧杯中,盖上表面皿,在水浴上小心加热,至溶液由浑浊变为透明时,继续加热 5 min。趁热用无灰滤纸过滤,用热蒸馏水洗涤烧杯和滤纸上的残留物,至洗液不呈酸性为止(约150 mL)。

(3) 称量酸不溶性灰分　将滤纸连同残渣移入原坩埚内,在水浴上小心蒸去水分,移入高温炉内,以 525～575℃灼烧至无炭粒为止(约 1h)。待炉温降至 200℃左右时,取出坩埚,于干燥器内冷却至室温,称量。再将坩埚移入高温炉内以 525～575℃灼烧 30 min,待炉温降至 200℃左右时,取出坩埚,于干燥器内冷却至室温后再称量。重复此操作,直至前后两次称量之差不超过 0.5 mg(即为恒量)为止。以最小称量为准。

四、结果计算

(1) 酸不溶性灰分按下式计算:

$$w(\mathrm{B})=\frac{m_3-m_1}{m_2-m_1}\times 100\%$$

式中:$w(\mathrm{B})$——用残渣质量占样品质量的质量分数表示的酸不溶性灰分含量,%;

m_1——空坩埚的质量,g;

m_2——坩埚与样品的质量,g;

m_3——坩埚与灼烧残渣的质量,g。

(2) 酸溶性灰分按下式计算:

酸溶性灰分(%)=总灰分(%)-酸不溶性灰分(%)

五、友情提示

参见灼烧质量法测定食品中总灰分含量。

工作任务 25　食品中钙的测定

工作过程:以原子吸收分光光度法测定食品中钙的含量为例(GB 5009.92—2003)。

【相关知识】

钙广泛地存在于自然界中,几乎所有动植物都含有一定量的钙。钙是人体中含量最多的一种金属元素,成人体内含钙量约占体重的 2%,其中 99%集中在骨骼和牙齿中,是构成骨骼和牙齿的主要成分。其余 1%的钙则以结合或游离的离子状态存在于软组织、细胞外液以及血液中,统称为混溶钙池。这部分钙是维持多种正常生理功能所必需的。钙可调节心脏和神经的正常活动,维持肌肉一定的紧张力;促进体内某些酶的活性;维持毛细血管的正常渗透压与体内酸碱平衡等。一般来说,人体每天从膳食中摄入钙0.8～1 g。如果钙摄入量不足,可影响骨骼与牙齿的发育,严重缺乏时可导致婴幼儿佝偻病、成人骨软化症及老年人骨质疏松症的发生。血清钙离子下降,可使神经肌肉的兴奋性增高而引起抽搐。所以,在食品生产中,经常人为地添加钙化合物作为营养补充剂和品质改良剂,例如,婴儿奶糕需添加一定量的钙化合物,罐头豆芽菜中加入一定量的氯化钙以增加脆度。因此,测定食品中的钙具有非常重要的意义。

食品中钙的测定方法有原子吸收分光光度法、EDTA 滴定法和高锰酸钾滴定法等。国家标准方法是原子吸收分光光度法、EDTA 滴定法。

原子吸收分光光度法测定食品中钙含量的原理是:

样品经过湿式消化后,导入原子吸收分光光度计中,经火焰原子化后,钙吸收 422.7 nm 的共振线,其吸收量与含量成正比,与标准系列比较定量。

【准备工作】

1. 仪器

所用玻璃仪器均以硫酸-重铬酸钾洗液浸泡数小时,再用洗衣粉充分洗刷,后用水反复冲洗,最后用去离子水冲洗晒干或烘干,方可使用。

(1) 实验室常用设备。

(2) 原子吸收分光光度计。

(3) 电热板。

2. 试剂

要求使用去离子水,优级纯试剂。

(1) 盐酸。

(2) 硝酸。

(3) 高氯酸。

(4) 混合酸消化液　硝酸＋高氯酸(4＋1)。

(5) 硝酸溶液(0.5 mol/L)　量取 32 mL 硝酸,加去离子水并稀释至 1 000 mL。

(6) 氧化镧溶液(20 g/L)　称取 23.5 g 氧化镧(纯度大于 99.99%),加 75 mL 盐酸于 1 000 mL 容量瓶中,加去离子水稀释至刻度。

(7) 钙标准储备液[ρ(Ca)＝500 μg/mL]　精确称取 1.248 6 g 碳酸钙(纯度大于 99.99%),加 50 mL 去离子水,加盐酸溶解,移入 1 000 mL 容量瓶中,加氧化镧溶液(20 g/L)稀释至刻度。储存于聚乙烯瓶内,4℃保存。

(8) 钙标准使用液[ρ(Ca)＝25 μg/mL]　取上述钙标准储备液 5.0 mL 于 100 mL 容量瓶中,加氧化镧溶液(20 g/L)稀释至刻度,储存于聚乙烯瓶内,4℃保存。

【测定操作】

(1) 样品制备　按食品样品制备方法制备均匀样品。湿样(如蔬菜、水果、鲜鱼、鲜肉等)用水冲洗干净后,要用去离子水充分洗净。干粉类样品(如面粉、奶粉等)取样后立即装容器密封保存，防止空气中的灰尘和水分污染。

(2) 样品消化　精确称取均匀样品干样 0.5～1.5 g(湿样 2.0～4.0 g，饮料等液体样品 5.0～10.0 g)于 250 mL 高型烧杯，加混合酸消化液 20～30 mL，上盖表面皿。置于电热板或电沙浴上加热消化。如未消化好而酸液过少时，再补加几毫升混合酸消化液，继续加热消化，直至无色透明为止。加几毫升去离子水，加热以除去多余的硝酸。待烧杯中的液体接近 2～3 mL 时，取下冷却。用去离子水定量转移至 10 mL 刻度试管中，用氧化镧溶液(20 g/L)稀释定容至刻度。

取与消化样品相同量的混合酸消化液，同法做试剂空白。

(3) 配制标准系列　取 5 只 50 mL 容量瓶，按表 8－2 配制。

表 8－2　原子吸收法测食品中钙时标准系列的配制

编号	1	2	3	4	5
钙标准使用液/mL	1.00	2.00	3.00	4.00	6.00
氧化镧溶液/mL	各加至 50 mL 刻度，混匀				
钙含量/(μg/mL)	0.50	1.00	1.50	2.00	3.00

(4) 仪器准备　按表 8－3 设置仪器的工作参数。并依据实验条件，将仪器狭缝、空气及乙炔的流量、灯头高度、元素灯电流等均按使用的仪器说明调至最佳状态。

表 8－3　原子吸收法测钙的操作参数

元素	波长/nm	光源	火焰	标准系列浓度范围/(μg/mL)	稀释溶液
钙	422.7	可见光	空气-乙炔	0.5～3.0	20 g/L 镧溶液

(5) 进样测定　将消化好的样液、试剂空白液和钙元素的标准系列稀释液分别导入火焰进行测定。

(6) 绘制标准曲线或计算回归方程　以各标准管溶液浓度与对应的吸光度绘制标准曲线(它的线性相关系数为 0.999 6)，或计算出回归方程。

【结果计算】

样品中钙的含量按下式计算：

$$w(\mathrm{Ca})=\frac{(\rho-\rho_0)\times V\times f\times 100}{m\times 1\,000}$$

式中：$w(\mathrm{Ca})$——样品中钙的含量，mg/100 g；

ρ——由标准曲线查得或用回归方程计算出的样品液中钙的浓度，μg/mL；

ρ_0——由标准曲线查得或用回归方程计算出的试剂空白液中钙的浓度，μg/mL；

V——样品定容体积，mL；

f——稀释倍数；

m——样品质量 g；

100/1 000——折算成每百克样品中钙的含量(mg)的系数。

【友情提示】

（1）样品制备过程中应特别注意防止各种污染。所用设备如电磨、绞肉机、匀浆器、打碎机等必须是不锈钢制品。所用容器必须使用玻璃或聚乙烯制品，用作钙测定的样品不得用石磨研碎。

（2）本法适用于各种食品中钙的测定。

（3）本法最低检出限为钙 0.1 μg，线性范围为 0.5～2.5 μg。

小贴士

EDTA 滴定法简介

EDTA 滴定法也是国家标准方法。测定时将食品样品按原子吸收法同样方法消化，使钙以离子形式存在于消化液中。在适当的 pH 范围内（pH 为 12.5 左右），以 EDTA 标准溶液滴定，用钙红指示剂（其与钙离子生成紫红色配合物），在达到化学计量点时，EDTA 就从指示剂配合物中夺取钙离子，溶液由紫红色变为蓝色即为终点。根据滴定时消耗 EDTA 标准溶液的量，计算钙的含量。

EDTA 标准溶液用钙标准溶液标定。本法的线性范围为 5～50 μg。

能力拓展

食品中铁含量的测定

工作过程：以原子吸收分光光度法测定食品中铁的含量为例（GB 5009.90—2003）。

一、相关知识

铁是自然界中存在最广泛的金属，也是人们生活中经常接触的金属。铁是血红蛋白、肌球蛋白和细胞色素中的重要成分，它参与氧的运输和组织呼吸，促进生物氧化还原反应，是人体内不可缺少的重要元素之一。一般成年人每天需要摄入铁 1～2 mg。铁摄入不足可致体内铁储备减少，血清铁蛋白降低，导致血红蛋白生成障碍而出现缺铁性贫血。肉、蛋、干果和蔬菜中均有丰富的铁。然而，二价铁很容易氧化成三价铁，食品在储存过程中也常常由于污染了大量的铁而使食品产生金属味、色泽加深和食品中维生素分解等，所以食品中铁的测定不但具有营养学的意义，还可以鉴别食品的铁质污染。

测定食品中铁含量的方法有原子吸收分光光度法、硫氰酸盐比色法、邻菲罗啉比色法等，其中原子吸收分光光度法是我国测定食品中铁元素含量的标准方法。

原子吸收分光光度法测定食品中铁含量的原理是：

样品经过湿式消化后，导入原子吸收分光光度计中，经火焰原子化后，铁吸收 248.3 nm 的共振线，其吸收量与含量成正比，与标准系列比较定量。

二、准备工作

1. 仪器

所用玻璃仪器均以硫酸-重铬酸钾洗液浸泡数小时，再用洗衣粉充分洗刷，后用水反复冲洗，最后用去离子水冲洗晒干或烘干，方可使用。

(1) 实验室常用设备。

(2) 原子吸收分光光度计。

2. 试剂

要求使用去离子水，优级纯试剂。

(1) 盐酸。

(2) 硝酸。

(3) 高氯酸。

(4) 混合酸　硝酸＋高氯酸(4＋1)。

(5) 硝酸溶液[$c(HNO_3)$＝0.5 mol/L]　量取 32 mL 硝酸，加去离子水并稀释至 1 000 mL。

(6) 铁标准储备液[$\rho(Fe)$＝1 mg/mL]　精确称取金属铁(纯度大于 99.99%)1.000 g 或含 1.000 g 纯铁的铁氧化物。加硝酸溶解，移入 1 000 mL 容量瓶中，加硝酸溶液(0.5 mol/L)并稀释至刻度。储存于聚乙烯瓶内，4℃保存。

(7) 铁标准使用液[$\rho(Fe)$＝0.1 mg/mL]　准确吸取上述铁标准储备液 10.0 mL 于 100 mL 容量瓶中，用硝酸溶液(0.5 mol/L)稀释至刻度，储存于聚乙烯瓶内，4℃保存。

三、测定操作

(1) 样品制备　样品制备过程中应特别注意防止各种污染。所用设备如电磨、绞肉机、匀浆器、打碎机等必须是不锈钢制品。所用容器必须使用玻璃或聚乙烯制品。

湿样(如蔬菜、水果、鲜鱼、鲜肉等)用水冲洗干净后，要用去离子水充分洗净。干粉类样品(如面粉、奶粉等)取样后立即装容器密封保存，防止空气中的灰尘和水分污染。

(2) 样品消化　精确称取均匀样品干样 0.5～1.5 g(湿样 2.0～4.0 g，饮料等液体样品 5.0～10.0 g)于 250 mL 高型烧杯中，加混合酸消化液 20～30 mL，上盖表面皿。置于电热板或电沙浴上加热消化。如未消化好而酸液过少时，再补加几毫升混合酸消化液，继续加热消化，直至无色透明为止。加几毫升去离子水，加热以除去多余的硝酸。待烧杯中的液体接近 2～3 mL 时，取下冷却。用去离子水洗并转移于 10 mL 刻度试管中，加去离子水定容至刻度。

取与消化样品相同量的混合酸消化液，同法做试剂空白。

(3) 标准系列的配制　取 5 只 100 mL 容量瓶，按表 8－4 配制。

表 8－4　原子吸收法测铁时标准系列的配制

编号	1	2	3	4	5
铁标准使用液/mL	0.50	1.00	2.00	3.00	4.00
硝酸溶液/mL	各加至 100 mL 刻度，混匀				
铁含量/(μg/mL)	0.50	1.00	2.00	3.00	4.00

(4) 仪器准备　操作参数见表 8－5。其他实验条件：仪器狭缝、空气及乙炔的流量、灯头高度、元素灯电流等均按使用的仪器说明调至最佳状态。

表 8-5 原子吸收法测铁的操作参数

元素	波长/nm	光源	火焰	标准系列浓度范围/$\mu g \cdot mL^{-1}$	稀释溶液
Fe	248.3	紫外	空气-乙炔	0.5～4.0	0.5 mol/L 硝酸溶液

(5) 进样测定　将消化好的样液、试剂空白液和铁元素的标准浓度系列分别导入火焰进行测定。

(6) 绘制标准曲线　以各标准系列溶液的浓度与对应的吸光度绘制标准曲线(它的线性相关系数为:0.999 6),或计算出回归方程。

四、结果计算

样品中铁含量按下式计算:

$$w(Fe)=\frac{(\rho-\rho_0)Vf\times100}{m\times1\ 000}$$

式中:$w(Fe)$——样品中铁元素的含量,mg/100 g;

ρ——由标准曲线查得或用回归方程计算出的样品测定液中铁的质量浓度,$\mu g/mL$;

ρ_0——由标准曲线查得或回归方程计算出的试剂空白液中铁的质量浓度,$\mu g/mL$;

V——样品定容体积,mL;

f——稀释倍数;

m——样品质量,g;

100/1 000——折算成每百克样品中铁的含量(mg)的系数。

五、友情提示

(1) 结果的重复性:同实验室平行测定或连续两次测定结果的重现性铁小于 10%。

(2) 本法适用于各种食品中铁、镁、锰的测定。样品在分析制备过程中都有可能污染微量元素,因此应特别注意防止各种污染。所用设备如电磨、绞肉机、匀浆器、打碎机等必须是不锈钢制品。所用容器必须使用玻璃或聚乙烯制品。

(3) 本法最低检出限为铁 0.2 $\mu g/mL$。

工作任务 26　食品中磷的测定

工作过程:以钼蓝分光光度法测定食品中磷含量为例(GB 5009.87—2003)。

【相关知识】

磷是人体含量较多的元素之一,和钙一样都是构成骨骼和牙齿的重要材料,主要以磷酸盐的形式存在,构成羟磷灰石。少量的磷与蛋白质、脂肪、糖类等有机化合物结合,以有机磷酸酯的形式分布于各种组织中。体液中的磷以磷酸盐的形式存在。血磷与骨骼和细胞的无机磷酸盐，以及细胞代谢的有机磷化物维持着动态平衡。磷是骨、牙齿、软组织及酶的重要成分，参与能量代谢和调节酸碱平衡等重要生理活动。

磷广泛存在于动植物性食品中，大部分以有机磷化合物状态存在，少量以无机磷形式存在。除磷与植酸、植酸盐的结合形式不能被吸收外，其他大部分磷的化合物都可被机体消化吸收。动物性食品如蛋、乳、瘦肉、鱼、禽类等含有丰富的磷。植物性食品中以豆类、谷类含磷较多，但由于多以植酸的形式存在，所以利用率较低。

测定食品中的磷含量，我国标准的检验方法是钼蓝分光光度法。其方法原理：

样品经高温、强氧化剂作用，其中的磷以磷酸的形式存在。在酸性条件下，磷酸与钼酸铵作用，生成淡黄色的磷钼酸铵。磷钼酸铵被还原剂（对苯二酚＋亚硫酸钠）还原成亮蓝色的配合物——钼蓝，其蓝色深浅与磷的含量成正比。于波长 660 nm 处测定钼蓝的吸光度，计算磷含量［w(P)，mg/100 g］。

【准备工作】

1. 仪器

（1）分光光度计。

（2）实验室常用设备。

2. 试剂

（1）硫酸（ρ_{20}＝1.84 g/mL）。

（2）混合酸消化液　硝酸＋高氯酸(4＋1)。

（3）硫酸溶液［$\varphi(H_2SO_4)$＝15%］　取 15 mL 硫酸缓慢加入到 80 mL 水中混匀，冷却后用水稀释至 100 mL。

（4）钼酸铵溶液　称取 5 g 钼酸铵［$(NH_4)_6Mo_7O_{24}\cdot 4H_2O$］，溶解于硫酸溶液［$\varphi(H_2SO_4)$＝15%］中，并稀释至 100 mL。

（5）对苯二酚溶液　称取 0.5 g 对苯二酚，溶于 100 mL 水中，并加入一滴硫酸（减缓氧化作用）。

（6）亚硫酸钠溶液（200 g/L）　称取 20 g 无水亚硫酸钠，溶于 100 mL 水中。此溶液检验前临时配制，否则可能使钼蓝溶液发生浑浊。

（7）磷标准储备液［ρ(P)＝100 μg/mL］　精确称取在 105℃下干燥的磷酸二氢钾（优级纯）0.439 49 g，置于 1 000 mL 容量瓶中，加水溶解并稀释至标线。

（8）磷标准使用液［ρ(P)＝10 μg/mL］　准确吸取 10 mL 磷标准储备液，置于 100 mL 容量瓶中，加水稀释至标线，混匀。

【测定操作】

（1）样品处理　称取各类食品的均匀干样 0.1～0.5 g 或湿样 2～5 g 于 100 mL 凯氏烧瓶中。加入 3 mL 硫酸、3 mL 混合酸消化液，置于电炉上加热。瓶中液体初为棕黑色，随消化不断进行，溶液的颜色变浅。根据消化的情况及时补加混合酸消化液，持续加热至溶液变为无色或微带黄色澄清液体时，即消化完全。将溶液取下，放冷，加 20 mL 水，冷却后，用水分数次将内容物转移至 100 mL 容量瓶中。混匀放冷，加水至标线，混匀。此溶液为样品测定液。

取与样品处理同量的硫酸、混合酸消化液，同法做试剂空白。

(2) 制备标准系列　取 9 支 20 mL 同型具塞比色管，作标准管、样品管和空白管，按表 8－6 操作。

表 8－6　钼蓝分光光度法测磷含量时各试剂加入量　　单位：mL

管号	0	1	2	3	4	5	6	样品	空白
磷标准使用液	0.00	0.50	1.00	2.00	3.00	4.00	5.00	—	—
样品测定液	—	—	—	—	—	—	—	2.00	—
试剂空白液	—	—	—	—	—	—	—	—	2.00
钼酸铵溶液	各加 2.0 mL，摇匀，静置几秒钟								
亚硫酸钠溶液	各加 1.0 mL，混匀								
对苯二酚溶液	各加 1.0 mL，混匀								
蒸馏水	加至 20 mL 刻度，混匀								

(3) 比色测定　在室温下静置 30 min 以后，以标准 0 管调零，于 660 nm 波长处测定各管的吸光度。

(4) 绘制标准曲线　以标准管的吸光度对其磷含量绘制标准曲线或计算回归方程。以样品管的吸光度减去空白管的吸光度，在标准曲线中查得样品液中磷的含量或利用回归方程计算出样品中磷的含量。

【结果计算】

样品中磷的含量按下式计算：

$$w(\mathrm{P})=\frac{m_1}{m}\times\frac{V_1}{V_2}\times100\%$$

式中：$w(\mathrm{P})$——样品中磷的含量，mg/100 g；

m_1——由标准曲线查得或由回归方程式算得出的样品中磷的质量，mg；

V_1——样品处理液总体积，mL；

V_2——测定时取用样品处理液体积，mL；

m——样品的质量，g。

【友情提示】

(1) 本法最低检出限为磷 0.2 μg/mL，线性范围 5～50 μg。适用于各类食品中总磷的测定。

(2) 国家标准方法中，测定食品中总磷的含量，除了本法外，还有第二法，也是钼蓝分光光度法，只是使用的还原剂不同，第一法用对苯二酚和亚硫酸钠将磷钼酸铵还原成蓝色的钼蓝，而第二法是用氯化亚锡和硫酸肼作还原剂。此外，国家标准中还规定了食品中磷酸盐的测定方法，即将食品样品经过灰化处理，再按上述两种方法测定，结果以磷酸盐的含量表示(以 PO_4^{3-} 计)，此法一般适用于西式蒸煮、烟熏火腿中复合磷酸盐的测定。

思考题

1. 食品中水分有哪两种存在形式？为什么要进行食品水分的检验？

2. 用直接干燥法测定食品中水分含量的原理是什么？怎样进行食品样品的预处理和测定？

3. 什么是食品的灰分？进行食品灰分的测定有什么意义？

4. 简述用灼烧质量法测定食品中灰分的原理、分析步骤和注意事项。

5. 在原子吸收分光光度法测定食品中钙含量的实验中，怎样进行样品预处理？怎样防止样品被污染？

6. 在钼蓝分光光度法测定食品中磷含量的实验中，怎样绘制标准曲线？

项目九　食品中三大营养成分的检验

知识目标

1. 了解食品中脂类、糖类和蛋白质测定的意义。

2. 掌握酸水解法测定脂类、斐林试剂直接滴定法测定糖类和凯氏定氮法测定蛋白质的方法原理。

3. 熟悉索氏抽提法测定脂类、高锰酸钾滴定法测定糖类、酸水解法测定蔗糖的方法原理。

4. 掌握测定结果的处理和计算方法。

技能目标

1. 熟练掌握酸水解法测定脂类、斐林试剂直接滴定法测定糖类和凯氏定氮法测定蛋白质的操作。

2. 学会索氏抽提法测定脂类、高锰酸钾滴定法测定糖类、酸水解法测定蔗糖的操作。

3. 熟练掌握萃取、滴定、消化、抽滤、蒸馏、有机溶剂回流提取等操作技能。

4. 学会利用自动凯氏定氮仪测定蛋白质的方法。

工作任务 27　食品中脂类的测定

工作过程：以酸水解法测定食品中总脂类含量为例(GB/T 5009.6—2003)。

【相关知识】

脂类、糖类和蛋白质是组成食品结构的主要化合物，相对于其他营养物质而言，含量相对较高，故将其称为食品的三大营养成分。

广义的脂肪包括中性脂肪和类脂质，亦称为脂类。狭义的脂肪仅指中性脂肪，是甘油和三分子脂肪酸组成的甘油三酯，并按其中脂肪酸的不饱和度分为三大类：饱和脂肪酸；有一个不饱和键的单不饱和脂肪酸；有两个或两个以上不饱和键的多不饱和脂肪酸。动物脂肪主要由饱和脂肪酸组成，在室温下为固体。而富含不饱和脂肪酸的油类，如常见的豆油和花生油，在室温下则为液态。脂肪酸碳链越短或不饱和程度越高，其熔点越低。

脂肪以多种形式存在于人体的各种组织中，是人体组织的重要成分。它为人体提供能量，每克脂肪可在体内产热37.5 kJ，是体内能量的一种储存形式，当机体需要时可代谢释放能量。一般膳食中的总热量有17%～30%来自脂肪。脂肪也是脂溶性维生素（维生素A、维生素D、维生素E、维生素K）的良好溶剂，可促进人体对这类维生素的吸收。脂肪和蛋白质结合生成脂蛋白，在调节人体生理功能、完成重要生化反应方面具有重要作用。脂肪可延迟胃的排空，增加饱腹感。另外，用油脂烹调食物可以改善食物的感官性状，增加细腻感和美味，促进食欲，有利于食物的消化和吸收。当脂肪摄入不足时，可出现皮肤干燥、脱发，影响机体的正常生长发育。但摄入过多导致机体肥胖和心血管疾病等。

脂肪是食品的主要成分之一。大多数动物性食品如各种动物油脂、畜、禽肉类、蛋类及其制品和部分植物性食品，如植物的种子、果实或果仁，都含有脂肪或类脂化合物。在食用油脂如豆油、花生油中主要存在甘油三酯以及一些脂肪酸、磷酸、糖脂、甾醇、脂溶性维生素等类酯化合物。食品中脂肪含量变化较大，牛乳脂肪含量为3.0%～4.2%，一般奶油为80%～82%，黄豆为12.0%～20.0%，生花生仁为30.5%～39.2%，芝麻为50%～57%，全蛋粉为34.5%～43.0%，果蔬类为1.0%以下。

食品在加工过程中，原料、半成品、成品的脂类含量对产品的风味、营养、组织结构、外观品质等都有重要的影响。蔬菜本身的脂肪含量较低，在生产蔬菜罐头时，添加适量的脂肪可以改善产品的风味。对于焙烤产品，脂肪（特别是卵磷脂等组分）含量对面包的柔软度、面包的体积及其结构都有影响。因此，在含脂肪食品中，脂肪含量都有一定的规定，是食品质量管理的重要指标。测定食品的脂肪含量，可以用来评价食品的品质，衡量食品的营养价值，而且在实行工艺监督、生产过程的质量监管、食品储藏方式等方面都有重要意义。

脂类溶于有机溶剂，不溶于水，此性质为脂类的分析特征，并作为其与蛋白质、水、碳水化合物分离的依据。食品中的脂肪有两种存在形式，一种是游离脂肪，另一种是结合脂肪。

测定脂类大多采用低沸点有机溶剂萃取的方法。常用的溶剂有无水乙醚、石油醚、氯仿-甲醇的混合溶剂等。其中乙醚沸点低（34.6℃），溶解脂肪的能力比石油醚强。但乙醚易燃，可饱和2%的水分，含水乙醚会同时抽提出糖分等非脂成分，所以，实际使用时必须采用无水乙醚作提取剂，被测样品也必须事先烘干。石油醚具有较高的沸点（沸程为30～60℃），吸收水分比乙醚少，没有乙醚易燃，用它作提取剂时，允许样品含有微量的水分。它没有胶溶现象，不会夹带胶态的淀粉、蛋白质等物质。石油醚抽提物比较接近真实的脂类。因二者各有特点，故常常混合使用。这两种溶剂只能直接提取游离的脂肪，对于结合态的脂类，必须预先用酸或碱破坏脂类与非脂的结合后才能提取。氯仿-甲醇是另一种有效的溶剂，它对脂蛋白、磷脂的提取效率较高，特别适用于水产品、家禽、蛋制品等食品中脂肪的提取。

食品中脂肪的测定方法很多，一般常用的方法有：索氏抽提法、酸水解法、三氯甲烷冷浸法、哥特里-罗紫法、盖勃法、巴布科克法和伊尼霍夫碱法等，但大多数采用低沸点溶剂直接提取，或用酸碱破坏其他有机物（碳水化合物、蛋白质等）后，再用溶剂提取。此外，还有测定脂肪酸的化学方法以及利用比重计与折射仪测定的物理方法。应根据食品的种类、脂肪与食品中的其他组分结合等不同的情况选用不同的测定方法。例如，通常用酸或碱乙醚抽提法，但蛋制品常用三氯甲烷冷浸法，乳制品采用哥特里法或乳脂肪分析仪法，蔬菜制品用折射仪物理方法等。

食品中脂肪的检验分析，我国的标准方法是酸水解法和索氏抽提法。

酸水解法测定食品中总脂肪的原理：

食品试样经酸水解后用乙醚提取,除去溶剂即得总脂肪含量。

【准备工作】

1. 仪器

(1) 100 mL 具塞刻度量筒。

(2) 50 mL 大试管。

(3) 100 mL 锥形瓶。

2. 试剂

(1) 盐酸。

(2) 乙醇溶液(95%)。

(3) 乙醚。

(4) 石油醚(30～60℃沸程)。

【分析步骤】

(1) 试样处理　根据食品样品的状态按以下方法处理。

1) 固体试样　谷物或干燥制品用粉碎机粉碎,过 40 目筛;肉用绞肉机绞两次;一般用组织捣碎机捣碎后,称取约 2.00 g(可取测定水分后的试样)置于 50 mL 大试管内,加 8 mL 水,混匀后再加 10 mL 盐酸。

2) 液体试样　称取 10.00 g,置于 50 mL 大试管内,加 10 mL 盐酸。

(2) 水解　将试管放入 70～80℃水浴中,每隔 5～10 min 以玻璃棒搅拌一次,至试样消化完全为止,一般在 40～50 min。

(3) 提取　取出试管,加入 10 mL 乙醇,混合。冷却后将混合物移入 100 mL 具塞量筒中,以 25 mL 乙醚分次洗试管,一并倒入量筒中。待乙醚全部倒入量筒后,加塞振摇 1 min,小心开塞,放出气体,再塞好,静置 12 min,小心开塞,并用石油醚-乙醚等量混合液冲洗塞及筒口附着的脂肪。静置 10～20 min,待上部液体澄清,吸出上清液于已恒量的锥形瓶内,再加 5 mL 乙醚于具塞量筒内,振摇,静置后,仍将上层乙醚吸出,放入原锥形瓶内。

(4) 称量　将锥形瓶置水浴上蒸干,置 100±5℃烘箱中干燥 2 h,取出放干燥器内冷却 0.5 h 后称量。重复以上操作直至恒量。

【结果计算】

食品中总脂类含量按下式计算:

$$w(\text{脂肪})=\frac{m_2-m_1}{m}\times 100\%$$

式中:w(脂肪)——样品中脂肪的含量,%;

m——样品质量(如果是测定水分后的样品,按测定水分前的质量计),g;

m_1——锥形瓶质量,g;

m_2——锥形瓶与浸出物的质量,g。

在重复性条件下获得的两次独立测定结果的绝对差值不得超过算术平均值的 10%。

【友情提示】

(1) 固体样品必须充分磨细，液体样品必须充分混匀，以便充分水解。

(2) 水解时因水分大量损失，酸度会相应升高。

(3) 水解后加入乙醇可使蛋白质沉淀，降低表面张力，促进脂肪球聚合，还可以使碳水化合物、有机酸等溶解。后面用乙醚提取脂肪时，由于乙醇可溶于乙醚，所以需要加入石油醚，以降低乙醇在乙醚中的溶解度，使乙醇溶解物残留在水层，使分层清晰。

(4) 溶剂挥发完后，残留物如有黑色焦油状杂质，是分解物与水混入所致，将使测定值增大，造成误差，可用等量乙醚及石油醚溶解后过滤，再次让溶剂挥发完全。

(5) 取溶剂通常采用沸点为 34.6℃ 的无水乙醚或沸程为 34～45℃ 的石油醚，而且以石油醚较好(因其他杂质不被抽提出来，石油醚抽提物比较接近真实的脂类)，如用乙醚应不得含有过氧化物、水分或醇类(含有水分或醇可以提取出样品中的糖和无机盐等水溶性物质，含有过氧化物会使脂肪氧化，致使质量增加；而且在烘烤提脂瓶时，易发生爆炸事故)。当室温较高时，应考虑使用沸点较高的溶剂，如氯仿(沸程为 61～62℃，它对于脂蛋白磷脂的提取率很高，特别适用于鱼、肉和家禽等食品脂肪的提取)。并可在冷凝管上端用木塞接上一根长玻璃管，以减少溶剂消耗。

小贴士

乙醚中过氧化物的检验和除去方法

(1) 乙醚中过氧化物的检验方法　取乙醚 6 mL，加入 100 g/L 碘化钾溶液 2 mL，用力振摇，放置 1 min，溶液呈黄色时，证明有过氧化物。此种乙醚应经处理后使用。

(2) 乙醚中过氧化物的除去方法　取乙醚 5 份，加 100 g/L 亚硫酸钠溶液 1 份，加盐酸酸化，振摇、静置分层后，弃去水层，再用水洗至中性，用无水氯化钙或无水硫酸钠脱水后，进行恒温(34.5℃)重蒸馏，重蒸馏时可放入无锈铁丝几段或光亮铝片几片，蒸馏后，再用无水氯化钙或无水硫酸钠脱水，放置一昼夜，取上清液使用。

(3) 样品及醚浸出物在烘箱中烘干时，时间不能过长，因为极不饱和的脂肪酸会受热氧化而增加质量，在无真空干燥的情况下，一般可在 100～105℃ 下烘 1.5～3 h。

(4) 提取瓶在烘箱中干燥时，瓶口向侧倒放置，使挥发物易于与空气形成对流，干燥较快。

(5) 乙醚(或石油醚)为易燃品，蒸馏、挥散时，严禁用电炉或直接火焰，应用电水浴。

(6) 恒重指两次称重相差不超过 0.5～1.0 mg，或以质量增加前的数值为恒重值，这是由于脂肪氧化而使质量增加的缘故。

能力拓展

食品中游离脂类的测定

工作过程：以索氏抽提法测定食品中脂类含量为例(GB/T 5009.6—2003)。

一、相关知识

大多数食品以游离脂肪为主，而结合脂肪含量则较少，故常用有机溶剂直接提取法进行测定，如索氏抽提法，其原理为：

用无水乙醚或石油醚作溶剂提取食品中的脂肪，蒸去溶剂后称量醚浸出物的质量，用醚浸出物的质量占样品质量的质量分数表示脂肪的含量[w(B)，%]。

二、准备工作

1. 仪器

(1) 电热干燥箱。

(2) 索氏脂肪抽提器　如图 9－1。

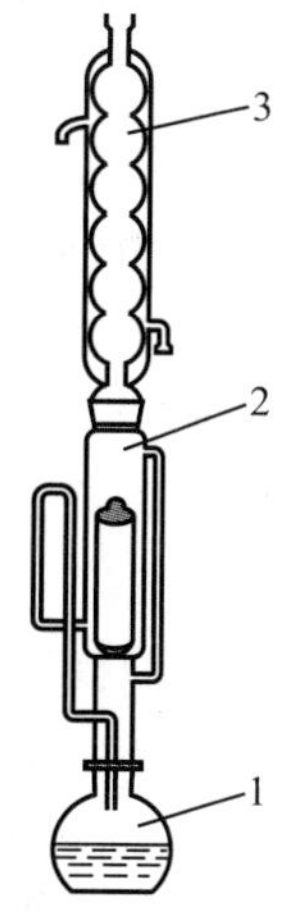

图 9－1　索氏脂肪抽提器

1. 提脂瓶；2. 提脂管；3. 冷凝管

2. 试剂

(1) 无水乙醚或石油醚。

(2) 海砂　取用水洗去泥土的海砂或河砂，先用盐酸溶液(1＋1)煮沸 0.5 h，用水洗至中性，再用氢氧化钠溶液(240 g/L)煮沸 0.5 h，用水洗至中性，经 100±5℃干燥备用。

三、分析步骤

(1) 试样处理　根据样品状态采用如下方法进行处理。

1) 固体试样　谷物或干燥制品用粉碎机粉碎过 40 目筛；肉用绞肉机绞两次；一般用组织捣碎机捣碎后，称取 2.00～5.00 g(可取测定水分后的试样)，必要时拌以海砂，全部移入滤纸筒内。

2) 液体或半固体试样　称取 5.00～10.00 g，置于蒸发皿中，加入约 20 g 海砂于沸水浴上蒸干后，在 100±5℃干燥，研细，全部移入滤纸筒内。蒸发皿及附有试样的玻璃棒，均用沾有乙醚的脱脂棉擦掉，并将棉花放入滤纸筒内。

(2) 抽提　将滤纸筒放入脂肪抽提器的抽提筒内，连接已干燥至恒量的接收瓶，由抽提器冷凝管上端加入无水乙醚或石油醚至瓶内容积的 2/3 处，于水浴上加热，使乙醚或石油醚不断回流提取(6～8 次/h)，一般抽提 6～12 h。

(3) 称量　取下接收瓶，回收乙醚或石油醚，待接收瓶内乙醚剩 1～2 mL 时在水浴上蒸干，再于 100±5℃干燥 2 h，放干燥器内冷却 0.5 h 后称量。重复以上操作直至恒量。

四、结果计算

样品中脂肪的含量按下式计算：

$$w(\text{脂肪})=\frac{m_2-m_1}{m}\times 100\%$$

式中：w(脂肪)——用醚浸出物的质量占样品质量的质量分数表示的脂肪含量，%；

m——样品质量(如果是测定水分后的样品，按测定水分前的质量计)，g；

m_1——提脂瓶质量，g；

m_2——提脂瓶与浸出物的质量，g。

试样中脂肪的含量计算结果表示到小数点后一位。

在重复性条件下获得的两次独立测定结果的绝对差值不得超过算术平均值的 10%。

五、友情提示

(1) 本法适用于肉制品、豆制品、谷物、坚果、油炸品、中西式糕点等粗脂肪含量的测定，不适合乳品和乳制品。本法测得的脂肪，除中性脂肪外，还含有游离脂肪酸、苹果酸、酒石酸和柠檬酸等有机酸，各种蜡状物、磷脂、色素、香精油，硫化物、醛和酮等许多其他脂溶性物质及杂质，所以又称为粗脂肪或醚浸出物。但多数食品中，这些杂质的含量极少，可以忽略不计。如果需要测定纯中性脂肪，则应分别对脂肪的皂化物与非皂化物进行定量，从其差数求得。

(2) 样品必须充分干燥和磨细，必要时拌以精制海沙，以助干燥；样品放入滤纸筒时高度不要超过回流弯管；若用滤纸包，应密而不紧；否则溶剂不易浸透样品，使脂肪提取不完全，而且在提取体系中有水分存在，将大大增加粗脂肪中的水溶性杂质含量，导致结果误差。

(3) 含多量糖及糊精的样品，应先以冷水处理，干燥后连同滤纸一并投入抽提器中。

(4) 抽提时，水浴温度不可过高，一般以 72℃左右提取；回流速度以每小时回流 10 次为宜；冷凝管上端最好连接一个氯化钙管，这样不仅可以防止空气中水分的进入，而且还可以避免乙醚在空气中挥发。如无此装置，可塞一团干燥的脱脂棉球。

(5) 索氏抽提法也可用减量法称量，此法对同时测定几份样品更为方便。即将事先用乙醚浸泡过的滤纸袋置于 105℃烘箱内烘烤至恒重，然后加入适量干燥样品于滤纸袋中，再一并称量。提取脂肪完毕后，将纸包取出，挥干乙醚，在 100～110℃的温度下烘至恒重。滤纸袋和样品失去的质量即为脂肪质量。

工作任务 28　食品中糖类的测定

工作过程：以斐林试剂直接滴定法测定食品中还原糖含量为例(GB/T 5009.7—2008)。

【相关知识】

糖类又称碳水化合物，是食品特别是植物性食品的主要成分之一，它广泛分布于动物、植物、微生物中。其含量在植物中最丰富，占干重的 80%左右；在微生物中，占 10%～30%；在人和动物体中占 2%以下，含量较少，所以人和动物需要从外界摄取碳水化合物作为主要的能源物质。糖类在各种食品及其原料中存在的种类和形式不同，鲜果中以葡萄糖和果糖为主，一般葡萄糖含量为 0.96%～5.82%，果糖含量为 0.85%～6.53%，无子葡萄干中葡萄糖和果糖含量达 70%左右，蜂蜜中葡萄糖和果糖占 75%左右，绵白糖中蔗糖含量为 99.5%，牛乳中乳糖含量为 4.7%左右，扁豆中棉子糖为 0.6%，而小麦胚芽中为 4.0%～7.0%；淀粉存在于谷类中；纤维素集中于谷类的麸糠和果蔬的表皮中；果胶存在于各种植物果实中。

食品中的糖类，根据其分子结构可分为单糖、双糖和多糖。单糖有葡萄糖、果糖、半乳糖等，通式为 $C_6H_{12}O_6$，它们都是含有 6 个碳原子的游离多羟基醛或多羟基酮的化合物，是最简单的糖，有甜味，易溶于水、酒精，不溶于醚。双糖有乳糖、麦芽糖和蔗糖等，是由两个单糖分子缩合而成的缩合物，通式为 $C_{12}H_{22}O_{11}$，有甜味，可溶于水，难溶于酒精。多糖有淀粉、糊精、果胶和纤维素等，是由很多个单糖分子缩合而成，通式为$(C_6H_{10}O_5)n$，一般无甜味，大多数不溶于水。另外，根据能否被弱氧化剂如托伦试剂、斐林试剂氧化，糖类又可分为还原糖和非还原糖。所有的单糖，如葡萄糖、果糖、半乳糖等，都为还原糖。含有苷羟基的双糖，如麦芽糖和乳糖，也属于还原糖。蔗糖分子中没有苷羟基而不具有还原性，多糖如淀粉、纤维素也不具有还原性，都属于非还原糖。

无还原性的蔗糖和多糖，可在一定温度下经盐酸或糖化酶类水解为有还原性的单糖。例如，一分子蔗糖经盐酸水解生成一分子葡萄糖和一分子果糖；而一分子淀粉经淀粉酶逐步水解，最终形成多个分子的葡萄糖。其反应式如下：

$$\underset{\text{蔗糖}}{C_{12}H_{22}O_{11}} + H_2O \rightarrow \underset{\text{葡萄糖}}{C_6H_{12}O_6} + \underset{\text{果糖}}{C_6H_{12}O_6}$$

$$\underset{\text{淀粉}}{(C_6H_{10}O_5)_n} + nH_2O \rightarrow \underset{\text{葡萄糖}}{nC_6H_{12}O_6}$$

由水解前后反应物的分子量计算可知，一份单糖是由 0.95 份蔗糖或 0.9 份淀粉转化而来。所以，每当计算蔗糖或淀粉含量时，即将 0.95 或 0.9 作为换算系数(转化系数)。

旋光性是糖类的另一重要性质。蔗糖的旋光性是右旋的，水解后所得葡萄糖和果糖的混合物是左旋的，这种旋光性质的变化称为转化。因此，我们把由双糖或多糖水解而来的单糖又统称为转化糖。

食品中常见糖类的分类与性质见表 9-1。

表 9-1　食品中常见糖类的分类与性质

名称	类别	水溶性	水解性	还原性	旋光性
葡萄糖			—	有	有，右旋
果糖	单糖	易溶于水	—	有	有，左旋
半乳糖			—	有	有，右旋
麦芽糖	双糖	可溶于水	葡萄糖＋葡萄糖	有	有，右旋
乳糖			葡萄糖＋半乳糖	有	有，右旋
蔗糖			葡萄糖＋果糖	无	有，右旋
淀粉	多糖	多数难溶于水	麦芽糖→葡萄糖	无	—
纤维素		不溶于水	不水解	无	—

糖类是人体热能最主要、最经济的来源，人体活动热能的 60%～70% 由糖提供；糖与蛋白质、脂肪结合而成的化合物，是构成机体细胞和组织的重要物质，参与很多生命过程。例如，糖脂参与细胞膜的构成，粘蛋白参与结缔组织的构成，核糖和脱氧核糖是核酸的重要组成部分；糖也参与和影响蛋白质、脂肪等营养素的代谢过程，参与维持心脏和神经系统功能的生理活动，并具有保肝解毒和节约蛋白质的作用。通常条件下纤维素不水解，不能够被人类消化吸收。这类不能被人体消化吸收的多糖在营养学上统称为膳食纤维。膳食纤维尽管不能被消化吸收，但仍然有积极的营养学意义：它能刺激消化腺分泌和肠蠕动，缩短肠内容物通过肠道的时间，有利于顺

利排便；能调节脂质代谢，促进胆酸及中性类固醇的排出，从而降低血清胆固醇含量。食品中糖类含量高低反映食品的营养价值。而在食品加工中，也往往人为地加入各种糖，以改变食品的形态、组织结构和物理性状，或提高营养价值。因此，在评价食品及其营养价值时，必须测定糖类的含量。

食品中糖类的测定通常以还原糖、蔗糖、淀粉和总糖表示。总糖主要是指具有还原性的糖和在测定条件下能水解为还原性单糖的蔗糖以及可部分水解的淀粉。测定糖的方法有物理方法如旋光法、折光法、比重法等；物理化学方法如极谱法、光度法、色谱法等；化学方法如直接滴定法（斐林滴定法）、高锰酸钾法、铁氰化钾法、碘量法等。在诸多的化学方法中，均以还原糖的氧化还原反应为基础，所以称为“还原糖的测定”。其中直接滴定法、高锰酸钾法是我国测定食品糖含量的标准方法。

斐林滴定法测定食品中还原糖的原理：

样品经除去蛋白质后，以亚甲蓝作指示剂，用样液直接滴定标定过的斐林溶液，还原糖与斐林试剂（斐林液）作用，达到终点时，稍微过量的还原糖将蓝色的亚甲蓝指示剂还原为无色，而显出氧化亚铜的鲜红色。根据消耗样品液的体积计算还原糖（以葡萄糖计）占样品质量的质量分数[$w(C_6H_{12}O_6)$，%]。

【准备工作】

1. 仪器

（1）酸式滴定管（25 mL）。

（2）可调电炉（带石棉板）。

2. 试剂

除非另有说明，本方法中所用的试剂均为分析纯。

（1）盐酸（HCl）。

（2）硫酸铜（$CuSO_4 \cdot 5H_2O$）。

（3）亚甲基蓝（$C_{16}H_{18}ClN_3S \cdot 3H_2O$） 指示剂。

（4）酒石酸钾钠（$C_4H_4O_6KNa \cdot 4H_2O$）。

（5）氢氧化钠（NaOH）。

（6）乙酸锌[$Zn(CH_3COO)_2 \cdot 2H_2O$]。

（7）冰乙酸（$C_2H_4O_2$）。

（8）亚铁氰化钾[$K_4Fe(CN)_6 \cdot 3H_2O$]。

（9）葡萄糖（$C_6H_{12}O_6$）。

（10）果糖（$C_6H_{12}O_6$）。

（11）半乳糖（$C_6H_{12}O_6$）。

（12）蔗糖（$C_{12}H_{22}O_{11}$）

（13）斐林试剂甲液（碱性酒石酸铜甲液） 称取 15 g 硫酸铜（$CuSO_4 \cdot 5H_2O$）及 0.05 g 亚甲基蓝，溶于水中并稀释至 1 000 mL。

（14）斐林试剂乙液（碱性酒石酸铜乙液） 称取 50 g 酒石酸钾钠、75 g 氢氧化钠，溶于水中，再加入 4 g 亚铁氰化钾，完全溶解后，用水稀释至 1 000 mL，储存于橡胶塞玻璃瓶内。

(15) 乙酸锌溶液(219 g/L) 称取 21.9 g 乙酸锌,加 3 mL 冰乙酸,加水溶解并稀释至 100 mL。

(16) 亚铁氰化钾溶液(106 g/L) 称取 10.6 g 亚铁氰化钾,加水溶解并稀释至 100 mL。

(17) 氢氧化钠溶液(40 g/L) 称取 4 g 氢氧化钠,加水溶解并稀释至 100 mL。

(18) 盐酸溶液(1+1) 量取 50 mL 盐酸,加水稀释至 100 mL。

(19) 葡萄糖标准溶液 [$\rho(C_6H_{12}O_6)=1.00$ mg/mL] 称取 1 g(精确至 0.000 1 g)在 98～100℃干燥 2 h 的葡萄糖,加水溶解后,加入 5 mL 盐酸,并加水稀释至 1 000 mL。

(20) 果糖标准溶液[$\rho(C_6H_{12}O_6)=1.00$ mg/mL] 称取 1 g(精确至 0.000 1 g)在 98～100℃干燥 2 h 的果糖,加水溶解后,加入 5 mL 盐酸,并加水稀释至 1 000 mL。

(21) 半乳糖标准溶液[$\rho(C_6H_{12}O_6)=1.00$ mg/mL] 称取 1 g(精确至 0.000 1 g)在 96±2℃干燥 2 h 的乳糖,加水溶解后,加入 5 mL 盐酸,并加水稀释至 1 000 mL。

(22) 转化糖标准溶液[$\rho(C_{12}H_{22}O_{11})=1.00$ mg/mL] 准确称取 1.052 6 g 蔗糖,用 100 mL 水溶解,置具塞三角瓶中,加 5 mL 盐酸溶液(1+1),在 68～70℃水浴中加热 15 min,放置至室温,转移至 1 000 mL 容量瓶中并定容至 1 000 mL。

【分析步骤】

(1) 样品处理 根据食品样品的类型,选择如下处理方法。

1) 乳类、乳制品及含蛋白质的冷食类 称取粉碎后的固体试样 2.5～5 g 或混匀后的液体试样 5～25 g,精确至 0.001 g,置于 250 mL 容量瓶中,加水 50 mL,摇匀后慢慢加入 5 mL 乙酸锌溶液及 5 mL 亚铁氰化钾溶液,加水至刻度,混匀。静置 30 min,用干燥滤纸过滤,弃去初滤液,滤液备用。

2) 酒精性饮料 吸取 100 g 混匀后的试样,精确至 0.01 g,置于蒸发皿中,用氢氧化钠(40 g/L)溶液中和至中性,在水浴上蒸发至原体积的 1/4 后,移入 250 mL 容量瓶中,加 50 mL 水,混匀,慢慢加入 5 mL 乙酸锌溶液及 5 mL 亚铁氰化钾溶液,加水至刻度,混匀,静置 30 min,用干燥滤纸过滤,弃去初滤液,滤液备用。

3) 含大量淀粉的食品 称取 10～20 g 粉碎后或混匀后的试样,精确至 0.001 g,置于 250 mL 容量瓶中,加 200 mL 水,在 45℃水浴中加热 1 h,并经常振摇。冷却后加水至刻度,混匀,静置,沉淀。吸取 200 mL 上清液于另一 250 mL 容量瓶中,慢慢加入 5 mL 乙酸锌溶液及 5 mL 亚铁氰化钾溶液,加水至刻度,混匀,静置 30 min,用干燥滤纸过滤,弃去初滤液,滤液备用。

4) 汽水等含二氧化碳的饮料 称取约 100 g 混匀后的试样,精确至 0.01 g,试样置于蒸发皿中,在水浴上微热搅拌除去二氧化碳后,移入 250 mL 容量瓶中,并用水洗涤蒸发皿,洗液并入容量瓶中,再加水至刻度,混匀后,备用。

(2) 标定斐林溶液 吸取 5.0 mL 斐林试剂甲液及 5.0 mL 斐林试剂乙液,置于 150 mL 锥形瓶中,加水 10 mL,加入玻璃珠 2 粒,从滴定管滴加约 9 mL 葡萄糖标准溶液或其他还原糖标准溶液,控制在 2 min 内加热至沸,趁沸以 1 滴/2 s 的速度继续滴加葡萄糖标准溶液或其他还原糖标准溶液,直至溶液蓝色刚好褪去为终点,记录消耗葡萄糖标准溶液或其他还原糖标准溶液的总体积。

同时平行操作三份,取其平均值,计算每 10 mL(甲、乙液各 5 mL)斐林溶液相当于葡萄糖或其他还原糖的质量(mg)。

(3) 样品溶液预测　吸取 5.0 mL 斐林试剂甲液及 5.0 mL 斐林试剂乙液，置于 150 mL 锥形瓶中，加水 10 mL，加入玻璃珠 2 粒，控制在 2 min 内加热至沸，保持沸腾，以先快后慢的速度，从滴定管中滴加试样溶液，并保持溶液沸腾状态，待溶液颜色变浅时，以 1 滴/2 s 的速度滴定，直至溶液蓝色刚好褪去为终点，记录样液消耗体积($V_{预测}$，mL)。

(4) 样品溶液测定　吸取 5.0 mL 斐林试剂甲液及 5.0 mL 斐林试剂乙液，置于 150 mL 锥形瓶中，加水 10 mL，加入玻璃珠 2 粒，从滴定管滴加比预测体积少 1 mL 的样品溶液[($V_{预测}-1$) mL]，控制在 2 min 内加热至沸，保持沸腾，继续以 1 滴/2 s 的速度滴定，直至蓝色刚好褪去为终点，记录样液消耗体积。

同法平行操作三份，得出平均消耗体积。

【结果计算】

食品中还原糖含量按下式计算：

$$w(\text{还原糖})=\frac{m_1}{m\dfrac{V_2}{V_1}\times 1\,000}\times 100\%$$

式中：w(还原糖)——以葡萄糖或其他还原糖质量占样品质量的质量分数，%；

m——样品质量，g；

m_1——10 mL 斐林溶液(甲、乙液各 5 mL)相当于葡萄糖或其他还原糖的质量，mg；

V_1——样品处理液总体积，mL；

V_2——测定时消耗样品处理液的体积，mL。

还原糖含量≥10 g/100 g 时计算结果保留三位有效数字；还原糖含量<10 g/100 g 时，计算结果保留两位有效数字。

【友情提示】

(1) 经过标定的定量斐林试剂，可与定量的还原糖作用，根据样品溶液消耗体积，可计算样品中还原糖含量。

(2) 亚甲基蓝本身也是一种氧化剂，其氧化能力比斐林试剂更弱，当还原糖与斐林试剂反应时，亚甲基蓝保持氧化型状态，呈蓝色；当还原糖将斐林试剂消耗殆尽时，少量过剩的还原糖可将亚甲基蓝还原成还原型，无色。此即指示滴定终点。

这个反应是可逆的，当无色亚甲基蓝与空气中的氧结合时，又变为蓝色。故滴定时不要离开热源，使溶液保持沸腾，让上升的蒸汽阻止空气侵入溶液中。

(3) 在斐林试剂中加入少量亚铁氰化钾，可使反应生成的红色氧化亚铜沉淀与亚铁氰化钾发生络合反应，形成可溶性络合物，消除红色沉淀对滴定终点观察的干扰，使滴定终点变色更明显。

斐林试剂的甲液与乙液应分别配制，分别储存，临用时取甲、乙液等量混合。

(4) 直接滴定法是与定量的酒石酸铜试剂作用，铜离子的含量是定量的基础，故处理样品时，不能用斐林试剂甲液或其他铜盐作蛋白质沉淀剂，以免影响测定结果。

(5) 本方法对样品溶液中还原糖浓度有一定要求，希望每次滴定消耗样品液的体积控制在与标定斐林试剂时所消耗的葡萄糖或其他还原糖标准液的体积相近，约为 10 mL。如果样品溶液中还原糖浓度过大或过小，滴定时所消耗的体积就过少或过多，都使测定误差增大。必须通过预测后进行调整，并掌握样品液中还原糖的大致浓度（约 1 mg/mL）。若浓度过高，应适当稀释后再行正式测定；若浓度过低，则加入 10 mL 样品液代替 10 mL 水，用葡萄糖或其他还原糖标准液滴定至终点，从中扣除不加样品液滴定时所消耗葡萄糖或其他还原糖标准液的体积，即得到 10 mL 样品液中所含葡萄糖或其他还原糖的量。

（6）本滴定法要求严格掌握滴定操作条件，以保证平行。对斐林试剂的标定、样品液预测、样品液的测定三者的滴定操作条件，均应保持一致。对每一次滴定使用的锥形瓶规格质量、加热电炉功率、滴定速度、滴定消耗的大致体积、终点观察方法等都应尽量一致，以减少误差。并将滴定所需体积的绝大部分先加入斐林试剂中共沸，使其充分反应，仅留 1 mL 左右作为滴定终点的判断。

能力拓展 1

高锰酸钾滴定法测定食品中还原糖

工作过程：以高锰酸钾滴定法测定食品中还原糖含量为例（GB/T 5009.7—2008）。

一、相关知识

高锰酸钾滴定法测定食品中还原糖的方法原理：

试样经除去蛋白质后，其中的还原糖在煮沸和碱性条件下将铜盐还原为氧化亚铜，然后在酸性条件下，加入硫酸铁，将氧化亚铜氧化为铜盐，而本身则被还原成亚铁盐，最后用高锰酸钾标准溶液滴定生成的亚铁盐。根据高锰酸钾溶液消耗量计算氧化亚铜含量，再查表得还原糖量。

二、准备工作

1. 仪器

（1）25 mL 古氏坩埚或 G4 垂融玻璃漏斗。

（2）真空泵或水泵。

2. 试剂

除非另有说明，本方法中所用试剂均为分析纯。

（1）硫酸铜（$CuSO_4 \cdot 5H_2O$）。

（2）氢氧化钠（NaOH）。

（3）酒石酸钾钠（$C_4H_4O_6KNa \cdot 4H_2O$）。

（4）硫酸铁［$Fe_2(SO_4)_3$］。

（5）盐酸（HCl）。

（6）斐林试剂甲液（碱性酒石酸铜甲液） 称取 34.639 g 硫酸铜（$CuSO_4 \cdot 5H_2O$），加适量水溶解，加 0.5 mL 硫酸，再加水稀释至 500 mL，用精制石棉过滤。

（7）斐林试剂乙液（碱性酒石酸铜乙液） 称取 173 g 酒石酸钾钠与 50 g 氢氧化钠，加适量水溶解，并稀释至 500 mL，用精制石棉过滤，储存于橡胶塞玻璃瓶内。

（8）氢氧化钠溶液（40 g/L） 称取 4 g 氢氧化钠，加水溶解并稀释至 100 mL。

（9）硫酸铁溶液（50 g/L） 称取 50 g 硫酸铁，加入 200 mL 水溶解后，慢慢加入 100 mL 硫酸，冷后加水稀释至 1 000 mL。

(10) 盐酸(3 mol/L)　量取 30 mL 盐酸，加水稀释至 120 mL。

(11) 高锰酸钾标准溶液[$c(1/5\ KMnO_4)$=0.100 0 mol/L]　配制与标定方法参见附录Ⅲ。

(12) 精制石棉　取石棉先用盐酸(3 mol/L)浸泡 2～3 d，用水洗净，再加氢氧化钠(400 g/L)浸泡 2～3 d，倾去溶液，再用热碱性酒石酸铜乙液浸泡数小时，用水洗净。再以盐酸(3 mol/L)浸泡数小时，以水洗至不呈酸性。然后加水振摇，使其成细微的浆状软纤维，用水浸泡并储存于玻璃瓶中，即可作填充氏坩埚用。

三、分析步骤

(1) 样品处理　各类食品样品的处理方法如下。

1) 乳类、乳制品及含蛋白质的冷食类　称取粉碎后的固体试样 2.5～5 g 或混匀后的液体试样 25～50 g，精确至 0.001 g，置于 250 mL 容量瓶中，摇匀后加 10 mL 斐林甲液及 4 mL 氢氧化钠溶液(40 g/L)，加水至刻度，混匀。静置 30 min，用干燥滤纸过滤，弃去初滤液，滤液备用。

2) 酒精性饮料　称取 100 g 混匀后的试样，精确至 0.01 g，置于蒸发皿中，用氢氧化钠(40 g/L)溶液中和至中性，在水浴上蒸发至原体积的 1/4 后，移入 250 mL 容量瓶中，加 50 mL 水，混匀。加 10 mL 斐林试剂甲液及 4 mL 氢氧化钠溶液(40 g/L)，加水至刻度，混匀。静置 30 min，用干燥滤纸过滤，弃去初滤液，滤液备用。

3) 含大量淀粉的食品　称取 10～20 g 粉碎后或混匀后的试样，精确至 0.001 g，置于 250 mL 容量瓶中，加 200 mL 水，在 45℃ 水浴中加热 1 h，并经常振摇。冷却后加水至刻度，混匀，静置，沉淀。吸取 200 mL 上清液于另一 250 mL 容量瓶中，加 10 mL 斐林试剂甲液及 4 mL 氢氧化钠溶液(40 g/L)，加水至刻度，混匀。静置 30 min，用干燥滤纸过滤，弃去初滤液，滤液备用。

4) 碳酸类饮料　称取约 100 g 混匀后的试样，精确至 0.01 g，试样置于蒸发皿中，在水浴上微热搅拌除去二氧化碳后，移入 250 mL 容量瓶中，并用水洗涤蒸发皿，洗液并入容量瓶中，再加水至刻度，混匀后，备用。

(2) 形成氧化亚铜沉淀　吸取 50 mL 处理后的试样溶液，于 400 mL 烧杯内，加入 25 mL 斐林试剂甲液及 25 mL 斐林试剂乙液，于烧杯上盖一表面皿，加热，控制在 4 min 内沸腾，再准确煮沸 2 min。趁热用铺好石棉的古氏坩埚或 G4 垂融玻璃漏斗抽滤，并用 60℃ 热水洗涤烧杯及沉淀，至洗液不呈碱性为止。

(3) 滴定　将古氏坩埚或 G4 垂融玻璃漏斗放回原 400 mL 烧杯中，加 25 mL 硫酸铁溶液及 25 mL 水，用玻璃棒搅拌使氧化亚铜完全溶解。溶液用高锰酸钾标准溶液[$c(1/5\ KMnO_4)$=0.100 0 mol/L]滴定至微红色为终点。

同时吸取 50 mL 水代替样品溶液，加入与测定试样时相同量的斐林试剂甲液、斐林试剂乙液、硫酸铁溶液及水，按同一方法做空白试验。

四、结果计算

样品中还原糖质量相当于氧化亚铜的质量按下式计算：

$$m=(V-V_0)c\times 71.54$$

式中：m——样品中还原糖质量相当于氧化亚铜的质量，mg；

V——样品溶液消耗高锰酸钾标准滴定溶液的体积，mL；

V_0——试剂空白消耗高锰酸钾标准滴定溶液的体积，mL；

c——高锰酸钾标准滴定溶液的浓度，mol/L；

71.54——1 mL 高锰酸钾标准滴定溶液[$c(1/5KMnO_4)=1.000$ mol/L]相当于以 mg 表示的氧化亚铜的质量，mg/mmol。

由所得的氧化亚铜质量，根据表 9-2 查出相当的还原糖量，再按下式计算样品中还原糖含量。

$$w(\text{还原糖})=\frac{m_1}{m_2\frac{V}{250}\times 1\ 000}\times 100\%$$

式中：w(还原糖)——还原糖质量分数，%；

m_1——查表得还原糖质量，mg；

m_2——样品质量或体积，g；

V——测定用样品溶液的体积，mL；

250——样品处理后的总体积，mL。

还原糖含量≥10 g/100 g 时，计算结果保留三位有效数字；还原糖含量＜10 g/100 g 时，计算结果保留两位有效数字。

在重复性条件获得的两次独立测定结果的绝对值不得超过算术平均值的 10%。

表 9-2 相当于氧化亚铜质量的葡萄糖、果糖、乳糖、转化糖质量表 单位：mg

氧化亚铜	葡萄糖	果糖	含水乳糖	转化糖	氧化亚铜	葡萄糖	果糖	含水乳糖	转化糖
11.3	4.6	5.1	7.7	5.2	28.1	11.9	13.1	19.2	12.8
12.4	5.1	5.6	8.5	5.7	29.3	12.3	13.6	19.9	13.3
13.5	5.6	6.1	9.3	6.2	30.4	12.8	14.2	20.7	13.8
14.6	6.0	6.7	10.0	6.7	31.5	13.3	14.7	21.5	14.3
15.8	6.5	7.2	10.8	7.2	32.6	13.8	15.2	22.2	14.8
16.9	7.0	7.7	11.5	7.7	33.8	14.3	15.8	23.0	15.3
18.0	7.5	8.3	12.3	8.2	34.9	14.8	16.3	23.8	15.8
19.1	8.0	8.8	13.1	8.7	36.0	15.3	16.8	24.5	16.3
20.3	8.5	9.3	13.8	9.2	37.2	15.7	17.4	25.3	16.8
21.4	8.9	9.9	14.6	9.7	38.3	16.2	17.9	26.1	17.3
22.5	9.4	10.4	15.4	10.2	39.4	16.7	18.4	26.8	17.8
23.6	9.9	10.9	16.1	10.7	40.5	17.2	19.0	27.6	18.3
24.8	10.4	11.5	16.9	11.2	41.7	17.7	19.5	28.4	18.9
25.9	10.9	12.0	17.7	11.7	42.8	18.2	20.1	29.1	19.4
27.0	11.4	12.5	18.4	12.3	43.9	18.7	20.6	29.9	19.9

续表

氧化亚铜	葡萄糖	果糖	含水乳糖	转化糖	氧化亚铜	葡萄糖	果糖	含水乳糖	转化糖
45.0	19.2	21.1	30.6	20.4	79.9	34.5	37.9	54.4	36.3
46.2	19.7	21.7	31.4	20.9	81.1	35.0	38.5	55.2	36.8
47.3	20.1	22.2	32.2	21.4	82.2	35.5	39.0	55.9	37.4
48.4	20.6	22.8	32.9	21.9	83.3	36.0	39.6	56.7	37.9
49.5	21.1	23.3	33.7	22.4	84.4	36.5	40.1	57.5	38.4
50.7	21.6	23.8	34.5	22.9	85.6	37.0	40.7	58.2	38.9
51.8	22.1	24.4	35.2	23.5	86.7	37.5	41.2	59.0	39.4
52.9	22.6	24.9	36.0	24.0	87.8	38.0	41.7	59.8	40.0
54.0	23.1	25.4	36.8	24.5	88.9	38.5	42.3	60.5	40.5
55.2	23.6	26.0	37.5	25.0	90.1	39.0	42.8	61.3	41.0
56.3	24.1	26.5	38.3	25.5	91.2	39.5	43.4	62.1	41.5
57.4	24.6	27.1	39.1	26.0	92.3	40.0	43.9	62.8	42.0
58.5	25.1	27.6	39.8	26.5	93.4	40.5	44.5	63.6	42.6
59.7	25.6	28.2	40.6	27.0	94.6	41.0	45.0	64.4	43.1
60.8	26.1	28.7	41.4	27.6	95.7	41.5	45.6	65.1	43.6
61.9	26.5	29.2	42.1	28.1	96.8	42.0	46.1	65.9	44.1
63.0	27.0	29.8	42.9	28.6	97.9	42.5	46.7	66.7	44.7
64.2	27.5	30.3	43.7	29.1	99.1	43.0	47.2	67.4	45.2
65.3	28.0	30.9	44.4	29.6	100.2	43.5	47.8	68.2	45.7
66.4	28.5	31.4	45.2	30.1	101.3	44.0	48.3	69.0	46.2
67.6	29.0	31.9	46.0	30.6	102.5	44.5	48.9	69.7	46.7
68.7	29.5	32.5	46.7	31.2	103.6	45.0	49.4	70.5	47.3
69.8	30.0	33.0	47.5	31.7	104.7	45.5	50.0	71.3	47.8
70.9	30.5	33.6	48.3	32.2	105.8	46.0	50.5	72.1	48.3
72.1	31.0	34.1	49.0	32.7	107.0	46.5	51.1	72.8	48.8
73.2	31.5	34.7	49.8	33.2	108.1	47.0	51.6	73.6	49.4
74.3	32.0	35.2	50.6	33.7	109.2	47.5	52.2	74.4	49.9
75.4	32.5	35.8	51.3	34.3	110.3	48.0	52.7	75.1	50.4
76.6	33.0	36.3	52.1	34.8	111.5	48.5	53.3	75.9	50.9
77.7	33.5	36.8	52.9	35.3	112.6	49.0	53.8	76.7	51.5
78.8	34.0	37.4	53.6	35.8	113.7	49.5	54.4	77.4	52.0

续表

氧化亚铜	葡萄糖	果糖	含水乳糖	转化糖	氧化亚铜	葡萄糖	果糖	含水乳糖	转化糖
114.8	50.0	54.9	78.2	52.5	149.7	65.9	72.1	102.1	69.0
116.0	50.6	55.5	79.0	53.0	150.9	66.4	72.7	102.9	69.5
117.1	51.1	56.0	79.7	53.6	152.0	66.9	73.2	103.6	70.0
118.2	51.6	56.6	80.5	54.1	153.1	67.4	73.8	104.4	70.6
119.3	52.1	57.1	81.3	54.6	154.2	68.0	74.3	105.2	71.1
120.5	52.6	57.7	82.1	55.2	155.4	68.5	74.9	106.0	71.6
121.6	53.1	58.2	82.8	55.7	156.5	69.0	75.5	106.7	72.2
122.7	53.6	58.8	83.6	56.2	157.6	69.5	76.0	107.5	72.7
123.8	54.1	59.3	84.4	56.7	158.7	70.0	76.6	108.3	73.2
125.0	54.6	59.9	85.1	57.3	159.9	70.5	77.1	109.0	73.8
126.1	55.1	60.4	85.9	57.8	161.0	71.1	77.7	109.8	74.3
127.2	55.6	61.0	86.7	58.3	162.1	71.6	78.3	110.6	74.9
128.3	56.1	61.6	87.4	58.9	163.2	72.1	78.8	111.4	75.4
129.5	56.7	62.1	88.2	59.4	164.4	72.6	79.4	112.1	75.9
130.6	57.2	62.7	89.0	59.9	165.5	73.1	80.0	112.9	76.5
131.7	57.7	63.2	89.8	60.4	166.6	73.7	80.5	113.7	77.0
132.8	58.2	63.8	90.5	61.0	167.8	74.2	81.1	114.4	77.6
134.0	58.7	64.3	91.3	61.5	168.9	74.7	81.6	115.2	78.1
135.1	59.2	64.9	92.1	62.0	170.0	75.2	82.2	116.0	78.6
136.2	59.7	65.4	92.8	62.6	171.1	75.7	82.8	116.8	79.2
137.4	60.2	66.0	93.6	63.1	172.3	76.3	83.3	117.5	79.7
138.5	60.7	66.5	94.4	63.6	173.4	76.8	83.9	118.3	80.3
139.6	61.3	67.1	95.2	64.2	174.5	77.3	84.4	119.1	80.8
140.7	61.8	67.7	95.9	64.7	175.6	77.8	85.0	119.9	81.3
141.9	62.3	68.2	96.7	65.2	176.8	78.3	85.6	120.6	81.9
143.0	62.8	68.8	97.5	65.8	177.9	78.9	86.1	121.4	82.4
144.1	63.3	69.3	98.2	66.3	179.0	79.4	86.7	122.2	83.0
145.2	63.8	69.9	99.0	66.8	180.1	79.9	87.3	122.9	83.5
146.4	64.3	70.4	99.8	67.4	181.3	80.4	87.8	123.7	84.0
147.5	64.9	71.0	100.6	67.9	182.4	81.0	88.4	124.5	84.6
148.6	65.4	71.6	101.3	68.4	183.5	81.5	89.0	125.3	85.1

续表

氧化亚铜	葡萄糖	果糖	含水乳糖	转化糖	氧化亚铜	葡萄糖	果糖	含水乳糖	转化糖
184.5	82.0	89.5	126.0	85.7	219.5	98.4	107.1	150.1	102.6
185.8	82.5	90.1	126.8	86.2	220.7	98.9	107.7	150.8	103.2
186.9	83.1	90.6	127.6	86.8	221.8	99.5	108.3	151.6	103.7
188.0	83.6	91.2	128.4	87.3	222.9	100.0	108.8	152.4	104.3
189.1	84.1	91.8	129.1	87.8	224.0	100.5	109.4	153.2	104.8
190.3	84.6	92.3	129.9	88.4	225.2	101.1	110.0	153.9	105.4
191.4	85.2	92.9	130.7	88.9	226.3	101.6	110.6	154.7	106.0
192.5	85.7	93.5	131.5	89.5	227.4	102.2	111.1	155.5	106.5
193.6	86.2	94.0	132.2	90.0	228.5	102.7	111.7	156.3	107.1
194.8	86.7	94.6	133.0	90.6	229.7	103.2	112.3	157.0	107.6
195.9	87.3	95.2	133.8	91.1	230.8	103.8	112.9	157.8	108.2
197.0	87.8	95.7	134.6	91.7	231.9	104.3	113.4	158.0	108.7
198.1	88.3	96.3	135.3	92.2	233.1	104.8	114.0	159.4	109.3
199.3	88.9	96.9	136.1	92.8	234.2	105.4	114.6	160.2	109.8
200.4	89.4	97.4	136.9	93.3	235.3	105.9	115.2	160.9	110.4
201.5	89.9	98.0	137.7	93.8	236.4	106.5	115.7	161.7	110.9
202.7	90.4	89.6	138.4	94.4	237.6	107.0	116.3	162.5	111.5
203.8	91.0	99.2	139.2	94.9	238.7	107.5	116.9	163.3	112.1
204.9	91.5	99.7	140.0	95.5	239.8	108.1	117.5	164.0	112.6
206.0	92.0	100.3	140.8	96.0	240.9	108.6	118.0	164.8	113.2
207.2	92.6	100.9	141.5	96.6	242.1	109.2	118.6	165.6	113.7
208.3	93.1	101.4	142.3	97.1	243.1	109.7	119.2	166.4	114.3
209.4	93.6	102.0	143.1	97.7	244.3	110.2	119.8	167.1	114.9
210.5	94.2	102.6	143.9	98.2	245.4	110.8	120.3	167.9	115.4
211.7	94.7	103.1	144.6	98.8	246.6	111.3	120.9	168.7	116.0
212.8	95.2	103.7	145.4	99.3	247.7	111.9	121.5	169.5	116.5
213.9	95.7	104.3	146.2	99.9	248.8	112.4	122.1	170.3	117.1
215.0	96.3	104.8	147.0	100.4	249.9	112.9	122.6	171.0	117.6
216.2	96.8	105.4	147.7	101.0	251.1	113.5	123.2	171.8	118.2
217.3	97.3	106.0	148.5	101.5	252.2	114.0	123.8	172.6	118.8
218.4	97.9	106.6	149.3	102.1	253.3	114.6	124.4	173.4	119.3

续表

氧化亚铜	葡萄糖	果糖	含水乳糖	转化糖	氧化亚铜	葡萄糖	果糖	含水乳糖	转化糖
254.4	115.1	125.0	174.2	119.9	289.3	132.1	143.0	198.3	137.4
255.6	115.7	125.5	174.9	120.4	290.5	132.7	143.6	199.1	138.0
256.7	116.2	126.1	175.7	121.0	291.6	133.2	144.2	199.9	138.6
257.8	116.7	126.7	176.5	121.6	292.7	133.8	144.8	200.7	139.1
258.9	117.3	127.3	177.3	122.1	293.8	134.3	145.4	201.4	139.7
260.1	117.8	127.9	178.1	122.7	295.0	134.9	145.9	202.2	140.3
261.2	118.4	128.4	178.8	123.3	296.1	135.4	146.5	203.0	140.8
262.3	118.9	129.0	179.6	123.8	297.2	136.0	147.1	203.8	141.4
263.4	119.5	129.6	180.4	124.4	298.3	136.5	147.7	204.6	142.0
264.6	120.0	130.2	181.2	124.9	299.5	137.1	148.3	205.3	142.6
265.7	120.6	130.8	181.9	125.5	300.6	137.7	148.9	206.1	143.1
266.8	121.1	131.3	182.7	126.1	301.7	138.2	149.5	206.9	143.7
268.0	121.7	131.9	183.5	126.6	302.9	138.8	150.1	207.7	144.3
269.1	122.2	132.5	184.3	127.2	304.0	139.3	150.6	208.5	144.8
270.2	122.7	133.1	185.1	127.8	305.1	139.9	151.2	209.2	145.4
271.3	123.3	133.7	185.8	128.3	306.2	140.4	151.8	210.0	146.0
272.5	123.8	134.2	186.6	128.9	307.4	141.0	152.4	210.8	146.6
273.6	124.4	134.8	187.4	129.5	308.5	141.6	153.0	211.6	147.1
274.7	124.9	135.4	188.2	130.0	309.6	142.1	153.6	212.4	147.7
275.8	125.5	136.0	189.0	130.6	310.7	142.7	154.2	213.2	148.3
277.0	126.0	136.6	189.7	131.2	311.9	143.2	154.8	214.0	148.9
278.1	126.6	137.2	190.5	131.7	313.0	143.8	155.4	214.7	149.4
279.2	127.1	137.7	191.3	132.3	314.1	144.4	156.0	215.5	150.0
280.3	127.7	138.3	192.1	132.9	315.2	144.9	156.5	216.3	150.6
281.5	128.2	138.9	192.9	133.4	316.4	145.5	157.1	217.1	151.2
282.6	128.8	139.5	193.6	134.0	317.5	146.0	157.7	217.9	151.8
283.7	129.3	140.1	194.4	134.6	318.6	146.6	158.3	218.7	152.3
284.8	129.9	140.7	195.2	135.1	319.7	147.2	158.9	219.4	152.9
286.0	130.4	141.3	196.0	135.7	320.9	147.7	159.5	220.2	153.5
287.1	131.0	141.8	196.8	136.3	322.0	148.3	160.1	221.0	154.1
288.2	131.6	142.4	197.5	136.8	323.1	148.8	160.7	221.8	154.6

续表

氧化亚铜	葡萄糖	果糖	含水乳糖	转化糖	氧化亚铜	葡萄糖	果糖	含水乳糖	转化糖
324.2	149.4	161.3	222.6	155.2	359.1	167.0	179.8	246.9	173.3
325.4	150.0	161.9	223.3	155.8	360.3	167.6	180.4	247.7	173.9
326.5	150.5	162.5	224.1	156.4	361.4	168.2	181.0	248.5	174.5
327.6	151.1	163.1	224.9	157.0	362.5	168.8	181.6	249.2	175.1
328.7	151.7	163.7	225.7	157.5	363.6	169.3	182.2	250.0	175.7
329.9	152.2	164.3	226.5	158.1	364.8	169.9	182.8	250.8	176.3
331.0	152.8	164.9	227.3	158.7	365.9	170.5	183.4	251.6	176.9
332.1	153.4	165.4	228.0	159.3	367.0	171.1	184.0	252.4	177.5
333.3	153.9	166.0	228.8	159.9	368.2	171.6	184.6	253.2	178.1
334.4	154.5	166.6	229.6	160.5	369.3	172.2	185.2	253.9	178.7
335.5	155.1	167.2	230.4	161.0	370.4	172.8	185.8	254.7	179.2
336.6	155.6	167.8	231.2	161.6	371.5	173.4	186.4	225.5	179.8
337.8	156.2	168.4	232.0	162.2	372.7	173.9	187.0	256.3	180.4
338.9	156.8	169.0	232.7	162.8	373.8	174.5	187.6	257.1	181.0
340.0	157.3	169.6	233.5	163.4	374.9	175.1	188.2	257.9	181.6
341.1	157.9	170.2	234.3	164.0	376.0	175.7	188.8	258.7	182.2
342.3	158.5	170.8	235.1	164.5	377.2	176.3	189.4	259.4	182.8
343.4	159.0	171.4	235.9	165.1	378.3	176.8	190.1	260.2	183.4
344.5	159.6	172.0	236.7	165.7	379.4	177.4	190.7	261.0	184.0
345.6	160.2	172.6	237.4	166.3	380.5	178.0	191.3	261.8	184.6
346.8	160.7	173.2	238.2	166.9	381.7	178.6	191.9	262.6	185.2
347.9	161.3	173.8	239.0	167.5	382.8	179.2	192.5	263.4	185.8
349.0	161.9	174.4	239.8	168.0	383.9	179.7	193.1	264.2	186.4
350.1	162.5	175.0	240.6	168.6	385.0	180.3	193.7	265.0	187.0
351.3	163.0	175.6	241.4	169.2	386.2	180.9	194.3	265.8	187.6
352.4	163.6	176.2	242.2	169.8	387.3	181.5	194.9	266.6	188.2
353.5	164.2	176.8	243.0	170.4	388.4	182.1	195.5	267.4	188.8
354.6	164.7	177.4	243.7	171.0	389.5	182.7	196.1	268.1	189.4
355.8	165.3	178.0	244.5	171.6	390.7	183.2	196.7	268.9	190.0
356.9	165.9	178.6	245.3	172.2	391.8	183.8	197.3	269.7	190.6
358.0	166.5	179.2	246.1	172.8	392.9	184.4	197.9	270.5	191.2

续表

氧化亚铜	葡萄糖	果糖	含水乳糖	转化糖	氧化亚铜	葡萄糖	果糖	含水乳糖	转化糖
394.0	185.0	198.5	271.3	191.8	428.9	203.3	217.6	295.8	210.5
395.2	185.6	199.2	272.1	192.4	430.1	203.9	218.2	296.6	211.1
396.3	186.2	199.8	272.9	193.0	431.2	204.5	218.8	297.4	211.8
397.4	186.8	200.4	273.7	193.6	432.3	205.1	219.5	298.2	212.4
398.5	187.3	201.0	274.4	194.2	433.5	205.7	220.1	299.0	213.0
399.7	187.9	201.6	275.2	194.8	434.6	206.3	220.7	299.8	213.6
400.8	188.5	202.2	276.0	195.4	435.7	206.9	221.3	300.6	214.2
401.9	189.1	202.8	276.8	196.0	436.8	207.5	221.9	301.4	214.8
403.1	189.7	203.4	277.6	196.6	438.0	208.1	222.6	302.2	215.4
404.2	190.3	204.0	278.4	197.2	439.1	208.7	232.2	303.0	216.0
405.3	190.9	204.7	279.2	197.8	440.2	209.3	223.8	303.8	216.7
406.4	191.5	205.3	280.0	198.4	441.3	209.9	224.4	304.6	217.3
407.6	192.0	205.9	280.8	199.0	442.5	210.5	225.1	305.4	217.9
408.7	192.6	206.5	281.6	199.6	443.6	211.1	225.7	306.2	218.5
409.8	193.2	207.1	282.4	200.2	444.7	211.7	226.3	307.0	219.1
410.9	193.8	207.7	283.2	200.8	445.8	212.3	226.9	307.8	219.8
412.1	194.4	208.3	284.0	201.4	447.0	212.9	227.6	308.6	220.4
413.2	195.0	209.0	284.8	202.0	448.1	213.5	228.2	309.4	221.0
414.3	195.6	209.6	285.6	202.6	449.2	214.1	228.8	310.2	221.6
415.4	196.2	210.2	286.3	203.2	450.3	214.7	229.4	311.0	222.2
416.6	196.8	210.8	287.1	203.8	451.5	215.3	230.1	311.8	222.9
417.7	197.4	211.4	287.9	204.4	452.6	215.9	230.7	312.6	223.5
418.8	198.0	212.0	288.7	205.0	453.7	216.5	231.3	313.4	224.1
419.9	198.5	212.6	289.5	205.7	454.8	217.1	232.0	314.2	224.7
421.1	199.1	213.3	290.3	206.3	456.0	217.8	232.6	315.0	225.4
422.2	199.7	213.9	291.1	206.9	457.1	218.4	233.2	315.9	226.0
423.3	200.3	214.5	291.9	207.5	458.2	219.0	233.9	316.7	226.6
424.4	200.9	215.1	292.7	208.1	459.3	219.6	234.5	317.5	227.2
425.6	201.5	215.7	293.5	208.7	460.5	220.2	235.1	318.3	227.9
426.7	202.1	216.3	294.3	209.3	461.6	220.8	235.8	319.1	228.5
427.8	202.7	217.0	295.0	209.9	462.7	221.4	236.4	319.9	229.1

续表

氧化亚铜	葡萄糖	果糖	含水乳糖	转化糖	氧化亚铜	葡萄糖	果糖	含水乳糖	转化糖
463.8	222.0	237.1	320.7	229.7	477.4	229.5	244.9	330.8	237.5
465.0	222.6	237.7	321.6	230.4	478.5	230.1	245.6	331.7	238.1
466.1	223.3	238.4	322.4	231.0	479.6	230.7	246.3	332.6	238.8
467.2	223.9	239.0	323.2	231.7	480.7	231.4	247.0	333.5	239.5
468.4	224.5	239.7	324.0	232.3	481.9	232.0	247.8	334.4	240.2
469.5	225.1	240.3	324.9	232.9	483.0	232.7	248.5	335.3	240.8
470.6	225.7	241.0	325.7	233.6	484.1	233.3	249.2	336.3	241.5
471.7	226.3	241.6	326.5	234.2	485.2	234.0	250.0	337.3	242.3
472.9	227.0	242.2	327.4	234.8	486.4	234.7	250.8	338.3	243.0
474.0	227.6	242.9	328.2	235.5	487.5	235.3	251.6	339.4	243.8
475.1	228.0	243.6	329.1	236.1	488.6	236.1	252.7	340.7	244.7
476.2	228.8	244.3	329.9	236.8	489.7	236.9	253.7	342.0	245.8

五、友情提示

(1) 采样应有代表性。对液体样品或半流动体样品,可以充分混匀;固体样品应除去非食用部分,去掉机械性杂质,充分磨细、混匀。

(2) 对样品的处理要求是利用还原糖的水溶性,加水浸取,并除去样品中其他固形物质和还原性物质,如蛋白质、脂肪、乙醇、二氧化碳、食物中的纤维素、淀粉等,最后得清亮澄明液体,溶液的 pH 应保持中性。溶液中允许含有蔗糖,因蔗糖无还原性,不影响还原糖的测定。如果需要测定蔗糖,可使用同一浸取液,先测出还原糖量,再经水解后测增加的还原糖量,可计算蔗糖含量。

除去脂肪:含有脂肪的食品,应在加水浸取前,先用乙醚或石油醚提取或淋洗样品,使脂肪溶于醚中,分离并弃去醚层,脂肪即可被除去。

除去蛋白质:可在碱性条件下,于样品浸取液中加入重金属盐作沉淀剂(蛋白质沉淀剂),如硫酸铜、乙酸铅、乙酸锌等,使蛋白质发生沉淀,再用滤纸过滤,即可除去。过滤的同时也就将食物样品中的固形物同时除去,如纤维素、淀粉及食物残渣等。加入的沉淀剂,不得含有过多的还原性物质,否则空白值将增高。

除去酒精及二氧化碳:利用其挥发性,先将样品置于水浴上加热进行驱赶。若加热时间较长,应特别注意保持溶液 pH 在中性,以免其中蔗糖发生水解及还原糖受到破坏。

(3) 还原糖与斐林试剂作用,必须在加热沸腾条件下进行,因此加热时间及煮沸时间是需要严格控制的条件,并保持各样品测定条件的一致。为控制加热时间,使其在 4 min 内沸腾,可先取与样品溶液同体积的水,加入与样品溶液同体积的斐林甲、乙液,调节并控制火力以保证4 min 内沸腾,再做样品。

(4) 煮沸后的溶液应保持蓝色,即保持有过量的斐林溶液,以保证样品溶液中的还原糖完全反应。如果煮沸后溶液蓝色完全消失,则表示样品中还原糖含量过高,应将样品溶液稀释后重做。

(5) 铺好精制石棉的古氏坩埚,必须严密,不得漏掉氧化亚铜沉淀。铺垫石棉时,可将准备好的精制石棉的浆状纤维混悬液适量,倒入古氏坩埚中,先不急于抽滤,让其自然沉降,待大部分水分滤去后,再进行抽滤,使石棉纤维紧贴于坩埚底部,并有足够的厚度。

(6) 洗涤氧化亚铜沉淀时,为了避免氧化亚铜被氧化,洗涤时间应尽可能缩短,并于沉淀表面保留一层水膜,以隔绝空气。

(7) 对含多量淀粉的食品样品,由于在处理过程中体积变动,计算式的分母应为:

$$m_2 \times \frac{200}{250} \times \frac{V_1}{250} \times 1\ 000$$

能力拓展 2

食品中蔗糖的测定

工作过程:以酸水解法测定食品中蔗糖含量为例(GB/T 5009.8—2008)。

一、相关知识

蔗糖是非还原糖,测定时须将其水解为单糖,再用测定还原糖的方法进行测定。

水解法测定蔗糖的原理是:

样品经过除去蛋白质后,蔗糖经稀盐酸水解转化为还原糖,然后按还原糖测定方法进行测定。水解前后样品中还原糖含量的差值,再乘以校正系数 0.95,即为蔗糖含量[$\omega(C_{12}H_{22}O_{11})$,%]。

二、准备工作

1. 仪器

(1) 电热恒温水箱。

(2) 其他仪器同还原糖的测定。

2. 试剂

除非另有说明,本方法所用试剂均为分析纯,水为 GB/T 6682 规定的三级水。

(1) 甲基红($C_{15}H_{15}N_3O_2$) 指示剂。

(2) 盐酸溶液(1+1) 量取盐酸 50 mL,缓慢加入 50 mL 水中,冷却后混匀。

(3) 甲基红指示液(1 g/L) 称取甲基红 0.1 g,用少量乙醇溶解后,加水定容至 100 mL。

(4) 氢氧化钠溶液(200 g/L) 称取氢氧化钠 20g,加水溶解后,放冷,加水并定容至 100 mL。

(5) 其他试剂同还原糖的测定。

三、分析步骤

1. 样品的制备

根据样品的形态按如下方法制备。

(1) 固体样品 取有代表性样品至少 200 g,用粉碎机粉碎,混匀,装入洁净容器,密封,标明标记。

(2) 半固体和液体样品　取有代表性样品至少 200 g 或 200 mL,充分混匀,装入洁净容器,密封,标明标记。

2. 试样处理

按食品样品的类型采取如下处理方法。

(1) 含蛋白质食品　称取固体试样 2.500～5.000 g 或混匀后的液体试样 5.000～25.000 g,置于 250 mL 容量瓶中,加水 50 mL,缓慢加入乙酸锌溶液 5 mL 和亚铁氰化钾溶液 5 mL,加水至刻度,混匀,静置 30 min,用干燥滤纸过滤,弃去初滤液,取后续滤液备用。

(2) 含大量淀粉的食品　称取粉碎或混匀后的试样 10.000～20.000 g,置于 250 mL 容量瓶中,加水 200 mL,在 45℃水浴中加热 1 h,并时时振摇,冷却后加水至刻度,混匀,静置,沉淀。吸取 200 mL 上清液于另一 250 mL 容量瓶,缓慢加入乙酸锌溶液 5 mL 和亚铁氰化钾溶液 5 mL,加水至刻度,混匀,静置 30 min,用干燥滤纸过滤,弃去初滤液,取后续滤液备用。

(3) 酒精饮料　称取混匀后的试样 100.00 g,置于蒸发皿中,用 40 g/L 氢氧化钠溶液中和至中性,在水浴上蒸发至原体积的 1/4 后,移入 250 mL 容量瓶中,缓慢加入乙酸锌溶液 5 mL 和亚铁氰化钾溶液 5 mL,加水至刻度,混匀,静置 30 min,用干燥滤纸过滤,弃去初滤液,取后续滤液备用。

(4) 碳酸饮料　称取混匀后的试样 100.00 g 于蒸发皿中,在水浴上微热搅拌除去二氧化碳后,移入 250 mL 容量瓶中,用水洗蒸发皿,洗液并入容量瓶,加水至刻度,混匀后备用。

3. 酸水解

吸取两份试样各 50.00 mL,分别置于 100 mL 容量瓶中。一份用水稀释至100 mL,为水解前的样品液。另一份加(1+1)盐酸 5 mL,在 68～70℃水浴中加热 5 min,冷却后加甲基红指示液 2 滴,用氢氧化钠溶液(200 g/L)中和至中性,加水至刻度,作为水解后的样品处理液。

4. 样品测定

按还原糖测定方法分别测定水解前、后的样品处理液中还原糖含量。

四、结果计算

样品中蔗糖的含量按下式计算:

$$w(C_{12}H_{22}O_{11})=\frac{(m_2-m_1)\times 0.95}{m\frac{50}{V_1}\frac{V_2}{100}\times 1\ 000}\times 100$$

式中:$w(C_{12}H_{22}O_{11})$——蔗糖占样品的质量分数表示的蔗糖含量,%;

m_1——水解前测定的还原糖含量,mg;

m_2——水解后测定的还原糖含量,mg;

V_1——样品处理液的总体积,mL;

V_2——测定还原糖取用样品处理液的体积,mL;

M——样品质量,g;

0.95——还原糖换算为蔗糖的系数。

计算结果以重复性条件下获得的两次独立测定结果的算术平均值表示。蔗糖含量≥ 10 g/100 g

时，计算结果保留三位有效数字；蔗糖含量<10 g/100 g，计算结果保留两位有效数字。

在重复性条件下获得的两次独立测定结果的绝对差值不得超过算术平均值的 5%。

五、友情提示

(1) 蔗糖为无还原性双糖，由一分子葡萄糖与一分子果糖按(1→2)部位发生缩合，当蔗糖水解后，产生两分子单糖，即可按还原糖进行测定，测定原理与还原糖相同。

(2) 测定用试剂、仪器除本法所列出外，其余试剂及仪器随所选还原糖测定的不同方法而变更。包括第一法直接滴定法及第二法高锰酸钾法均可选用。

(3) 资料及实验证明，蔗糖要求的水解条件，如酸度、温度、水解时间远比其他双糖要求低。在水解蔗糖的条件下，其他还原性双糖并不水解，也不破坏原有的单糖。

(4) 样品液中除了蔗糖外，往往本身还含有还原糖，因此必须在水解蔗糖前后分别测定样品中还原糖量，水解后增加的还原糖量才是由蔗糖水解产生的。

(5) 计算时，换算系数为 0.95，蔗糖水解物中增加了一分子水，使产物总量增大。

$$C_{12}H_{22}O_{11} + H_2O \longrightarrow C_6H_{12}O_6 + C_6H_{12}O_6$$

蔗糖相对分子质量=342　葡萄糖相对分子质量=180　果糖相对分子质量=180

蔗糖水解后与还原糖质量比：

$$\frac{蔗糖}{还原糖}=\frac{342}{180+180}=0.95$$

蔗糖实际含量为还原糖量×0.95。

工作任务 29　食品中蛋白质的测定

工作过程：以微量凯氏定氮法测定食品中蛋白质含量为例(GB/T 5009.5—2010)。

【相关知识】

蛋白质是生命的物质基础，是构成生物体细胞的重要成分，无论是动物还是植物，都含有蛋白质。由于食品的种类不同，其蛋白质的含量和质量也不同，例如，牛肉中蛋白质含量为 20.0%左右，猪肉中为 9.5%，兔肉为 21%，鸡肉为 20%，牛乳为 3.5%，黄鱼为 17.0%，带鱼为 18.0%，大豆为 40%，稻米为 8.5%，面粉为 9.9%，菠菜为 2.4%，黄瓜为 1.0%，桃为 0.8%，柑橘为 0.9%，苹果为 0.4%，油菜为 1.5%左右。一般来说，动物性食品中蛋白质的含量高于植物性食品，其质量也优于植物性食品。

蛋白质约占人体重量的 18%，是构成机体组织、细胞的重要成分。它参与体内多种具有重要作用的物质的构成，如酶、血红蛋白等的构成；参与调节和维持机体的各种生理功能，如维持体内酸碱平衡和水分的正常分布，参与遗传信息的传递及许多重要物质的运转；促进机体生长发育；供给机体热能等。由于氨基酸是构成蛋白质的最基本物质，其中异亮氨酸、亮氨酸、赖氨酸、苯丙氨酸、甲硫氨酸、苏氨酸、色氨酸和缬氨酸在人体内不能合成，只能从食物中摄取，所以被称为必需氨基酸。当蛋白质长期摄入不足，体内就可能缺乏某一种必需氨基酸而易出现疲倦、贫血、免疫力下降等症状，甚至会出现营养性水肿、生长发育迟缓等。所以，有时在食品中添加一些必需氨基酸就是这个道理。另外，在食品加工过程中，蛋白质及其分解产物对食品的色、香、味和产品质量都有一定影响。因此，检验食品中蛋白质的含量具有重要意义。

蛋白质是复杂的有机物，主要由碳、氢、氧、氮等元素组成，某些蛋白质还含有硫、磷、铜、铁、碘等元素。由于碳水化合物和脂肪中只含碳、氢、氧，不含氮，所以氮是构成蛋白质的特有元素。各种蛋白质的含氮量略有差别，但多数蛋白质的平均含氮量为16%，即1 g氮元素相当于6.25 g(100/16=6.25)蛋白质。人们把一份氮元素相当于的蛋白质的份数称为蛋白质换算系数(F)。因此，将测得的含氮量乘以该食品的蛋白质换算系数，便得出该食品的蛋白质含量。即：

$$蛋白质含量=氮元素含量\times F$$

由于各种食品的蛋白质含氮量不一致，蛋白质换算系数也有所不同。常见食品蛋白质换算系数：大米为5.95，面粉为5.70，玉米、高粱、荞麦为6.24，全小麦、大麦、燕麦、稞麦和小米为5.83，肉与肉制品为6.25，牛乳及其制品为6.38，大豆及其制品为5.71，花生为5.46，栗、核桃、芝麻为5.30，南瓜、西瓜及向日葵的种子为5.40等。各种食品的蛋白质换算系数可在专业手册中查到。当查不到相应的蛋白质换算系数时，可用6.25代替。

蛋白质含量是通过测定总氮量来确定的。然而在食品中，除了蛋白质外，还可能存在非蛋白质的含氮化合物，如游离氨氮、核酸、生物碱、糖苷、含氮类脂、叶绿素等。以定氮法测定蛋白质时，必然也包括了非蛋白质的含氮部分。因此，将食品中的总氮量乘以蛋白质换算系数得到的结果，只能称为粗蛋白质。

测定蛋白质的方法，有凯氏定氮法、双缩脲法、酚试剂法、染料结合法、紫外吸收光谱法及折光法、旋光法等。其中凯氏定氮法是国内外常采用的方法，也是我国测定食品中蛋白质含量的标准方法。

微量凯氏定氮法测定食品中蛋白质的原理：

将样品与硫酸和催化剂一起加热消化，使蛋白质分解；分解出的氨与硫酸结合生成硫酸铵；然后在碱性条件下蒸馏使氨游离，并用硼酸吸收；最后以硫酸或盐酸标准溶液滴定生成的四硼酸铵。根据盐酸标准溶液用量，计算氮含量，再乘以蛋白质系数，即为蛋白质占样品质量的质量分数[w(B)，%]。

【准备工作】

1. 仪器

(1) 天平　感量为1 mg。

(2) 微量滴定管。

(3) 凯氏烧瓶。

(4) 微量凯氏定氮蒸馏装置　如图9-2。

2. 试剂

除非另有说明，本方法中所用试剂均为分析纯，水为GB/T 6682规定的三级水。

(1) 硫酸铜($CuSO_4$)。

(2) 硫酸钾(K_2SO_4)。

(3) 硫酸(H_2SO_4，密度为1.84 g/L)。

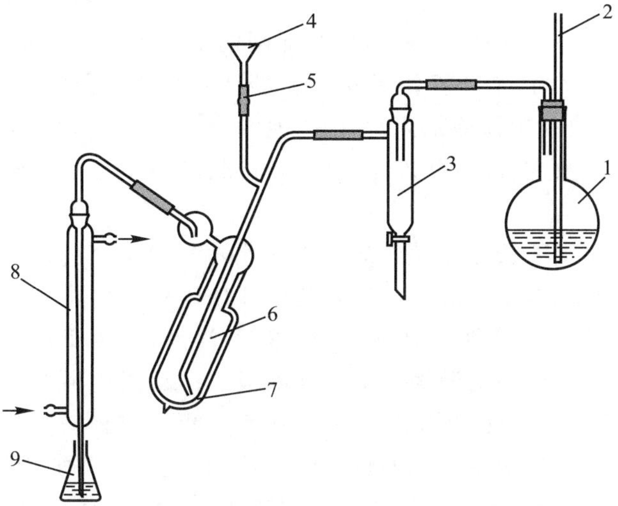

图9-2 微量凯氏定氮蒸馏装置

1. 水蒸气发生瓶;2. 安全管;3. 汽水分离器;4. 漏斗
5. 玻璃珠;6. 反应管;7. 隔热套;8. 冷凝管;9. 吸收液

(4) 硼酸(H_3BO_3)。

(5) 甲基红指示剂($C_{15}H_{15}N_3O_2$)。

(6) 溴甲酚绿指示剂($C_{21}H_{14}Br_4O_5S$)。

(7) 亚甲基蓝($C_{16}H_{18}ClN_3S \cdot 3H_2O$)。

(8) 氢氧化钠(NaOH)。

(9) 95%乙醇溶液(C_2H_5OH)。

(10) 硼酸溶液(20 g/L) 称取20 g硼酸,加水溶解后并稀释至1 000 mL。

(11) 氢氧化钠溶液(400 g/L) 称取40 g氢氧化钠,加水溶解后,放冷,并稀释至100 mL。

(12) 硫酸标准滴定溶液[$c(1/2H_2SO_4)$=0.050 0 mol/L]或盐酸标准滴定溶液[c(HCl)=0.050 0 mol/L]。

(13) 甲基红乙醇溶液(1 g/L) 称取0.1 g甲基红,溶于95%乙醇溶液,用95%乙醇溶液稀释至100 mL。

(14) 亚甲基蓝乙醇溶液(1 g/L) 称取0.1 g亚甲基蓝,溶于95%乙醇溶液,用95%乙醇溶液稀释至100 mL。

(15) 溴甲酚绿乙醇溶液(1 g/L) 称取0.1 g溴甲酚绿,溶于95%乙醇溶液,用95%乙醇溶液稀释至100 mL。

(16) 混合指示液 2份甲基红乙醇溶液与1份亚甲基蓝乙醇溶液临用时混合。也可用1份甲基红乙醇溶液与5份溴甲酚绿乙醇溶液临用时混合。

【分析步骤】

(1) 试样处理(消化) 称取充分混匀的固体试样0.2~2.0 g或半固体样品2.0~5.0 g或液体样品10.0~50.0 g(相当于氮30~40 mg),精确至0.001 g,移入干燥的100 mL、250 mL或

500 mL 凯氏烧瓶中(勿黏附于瓶壁),加入 0.2 g 硫酸铜,6 g 硫酸钾,20 mL 硫酸,轻摇后于瓶口放一小漏斗,将瓶以 45°角斜置烧瓶于有小孔石棉网的电炉上。先小火加热,待内容物完全炭化,大量泡沫消失后加大火力,消化至溶液透明呈淡蓝绿色后,再继续加热 0.5～1 h。取下放冷。取蒸馏水 20 mL,边摇动边徐徐加入烧瓶中,待冷却至室温后,将样品液转移至 100 mL 容量瓶。用蒸馏水冲洗烧瓶数次,洗液并入容量瓶,旋转混匀,放冷,用蒸馏水稀释至刻度备用。同时做试剂空白试验。

(2) 蒸馏　安装好微量凯氏定氮蒸馏装置。于水蒸气发生瓶内装水至约 2/3 处,加甲基红指示液 2～3 滴及硫酸数滴,使水成酸性。加入玻璃珠或碎瓷片以防暴沸。用调压器控制,加热煮沸水蒸气发生瓶中的水。向接收瓶中加 10 mL 硼酸溶液(20 g/L)及混合指示剂 1～2 滴,使冷凝管的下端插入接收瓶内溶液的液面以下。准确吸取样品消化稀释液 10 mL,由进样口徐徐加入反应室,并用 10 mL 水冲洗进样口并流入反应室。再由进样口加入 10 mL 氢氧化钠溶液(400 g/L),也使其缓缓流入反应室。立即将进样口玻璃塞盖紧,并加少量水密封以防漏气。夹紧废液排出口的螺旋夹,进行蒸馏。从第一滴蒸馏液滴下开始计时,蒸馏 5 min,移动接收瓶,使冷凝管下端离开液面,再继续蒸馏 1 min。然后用少量蒸馏水冲洗冷凝管下端外部。

(3) 滴定　取下接收瓶,用硫酸标准滴定液或盐酸标准滴定液滴定至灰色或蓝紫色为终点。

以同样方法,从"消化"开始做空白试验。

【结果计算】

样品中蛋白质的含量按下式进行计算:

$$w(\text{蛋白质})=\frac{(V_1-V_0)c\times 0.014\times F}{m\times\frac{10}{100}}\times 100$$

式中:w(蛋白质)——蛋白质占样品质量的质量分数或质量浓度,g/100g 或 g/100 mL;

V_1——滴定样品消耗盐酸标准溶液的体积,mL;

V_0——滴定空白蒸馏液消耗硫酸或盐酸标准溶液的体积,mL;

c——硫酸或盐酸标准溶液的物质的量浓度,mol/L;

0.014——1.0 mL 硫酸标准溶液[$c(1/2H_2SO_4)$=1.000 mol/L]或 1.00 mL 盐酸标准溶液[c(HCl)=1.000 mol/L]相当于以 g 表示的氮元素的质量,g/mmol;

m——样品质量或体积,g 或 mL;

F——蛋白质换算系数。

以重复条件下获得的两次独立测定结果的算术平均值表示,蛋白质含量≥1 g/100 g 时,结果保留三位有效数字;蛋白质含量< 1 g/100 g 时,结果保留两位有效数字。

在重复条件下获得的两次独立测定结果的绝对差值不得超过算术平均值的 10%。

【友情提示】

(1) 所有试剂用无氨蒸馏水配制。

(2) 样品消化应在通风橱内进行。并在消化过程中注意转动凯氏烧瓶,利用冷凝的酸液将附在瓶壁上的炭粒冲下，以促进消化完全。

(3) 样品消化时如泡沫太多，可加少量辛醇或液状石蜡去泡，防止样品溢出。如果样品消化液不易消化至澄清透明时，可将凯氏烧瓶冷却，加入过氧化氢 2～3 mL 后再加热。

(4) 为了加速氧化分解，常用的催化剂是硫酸铜，有时也可选用硒粉。硫酸铜也是蒸馏时样品液碱化的指示剂。

(5) 消化时硫酸与硫酸钾作用生成硫酸氢钾，可提高消化体系的沸点，加快消化速度。

(6) 蒸馏装置要严密防氨逸出。蒸馏过程不得中途间断，以免样品液从反应室吸出。

(7) 操作过程要严防酸、碱污染硼酸溶液(吸收液)，否则会造成较大的测定误差。

(8) 蒸馏时，蒸汽发生要充足，均匀，加碱要够量，动作要快，防止氨损失。冷凝管出口应浸入吸收液中，防止氨损失。

(9) 氨是否蒸馏完全，可用 pH 试纸测试馏出液是否为碱性。应控制通入蒸汽的量及速度，防止溶液沸腾，冲入吸收液中。

小贴士

改良式微量凯氏定氮仪的使用

本法亦有采用改良式微量凯氏定氮仪(图 9－3)，其操作方法如下。

(1) 接通冷凝水，打开进水弹簧夹使自来水进入水蒸气发生室，待水面稍低于球颈部转弯处即可。

(2) 将装有吸收液的接收瓶置于冷凝管下端，并将冷凝管下端插入接收液中。

(3) 打开进样弹簧夹，将样品溶液由漏斗注入反应室中，用少量水冲洗漏斗，加入氢氧化钠，立即夹紧进样弹簧夹，并用少量水将漏斗密封。

(4) 夹紧废液排出口的弹簧夹，加热，将水蒸气发生室内的水煮沸，从反应室内溶液沸腾开始计时，蒸馏 10 min，移动接收瓶，使冷凝管下端离开液面，再继续蒸馏 1 min。然后用少量蒸馏水冲洗冷凝管下端外部。

(5) 移去火源后，反应室内的溶液立即流入到水蒸气发生室内，打开排废液弹簧夹，使其经排水管排出。

(6) 再向水蒸气发生室内加入自来水，并将装有蒸馏水的锥形瓶置于冷凝管下端，并将冷凝管下端插入蒸馏水中，加热至水蒸气发生室沸腾，移去火源，锥形瓶内蒸馏水即被吸入反应室内，再逆流到水蒸气发生室内，打开排废液弹簧夹，使其经排水管排出。如此反复洗涤 2～3 次。

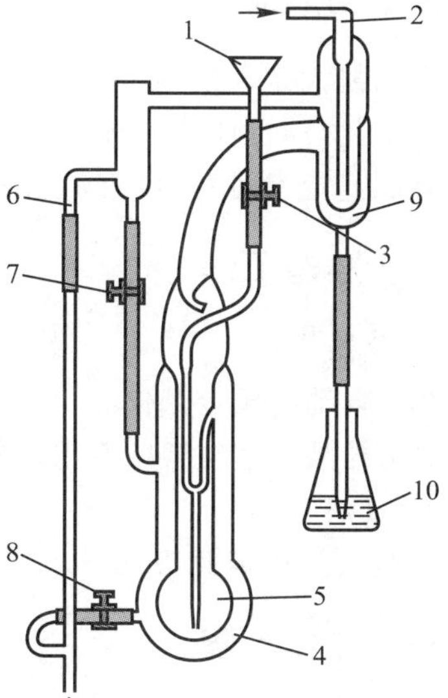

图 9－3 改良式微量凯氏定氮装置

1. 漏斗；2. 冷凝水进口；3. 加液弹簧夹；4. 水蒸气发生室；5. 反应室；6. 排水管；7. 进水弹簧夹；8. 排废液弹簧夹；9. 冷凝管；10. 接收瓶

小贴士

乙酰丙酮-甲醛分光光度法简介

国家标准中，将乙酰丙酮-甲醛分光光度法列为测定食品中蛋白质的第二法。

测定时将食品样品与硫酸和硫酸铜、硫酸钾一同加热消化，使蛋白质分解，其中的氮元素转化为氨，与硫酸结合生成硫酸铵留存于消化液中。然后在 pH 为 4.8 的乙酸钠-乙酸缓冲液中，铵与乙酰丙酮和甲醛反应生成黄色的 3,5-二乙酰-2,6-二甲基-1,4-二氢化吡啶化合物。用硫酸铵配成氨氮标准系列。于 400 nm 波长处测定吸光度，用标准曲线法测得食品样品中的含氮量，结果乘以蛋白质换算系数，即为蛋白质含量。

本法最低检出限为 0.070 μg/mL，线性范围为 0～10.0 μg/mL。

能力拓展

自动凯氏定氮仪测定食品中蛋白质

工作过程：以自动凯氏定氮仪测定食品中蛋白质含量为例。

一、相关知识

自动凯氏定氮仪测定食品中蛋白质的原理同微量凯氏定氮法，即将食品与硫酸和催化剂一同加热消化，使蛋白质分解，分解的氨与硫酸结合生成硫酸铵。由于凯氏定氮法测定操作时，消化、蒸馏、滴定费时费力，故实际工作中，常采用自动凯氏定氮仪进行测定。

二、准备工作

1. 仪器

（1）自动凯氏定氮仪。

（2）样品消解装置　石墨消解仪。

2. 试剂

同微量凯氏定氮法。

三、操作步骤

（1）样品消化　称取固体试样 0.2～2.0 g 或半固体样品 2.0～5.0 g 或液体样品 10.0～50.0 g（相当于氮 30～40 mg），精确至 0.001 g，置于消化瓶内，加入 0.2 g 硫酸铜，6 g 硫酸钾，20 mL 硫酸，将消化管置于石墨消解炉中。将样品消化至呈透明蓝绿色液体后，再继续消化 0.5～1 h。取下放冷。

（2）进样测定　将消化管放入全自动凯氏定氮仪中，接连开启加水的电钮、加碱电钮、自动蒸馏滴定电钮，开启电源，大约 12 min 后由数显装置即可给出样品总氮百分含量，并记录样品总氮百分比。根据样品的种类选择相应的蛋白质换算系数 F，即可得出样品中蛋白质的含量。

（3）仪器清洗　开启排废液电钮及加水电钮，排出废液并对消化管进行清洗。

以同样方法，从“消化”开始做空白试验。

四、结果计算

同微量凯氏定氮法。

五、友情提示

（1）消化时应注意，样品消化液必须含有过量的硫酸，以防止氨的损失。

（2）消化时间要掌握好，时间过长会引起氨的损失；消化时间不够，消化不完全也会导致总氮量偏低。

（3）对于高脂肪的物质（脂肪＞10%），所需酸的量要多 2～3 mL，消化时间也相应长一些；或加入酸后，隔夜再消化。如果冒泡成问题，可以缓慢地加入 30%～35%过氧化氢溶液 3 mL 来减少冒泡，待过氧化氢反应后才能进行下一步操作。

（4）硫酸钾与硫酸用量的比值是消化成功的关键，它决定酸的沸点，也决定消化所需的时间。但比值不宜过大，一般比值为 1∶2。比值过大，沸点太高，生成的硫酸氢铵就分解释放出氨，使氮损失。

小贴士

自动凯氏定氮仪的使用

以 K9840 自动凯氏定氮仪（蒸馏器部分）为例。

1. 参数设定

（1）液晶屏操作

1）仪器设置　打开电源，按下“功能”键，进行中、英文切换，选好语言后按下“确定”键。

2）工作模式选择　语言选择结束后，系统自动加水。液晶屏内显示“加水……请等待”。通过仪器的左侧加热杯水位观测口可以看见水位高度（需要漫过加热丝）。加水结束后，若要用手动工作模式则直接按“加酸”、“加碱”或“蒸馏”键；若选用自动模式则按“确定”键即可。

3）时间调整　按下“功能”键，如果对加酸时间进行调整则按“加酸”键，按“增加”或“减少”键可增加或减少加酸时间。然后按“确定”键。加碱、蒸馏时间调整方法同上。所有时间设定好后再按“确定”键，设定完成。

（2）计算泵流量值（在自动模式时操作）

目的：确定单位时间内泵的流量，根据所需时间来确定所需要的酸或碱的量。

操作：将蒸馏水、酸和碱进口接上橡胶管，将它们的另一端管口全部插入蒸馏水液面下。打开电源开关，仪器进入加水状态，此时蒸馏水自动加入加热杯中。在锥形瓶托盘上放空的锥形瓶，在消化管托盘上放空的消化炉。按“加酸”键，待锥形瓶内的加酸玻璃嘴有液体流出来，流量稳定后，再按“取消”键，此时酸泵停止加酸，取下锥形瓶倒掉液体。重新放上锥形瓶，继续按“加酸”键，待一段时间后再次按“取消”键，停止加酸后观察显示屏上的加酸时间，然后取下锥形瓶，用量筒量出数值，计算酸泵的流量。碱泵流量测试方法和酸泵的方法相同。在自动工作模式时，根据时间和流量间的换算，输入所需时间。按下“确定”键，系统自动保存当前的参数。

2. 蒸馏操作过程

(1) 准备工作　用橡胶管连接蒸馏水、酸和碱的进口,橡胶管的另一端浸泡在所对应的液面以下。在消化管托盘上放空的消化管,锥形瓶托盘上放空的锥形瓶。

(2) 通气检查

1) 打开水龙头开关(冷却水),注意流量,一般在 2～3 L/min。接上电源线,打开电源总开关。显示屏先出现公司名称,然后是语言选择(默认为中文状态,可以按"功能"键进行切换)。接着仪器开始自动加水,从侧面烧杯水位观测口可以看见烧杯内的水位在上升,一段时间后会自动停止加水(由系统内水位探针自动控制,此时的水位高低对仪器没有影响)。加水完成后在显示屏上出现模式选择状态。

2) 确定泵的流量,把相对应的橡胶管放进酸液和碱液中。按照实际需要计算加酸、加碱和蒸馏的时间。接着按照上面介绍的显示屏操作方法设置各项内容的时间。

3) 按"加酸"键,待 10 s 左右再按"取消"键,倒掉锥形瓶内液体。同样方法按"加碱"键,待 10 s 左右再按"取消"键,倒掉消化管内液体。放回锥形瓶和消化管。选择"蒸馏"键,待消化管中的硬四氟管内有气泡从中喷出起继续蒸馏 5 min 左右,先按"取消"键,然后直接关闭电源。整机通气通水完毕。

(3) 样品蒸馏　在消化管托盘上换上已消化冷却好的样品,锥形瓶托盘上换上 250 mL 锥形瓶,调整托盘高度并使氨气回流玻璃嘴口靠近杯底。

重新打开电源,按"确定"键,即可对样品进行蒸馏。蒸馏过程中锥形瓶可以按照溶液量的多少调节托盘高度,保证氨气回流玻璃嘴浸在液面下,同时加酸玻璃嘴不能喷到液面。如果是选择手动模式,则可以直接按"加酸"、"加碱"和"蒸馏"进行操作。

蒸馏完毕,将容量瓶下移,使氨气回流玻璃嘴离开液面,用蒸馏水冲洗玻璃嘴外壁,继续按"蒸馏"键蒸馏半分钟后,取下锥形瓶待滴定用。

第二个样品同上方法。

注意:更换样品蒸馏时不需关闭电源,第一个样品测试的时候,蒸馏时间可以稍微延长。

3. 滴定(以下数据仅供参考,以行业标准为主)

用 0.05 mol/L HCl 标准溶液滴定接收瓶内的溶液,滴定至(暗)灰色时为止,记下消耗 HCl 的毫升数,计算蛋白质含量。

4. 关机

先换上空的消化管和锥形瓶,把连碱进口的橡胶管另一端放入蒸馏水容器内,用手动模式按"加碱"键,用蒸馏水清洗碱泵,一般 15 s 左右。同样方法,用蒸馏水清洗酸泵。然后关闭冷却水(自来水龙头),拔掉酸进口、碱进口、蒸馏水进口、冷却水进口及出口的橡胶管,剩下蒸馏水出口橡胶管,打开蒸馏水排水开关,排完蒸馏水。再次按"加酸"键和"加碱"键,排完管内的剩余液体(需要用空的消化管和锥形瓶接收剩余液体)。关闭总电源,拔掉电源线。

思考题

1. 什么是脂类?测定食品中脂类的卫生学意义是什么?
2. 测定食品中脂类的有机溶剂有哪些?在使用这些有机溶剂时应该注意什么?
3. 在用酸水解法测定食品中脂类含量时,水解后为什么要加入乙醇?

4. 为什么用索氏抽提法无法测定食品中结合态的脂类？

5. 用斐林试剂直接滴定法测定食品中还原糖的原理是什么？斐林甲、乙液为什么在使用前才能混合？

6. 高锰酸钾滴定法测定食品中还原糖的原理是什么？怎样进行样品处理？

7. 试述微量凯氏定氮法测定食品中蛋白质的原理。

8. 用微量凯氏定氮法测定蛋白质时，K_2SO_4、H_2SO_4、$CuSO_4$ 分别起什么作用？促进蛋白质消化完全还应采取什么措施？食品卫生理化检验有哪些项目内容？开展食品检测有何重要意义？

项目十　食品中维生素的测定

知识目标

1. 了解食品中维生素检测的项目内容和卫生学意义。
2. 掌握固蓝盐B分光光度法测定维生素C、荧光分光光度法测维生素B_1、高效液相色谱法测维生素A的方法原理。
3. 掌握测定结果的处理和计算方法。
4. 熟悉荧光分光光度法、高效液相色谱法的基本原理。

技能目标

1. 熟练掌握固蓝盐B分光光度法测定食品中维生素C含量的操作。
2. 掌握荧光分光光度法测定维生素B_1的操作。
3. 学会高效液相色谱法测定食品中维生素A的操作。
4. 能初步学会荧光分光光度计和高效液相色谱仪的使用与维护。
5. 学会各项目测定时样品的预处理方法。

维生素是在人和动物体内代谢过程中起着重要作用的有机化合物。它在体内虽然既不供应热量也不是机体组织的构成成分，而且人体所需的量也很少，但它是构成生命活动不可缺少的营养物质。它是人体某些酶和辅助酶的组成部分，在调节代谢，促进生长，维持器官功能，增强抵抗疾病能力和促进外伤愈合等多方面起着十分重要的作用。除少数几种维生素可在人体内合成外，大多数维生素都必须从食物中摄取。维生素摄入不足，将降低机体对疾病的抵抗能力，降低工作效率，也可出现食欲差、视力降低、容易疲乏等症状。由于有些食物中的维生素的含量达不到人体的需要量，因此在有些食品中也添加各种维生素，以补充人体代谢之需求，由此可见，测定食品中维生素的含量具有现实的意义。

维生素的种类很多，它们在化学结构上没有共性，有的属于胺类(如维生素B_1)，有的属于醛类(如维生素B_6)，有的属于醇类(如维生素A)，还有的属于酚或醌的化合物等。根据维生素的溶解性可以分为脂溶性(如维生素A、维生素D、维生素E和维生素K等)和水溶性(如维生素B_1、维生素B_2、维生素B_6、维生素B_{12}和维生素C等)两大类。各种维生素的化学结构、性质及生理功能各不相同。不同种类的维生素相对集中于某些品种的食物中。例如，维生素A主要来源于动物肝脏、禽蛋类等。

由于维生素种类繁多，分析方法也多种多样。本项目主要学习人体比较容易缺乏的维生素

C、维生素 B_1 和维生素 A 的测定。

工作任务 30 食品中维生素C的测定

工作过程：以固蓝盐 B 分光光度法测定食品中维生素 C 含量为例(GB/T5009.159—2003)。

【相关知识】

维生素 C 是一种己糖醛酸，又称抗坏血酸，可以在酶的作用下转化成脱氢抗坏血酸。它在人体内不能合成，必须依靠膳食供给。维生素 C 参与体内氧化还原过程，维持组织细胞的正常能量代谢和调节细胞内氧化还原电位；促进体内胶原合成；将血浆运铁蛋白中 Fe^{3+} 还原为 Fe^{2+}，促进铁的吸收；降低血胆固醇，减缓动脉粥样硬化的发生发展；增加对疾病的抵抗力，促进伤口愈合；阻断亚硝胺的合成，具有抗癌防癌作用；与铅、汞、砷等重金属离子络合而减少其毒性作用。维生素 C 缺乏时可影响胶原合成，引起毛细血管脆性增加，牙龈肿胀出血，皮肤出现淤点与淤斑，骨钙化不正常，伤口愈合减慢，严重者可患坏血病。所以，维生素 C 在营养与疾病防治中有重要作用。

维生素 C 纯品为白色无臭结晶，略带酸味，易溶于水，亦可溶于酒精和甲醇，但不溶于脂肪和其他有机溶剂。固体时较稳定，水溶液则易被氧化，特别是有 Cu^{2+} 存在时。在碱性溶液中易分解，但在酸性环境中对热相当稳定。

抗坏血酸以水果和蔬菜的含量最多，如柑橘、柚子等水果以及辣椒、菠菜、青菜等深色蔬菜含量均较高，新鲜的动物组织，如肝、肾中亦含有少量，暴露于空气中晒干的食品中含量则大为减少。食品中抗坏血酸的测定，不仅在食品质量的评价上极为重要，而且对于食品的保存和烹调方法的评价也有实际意义。

食品中的抗坏血酸有三种类型，即有生理价值的还原型、脱氢型抗坏血酸以及无生理价值的二酮古乐糖酸。新鲜食品中的抗坏血酸主要是以还原型的形式存在。故常利用它的还原性质进行定量。测定方法有固蓝盐 B 分光光度法、2，6 -二氯酚靛酚滴定法、2，4 -二硝基苯肼比色法和荧光分光光度法等。

固蓝盐 B 分光光度法测定食品中维生素 C 含量的原理：

在乙酸溶液中，维生素 C 与固蓝盐 B 反应生成黄色的草酰肼- 2 -羟基丁酰内酯衍生物。在最大吸收波长 420 nm 处测定吸光度，与标准系列比较定量。

【准备工作】

1. 仪器

(1) 分光光度计。

(2) 捣碎机。

(3) 离心沉淀机。

(4) 具塞玻璃比色管(10 mL)。

2. 试剂

(1) 乙酸溶液[$c(CH_3COOH)=2$ mol/L] 吸取 11.6 mL 冰乙酸，加水稀释至 100 mL。

(2) 乙酸溶液[$c(CH_3COOH)$=0.5 mol/L] 吸取 2.9 mL 冰乙酸,加水稀释至 100 mL。

(3) 乙二胺四乙酸二钠溶液[$c(Na_2-EDTA)$=2.5 mol/L] 称取 9.3 g 乙二胺四乙酸二钠($C_{10}H_{14}N_2O_8Na_2 \cdot 2H_2O$)于水中,加热使之溶解后,放冷,并稀释至 100 mL。

(4) 蛋白沉淀剂

1) 乙酸锌溶液(220 g/L) 称取 22.0 g 乙酸锌[$Zn(CH_3COO)_2 \cdot 2H_2O$],加 3 mL 冰乙酸溶于水,并稀释至 100 L。

2) 亚铁氰化钾溶液(106 g/L) 称取 10.6 g 亚铁氰化钾[$K_4Fe(CN)_6 \cdot 3H_2O$],加水溶解至 100 mL。

(5) 固蓝盐 B 溶液(2 g/L) 准确称取 0.2 g 固蓝盐 B,加水溶解于 100 mL 棕色容量瓶中,并稀释至刻度。该溶液在室温下储存可稳定 3 d 以上。

(6) 维生素 C 标准储备液[ρ(维生素 C)=2.0 g/L] 精密称取 0.2000 g 维生素 C,加20 mL 乙酸溶液(2 mol/L)溶解后移入 100 mL 棕色容量瓶中,用水稀释至刻度,混匀。10℃下冰箱内储存,2 d 内稳定。

(7) 维生素 C 标准使用液[ρ(维生素 C)=0.1 g/L] 用移液管精密吸取 5.0 mL 上述维生素 C 标准储备液于 100 mL 棕色容量瓶内,加 5.0 mL 乙酸溶液(2 mol/L),用水稀释至刻度,混匀。临用时配制。

【测定操作】

(1) 样品的预处理 根据食品样品的形态及类别采取不同方法制备试样溶液供测定。

1) 非蛋白性食品 液体试样,维生素 C 含量在 0.2 g/L 以下的试样,混匀后可直接取样测定;维生素 C 含量在 0.2 g/L 以上的试样,用水适量稀释后测定。水溶性固体试样,准确称取 1.0~5.0 g,精确至 0.001 g(含 0.2 g/kg 以下维生素 C)放入乳钵中,加 5 mL 乙酸溶液(2 mol/L)研磨溶解后,移入 100 mL 棕色容量瓶内,加水稀释至刻度。蔬菜、水果类,称取鲜样可食部分 20.0~50.0 g 于捣碎机内,加等量的乙酸溶液(2 mol/L)捣成匀浆。称取 10.0~20.0 g 匀浆(含 0.2 g/kg 以下维生素 C)于 100 mL 棕色容量瓶内,加 5 mL 乙酸溶液(2 mol/L),用水稀释至刻度,混匀。滤纸过滤,滤液备用。不易过滤的试样可用离心机离心后,上清液供测定。

2) 蛋白性食品(奶粉、豆粉、乳饮料、强化食品等) 固体试样混匀后精密称取 5.0~10.0 g,精确至 0.001 g;液体试样用移液管精密吸取 5.0~10.0 mL 于 100 mL 棕色容量瓶内,加 10 mL 乙酸溶液(2 mol/L)、乙酸锌溶液(220 g/L)和亚铁氰化钾(106 g/L)各 7.5 mL,加水至刻度,混匀。将全部溶液移入离心管内,以 3000 r/min 离心 10 min,上清液供测定。同时取与处理试样相同量的乙酸溶液、乙酸锌溶液和亚铁氰化钾溶液,按同一方法做试剂空白试验。

(2) 制备标准系列 取 11 支 10 mL 同型具塞比色管,分别作标准管、样品管和空白管,按表 10-1 操作。

表 10-1 固蓝盐 B 分光光度法测维生素 C 时各管试剂加入量 单位:mL

管号	0	1	2	3	4	5	6	7	8	样品	空白
维生素 C 标准使用液	0.00	0.10	0.20	0.40	0.60	0.80	1.00	1.50	2.00	—	—
样品液[1]	—	—	—	—	—	—	—	—	—	适量	—

续表

管号	0	1	2	3	4	5	6	7	8	样品	空白
试剂空白液[2]	—	—	—	—	—	—	—	—	—	—	适量
乙二胺四乙酸二钠溶液	各加 0.3mL										
乙酸溶液(0.5mol/L)	各加 0.5mL										
固蓝盐 B 溶液	各加 1.25mL										
蒸馏水	各加至 10mL 刻度,混匀										

注:[1]非蛋白性试样 0.5～5.0 mL(相当于维生素 C 200 μg 以下),无试剂空白。

[2]蛋白性试样 0.5～5.0 mL(相当于维生素 C 200 μg 以下)和等量试剂空白溶液。

(3) 比色测定　在室温(20～25℃)下放置 20 min 后,用 1 cm 比色皿,以“0”标准管调零,于 420 nm 波长处测量吸光度。

(4) 绘制标准曲线　以标准管的吸光度对其维生素 C 含量绘制标准曲线或计算回归方程。以样品管的吸光度减去空白管的吸光度,从标准曲线上查出维生素 C 的含量或利用回归方程计算。

【结果计算】

样品中维生素 C 的含量按下式计算:

$$w(\text{维生素 C})=\frac{\rho}{m\dfrac{V_1}{V_2}\times 1\,000}\times 100$$

式中:w(维生素 C)——试样中维生素 C 的含量,mg/100g 或 mg/100 mL;

ρ——由标准曲线查得或回归方程计算出的试样测定液中维生素 C 的含量,μg;

m——试样质量或体积,g 或 mL;

V_2——试样处理液总体积,mL;

V_1——测定时所取试样的体积,mL。

【友情提示】

(1) 抗坏血酸具有较强的还原性,很容易被氧化,因此操作过程要迅速,并尽量避免与金属离子接触。

(2) 本法是测定食品中抗坏血酸的标准方法,适用于各类食品中还原型抗坏血酸的测定,不适用于脱氢型抗坏血酸的测定。

小贴士

蔬菜、水果及其制品中总抗坏血酸的测定

荧光法和 2,4 -二硝基苯肼分光光度法也为测定蔬菜、水果及其制品中总抗坏血酸的国家标准方法。

(1) 荧光法(GB/T5009.86—2003)　将样品加入酸性溶液中打成匀浆，加酸调节 pH 为 1.2，过滤提取抗坏血酸。利用活性炭将其中还原型抗坏血酸氧化成脱氢型抗坏血酸，后者可与邻苯二胺反应生成有荧光的喹喔啉。于激发光波长 338 nm、发射光波长 420 nm 处测定荧光强度，其荧光强度与抗坏血酸的浓度在一定的条件下成正比，与标准比较进行定量。若试样中有其他荧光物质干扰，可利用脱氢型抗坏血酸与硼酸形成复合物后不再与邻苯二胺反应的特性来消除干扰。

本法最低检出限为 0.022 μg/mL，线性范围为 5～20 μg/mL。

(2) 2,4 -二硝基苯肼分光光度法(GB/T 5009.86—2003)　样品中的抗坏血酸(包括还原型和脱氢型)用草酸溶液提取后，加活性炭将还原型抗坏血酸氧化为脱氢型抗坏血酸，再与 2,4 -二硝基苯肼作用生成红色的脎。根据脎在硫酸溶液中的吸光度与抗坏血酸含量成正比，进行比色定量。

本法定量下限为 0.1 μg/mL，线性范围为 1～12 μg/mL。

工作任务 31　食品中维生素 B_1 的测定

工作过程：以荧光分光光度法测定食品中维生素 B_1 的含量为例(GB/T 5009.84—2003)。

【相关知识】

维生素 B_1 又称硫胺素，因其分子内含有氨基和硫元素而得名。维生素 B_1 是脱羧辅酶的主要成分，参与碳水化合物的代谢，也影响某些氨基酸的代谢；此外，维生素 B_1 在维持神经、肌肉特别是心肌的正常功能以及在维持正常食欲、胃肠蠕动和消化液分泌方面起重要作用。维生素 B_1 在体内不能大量储存，只能每天从食物中补充。摄入不足时可引起碳水化合物代谢障碍，并影响人体的整个代谢过程，导致神经系统病变和心脏功能损害，引起多发性神经炎、脚气病和一般性疲倦等症状。维生素 B_1 含量丰富的食物有粮谷类、豆类、坚果类，尤其在粮谷类的表皮部分含量更高，故碾磨过细易使维生素 B_1 损失较多。动物内脏和瘦肉、蛋类及绿叶菜中含量也较高。维生素 B_1 常以其盐酸盐的形式存在，纯品为白色结晶，溶于水和丁醇、异丁醇、异戊醇等有机溶剂；在酸性溶液中很稳定，即使加热也不分解，在空气中也比较稳定；但在碱性溶液中则容易分解，如果在碱性、加热条件下可能大部或全部被破坏。因此，在煮粥、蒸馒头时，若加入过量的碱，会造成维生素 B_1 的大量损失。亚硫酸盐在中性或碱性条件下能加速维生素 B_1 的分解，所以，在保存含维生素 B_1 的食物时，不宜用亚硫酸盐作防腐剂，也不宜用二氧化硫作熏蒸剂。

测定维生素 B_1 主要采用荧光分光光度法。该方法精确度高，操作也较为简便，是我国测定食品中维生素 B_1 的标准方法。

荧光分光光度法测定食品中维生素 B_1 含量的原理：

样品经酸性提取、净化后，其中的维生素 B_1 被碱性铁氰化钾溶液氧化成噻嘧色素。噻嘧色素被紫外线照射发出荧光。在给定的条件下，去除其他荧光物质干扰后，噻嘧色素发出荧光的强度与溶液中维生素 B_1 的含量成正比。将样品与标准发出的荧光强度比较定量，计算维生素 B_1

的含量[w(维生素 B_1),mg/100g]。

【准备工作】

1. 仪器

(1) 荧光分光光度计。

(2) 具塞反应瓶。

(3) 盐基交换管。

(4) 电热恒温培养箱。

2. 试剂

(1) 正丁醇(优级纯或重蒸馏的分析纯)。

(2) 无水硫酸钠(分析纯)。

(3) 淀粉酶和蛋白酶。

(4) 盐酸溶液[c(HCl)=0.1 mol/L]　取 8.5mL 浓盐酸(ρ_{20}=1.19 g/mL),用水稀释至1 000 mL。

(5) 盐酸溶液[c(HCl)=0.3 mol/L]　取 25.5 mL 浓盐酸,用水稀释至 1 000 mL。

(6) 乙酸钠溶液[c(CH_3COONa)=2 mol/L]　称取 164 g 无水乙酸钠,溶于水中并稀释至1 000 mL。

(7) 氯化钾溶液(250 g/L)　称取 250 g 氯化钾,溶于水中并稀释至 1 000 mL。

(8) 酸性氯化钾溶液(250 g/L)　量取 8.5 mL 浓盐酸,用氯化钾溶液(250 g/L)稀释至1 000 mL。

(9) 氢氧化钠溶液(150 g/L)　称取 15 g 氢氧化钠,溶于水中并稀释至 100 mL。

(10) 铁氰化钾溶液(10 g/L)　称取 1 g 铁氰化钾,溶于水中并稀释至 100 mL。置于棕色瓶中保存。

(11) 碱性铁氰化钾溶液　取 4 mL 铁氰化钾溶液(10 g/L),用氢氧化钠溶液(150 g/mL)稀释至 60 mL。临用时配制,避光使用。

(12) 乙酸溶液(3%)　量取 30 mL 冰乙酸溶液,用水稀释至 1 000 mL。

(13) 活性人造浮石　称取 100 g 经过 40～60 目筛的人造浮石,以 10 倍于它容积的热乙酸溶液(3%)边搅拌边洗涤 2 次,每次 10 min,倾出洗涤液;再用 5 倍于它容积的 250 g/L 氯化钾热溶液边搅拌边洗涤 15 min,倾去洗涤液;再用热乙酸溶液(3%)边搅拌边洗涤 10 min,倾去洗涤液;最后用热蒸馏水洗至没有氯离子。于蒸馏水中保存。

(14) 维生素 B_1 标准储备液[ρ(维生素 B_1)=0.1 mg/mL]　准确称取 100 mg 经氯化钙干燥 24 h 的维生素 B_1,溶于盐酸溶液[c(HCl)=0.01 mol/L]中并稀释至 1 000 mL。冰箱中避光保存。

(15) 维生素 B_1 标准中间液[ρ(维生素 B_1)=0.01 mg/mL]　将维生素 B_1 标准储备液用盐酸溶液[c(HCl)=0.01 mol/L]稀释 10 倍。临用时配制。

(16) 维生素 B_1 标准应用溶液[ρ(维生素 B_1)=0.1 μg/mL]　将维生素 B_1 标准中间液用水稀释 100 倍。临用时配制。

(17) 溴甲酚绿溶液(0.4 g/L)　称取 0.1g 溴甲酚绿,置于小研钵中,加入 1.4 mL 氢氧化钠溶液[$c(NaOH)=0.1$ mol/L]研磨片刻，再加少许水继续研磨至完全溶解，用水稀释至 250 mL。

【测定操作】

(1) 样品预处理　按下列步骤对样品进行预处理。

1) 提取　样品采集后用匀浆机打成匀浆（或将样品尽量粉碎），精密称取样品匀浆（或粉碎样品）5～20 g（含维生素 B_1 10～30 μg）置于 150 mL 锥形瓶中，加入 50～75 mL 盐酸溶液[$c(HCl)=0.1$ mo/L 或 $c(HCl)=0.3$ mol/L]使其溶解，瓶口加盖小烧杯后放入高压锅（10.3×10^4 Pa）中加热水解 30 min，冷却后取出。

2) 水解除去淀粉和蛋白质　以 0.4 g/L 溴甲酚绿为指示剂，用乙酸钠溶液[$c(CH_3COONa)=2$ mol/L]调节上述溶液的 pH 为 4.5。按每克试样加入 20 mg 淀粉酶的比例加入淀粉酶和蛋白酶。于 45～50℃温箱保温过夜（约 16 h）。冷却至室温，定容至 100 mL，混匀过滤，即为提取液。

3) 净化　用少许脱脂棉铺于盐基交换管的底部，加水将棉纤维中的气泡排出，再加约 1 g 活性人造浮石使之达到交换柱的 1/3 高度。保持盐基交换管中液面始终高于人造浮石。用移液管加入提取液 20～60 mL（使通过人造浮石的维生素 B_1 总量为 2～5 μg）。加入约 10 mL 热水冲洗交换柱，弃去洗液。如此重复三次。加入 250 g/L 酸性氯化钾溶液（温度为 90℃左右）20 mL，收集此液于 25 mL 刻度试管内，冷却至室温。用 250 g/L 酸性氯化钾溶液定容至 25 mL，即为样品净化液。

用以上方法，将 20 mL 维生素 B_1 标准使用液代替样品提取液制备标准净化液。

(2) 氧化（噻嘧色素生成）　于 A、B 两个具塞反应瓶内各分别加入样品净化液 5 mL。在避光暗环境中将 3 mL 碱性铁氰化钾溶液加入具塞反应瓶 A，振摇约 15s，然后加入 10 mL 正丁醇。将 3 mL 150 g/L 氢氧化钠溶液加入具塞反应瓶 B，振摇约 15 s，然后加入 10 mL 正丁醇。将 A、B 两个反应瓶同时振摇，准确计时 1.5 min。得样品待测组溶液。

用上述方法，再取两个具塞反应瓶，用标准净化液代替样品净化液，制备标准待测组溶液。

用黑布遮盖上述四个具塞反应瓶，静置分层后弃去下层碱性溶液。正丁醇层加入 2～3 g 无水硫酸钠使溶液脱水。

(3) 荧光强度测定　荧光测定条件：激发波长 365 nm；发射波长 435 nm；激发波狭缝 5 nm；发射波狭缝 5 nm。依次测定下列荧光强度：样品荧光强度（样品反应瓶 A）；标准荧光强度（标准反应瓶 A）；样品空白荧光强度（样品反应瓶 B）；标准空白荧光强度（标准反应瓶 B）。

小贴士

荧光分光光度计的使用与维护

一、使用与维护

以 F－4500 型荧光分光光度计的使用为例。

1. 插上电源插头，打开“Power”，点击“Xe Lamp”打开氙灯，再打开“Main”。预热 20 min。

2. 打开电脑，双击桌面“FLSolution”图标，进入主窗口；点击右侧“method”按钮，打开“Analysis Method”对话框。

对话框中包含内容有：General、Quantitation、Instrument、Monitor、Report。

（1）General：在 Measurement 项选“Photometry”，将左下方 Use sample table 前方的复选框选中。

（2）Quantitation：在 Quantitation 项的下拉框中选“Wavelength”，Calibration 项后选“1st”，表示标准曲线为一次函数。

（3）Instrument：Data mode 项选“Fluerescence”，Wavelength 项选“Both WL Fixed”，下面的 EX 与 EM 分别表示激发光与发射光的波长；右侧上面的三个选项中分别输入激发光与发射光的狭缝宽度和相应的电压值，用于调节灵敏度。

（4）Monitor 项下使用默认值，Report 项下是报告打印相关内容。

（5）参数设好之后，如果要保存该方法，回到 General 项下，点击右侧的 Save 或 Save as。在设定仪器参数之前，如果要调出已保存过的仪器方法则可按 Load 按钮。设定完所有参数之后，点击确定。

3. 点击右侧“Sample”按钮，设定要测定的样品数量。

4. 测定　点击右侧“Measure”按钮，之后按提示操作即可，结果即在测定数据窗口中自动显示。

5. 关机　退出工作站，关仪器主机“Main”与“Power”开关，关电脑及相关电源。

二、友情提示

1. 开仪器主机时，应该在开“Power”之后，“Main”之前点击“Xe Lamp”打开氙灯，如果在打开“Main”之后点击“Xe Lamp”，则氙灯不能打开。

2. 测量时必须将样品池外壁留有的残液用擦镜纸吸干后方可放入样品池支架中，以保持样品室的洁净。

3. 保持仪器表面的清洁，可使用软布（若需要可使用少量的水和清洁剂，但不可使用有机溶剂或研磨剂）擦拭，任何溢于样品室的样品需立即擦拭干净，但在仪器清洁过程中请勿擦拭石英窗。

4. 测试结束后应将样品从样品池倒出，不要在样品池内存有样品的状态放置。

5. 测试结束后，要做好仪器的使用登记；若有故障，要及时反映、维修。

【结果计算】

样品中维生素 B_1 的含量按下式计算：

$$w(\text{维生素 B}_1)=(U-U_b)\quad \frac{\rho_{(\text{维生素B}_1)}V}{S-S_b}\times\frac{V_1}{V_2}\times\frac{1}{m}\times\frac{100}{1\,000}$$

式中：$w(\text{维生素 B}_1)$——样品中维生素 B_1 的含量，mg/100 g；

U——样品荧光强度；

U_b——样品空白荧光强度；

S——标准荧光强度；

S_b——标准空白荧光强度；

$\rho_{(\text{维生素B}_1)}$——维生素 B_1 标准使用液浓度，μg/mL；

V——用于净化的维生素 B_1 标准使用液体积，mL；

V_1——样品水解后定容体积，mL；

V_2——样品用于净化的提取液体积，mL；

m——样品质量，g；

100/1 000——样品含量由 μg/g 换算成 mg/100 g 的系数。

【友情提示】

(1) 本法适用于各类食品中硫胺素的测定，但不适用于有吸附硫胺素能力的物质和含有影响噻嘧色素荧光物质的样品。

(2) 洗涤剂内常含有荧光物质，故实验中所用的玻璃仪器禁用洗涤剂洗涤，最好用铬酸洗液洗涤。

(3) 加入淀粉酶和蛋白酶进行水解，目的是将结合状态的硫胺素全部转化为游离状态的硫胺素。

(4) 加入铁氰化钾的量要控制适当，要求加入后溶液呈现的黄色保持 15 s，否则要增加 1～2 滴，因样品中存在的还原性物质会消耗部分铁氰化钾，使硫胺素氧化不完全。但加入过多会破坏噻嘧色素。

(5) 应避光操作，并要求迅速测定，因紫外线可破坏噻嘧色素。

(6) 用正丁醇提取时，振摇不宜过于猛烈，防止产生乳化现象。

(7) 本方法的检出限为 0.05 μg，线性范围为 0.2～10 μg。

知识链接

荧光分光光度法

分子吸收光后，可以发射出比吸收光波长更长的光，照射停止，发射光也随之消失，这种发射光就叫荧光。利用荧光进行分析的方法叫荧光分析法。

不同物质吸收光的波长、发射荧光的波长是特征的，据此可以对荧光物质进行定性。当照射光的波长和强度固定时，发射的荧光强度随荧光物质的浓度而变化，从而可进行定量。

荧光法定量的主要优点是灵敏度高。它测定的下限通常比紫外-可见分光光度法低 2～4 个数量级，在 10^{-7}～10^{-9} μg/mL。目前，在卫生理化检验中用来测定硒、铍、镉、多环芳烃、黄曲霉毒素、维生素 B_1 和维生素 B_2 等项目。由于产生荧光的物质并不广泛，所以方法的选择性也好。但缺点是影响荧光的因素较多，以致实验条件要求较为严格。

1. 基本原理

在学习原子结构时我们已得知，原子核外的电子是按一定的规律进行分层排布，每一层都具有确定的能量，称为原子能级，其离核越远能量越高；而同一能级又根据能量的差别可分为不同的次能级。同样道理，物质分子中也有各种能量不同的电子能级，同一能级又可分为不同的次能级(如振动能级)，通常在室温下，电子是分布在能量最低的能级上，我们称之为基态。当物质分子受到光的照射时，分子中处于基态的电子吸收光能后，就会跃迁至能量较高的其他能级上，此时的分子称为激发态。由于处于激发态的分子不稳定，会以各种形式将吸收的能量释放出来，跃迁的电子会通过一定的途径重新回到能量最低的能级下。当与同类分子或介质分子的碰撞，以热的形式损失部分能量后，从较高的振动能级降至同一电子能级的最低振动能级上，这一过程叫振动弛豫。由于这部分能量以热的形式释放，而不是以光辐射的形式发出，故振动弛豫属于无辐射跃迁。对于被激发到较高激发态不同振动能级的电子，通过振动弛豫和内部能量转换（是指较高电子能级的最低振动能级到相邻较低电子能级的较高振动能级的无辐射跃迁），也先回到第一激发态的最低振动能级上。此时，对于大多数物质来说，仍继续以无辐射跃迁回到基态的最低振动能级。但荧光物质则以发射光量子的形式回到基态的某个振动能级上，这种发射的光就叫荧光。

可见，不是能吸收光的分子都能发射荧光，它们也可以通过无辐射跃迁回到基态。这些分子荧光的有无及强弱，取决于它们回到基态的途径。哪种途径的速度快，哪种途径就优先发生，只有非辐射过程缓慢的那些物质才会发射出较强的荧光。

物质分子所吸收的光叫激发光，荧光是发射光。由于吸收光能的一部分用于无辐射跃迁，所以发射光的波长总比吸收光的波长要长一些（能量小一些）。

一种物质能不能发射出荧光，取决于它本身的分子结构和它所在的环境条件。对分子结构来说，能发射荧光的物质一般都含有共轭双键体系，具有吸收辐射能量、产生电子跃迁的性质，这种物质称为荧光物质；而环境条件主要指是否有适当的激发光等辐射能照射，当然其他如温度、溶剂酸碱度等也强烈地影响荧光的发射。

荧光分析可应用于物质的定性和定量。物质分子结构不同，吸收激发光的波长和发射出荧光的波长也不同，利用这个特性可以鉴别物质。对于同一物质，用同一波长的光激发时，物质浓度不同，所发射出的荧光强度不等，特别是在稀溶液中，荧光强度与浓度呈线性关系，利用这个性质可进行定量测定。

2. 荧光分光光度计结构

荧光分光光度计又叫荧光光谱仪，其结构如图10－1。

荧光的产生包括对光的吸收和荧光的发射，故荧光分光光度计有两个单色器，一个用于选择激发光波长，另一个用于选择荧光波长。此外，为了避免透射光的干扰，荧光接收要在与入射光相垂直的方向上。

荧光分光光度计的主要部件有激发光源、单色器、样品池、检测器。通常使用氙弧灯做激发光源。这是因为，一方面它能发出比钨灯和氘灯更强的光，另外它能给出200～800 nm间的连续光谱。氙弧灯的点燃电压高（～3 000 V），故以连续使用为宜，避免频繁启动。常用光栅做单色器；石英制作样品池；光电倍增管作检测器。

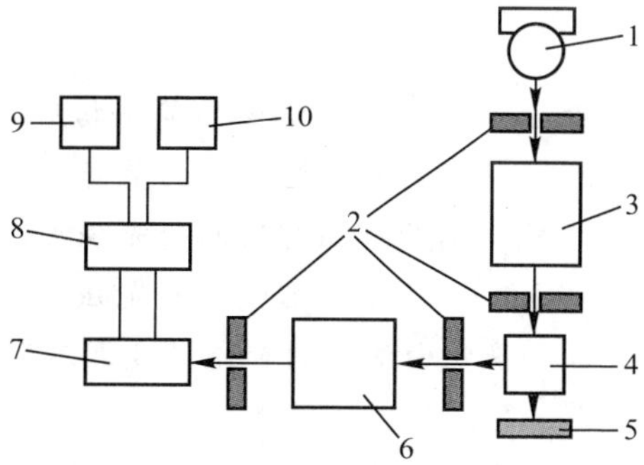

图10－1　荧光分光光度计的结构

1. 光源；2. 狭缝；3. 激发光单色器；4. 样品池；5. 表面吸光物质；6. 发射光单色器；7. 检测器；8. 放大器；9. 指示器；10. 记录器

3. 分析方法与应用

(1) 荧光分光光度计的校正　由于影响荧光测定的因素较多，所以荧光强度的测定需要采用与任意选定的标准进行比较的方法，测定前需要对仪器的灵敏度进行校正。

荧光计的灵敏度可用被测出的最低信号来表示，或用某一标准荧光物质的稀溶液，在一定激发波长照射下，能发出最低信噪比时的荧光物质最低浓度表示。由于影响荧光分光光度计灵敏度的因素很多，同一型号的仪器，甚至同一台仪器在不同的时间操作，所测得的结果也不尽相同。

因而在每次测定时，在选定波长及狭缝宽度的条件下，先用一种稳定的荧光物质，配成浓度一定的标准溶液进行校正(或称标定)，使每次所测得的荧光强度调节到相同数值(50%或100%)。如果被测物质所产生的荧光很稳定，自身就可作为标准。从紫外区到可见区内，常用的标准荧光物质有酚(溶于甲醇)、吲哚(溶于乙醇)、奎宁(溶于0.05 mol/L硫酸)及荧光素(溶于水或乙醇)等。最常用的是硫酸奎宁，它产生的荧光十分稳定。用0.001 g的奎宁标准品，溶于硫酸液(0.05 mol/L)中，使之成为1 μg/ mL的浓度，用此溶液进行不同稀释后用于仪器的校正。

(2) 定性与定量方法

1) 定性　在分光光度法中，被测物质只有一个特征的光谱——吸收光谱。而在荧光分光光度法中，却能测出荧光物质的两个特征光谱，它包括激发光谱(吸收光谱)和荧光光谱(发射光谱)。

测定两种特征光谱的方法为：在保持激发光强度不变的情况下改变其波长，在荧光强度最大处测量荧光强度的变化，然后以激发光的波长为横坐标，荧光强度为纵坐标作图，便可得到被测物质的激发光谱；如果保持激发光的波长和强度不变，测量不同波长处的荧光强度分布，再以荧光的波长为横坐标，荧光强度为纵坐标作图，便得到荧光发射光谱，简称荧光光谱。

由于不同的物质具有不同的特征光谱，因此可利用测出的待测荧光物质的激发光谱和荧光光谱，与标准品比较进行定性。

2) 定量　常用直接比较法和标准曲线法。

直接比较法：配制一标准溶液，其浓度应在标准曲线的线性范围以内，测定其荧光强度，并在相同的条件下测定样品溶液的荧光强度。利用荧光强度与溶液浓度成正比的关系，按下式计算便可求得被测荧光物质的含量。

$$c_x = c_s \frac{F_x}{F_s}$$

式中：c_x——为样品溶液的荧光物质的含量；

c_s——为标准溶液中的荧光物质的含量；

F_x——为样品溶液的荧光强度；

F_s——为标准溶液的荧光强度。

如果空白溶液的荧光强度调不到零时，应从F_x、F_s中扣除空白溶液的荧光强度值后再进行计算。

标准曲线法：将标准品和样品同样处理后，配制成一系列已知浓度的标准溶液。在仪器调零后用标准系列溶液中浓度最大的溶液作为基准，将该标准溶液的荧光强度读数调至100或某一高值后，测定空白溶液和其他各个标准溶液的相对荧光强度，再以标准溶液的荧光强度扣除空白溶液的荧光强度对标准溶液浓度绘制标准曲线。然后在同样条件下测定样品溶液的荧光强度，从标准曲线上查出样品溶液中的荧光物质的含量。

(3) 影响测定的因素　物质能否发射出荧光取决于物质本身的结构。而荧光物质所处的环境如温度、溶剂和pH等都会影响荧光强度的测定。

1) 温度　温度对荧光强度有显著影响，在一般情况下，随着温度的升高，溶液中的荧光物质的荧光效率和荧光强度将降低。

2）浓度　荧光强度与溶液浓度成正比的关系只限于稀溶液，在较浓的溶液中，荧光强度并不随溶液浓度成正比增长。这是由于样品池后部的溶液不易受到激发光的照射，所以没有发出荧光。

3）溶剂　同一种荧光物质溶于不同溶剂，其荧光的强度和波长明显不同，一般来说，随溶剂极性增加，荧光强度将增加，荧光波长也加长；此外，我们还发现荧光强度随溶剂黏度的减小而减弱。

4）pH　溶液的 pH 对荧光物质的荧光强度有较大的影响，应通过试验来确定最适宜的 pH 范围。

5）共存干扰物　有些物质能与荧光物质分子相互作用，引起荧光强度降低、消失或荧光强度与浓度不呈线性关系，这种现象称为荧光的猝灭，此类物质称为猝灭剂；有些物质的存在能产生荧光或对光产生散射。这些都会对被测荧光物质荧光强度的测定产生影响，应设法除去，并使用纯度更高的试剂。

工作任务 32　食品中维生素 A 的测定

工作过程：以高效液相色谱法测定食品中维生素 A 的含量为例（GB/T 5009.82—2003）。

【相关知识】

维生素 A 是人体所必需的营养素，它参与视网膜内视紫质的合成与再生，维持正常视觉功能；维持上皮细胞的生长和分化；促进生长发育；增强机体的抵抗力，抗感染、抗肿瘤等。长期缺乏维生素 A 可导致暗适应能力下降，严重可引起夜盲症；结膜干燥角化，形成眼干燥症；皮肤干燥，毛囊角化；儿童生长发育迟缓，易感染。但长期过量摄入可引起维生素 A 过多症，出现厌食、恶心呕吐、脱发、皮肤瘙痒、肝大等表现。

肝脏、鱼肝油、奶类、禽蛋等食品都含有较多的维生素 A。

测定维生素 A 的方法有三氯化锑比色法、高效液相色谱法、紫外分光光度法、荧光分析法等。其中三氯化锑比色法、高效液相色谱法具有简便、快速、高效、结果准确的特点，是我国测定食品中维生素 A 含量的标准方法。

高效液相色谱法测定食品中维生素 A 含量的原理：

样品中的维生素 A 经皂化提取处理后，将其从不可皂化部分提取至有机溶剂中。用高效液相色谱法 C_{18} 反相柱将维生素 A 分离，经紫外检测器检测，并用内标法定量测定。

【准备工作】

1. 仪器

（1）实验室常用设备。

（2）高压液相色谱仪（带紫外分光检测器）。

（3）旋转蒸发器。

（4）高速离心机；小离心管（具塑料盖 1.5～3.0 mL 塑料离心管，与高速离心机相配套）。

(5) 高纯氮气。

(6) 恒温水浴锅。

(7) 紫外分光光度计。

2. 试剂

实验用水为蒸馏水。试剂不加说明为分析纯。

(1) 无水乙醚　不含有过氧化物。

1) 过氧化物检查方法　在 5 mL 乙醚中加 1 mL 10%碘化钾溶液，振摇 1 min，如有过氧化物则释放出游离碘，水层呈黄色，或加 4 滴 0.5%淀粉液，水层呈蓝色。该乙醚需处理后使用。

2) 去除过氧化物的方法　重蒸乙醚时，瓶中放入纯铁丝或铁粉末少许。弃去 10%初馏液和 10%残馏液。

(2) 无水乙醇　不得含有醛类物质。

1) 醛类物质检查方法　取 2 mL 银氨溶液于试管中，加入少量乙醇，摇匀，再加入 10%氢氧化钠溶液，加热，放置冷却后，若有银镜反应则表示乙醇中有醛。

2) 脱醛方法　取 2 g 硝酸银溶于少量水中。取 4 g 氢氧化钠溶于温乙醇中。将两者倾入 1 L乙醇中，振摇后，放置暗处 2 d(不时摇动，促进反应)，经过滤，置蒸馏瓶中蒸馏，弃去初蒸出的 50 mL。当乙醇中含醛较多时，硝酸银用量适当增加。

(3) 无水硫酸钠。

(4) 甲醇　重蒸后使用。

(5) 重蒸馏水　水中加少量高锰酸钾，临用前蒸馏。

(6) 抗坏血酸溶液(100 g/L)　临用前配制。

(7) 氢氧化钾溶液(1+1)。

(8) 氢氧化钠溶液(100 g/L)。

(9) 硝酸银溶液(50 g/L)。

(10) 银氨溶液　加氨水至硝酸银溶液(50 g/L)中，直至生成的沉淀重新溶解为止，再加氢氧化钠溶液(100 g/L)数滴，如发生沉淀，再加氨水直至溶解。

(11) 维生素 A 标准液　视黄醇(纯度 85%)或视黄醇乙酸酯(纯度 90%)经皂化处理后使用。用脱醛乙醇溶解维生素 A 标准品，使其浓度大约为 1 mL 相当于 1 mg 视黄醇。临用前用紫外分光光度法标定其准确浓度。

(12) 内标溶液　称取苯并[e]芘(纯度 98%)，用脱醛乙醇配制成每 1 mL 相当于 10 μg 苯并[e]芘的内标溶液。

(13) pH 1～14 的试纸。

【测定操作】

(1) 样品预处理　按下列步骤对样品进行处理。

1) 皂化　称取 1～10 g 样品(含维生素 A 约 3 μg)于皂化瓶中，加 30 mL 无水乙醇，进行搅拌，直到颗粒物分散均匀为止。加 5 mL 抗坏血酸溶液(100 g/L)，2.00 mL 苯并[e]芘标准液，混匀。加 10 mL 氢氧化钾溶液(1+1)，混匀。于沸水浴上回流 30 min 使之皂化完全。皂化后立即放入冰水中冷却。

2）提取　将皂化后的样品移入分液漏斗中，用50 mL水分2～3次洗皂化瓶，洗液并入分液漏斗中。用约100 mL乙醚分两次洗皂化瓶及其残渣，乙醚液并入分液漏斗中。如有残渣，可将此液通过有少许脱脂棉的漏斗滤入分液漏斗。轻轻振摇分液漏斗2 min，静置分层，弃去水层。

3）洗涤　用约50 mL水洗分液漏斗中的乙醚层，用pH试纸检验直至水层不显碱性（最初水洗轻摇，逐次振摇强度可增加）。

4）浓缩　将乙醚提取液经过无水硫酸钠（约5g）滤入与旋转蒸发器配套的250～300 mL球形蒸发瓶内，用约10 mL乙醚冲洗分液漏斗及无水硫酸钠3次，并入蒸发瓶内，并将其接至旋转蒸发器上，于55℃水浴中减压蒸馏并回收乙醚，待瓶中剩下约2 mL乙醚时，取下蒸发瓶，立即用氮气吹掉乙醚。立即加入2.00 mL乙醇，充分混合，溶解提取物。

5）离心　将乙醇液移入一小塑料离心管中，离心5 min（5 000 r/min）。上清液供色谱分析。如果样品中维生素A含量过少，可用氮气将乙醇液吹干后，再用乙醇重新定容。并记下体积比。

（2）设置仪器测定参数　高效液相色谱法的测定条件（参考条件）如下。

1）预柱　ultrasphere　ODS　10 μm，4 mm×4.5 cm。

2）分析柱　ultrasphere　ODS　5 μm，4.6 mm×25 cm。

3）流动相　甲醇＋水＝98＋2，混匀，于临用前脱气。

4）紫外检测器波长　300 nm，量程0.02。

5）进样量　20 μL。

6）流速　1.7 mL/min。

（3）制备标准曲线

1）维生素A标准浓度的标定　取维生素A标准液若干微升，稀释至3.00 mL乙醇中，按给定波长测定维生素A的吸光值。用比吸光系数计算出维生素A的浓度。测定条件如表10－2所示。

表10－2　测定条件

标准	加入标准液的量/μL	比吸光系数/$E_{cm}^{1\%}$	波长/nm
视黄醇	10.0	1 835	325

浓度计算按下式：

$$\rho_1=\frac{A}{E}\times\frac{1}{100}\times\frac{3.00}{V\times10^{-3}}$$

式中：ρ_1——维生素A浓度，g/mL；

A——维生素A的平均紫外吸光值；

E——维生素A 1%比吸光系数；

V——加入标准的量，μL；

$\frac{3.00}{V\times10^{-3}}$——标准液稀释倍数。

2）标准曲线的绘制　本方法采用内标法定量。把一定量的维生素A及内标物苯并[e]芘液混合均匀。选择合适灵敏度，使上述物质的峰高约为满量程的70%，为高浓度点。高浓度的1/2

为低浓度点（其内标苯并[e]芘的浓度值不变），用此种浓度的混合标准进行色谱分析，结果见色谱图10-2。维生素A标准曲线绘制是以维生素A峰面积与内标物峰面积之比为纵坐标，维生素A浓度为横坐标绘制，或计算直线回归方程。如有微处理机装置，则按仪器说明用二点内标法进行定量。

（4）样品分析　取样品浓缩液20 μL，待绘制出色谱图及色谱参数后，再进行定性和定量。

1）定性　用标准物色谱峰的保留时间定性。

2）定量　根据色谱图求出维生素峰面积与内标物峰面积的比值，以此值在标准曲线上查到其含量。或用回归方程求出其含量。

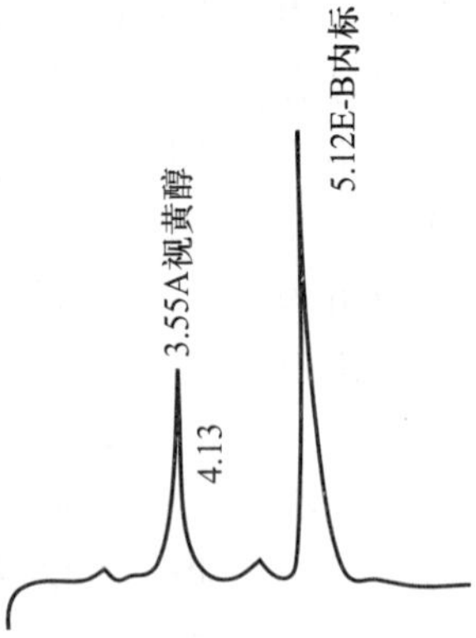

图10-2　维生素A色谱图

小贴士

三氯化锑分光光度法

样品可按高效液相色谱法中皂化法提取维生素A，或与无水硫酸钠充分研磨至均质化后，用乙醚提取，挥干溶剂，用三氯甲烷溶解、定容。维生素A在三氯甲烷中与三氯化锑作用，生成蓝色物质，其颜色深浅与溶液中维生素A的含量成正比，于620 nm波长处测定吸光度，与标准比较定量。

由于生成的蓝色物质不够稳定，因此测定时应先将样品或标准溶液先放在分光光度计的光路中，再加入三氯化锑-三氯甲烷溶液，并于6 s内测定吸光度。

【结果计算】

样品中维生素A的含量按下式计算：

$$w(\text{维生素 A})=\frac{\rho}{m}\times V\times\frac{100}{1\ 000}$$

式中：w(维生素A)——样品中维生素A的含量，mg/100 g；

ρ——由标准曲线上查到或由回归方程计算出的试样中维生素A的含量，μg/mL；

V——样品浓缩定容体积，mL；

m——样品质量，g。

【友情提示】

（1）本法的最低检出质量为0.8 ng。

（2）本法也适用于食品中维生素E含量的测定，包括α型、γ型和δ型维生素E。

知识链接

高效液相色谱法

高效液相色谱法又称高压液相色谱法，它是在经典液相色谱和气相色谱的理论与实验技术的基础上发展起来的一种现代色谱分析方法。该法由于采用高效固定相、高压输液泵、高灵敏度检测器等新技术，从而成为色谱法中应用最为广泛的一种分析方法。

1. 高效液相色谱法的基本原理与分类

高效液相色谱法的分离原理与经典液相色谱法相一致。其基本理论及色谱流程又与气相色谱法相类似，如塔板理论、速率理论、保留值以及分离度等都可用于高效液相色谱。所不同的是，气相色谱法的流动相是气体，高效液相色谱法的流动相是液体。

根据固定相的状态，高效液相色谱可分为液液色谱和液固色谱，但常根据分离原理分为分配色谱、吸附色谱、离子交换色谱和分子排阻色谱四种基本类型。

(1) 液液分配色谱　根据物质在两种互不相溶(或者部分相溶)的液体中溶解度的不同，有不同的分配系数，从而实现分离的方法。样品中对固定相分配系数较大的组分，其保留值也较大。

(2) 液固吸附色谱　以固体吸附剂为固定相，利用吸附剂表面的活性中心对样品中不同的组分具有不同的吸附能力达到分离的方法。

(3) 离子交换色谱　用能交换离子的材料(如离子交换树脂)作为固定相，试样中的离子随液态流动相一道进入色谱柱，在柱中流动相和固定相间进行可逆的离子交换，从而分离离子型化合物。

凡在溶剂中能够电离的物质通常都可以用离子交换色谱法进行分离测定。用作固定相的离子交换树脂一般为高分子聚合物，根据交换离子的不同，可分为阳离子交换树脂和阴离子交换树脂。该法在测定氨基酸、蛋白质、糖类和核酸水解产物方面有重要用途。

(4) 空间排阻色谱　又称凝胶色谱法，它主要用于较大分子的分离。利用化学惰性多孔物质——凝胶，其孔径与被分离组分分子大小相对应，当试样中大小不同的分子随流动相经过凝胶颗粒时，大分子受排阻不能进入微孔，分子越小则进入微孔越深，因而不同的组分其滞留的时间也不同，如此达到分离的目的。

2. 高效液相色谱仪

由于高效液相色谱技术迅猛发展，商品仪器种类和型号也在不断更新。但从仪器的主要组成部分来看，都基本相似，主要由输液系统、进样器、色谱柱、检测系统、组分收集器和记录及数据处理系统构成，如图10-3所示。高压泵、进样器、色谱柱以及检测器是仪器的关键部件。

(1) 高压泵　是高效液相色谱仪中关键部件之一。流动相在色谱柱内的快速流动要靠高压泵才能完成。高压泵的性能应符合下列要求。

1) 应具较高的输出压力　由于色谱柱的内径很细，填充剂的颗粒又小，因此流动相在柱内流动时阻力很大。为实现快速、高效的分离，泵应具有较高的柱前压力，才能获得高速的液流。一般要求压力在80～300 kg/cm^2 范围。

2) 输出压力应恒定无脉动　由于脉动会使检测器噪声变大，因此，压力恒定，脉动小有利于提高检测器的灵敏度。

3) 流量应稳定　流量是否稳定，会直接影响保留值和峰面积的重现性。流量精度一般应为1%左右。

4) 流量范围宽而且可以自由调节　流量范围一般在0.01～10 mL/min。

5) 泵体耐酸碱，易清洗，最好带有梯度洗脱功能。

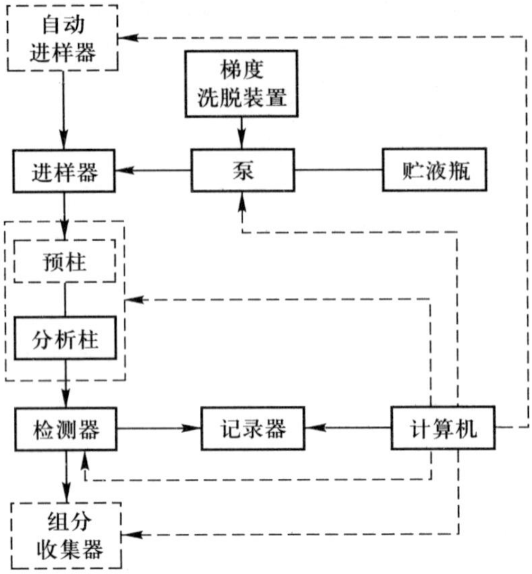

图 10－3　高效液相色谱仪结构

表示不是所有的仪器都具备的装置

按照排液的性质，高压泵可分为恒压泵和恒流泵两类，但现在多采用恒流泵。恒流泵的优点在于能输出流量恒定的溶剂。当色谱系统的压力改变时，泵的输出流量不变，即流量与压力无关。恒流泵按结构不同可分为螺旋泵和往复泵。目前，高压液相色谱仪广泛使用的是往复泵。往复泵的优点是液缸容积小。一般只有几毫升，容易清洗及更换流动相。因此特别适合梯度洗脱。其缺点是输液脉动大，需外加脉冲阻尼器克服。目前，多采用双泵头往复式柱塞泵，并配有电子反馈补偿的功能，可有效地消除脉动。

(2) 进样器　是将被分析试样导入色谱柱的装置，它安装在色谱柱的进口处。常用的进样器有隔膜进样器及进样阀两种。

1) 隔膜进样器　这种进样方式同气相色谱一样，即用微量注射器穿过隔膜直接将样品注入与色谱柱相连的进样头内。该进样方式结构简单，操作方便，但只能在低压或停流情况下进样，而且进样量有限，重现性也差。早期的低档仪器多采用此法。

2) 六通进样阀　六通进样阀是当今仪器中普遍采用的进样装置。进样阀进样是在流动相不通过的情况下用微量注射器首先将样品注入贮样管，然后转动六通阀手柄，贮样管的样品即随流动相进入色谱柱中。贮样管有一定容积，可按需选用。用六通阀进样具有进样量准确、重现性好等优点。

(3) 色谱柱　是高效液相色谱仪最重要的部件。色谱柱由柱管和固定相组成，柱管多用不锈钢管制成，管内壁要求有很高的光洁度。色谱柱按规格可分为分析型和制备型两类。常用分析型柱的内径一般为 2～5 mm，长为 10～30 cm。柱子通常是直形的，这使得装柱和换柱都较为方便。

高压液相色谱柱的装填是一项技巧性很强的技术，装填的好坏直接影响柱效。装填的方法有两种，依据填料粒度大小而定。如填料粒度大于 20 μm，装柱比较简单，一般采用与气相色谱法相同的干法装柱。如填料粒度小于 20 μm，必须采用湿法（或称浆法）装柱，即先将填料用等密度的有机溶剂(如二氧六环和四氯化碳的混合液)调成匀浆,并用超声波振荡,使其填料颗粒在介质中高度分散并呈悬浮状态,即匀浆。然后,在高压下(400～500 kg/cm^2),将匀浆压入柱管中即可。

装填好的色谱柱或购进的色谱柱,均应检查柱效,以评定色谱柱的质量。如十八烷基硅烷键合硅胶柱(ODS 柱),可用甲醇-水(83∶17)为流动相,以苯、萘、菲的混合液(乙醇配制)为试样,检查柱效。其理论塔板数(n)应大于 15 000/min。

(4) 检测器　高效液相色谱法所用的检测器同气相色谱一样,都是反映色谱过程中组分浓度变化的主要部件。根据高效液相色谱的特点,检测器除了应具备灵敏度高、噪声小、线性范围宽、响应快等特点外,还应对流动相流量以及温度的变化不产生明显影响。目前,应用最广泛的是紫外检测器(UVD),其次是荧光检测器(FLD)、示差折光检测器(RID)以及电化学检测器。

1) 紫外检测器　紫外检测器的测定原理是基于被分析组分对特定波长紫外光的选择性吸收,而且其吸收度与被测组分的浓度具有线性关系,从而可对组分进行定性和定量分析。紫外检测器的灵敏度、精密度及线性范围都较好,也不易受温度和流速的影响,可用于梯度洗脱。其缺点是不适用于测定在紫外区没有吸收的试样,并且在选用溶剂时还应考虑溶剂紫外吸收波长的极限。紫外检测器可分三种类型:固定波长型、可变波长型、光电二极管阵列型。

固定波长型:是一种光源波长固定的紫外光度计。一般波长为 254 nm,由低压汞灯发射,其光源强度大,灵敏度高,对于有强吸收的某些物质,最小检测浓度可达 10^{-9} g/ mL。对于那些在 254 nm 波长附近没有吸收的物质则灵敏度不高。

可变波长型:相当于一台可见紫外分光光度计。由于波长可任意调节,便可以选择试样的最大吸收峰波长进行检测,以提高灵敏度。有些功能多的紫外检测器,常常有快速扫描装置,可记录组分的紫外吸收光谱,使定性分析更加方便。

光电二极管阵列型:光电二极管阵列检测器是 20 世纪 80 年代出现的一种新型紫外检测器。它是由光源、光栅、二极管阵列、计算机等几个主要部分组成。光源发出的光通过流动池,被待测组分选择性吸收。透过的光经光栅分光后,照射在光电二极管阵列装置上,使每个纳米光波的光强度变成相应的电信号强度,信号经多次累积,则可获得组分的吸收光谱。这种记录方式不需扫描,它能在几毫秒的瞬间内获得流动池中色谱组分的吸收光谱。利用二极管阵列装置可以同时获得样品的色谱图($A-t$ 曲线)和每个色谱组分的光谱图($A-\lambda$ 曲线)。色谱图可用于定量,光谱图可用于定性。如果用计算机处理,可将两个图谱绘在一张三维坐标图上(t、A、λ 分别为 x、y、z 轴),而获得三维光谱-色谱图,简称三维谱。依据三维谱图,可以同时得到定性、定量及色谱峰是否是单一组分的信息。三维谱是当前色谱新技术之一。

2) 荧光检测器　相当于一台荧光分光光度计或荧光光度计。其原理是基于某些荧光物质吸收一定波长的紫外光后能发射出一种比吸收光波长更长的光波,即荧光。荧光强度与荧光物质的浓度的关系服从比尔定律。通过测定荧光强度便可对试样进行检测。

荧光检测器的特点是选择性好,灵敏度高,其最小检测浓度可达 10^{-12} g/mL。其主要缺点是并非所有物质都能产生荧光。因此,其应用范围较窄。

3) 示差折光检测器　该检测器是一种通用型检测器,它是利用样品池和参比池之间折光率的差别来对组分进行检测,测得的折光率差值与样品组分的浓度成正比。由于每种物质都有各自不同的折射率，原则上讲都可用示差折光检测器来检测。其主要缺点是折光率受温度的影响较大，且检测灵敏度也不高。

4）电化学检测器　该检测器是一种选择性检测器，它是利用组分在氧化还原反应过程中产生的电流或电压变化来对样品进行检测。该检测器仅适合于测定具有氧化还原活性的物质，其灵敏度较高，最小检测浓度一般可达 10^{-9} g/mL。

3. 定性与定量分析方法

高效液相色谱法的定性与定量分析方法与气相色谱法基本相似。

（1）定性　通常利用纯物质和样品的色谱峰的保留时间或相对保留时间进行对照，来鉴定已知范围的未知物。此外，本法还可与化学鉴定法、光谱分析法联用进行定性。

（2）定量　其依据是峰面积与被测组分含量成正比的关系，方法主要采用标准曲线法和内标法。

思考题

1. 用固蓝盐 B 分光光度法测定食品中维生素 C 的原理是什么？操作过程为什么要迅速？

2. 试述荧光分光光度法测定食品中维生素 B_1 的原理和卫生学意义。

3. 试述高效液相色谱法测定食品中维生素 A 的原理和分析步骤。食品卫生理化检验有哪些项目内容？开展食品检测有何重要意义？

项目十一　食品添加剂的检验

知识目标

1. 了解食品添加剂检验的项目内容与检验的卫生意义。
2. 了解食品添加剂的种类及使用原则。
3. 掌握薄层色谱法测定苯甲酸、山梨酸、糖精钠、色素的方法原理。
4. 熟悉高效液相色谱法测定苯甲酸、山梨酸、糖精钠的方法原理。
5. 熟悉薄层色谱法的基本原理与定性、定量方法。

技能目标

1. 熟练掌握薄层色谱法测定苯甲酸、山梨酸、糖精钠、人工合成色素的操作方法。
2. 熟悉高效液相色谱仪的使用。
3. 熟练掌握薄层色谱法的各种操作技能。
4. 熟练掌握各项目测定时样品预处理方法。

食品添加剂是指为改善食品品质和色、香、味以及防腐和加工工艺的需要加入食品中的人工合成物质或者天然物质。

食品添加剂按其来源分为天然与合成两类，天然食品添加剂主要来自动、植物组织或微生物的代谢产物；一般认为天然食品添加剂的毒性小，食用比较安全。人工合成食品添加剂是采用化学方法制得的，对人体健康可能会有不利的影响。但由于人工合成食品添加剂的品种比较齐全，价格较低，使用量较小，因而在食品工业中得到了广泛的应用。

食品添加剂按其功能和用途可分为 22 大类：酸度调节剂、抗结剂、消泡剂、抗氧化剂、漂白剂、膨胀剂、胶姆糖基础剂、着色剂、护色剂、乳化剂、酶制剂、增味剂、面粉处理剂、被膜剂、水分保持剂、营养强化剂、防腐剂、稳定剂和凝固剂、甜味剂、增稠剂、食用香料和其他类添加剂。

由于食品添加剂毕竟不是食物的天然成分，少量长期摄入也有可能存在对机体的潜在危害。随着食品毒理学方法的发展，近年来发现原来认为无害的食品添加剂可能存在慢性毒性和致畸、致突变、致癌的危害。故各国对此给予充分的重视。目前国际、国内对待食品添加剂均持严格管理、加强评价和限制使用的态度，为了确保食品添加剂的食用安全，使用食品添加剂应该遵循以下原则。

（1）经过规定的食品毒理学安全评价程序评价，证明在使用限量内长期使用对人体安全无害。

(2) 不影响食品感官性质和原味，对食品营养成分无破坏作用。

(3) 食品添加剂应有严格的质量标准，一般有害杂质不得超过允许限量。

(4) 不得因使用食品添加剂而降低良好的加工措施和卫生要求。

(5) 不得使用食品添加剂掩盖食品的缺陷或作为伪造的手段。

(6) 未经卫生部门允许，婴儿及儿童食品不得加入食品添加剂。

随着食品工业产品的多样化，食品添加剂的种类和数量发展相当迅速，据有关资料报道，全世界发现的各类食品添加剂有 14 000 多种，截至 1999 年，我国允许使用的食品添加剂有 1 587 种，其中包括食用香料和其他(不包括复合食品添加剂)。

工作任务 33　食品中防腐剂的测定

工作过程：以薄层色谱法测定食品中苯甲酸、山梨酸含量为例(GB 5009.29—2003)。

【相关知识】

防腐剂是指能够防止食品腐败、变质，抑制食品中微生物繁殖，延长食品保存期的物质。它是人类使用最悠久、最广泛的食品添加剂。我国允许使用的品种有苯甲酸(及其钠盐)、山梨酸(及其钾盐)、对羟基苯甲酸乙酯、对羟基苯甲酸丙酯、二氧化硫、焦亚硫酸钠(或其钾盐)、丙酸钙(或其钠盐)、脱氢醋酸、双乙酸钠等 30 余种。

防腐剂的防腐作用主要是抑菌作用，故防腐剂适用的范围一般只限于蛋白质含量较低的食品。使用防腐剂，首先必须严格按照食品卫生法规定的使用剂量和使用范围来使用，以对人体无毒害为前提。同时，为使食品防腐剂达到最佳使用效果，必须注意影响防腐剂防腐效果的各种因素，在实践中灵活应用。

食品防腐剂可分为天然防腐剂和人工合成防腐剂两大类。人工合成的防腐剂应用最广泛的是苯甲酸及其钠盐、山梨酸及其钾盐。

苯甲酸又名安息香酸，白色结晶，熔点 121～123℃，沸点 250℃。难溶于冷水，而易溶于三氯甲烷、丙酮、乙醇、乙醚、二硫化碳等有机溶剂和热水，苯甲酸加热至 100℃即开始升华，容易随水蒸气挥发。化学性质稳定。苯甲酸具有酸性，与氢氧化钠作用生成苯甲酸钠。

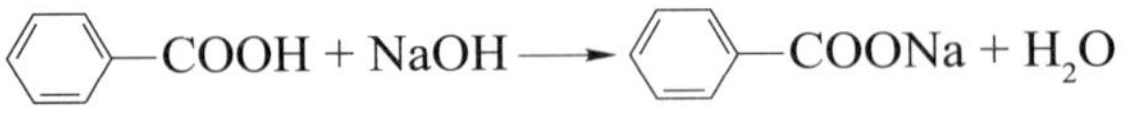

苯甲酸钠为白色粉末，易溶于水和酒精，难溶于有机溶剂，与酸作用生成苯甲酸。

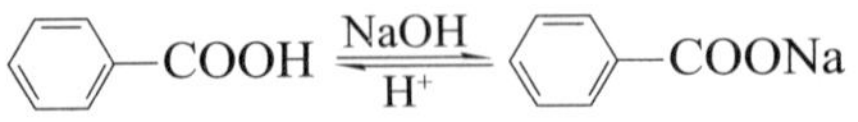

苯甲酸及其钠盐在酸性溶液中对多种微生物有明显抑菌作用，使用时最适宜的 pH 为2.5～4.5。由于苯甲酸在水中的溶解度较小，故多使用其钠盐。

山梨酸即 2,4－己二烯酸，又名花楸酸，白色结晶或粉末，熔点 133～135℃。微溶于水，其饱和水溶液的 pH 为 3.6，易溶于乙醇和有机溶剂，能随水蒸气蒸发。在空气中容易被氧化变色，遇碱生成盐。

$$CH_3CH=CHCH=CHCOOH+KOH \rightarrow CH_3CH=CHCH=CHCOOK+H_2O$$

山梨酸钾为白色结晶或粉末，熔点 270℃，100 mL 水中能溶解 6.76g，在有机溶剂中较难溶解，放置在空气中容易氧化变色。山梨酸及其钾盐属于酸性防腐剂，适用范围为 pH 5.5 以下。

苯甲酸及其钠盐、山梨酸及其钾盐的测定方法有气相色谱法、高效液相色谱法、薄层色谱法、紫外分光光度法等。

薄层色谱法测定食品中苯甲酸、山梨酸含量的原理：

试样酸化后，用乙醚提取苯甲酸、山梨酸。将试样提取液浓缩，点于聚酰胺薄层板上展开。显色后，根据薄层板上苯甲酸、山梨酸的比移值，与标准比较定性，并可进行概略定量。

【准备工作】

1. 仪器

(1) 吹风机。

(2) 层析缸。

(3) 玻璃板(10 cm×18 cm)。

(4) 微量注射器(10 μL 或 100 μL)。

(5) 喷雾器。

2. 试剂

(1) 异丙醇。

(2) 正丁醇。

(3) 石油醚　沸程 30～60℃。

(4) 乙醚　不含过氧化物。

(5) 氨水。

(6) 无水乙醇。

(7) 聚酰胺粉 200 目。

(8) 盐酸溶液(1+1)　取 100 mL 盐酸，加水稀释至 200 mL。

(9) 氯化钠酸性溶液(40 g/L)　于氯化钠溶液(40 g/L)中加少量盐酸(1+1)酸化。

(10) 展开剂

1) 正丁醇+氨水+无水乙醇(7+1+2)。

2) 异丙醇+氨水+无水乙醇(7+1+2)。

(11) 山梨酸标准溶液[$\rho(C_5H_7COOH)=2.0$ mg/mL]　准确称取 0.200 0 g 山梨酸，用少量乙醇溶解后移入 100 mL 容量瓶中，并稀释至刻度。

(12) 苯甲酸标准溶液[$\rho(C_6H_5COOH)=2.0$ mg/mL]　准确称取 0.200 0 g 苯甲酸，用少量乙醇溶解后移入 100 mL 容量瓶中，并稀释至刻度。

(13) 显色剂　0.4 g/L 溴甲酚紫+乙醇溶液(1+1)，用 0.1 mol/L 氢氧化钠溶液调至 pH=8。

【分析步骤】

(1) 试样提取　称取 2.50 g 混匀的试样，置于 25 mL 具塞量筒中，加 0.5 mL 盐酸(1+1)酸化，用 15 mL、10 mL 乙醚提取两次，每次振摇 1 min，将上层乙醚提取液吸入另一个 25 mL 具塞量筒中，合并乙醚提取液。用 3 mL 氯化钠酸性溶液(40 g/L)洗涤两次，静置 15 min，用滴管将乙醚层通过无水硫酸钠滤入 25 mL 容量瓶中，加乙醚至刻度，混匀。吸取 10.0 mL 乙醚提取液，分两次置于 10 mL 具塞离心管中，在约 40℃的水浴上挥干，加入 0.10 mL 乙醇溶解残渣，备用。

(2) 制板　称取 1.6 g 聚酰胺粉，加 0.4 g 可溶性淀粉，加约 15 mL 水，研磨 3～5 min，立即倒入涂布器内，制成 10 cm×18 cm，厚度 0.3 mm 的薄层板两块，室温干燥后，于 80℃干燥，1 h 后取出，置于干燥器中保存。

(3) 点样　在薄层板下端 2 cm 的基线上，用微量注射器点 1 μL、2 μL 试样液，同时各点 1 μL、2 μL 山梨酸、苯甲酸标准溶液。

(4) 展开与显色　将点样后的薄层板放入预先盛有展开剂的展开槽内，展开槽周围贴有滤纸，待溶剂前沿上展至 10 cm，取出挥干，喷显色剂，斑点呈黄色，背景为蓝色。

(5) 定性与定量　试样中所含山梨酸、苯甲酸的量与标准斑点比较定量，根据比移值定性(山梨酸、苯甲酸的比移值依次为 0.82、0.73)。

【结果计算】

样品中苯甲酸、山梨酸含量按下式计算：

$$w(\mathrm{B})=\frac{A\times 1\ 000}{m\times\frac{10}{25}\times\frac{V_2}{V_1}\times 1\ 000}$$

式中：$w(\mathrm{B})$——试样中苯甲酸或山梨酸的含量，g/kg；

A——测定用试样液中苯甲酸或山梨酸的质量，mg；

V_1——加入乙醇的体积，mL；

V_2——测定时点样的体积，mL；

m——试样质量，g；

10——测定时吸取乙酸提取液的体积，mL；

25——试样乙醚提取液总体积，mL。

小贴士

气相色谱法和高效液相色谱法

测定食品中山梨酸、苯甲酸的标准方法中，除薄层色谱法外，还有气相色谱法和高效液相色谱法，其中气相色谱法为第一法。

(1) 气相色谱法(GB/T 5009.299—2003)　食品样品经酸化后，用乙醚提取出山梨酸、苯甲酸，用附氢火焰离子化检测器的气相色谱仪进行分离测定，与标准系列比较定量。本法最低检出质量为 1 μg，取样 1 g 时，最低检出浓度为 1 mg/kg。测定时可参考下列色谱条件。

1) 色谱柱　玻璃柱，内径 3mm，长 2m，内装涂以 5%DEGS+1%磷酸固定液的 60～80 目

Chromosorb WAW。

2）气体流速　载气为 N_2，50 mL/min；氮气、氢气、空气的比例按仪器型号不同选择最佳比例条件。

3）温度　进样口 230℃；检测器 230℃；柱温 170℃。

（2）高效液相色谱法（GB/T5009.299—2003）　试样通过加热除去二氧化碳和乙醇，调节 pH 至近中性，用滤膜过滤后，进样至高效液相色谱仪，经反相色谱分离后，用紫外检测器检测并记录色谱图，根据保留时间定性，由峰面积定量。操作时可参考下列色谱条件。

1）柱　YWG - C_{18} 4.6 mm×250 mm，10 μm 不锈钢柱。

2）流动相　甲醇：乙酸铵溶液（0.02 mol/L）＝5：95；流速为 1 mL/min。

3）进样量　10 μL。

4）检测器　紫外检测器，波长 230 nm，0.2 AUFS。

【友情提示】

（1）为了避免样品处理过程中的严重乳化现象，可以将样品溶液用碱性硫酸铜溶液或中性醋酸铅溶液沉淀蛋白质后，再取该溶液用乙醚提取。

（2）本方法适用于酱油、水果汁、果酱中苯甲酸及其钠盐、山梨酸及其钾盐的测定，可同时测定糖精钠。

知识链接

薄层色谱法

薄层色谱法（TLC）是将固定相均匀地涂布于玻璃板、铝箔或塑料板上，形成薄层而进行色谱分离分析的方法。薄层色谱由于设备简单、操作方便、展开迅速、显色容易等优点，因此在各种天然和合成有机物的分离和鉴定，在药物分析、卫生监测、环境保护、氨基酸及其衍生物的分析等方面都得到了广泛的应用。

1. 基本原理

薄层色谱法的分离机制与柱色谱法相同，主要包括吸附、分配、离子交换和空间排阻等。因此有人称其为“敞开的柱色谱”。下面以吸附薄层色谱为例，简述其色谱原理及过程。

薄层色谱法是将固定相（吸附剂）均匀地铺在光洁的玻璃、塑料或金属薄膜制成的薄层板上，各组分在薄层板上进行色谱分离。将被分离的样品溶液点在薄板的一端，在密闭的容器中选用合适的展开剂展开。吸附色谱是通过吸附剂对组分不断地吸附与解吸，展开一定时间后，各组分彼此分离，在薄层板的同一位置上形成不同的斑点。组分在薄层板上的位置用比移值（R_f）表示。

（1）比移值（R_f）

$$R_f=\frac{\text{原点到斑点中心的距离}}{\text{原点到溶剂前沿的距离}}$$

R_f 值是薄层色谱法的基本定性参数。当色谱条件一定时，组分的 R_f 是一常数，其值在 0～1，可用范围是 0.2～0.8，最佳范围是 0.3～0.5。物质不同，结构和性质各不相同，其 R_f 也不同。因此，利用 R_f 可以对物质进行定性鉴别。

(2) 相对比移值(R_s) 在薄层色谱中，影响 R_f 值的因素很多，其重现性不是很好。如果采用相对比移值 R_s 代替 R_f 值，则可消除一些实验过程中的系统误差，使定性结果更可靠。相对比移值是指试样中某组分的移动距离与参考物(对照品)移动距离之比，其定义式为：

$$R_s=\frac{\text{原点到样品斑点中心的距离}}{\text{原点到参考物中心的距离}}$$

用 R_s 定性时，必须有参考物作对照。参考物可以是另外加入的对照品，也可以直接以试样混合物中的某一组分来对照。

2. 吸附薄层色谱固定相的选择

在吸附薄层色谱法中，固定相(吸附剂)的选择十分重要。选择适当，分离工作可顺利地进行，否则就难以得到满意的结果。

吸附剂的选择与吸附柱色谱法一样，一般若被分离物极性强，应选择吸附能力弱的吸附剂；若被分离的物质极性弱，则应选择吸附能力强的吸附剂。吸附剂就其性质而论，可分为有机吸附剂(如聚酰胺、纤维素和葡聚糖等)和无机吸附剂(如氧化铝、硅胶、硅藻土、磷酸钙、磷酸镁和硅酸钙镁等)。最常用的是氧化铝和硅胶，它们的吸附性能好，适用于多种化合物的分离。

(1) 硅胶 硅胶是薄层色谱中用得最多的一种吸附剂，90%以上的薄层分离都用硅胶作固定相。薄层用的硅胶粒度在 10～40 μm(湿法铺板)，白色，不带黏性。不含黏合剂的硅胶称硅胶 H；硅胶中加入 10%～15%的煅石膏后称硅胶 G。若在硅胶 H 中加入荧光物质(如锰激活的硅酸锌)称硅胶 HF_{254} 或硅胶 $HF_{254+366}$，表示在 254 nm 或 366 nm 紫外光下呈强烈黄绿色荧光背景，适用于本身不发光又无适当显色剂显色的物质。同样也有硅胶 GF_{254} 等。

硅胶有微酸性，通常用于对酸性和中性物质的分离，若用一定 pH 的缓冲液，或者加适当的碱性氧化铝制备薄板，或者在展开剂中加少量的酸或碱调成一定 pH 的展开剂，可改变硅胶的酸碱性质，适合各种物质分离的要求。

(2) 氧化铝 作为吸附剂时一般可不加黏合剂，但有时也加煅石膏或 CMC 等黏合剂；氧化铝和硅胶类似，有氧化铝 H、氧化铝 G、氧化铝 HF_{254} 等。按制备方法，氧化铝又可分为碱性氧化铝、酸性氧化铝和中性氧化铝。

碱性氧化铝制成的薄板适用于分离碳氢化合物、碱性物质(如生物碱)和对碱性溶液比较稳定的中性物质；酸性氧化铝适合酸性成分的分离。中性氧化铝适用于醛、酮以及对酸、碱不稳定的酯和内酯等化合物的分离。一般薄层用的氧化铝活性为Ⅱ～Ⅲ级。

3. 吸附薄层色谱展开剂的选择

展开剂的选择是否适当是薄层分离的重要条件之一，在吸附薄层色谱法中，选择展开剂的一般原则和吸附柱色谱法中选择流动相的规则相似，主要应根据被分离物质的极性，吸附剂的活性以及展开剂本身的极性来决定。

薄层色谱法中常用的溶剂主要有：水、酸、吡啶、乙醇、丙酮、乙酸乙酯、乙醚、三氯甲烷、二氯甲烷、甲苯、苯、环己烷、石油醚。

在薄层色谱中，一般先选择普通溶剂，对难分离组分，则需要使用二元、三元甚至多元的溶剂。如果某一物质在用苯作展开剂展开时，移动距离太小，甚至留在原点，说明展开剂的极性太弱，此时可以加入一定量的丙酮、正丙醇、乙醇等极性强的溶剂，再视分离的效果适当改变溶剂的配比，如苯：丙酮由8：2调至7：3或6：4等。若样品斑点跑到溶剂前沿，则考虑降低展开剂的极性。

常在展开剂中加入的酸性物质有甲酸、醋酸、磷酸和草酸等。常加入的碱性物质多为二乙胺、乙二胺、氨水和吡啶。在进行展开系统条件摸索时，可使用小型色谱法，即用普通的载玻片(2.5 cm×7.5 cm)制备薄板，操作简便，使用溶剂量少，展开时间短，灵敏度较高。

4. 操作方法

(1) 薄层板的制备　铺板的薄层厚度及均匀性，对样品的分离效果和 R_f 值的重复性影响极大。以硅胶、氧化铝为固定相制备的薄板，一般厚度以250 μm为宜，若要分离制备少量的纯物质时，薄层厚度应稍大些，常用的为500～750 μm，甚至1～2 mm。

1) 载板的准备　多用玻璃板作为载板，也可用塑料膜和金属铝箔，要求表面光滑，平整清洁，以便吸附剂能均匀地涂铺于玻璃板上，若有油污，则薄层不易铺成或铺成后也很容易发生翘裂脱落现象。因此，先要把玻板用洗液浸泡或用肥皂水洗净，再用水清洗，烘干备用，最好用95%乙醇溶液擦一次，不然吸附剂容易脱落。

玻璃板的大小，视情况而定。常用规格有4 cm×20 cm、10 cm×20 cm、20 cm×20 cm，以及2.5 cm×7.5 cm的载玻片等。

2)"软板"的涂铺　将吸附剂置玻板一端；另取一适当玻棒，在棒的两端包裹上适当厚度的橡皮膏，在玻棒两端的橡皮膏上，以玻板宽度为间距，各多加几层橡皮膏或一段橡皮管，以固定玻板边缘，防止推动玻棒时边缘不齐。匀速推动玻棒，中途不能停止，以免薄层厚度不均匀。涂铺软板虽然简单方便，但软板易被吹散，现多用硬板。

3) 黏合薄层板(硬板)的铺制　常采用倾注法。取一定量的吸附剂放入研钵中；加入适量的水(如每份硅胶G可加2～3份水)，朝同一方向研磨成稀糊状，当浓度均一后(即呈胶状物，色泽洁白为佳)，立即倾入玻璃板上，用玻璃棒涂布成一均匀薄层，再稍加振动，使整板薄层均匀，上面不得有气泡(研磨太快或方向不一易产生气泡)，表面平坦、光滑、无水层。铺好的薄板置水平台上晾干，再在烘箱中于110℃活化1 h，然后置干燥器中备用。

黏合剂除煅石膏外，还有羧甲基纤维素钠。0.25%～0.75%的羧甲基纤维素钠(CMC-Na)水溶液的配制方法是：取CMC-Na适量，加适量蒸馏水加热煮沸，直至完全溶解，放冷静置，在铺板时取其上清液使用。制板时，取层析硅胶或氧化铝适量，缓缓加入CMC-Na上清液，搅拌调成糊状。为防止由于搅拌带入气泡，常常加入少量的乙醇。

以上的手工铺板方法是最简单的铺板方法，缺点是在铺多块板时，板面的一致性差，只适用于定性和分离制备，不适用于定量。为此还可采用如下方式制板。

平铺法：在水平台面上放置适当大的玻璃平板，再在此板上放置多块准备好的待铺玻板，排列整齐，另在大玻板两边加上玻璃条做成的厚度高出玻板边0.25～1 mm的边框，将吸附剂糊倒入中间玻板上，再用一块边缘平整的玻片或塑料板由一端向另一端均匀地将糊刮平，然后晾干，活化备用。此法的优点是一次可以平铺多块薄层板。

机械涂铺法：用涂铺器制板，操作简单，得到的薄板厚度均匀一致，适合于定量分析，是目前广为应用的方法。由于涂铺器的种类、型号各不相同，使用时应按仪器的说明书操作。

烧结玻璃板法：用玻璃粉和不同比例的硅胶或氧化铝混合涂铺于玻璃板上，在适当温度下烧结而成。由于它不含杂质，耐热和机械性能稳定，所以重复性好，便于携带和保存。这种薄板可多次使用，但不可用硝酸银显色。若条件允许，可根据需要购买商品薄板。

(2) 点样　溶解样品的溶剂、点样量和正确的点样方法对获得一个好的色谱分离非常重要。点样时应注意以下几点。

1) 为了防止吸附剂吸水降低活性，在空气中加样时应尽量缩短时间，以不超过 10 min 为宜。

2) 加样时一定要避免在薄层上造成洞穴。因为如将薄层弄破，展开时展开剂将绕着洞穴上升，使展开后的斑点呈倒三角形，影响分离效果。

3) 薄层板的加样量应随板的厚度而不同。

4) 点样量不宜过多或过少。点样量过多，将超过吸附剂的吸附容量，这时将有一部分样品未经层析而随展开剂前移，斑点必将形成拖尾，甚至构成一条带状，不能分离。点样量过少，则不易检出。适宜的点样量应经过预试验。

(3) 展开　将点好样的薄板与流动相接触，使两相相对运动并带动样品组分迁移的过程称为展开。展开操作的注意事项如下。

1) 色谱槽必须密闭良好　为使色谱槽内展开剂蒸汽饱和并保持不变，应检查玻璃槽口与盖的边缘磨砂处是否严实。否则，应涂抹甘油淀粉糊(展开剂为脂溶性时)或凡士林(展开剂为水溶性时)使其密闭。

2) 注意防止边缘效应　边缘效应是指同一物质的斑点在同一薄板上出现的两边缘部分的 R_f 值大于中间部分的 R_f 值的现象。产生该现象的主要原因是色谱槽内溶剂蒸气未达饱和，造成展开剂的蒸发速度在薄板两边与中间部分不等。展开剂中极性较弱和沸点较低的溶剂在边缘挥发的快些，致使边缘部分的展开剂中极性溶剂比例增大，故 R_f 值相对变大。因此，在展开之前，通常将点好样的薄板置于盛有展开剂的展开装置内饱和约 15 min(此时薄板不浸入展开剂内，或在展开装置的内壁贴上浸湿了展开剂的滤纸，以加速展开剂蒸气在容器内达到饱和)。待展开装置内部空间及放入其中的薄板被展开剂蒸气完全饱和后，再将薄板浸入展开剂中展开。

3) 在展开过程中注意恒温恒湿　温度和湿度的改变都会影响 R_f 值和分离效果。尤其对活化后的硅胶、氧化铝板，更应注意空气的湿度，尽可能避免与空气多接触，以免降低活性而影响分离效果。

(4) 斑点定位　薄层色谱展开后，对有色物质进行斑点定位，可直接在日光下观察，划出色斑。而对于无色物质斑点定位则采用物理检出法或化学检出法。

1) 物理检出法　属于非破坏性检出法。应用最广的是在紫外灯下观察薄板上有无荧光斑点或暗斑。常用波长有两种，254 nm 和 365 nm，根据待测组分的化学性质选择使用。

2) 化学检出法　是利用化学试剂(显色剂)与被测物质反应，使斑点产生颜色而定位。

常用显色方法有喷雾法(硬板)、压板法(软板)、侧吮法(软板)等。

5. 定性和定量分析

(1) 定性分析方法　斑点定位后，测出斑点的 R_f 值，与同块板上的已知对照品斑点的 R_f 值对比，R_f 值一致，即可初步定性该斑点与标准品为同一物质。然后更换几种展开系统，如 R_f 值仍然一致，则可得到较为肯定的定性结论。这种定性方法适用于已知范围的未知物。

为了可靠起见，对未知物的定性，应将分离后的各组分斑点或区带取下，洗脱后再用其他方法如紫外、红外光谱法进行进一步定性。

（2）定量分析方法　由于受诸多因素的影响，很难控制色谱条件的一致性，如点样量精确度，展开后斑点面积的规则程度和测定方法的精确度等，致使薄层色谱法的定量分析工作处于"半定量"或进行限量检查阶段。使用仪器直接测定较为准确，如薄层色谱扫描仪。也可在分离后将斑点进行洗脱，再用紫外分光光度法、气相色谱法等仪器方法进行定量。

1）目视比较法　是简易的半定量方法。将不同量的对照品配成系列溶液和试样溶液，定量地点在同一块薄层上展开，点样时要严格控制点样量，可使用微量点样器。显色后以目视法比较色斑的颜色深浅和面积的大小，求出试样的近似含量。在严格控制操作条件下，色斑颜色和面积随溶液质量的变化而变化。目视比较法分析的精密度可达±10%。

2）洗脱法　即在薄层的起始线上，定量地点上样品溶液，并在两边点上已知对照品作为定位标记，展开，定位后，可用捕集器收集，或用工具将样品区带定量地取下，再以适当的溶剂洗脱后用其他化学或仪器方法如重量法、分光光度法、荧光法等进行定量。在用洗脱法定量时，注意同时收集洗脱空白作为对照。

3）薄层扫描法　用薄层扫描仪直接测定斑点的含量已成为薄层色谱定量的主要方法。用于定量的薄层色谱，要求展开后的色斑集中无拖尾现象。洗脱时，要选用对被测物有较大溶解度的溶剂浸泡，进行多次洗脱，以达到定量洗脱目的。对一些吸附性较强而不易洗脱的组分，可以采用离心分离或过滤等方法定量洗脱。

能力拓展

高效液相色谱法测定苯甲酸、山梨酸

工作过程：以高效液相色谱法测定食品中苯甲酸、山梨酸含量为例（GB/T 5009.29—2003）。

一、相关知识

采用高效液相色谱法可以同时测定样品中苯甲酸、山梨酸。其原理：

将样品除去CO_2后，用氨水调节pH=7，滤膜过滤。外标法定量，检测饮料中苯甲酸、山梨酸含量。

苯甲酸、山梨酸校准曲线的线性范围为0.5～20.0 μg/mL，r分别为0.998 5和0.999 0。检出限分别为0.44 μg/mL和0.32 μg/mL，回收率76.3%～105.4%，相对标准偏差（RSD）1.27%～7.67%。

二、准备工作

1. 仪器

（1）高效液相色谱仪　配有紫外检测器。

（2）超声波清洗机。

（3）0.45 μm亲水性滤膜。

2. 试剂

（1）苯甲酸　AR。

(2) 山梨酸　AR。

(3) 甲醇　色谱纯。

(4) 苯甲酸、山梨酸混合标准储备液[ρ(B)=1.0 mg/mL]　分别称取苯甲酸、山梨酸0.100 0 g，加入2%碳酸氢钠溶液1 mL，加蒸馏水定容到100 mL。

(5) 苯甲酸、山梨酸混合标准使用液[ρ(B)=0.1 mg/mL]　吸取苯甲酸标准储备液、山梨酸标准储备液各10.0 mL，用重蒸馏水定容至100 mL。

(6) 乙酸铵溶液[$c(CH_3COONH_4)$=0.02 mol/L]　称取1.26 g乙酸铵，溶解于重蒸馏水中，定容至1 L，经滤膜过滤。

(7) 重蒸馏水。

3. 色谱条件

(1) 色谱柱　ODS-C_{18}柱，250 mm×4.6 mm(id)，粒度5 μm。

(2) 流动相　甲醇∶乙酸铵溶液(0.02 mol/L)(5∶95)。

(3) 流速　1.0 mL/min。

(4) 检测波长　230 nm。

(5) 柱温　20℃。

(6) 进样量　10 μL。

三、分析步骤

(1) 样品预处理　根据食品样品的类型采用如下方法处理制备样品处理液。

1) 汽水　混匀超声除去CO_2 15 min，取样20.0 g于小烧杯中，用氨水(1+1)调pH至7。加蒸馏水定容至200 mL，经0.45 μm滤膜过滤。

2) 果汁类　取样10.0 g，用氨水(1+1)调pH至7，加蒸馏水定容至20 mL，离心沉淀，上清液经0.45 μm滤膜过滤。

3) 果肉果汁和果冻　水浴加热冷却后，取5 g左右于25 mL试管中，加蒸馏水15 mL，用1+1氨水调pH至7，再用蒸馏水定容至25 mL，混匀超声15 min，以2 000 r/min离心5 min，再取上清液经0.45 μm滤膜过滤。

(2) 最大吸收波长测定　取10 mL比色管3支，加入苯甲酸、山梨酸混合标准储备液(1.0 mg/mL)0.0 mL、1.0 mL，以0.2% $NaHCO_3$加至10 mL，混匀，倒入1 cm比色皿中，用紫外-可见光分光光度计测量苯甲酸、山梨酸在200～400 nm下的吸光度A，经仪器扫描测定，测得苯甲酸、山梨酸最大吸收峰的波长分别为225 nm、254 nm。

(3) 样品测定　根据苯甲酸、山梨酸图谱，绘制出校准曲线。采用外标法测定苯甲酸、山梨酸混合液，苯甲酸、山梨酸样品液，加标液等体积进样10 μL进行测定。

四、结果计算

样品中苯甲酸、山梨酸的含量按下式计算：

$$w(B)=C_s\times(h-h_0)\times V/h_s\times m\times 1\,000$$

式中：w(B)——样品中苯甲酸、山梨酸含量，g/kg；

h——样品液中苯甲酸、山梨酸的峰高；

h_s——标准工作液中苯甲酸、山梨酸的峰高；

h_0——空白试验的峰高；

C_s——标准工作溶液中苯甲酸、山梨酸的浓度，μg/mL；

V——样品液最终定容体积，mL；

m——样品质量，g。

五、友情提示

（1）标准液、样品液、流动相在冷藏、避光条件下保存；否则，容易生成沉淀。标准液和样品液应尽快分析。

（2）国家标准方法规定食品中苯甲酸、山梨酸的检测方法为气相色谱法、薄层层析法、离子选择电极法和高效液相色谱法，前三种方法都是先将样品酸化，再用乙醚等有机溶剂反复提取浓缩进行测定。高效液相色谱法具有分离效率高、快速、色谱相选择范围宽、灵敏度高、样品前处理简单、回收率高、可同时测定等特点，对饮料中苯甲酸、山梨酸的测定效果良好。

工作任务 34　食品中甜味剂的测定

工作过程：以高效液相色谱法测定食品中糖精钠的含量为例（GB/T 2349.5—2009）。

【相关知识】

甜味剂是赋予食品甜味的添加剂，分为天然甜味剂和人工合成甜味剂两类。常见的天然甜味剂有蔗糖、葡萄糖、麦芽糖、果糖、甘草、甜菊等，它们的甜味对人体无害，安全性高，允许使用量一般未作限制。我国批准使用的人工甜味剂有糖精及糖精钠、环已基氨基磺酸钠（甜蜜素）、天门冬酰苯丙氨酸甲酯（甜味素）、天门冬酰胺苯丙氨酸甲脂等，其中糖精及糖精钠是应用最广泛的人工合成甜味剂。

糖精的化学名为邻-磺酰苯甲酰亚胺，为白色结晶性粉末，本身无甜味而有苦味，对热稳定性稍差，水溶液呈酸性，难溶于水，易溶于乙醚、三氯甲烷等有机溶剂，溶于氨水、氢氧化钠等碱性溶液中转化为糖精钠。糖精钠在水中离解后，其阴离子有强甜味。

糖精钠又称可溶性糖精、水溶性糖精，为含两分子结晶水的白色结晶，在空气中慢慢风化，大约失去一半水后成为白色粉末。易溶于水，溶解度随温度的上升而迅速增加，可溶于 50 倍容积的乙醇中，在其他有机溶剂中溶解度很小。

糖精和糖精钠在酸性和碱性溶液中能互相转化，在酸性环境中转化成糖精，在碱性及中性环境中转化为糖精钠。

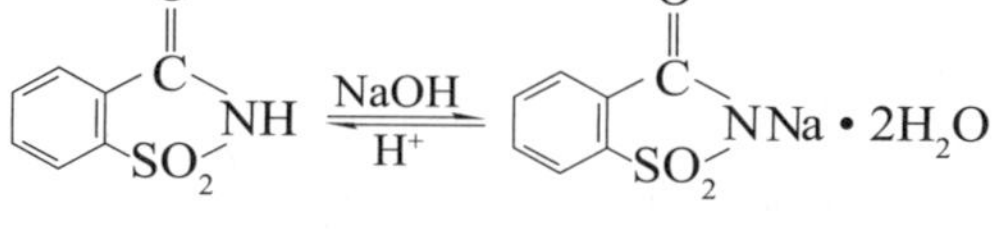

糖精和糖精钠的测定方法有高效液相色谱法、薄层层析法、离子选择性电极法、紫外分光光

度法、气相色谱法等。其中前三法为国家标准方法。

高效液相色谱法测定食品中糖精钠含量的原理：

试样加温除去二氧化碳和乙醇，调 pH 至近中性，滤膜过滤后进高效液相色谱仪，经反相色谱分离后，用紫外检测器检测。根据保留时间和峰面积进行定性和定量测定。

【准备工作】

1. 仪器

高效液相色谱仪，紫外检测器。

2. 试剂

(1) 甲醇　经 0.5 μm 滤膜过滤。

(2) 氨水(1+1)　氨水加等体积水混合。

(3) 乙酸铵溶液[$c(CH_3COONH_4)=0.02$ mol/L]　称取 1.54 g 乙酸铵，加水至 1 000 mL 溶解，经 0.45 μm 滤膜过滤。

(4) 糖精钠标准储备液[$\rho(C_6H_4CONNaSO_2)=1.0$ mg/mL]　准确称取 0.085 1 g 经 120℃ 烘干 4 h 后的糖精钠($C_6H_4CONNaSO_2 \cdot 2H_2O$)，加水溶解定容至 100 mL。

(5) 糖精钠标准使用液[$\rho(C_6H_4CONNaSO_2)=0.1$ mg/mL]　吸取糖精钠标准储备液 10 mL放入 100 mL 容量瓶中，加水至刻度，使用前用 0.45 μm 滤膜过滤。

【分析步骤】

(1) 试样预处理　根据食品样品类型采取如下处理方法制备样品处理液。

1) 汽水　称取 5.00～10.00 g 放入小烧杯中，微温搅拌除去二氧化碳，用氨水(1+1)调 pH 约至 7，加水定容至适当的体积，经 0.45 μm 滤膜过滤。

2) 果汁类　称取 5.00～10.00 g，用氨水(1+1)调 pH 约至 7，加水定容至适当的体积，离心沉淀，上清液经 0.45 μm 滤膜过滤。

3) 配制酒类　称取 10.00 g，放入小烧杯中，水浴加热除去乙醇，用氨水(1+1)调 pH 约至 7，加水定容至 20 mL，经 0.45 μm 滤膜过滤。

(2) 设置仪器测定参数　高效液相色谱参考条件如下。

1) 柱　YWG－C18　4.6 mm×250 mm，10 μm 不锈钢柱。

2) 流动相　甲醇：乙酸铵溶液(0.02 mol/L)(5：95)。

3) 流速　1 mL/min。

4) 检测器　紫外检测器，波长 230 nm，0.2 AUFS。

(3) 测定　取处理液和标准使用液各 10 μL(或相同体积)注入高效液相色谱仪进行分离，以其保留时间为依据进行定性，以其峰面积求出样液中被测物质的含量，供计算。

【结果计算】

试样中糖精钠含量按下式计算：

$$w(\text{糖精钠})=A\times\frac{1\ 000}{m\times\frac{V_2}{V_1}\times 1\ 000}$$

式中：w(糖精钠)——试样中糖精钠的含量，g/kg；

A——进样体积中糖精钠的质量，mg；

V_2——进样体积，mL；

V_1——试样稀释液总体积，mL；

m——试样质量，g。

【友情提示】

(1) 应用高效液相分离条件可以同时测定苯甲酸、山梨酸和糖精钠。

(2) 若样品为水溶性液体试样，且清澈透明，可不必预处理。

小贴士

离子选择电极法

食品样品经加热除去二氧化碳或用半透膜透析后，调至酸性，用乙醚萃取、净化、浓缩。以糖精选择电极(以季铵盐所制PVC薄膜为感应膜的电极)为指示电极，饱和甘汞电极作参比电极，插入试液中。当测定温度、溶液总离子强度和溶液接界电位条件一致时，测得的电位遵守能斯特方程式，电位差随溶液中糖精离子活度(或浓度)改变而变化(GB/T 5009.28—2003)。

溶液中糖精含量在0.02～1 mg/mL范围内，测得电位值与糖精离子浓度的负对数呈线性关系。

能力拓展

薄层色谱法测定糖精钠

工作过程：以薄层色谱法测定食品中糖精钠的含量为例(GB/T 5009.28—2003)。

一、相关知识

薄层色谱法也是测定糖精钠的国家标准方法之一，其原理：

在酸性条件下，食品中的糖精钠用乙醚提取、浓缩、薄层色谱分离、显色后，与标准比较，进行定性和半定量测定。

二、准备工作

1. 仪器

(1) 玻璃纸　生物制品透析袋纸或不含增白剂的市售玻璃纸。

(2) 玻璃喷雾器。

(3) 微量注射器。

(4) 紫外光灯　波长253.7 nm。

(5) 薄层板(10 cm×20 cm或20 cm×20 cm)。

(6) 展开槽。

2. 试剂

(1) 乙醚　不含过氧化物。

(2) 无水硫酸钠。

(3) 无水乙醇及乙醇溶液(95%)。

(4) 聚酰胺粉　200 目。

(5) 盐酸(1+1)　取 100 mL 盐酸,加水稀释至 200 mL。

(6) 展开剂

1) 正丁醇+氨水+无水乙醇(7+1+2)。

2) 异丙醇+氨水+无水乙醇(7+1+2)。

(7) 溴甲酚紫溶液(0.4 g/L)　称取 0.04 g 溴甲酚紫,用乙醇(50%)溶解,加氢氧化钠溶液(4 g/L)1.1 mL 调制 pH 为 8,定容至 100 mL。

(8) 硫酸铜溶液(100 g/L)　称取 10g 硫酸铜($CuSO_4 \cdot 5H_2O$),用水溶解并稀释至 100 mL。

(9) 氢氧化钠溶液(40 g/L)。

(10) 糖精钠标准溶液[$\rho(C_6H_4CONNaSO_2)=1$ mg/mL]　准确称取 0.085 1 g 经 120℃ 干燥 4 h 后的糖精钠,加乙醇溶解,移入 100 mL 容量瓶中,加乙醇(95%)稀释至刻度。

三、分析步骤

(1) 样品预处理　根据食品样品的类型采取如下方法处理制备样品处理液,供测定。

1) 饮料、冰棍、汽水　取 10.0 mL 均匀试样(如试样中含有二氧化碳,先加热除去;如试样中含有酒精,加 4%氢氧化钠溶液使其呈碱性,在沸水浴中加热除去),置于 100 mL 分液漏斗中,加 2 mL 盐酸溶液(1+1),用 30 mL、20 mL、20 mL 乙醚提取三次,合并乙醚提取液,用 5 mL 盐酸酸化的水洗涤一次,弃去水层,乙醚层通过无水硫酸钠脱水后,挥发乙醚,加 2.0 mL 乙醇溶解残留物,密封保存,备用。

2) 酱油、果汁、果酱等　称取 20.0 g 或吸取 20.0 mL 均匀试样,置于 100 mL 容量瓶中,加水至约 60 mL,加 20 mL 硫酸铜溶液(100 g/L),混匀,再加 4.4 mL 氢氧化钠溶液(40 g/L),加水至刻度,混匀,静置 30 min,过滤,取 50 mL 滤液置于 150 mL 分液漏斗中,加 2 mL 盐酸溶液(1+1),用 30 mL、20 mL、20 mL 乙醚提取三次,合并乙醚提取液,用 5 mL 盐酸酸化的水洗涤一次,弃去水层,乙醚层通过无水硫酸钠脱水后,挥发乙醚,加 2.0 mL 乙醇溶解残留物,密封保存,备用。

3) 固体果汁粉等　称取 20.0 g 磨碎的均匀试样,置于 200 mL 容量瓶中,加 100 mL 水,加温使之溶解、放冷,加 20 mL 硫酸铜溶液(100 g/L),混匀,再加 4.4 mL 氢氧化钠溶液(40 g/L),加水至刻度,混匀,静置 30 min,过滤,取 50 mL 滤液置于 150 mL 分液漏斗中,加 2 mL 盐酸溶液(1+1),用 30 mL、20 mL、20 mL 乙醚提取三次,合并乙醚提取液,用 5 mL 盐酸酸化的水洗涤一次,弃去水层,乙醚层通过无水硫酸钠脱水后,挥发乙醚,加 2.0 mL 乙醇溶解残留物,密塞保存,备用。

4) 糕点、饼干等蛋白、脂肪、淀粉多的食品　称取 25.0 g 均匀试样,置于透析用玻璃纸中,放入大小适当的烧杯内,加 50 mL 氢氧化钠溶液(0.8 g/L)。调成糊状,将玻璃纸口扎紧,放入盛有 200 mL 氢氧化钠溶液(0.8 g/L)的烧杯中,盖上表面皿,透析过夜。

量取 125 mL 透析液(相当 12.5 g 试样),加约 0.4 mL 盐酸溶液(1+1)使之成中性,加 20 mL硫酸铜溶液(100 g/L),混匀,再加上 4.4 mL 氢氧化钠溶液(40 g/L),混匀,静置 30 min,

过滤。取 120 mL(相当 10 g 试样),置于 250 mL 分液漏斗中,加 2 mL 盐酸溶液(1+1),用 30 mL、20 mL、20 mL 乙醚提取三次,合并乙醚提取液,用 5 mL 盐酸酸化的水洗涤一次,弃去水层,乙醚层通过无水硫酸钠脱水后,挥发乙醚,加 2.0 mL 乙醇溶解残留物,密塞保存,备用。

(2) 薄层板的制备　称取 1.6 g 聚酰胺粉,加 0.4 g 可溶性淀粉,加约 7.0 mL 水,研磨 3～5 min,立即涂成 0.25～0.30 mm 厚的 10 cm×20 cm 的薄层板,室温干燥后,在 80℃下干燥 1 h。置于干燥器中保存。

(3) 点样　在薄层板下端 2 cm 处,用微量注射器点 10 μL 和 20 μL 的样液两个点,同时点 3.0 μL、5.0 μL、7.0 μL、10.0 μL 糖精钠标准溶液,各点间距 1.5 cm。

(4) 展开与显色　将点好的薄层板放入盛有展开剂正丁醇+氨水+无水乙醇(7+1+2)或异丙醇+氨水+无水乙醇(7+1+2)的展开槽中,展开剂液层约 0.5 cm,并预先已达到饱和状态。展开至 10 cm,取出薄层板,挥干,喷显色剂,斑点显黄色。

(5) 定性和定量　根据试样点和标准点的比移值进行定性,根据斑点颜色深浅进行半定量测定。

四、结果计算

样品中糖精钠含量按下式计算:

$$w(\text{糖精钠})=A\times\frac{1\,000}{m\frac{V_2}{V_1}\times 1\,000}$$

式中:w(糖精钠)——试样中糖精钠的含量,g/kg 或 g/L;

A——进样体积中糖精钠的质量,mg;

m——试样质量或体积,g 或 mL;

V_1——试样提取液残留物加入乙醇的体积,mL;

V_2——点板液体积,mL。

五、友情提示

(1) 除了用乙醚作萃取剂外,三氯甲烷+苯(95+5)混合溶剂也是较好的萃取剂。

(2) 用无水乙醇溶解残渣时,可以用乳头滴管充分冲洗蒸发皿壁,以帮助溶解完全。如乙醇挥发损失,可将溶液移入具塞刻度试管中定容。

(3) 喷显色剂后,薄层板的底色以淡蓝色为宜,酸度过大,底色呈黄色,糖精钠斑点仍为容易分解的亮黄色。

工作任务 35　食品中合成色素的测定

工作过程:以薄层色谱-分光光度法测定食品中合成色素的含量为例(GB/T 5009.35—2003)。

【相关知识】

以食品着色为主要目的的食品添加剂称着色剂，也称色素。着色剂是一类本身有色泽的物质，能使食品着色以改善食品感官性质，增进食欲。着色剂按其来源分为天然和人工合成两类。

天然色素主要是从动、植物组织和微生物培养物中提取的色素，以植物性色素占多数。一般来说，天然色素来源于生物材料，食用天然色素安全性高。例如，从红辣椒中提取的辣椒红，由红曲霉菌通过微生物发酵制备的红曲红，由动物胭脂虫体提取制备的胭脂虫红等食用天然色素。但是，天然色素成分复杂，经过提纯后，其性质也有可能和原来不同，而且在加工中，其化学结构可能变化等，故天然色素本身并不能保证都是安全的，所以，天然色素也要经过毒理实验。自20世纪80年代以来，我国食用天然色素资源开发和生产技术水平都大幅提高，在天然色素的品种、产量、质量等方面都取得了很大的进步。我国已先后研制开发了许多种天然食品色素。

人工合成色素，其突出特点是着色力强，色泽鲜艳，稳定性好，易于溶解，适于调色，成本较低。但人工合成色素是从煤焦油中制取，或以苯、甲苯、萘等芳香烃化合物为原料合成的，故又称煤焦油色素或苯胺色素。随着人们对人工合成色素的深入研究，其安全性问题已越来越引起了人们的重视，据研究，人工合成色素对人体的毒性作用可能有三个方面，即一般毒性、致泻性与致癌性。我国的食品卫生管理法规特别规定，对人工合成色素应该尽量不用或少用，婴儿代乳食品中禁止使用。我国批准使用的人工合成色素有苋菜红、胭脂红、赤鲜红、新红、柠檬黄、日落黄、靛蓝及亮蓝8种。

我国允许使用的人工合成色素都是酸性水溶性色素，能溶于甘油，难溶或微溶于乙醇，不溶于脂肪。除靛蓝外，它们对光、热、酸比较稳定，但耐氧化还原能力较弱，在碱性溶液中容易发生颜色变化或者分解。人工合成色素在酸性水溶液中，能被活化了的聚酰胺或酸性氧化铝强烈吸附，也能使白色脱脂羊毛着色；在碱性溶液中发生解吸作用，色素又转溶于水中。鉴定色素前，利用这种性质，可以将色素从样品中分离和进行色素提纯。

薄层色谱-分光光度法测定食品中合成色素含量的原理：

水溶性酸性合成着色剂在酸性条件下，被聚酰胺吸附后与食品中的其他成分分离，经过滤、洗涤及在碱性溶液中解吸附，再用薄层色谱法进行纯化、洗脱后，用分光光度法进行测定，与标准比较进行定性、定量。

最低检出量为50 μg。点样量为1 μL时，检出浓度约为50 mg/kg。

【准备工作】

1. 仪器

(1) 可见分光光度计。

(2) 微量注射器或血色素吸管。

(3) 展开槽(25 cm×6 cm×4 cm)。

(4) 层析缸。

(5) 滤纸(中速滤纸)　纸色谱用。

(6) 薄层板(5 cm×20 cm)。

(7) 电吹风机。

(8) 水泵。

(9) 恒温水箱。

2. 试剂

(1) 石油醚　沸程60～90℃。

(2) 甲醇。

(3) 聚酰胺粉(尼龙6)　200目。

(4) 硅胶G。

(5) 硫酸(1+10)。

(6) 甲醇-甲酸溶液(6+4)。

(7) 氢氧化钠溶液(50 g/L)。

(8) 海砂　先用盐酸(1+10)煮沸15 min,用水洗至中性,再用氢氧化钠溶液(50 g/L)煮沸15 min,用水洗至中性,再于105℃干燥,贮于具玻璃塞的瓶中,备用。

(9) 乙醇溶液(50%)。

(10) 乙醇-氨溶液　取1 mL氨水,加乙醇(70%)至100 mL。

(11) pH=6的水　用柠檬酸溶液(20%)调节蒸馏水的pH至6。

(12) 盐酸溶液(1+10)。

(13) 柠檬酸溶液(200 g/L)。

(14) 钨酸钠溶液(100 g/L)。

(15) 碎瓷片　处理方法同海砂处理步骤。

(16) 展开剂

1) 甲醇+乙二胺+氨水(10+3+2)　供薄层色谱用。

2) 甲醇+氨水+乙醇(5+1+10)　供薄层色谱用。

3) 柠檬酸溶液(25 g/L)+氨水+乙醇(8+1+2)　供薄层色谱用。

(17) 色素标准储备液[ρ(B)=1.00 mg/mL]　准确称取按其纯度折算为100%质量的柠檬黄、日落黄、苋菜红、胭脂红、亮蓝、靛蓝各0.1000 g,分别置于100 mL容量瓶中,加pH=6的水稀释至刻度,制成各色素的标准储备液。

(18) 色素标准使用液[ρ(B)=0.10 mg/mL]　临用时吸取不同色素标准储备液各5.0 mL,分别置于50 mL容量瓶中,加pH=6的水稀释至刻度。

【分析步骤】

(1) 试样预处理　根据食品样品的类型采取如下方法处理,制备样品处理液供测定。

1) 果味水、果子露、汽水　称取50.0 g试样于100 mL烧杯中。汽水需加热驱除二氧化碳。

2) 配制酒　称取100.0 g试样于100 mL烧杯中,加碎瓷片数块,加热驱除乙醇。

3) 硬糖、蜜饯类、淀粉软糖　称取5.0 g或10.0 g粉碎的试样,加30 mL水,温热溶解,若样液pH较高,用柠檬酸溶液(200 g/L)调至pH=4左右。

4) 奶糖　称取10.0 g粉碎均匀的试样,加30 mL乙醇-氨溶液溶解,置水浴上浓缩至约20 mL,立即用硫酸溶液(1+10)调至微酸性,再加1.0 mL硫酸溶液(1+10),加1 mL钨酸钠溶液(100 g/L),使蛋白质沉淀,过滤,用少量水洗涤,收集滤液。再用柠檬酸调pH至4。

5）蛋糕类　称取10.0 g粉碎均匀的试样，加海砂少许，混匀，用热风吹干用品（用手摸已干燥即可），加入30 mL石油醚搅拌。放置片刻，倾出含脂肪的石油醚，如此重复处理三次，以除去脂肪，吹干后研细，全部倒入G3玻砂漏斗中，用乙醇-氨溶液提取色素，直至色素全部提完，置水浴上浓缩至约20 mL，立即用硫酸溶液（1+10）调至微酸性，再加1.0 mL硫酸溶液（1+10），加1 mL钨酸钠溶液（100 g/L），使蛋白质沉淀，过滤，用少量水洗涤，收集滤液。再用柠檬酸调pH至4。

（2）吸附分离

1）吸附　将处理后所得的溶液加热至70℃，加入0.5～1.0 g聚酰胺粉充分搅拌，用柠檬酸溶液（200 g/L）调pH至4，使着色剂完全被吸附，如溶液还有颜色，可以再加一些聚酰胺粉。

2）解吸　将吸附着色剂的聚酚胺粉全部转入G3玻砂漏斗中过滤，用pH＝4的70℃水反复洗涤，每次20 mL，边洗边搅拌，若含有天然着色剂，再用甲醇-甲酸溶液洗涤1～3次，每次20 mL，至洗液无色为止。再用70℃水多次洗涤至流出的溶液为中性。洗涤过程中应充分搅拌。然后用乙醇-氨溶液分次解吸全部着色剂，收集全部解吸液，于水浴上驱氨。

3）浓缩　对于多种着色剂的混合液，则进行薄层色谱法分离后测定，即可将上述溶液置水浴上浓缩至2 mL后移入5 mL容量瓶中，用50%乙醇溶液洗涤容器，洗液并入容量瓶中并稀释至刻度。如果为单色，则用水准确稀释至50 mL，用分光光度法进行测定。

（3）定性分析

1）薄层板的制备　称取1.6 g聚酰胺粉、0.4 g可溶性淀粉及2 g硅胶G，置于合适的研钵中，加15 mL水研匀后，立即置涂布器中铺成厚度为0.3mm的板，在室温晾干后，于80℃干燥1 h，置干燥器中备用。

2）点样　在距离板底边2 cm处，将0.5 mL样液从左到右点成与底边平行的条状，板的左边点2 μL色素标准溶液。

3）展开　苋菜红与胭脂红用甲醇＋乙二胺＋氨水（10＋3＋2）展开剂，靛蓝与亮蓝用甲醇＋氨水＋乙醇（5＋1＋10）展开剂，柠檬黄与其他着色剂用柠檬酸溶液（25 g/L）＋氨水＋乙醇（8＋1＋2）展开剂。取适量展开剂倒入展开槽中，将薄层板放入展开，待着色剂明显分开后取出，晾干，与标准斑比较，如R_f相同即为同一色素。

（4）定量分析

1）制备样品液　将薄层色谱的条状色斑（包括有扩散的部分），分别用刮刀刮下，移入漏斗中，用乙醇-氨溶液少量多次解吸着色剂，解吸液合并于蒸发皿中，于水浴上挥去氨，移入10 mL比色管中，加水至刻度，作样品管。

2）配制标准系列　用10 mL比色管，将胭脂红、苋菜红、柠檬黄、日落黄按表11－1配制，亮蓝、靛蓝按11－2配制。

表11－1　胭脂红、苋菜红、柠檬黄、日落黄标准系列的配制

管号	0	1	2	3	4	5
色素标准使用液/mL	0.00	0.50	1.00	2.00	3.00	4.00
蒸馏水	各加至10 mL刻度					
色素含量/mg	0	0.005	0.01	0.02	0.03	0.04

表 11-2 亮蓝、靛蓝标准系列的配制

管号	0	1	2	3	4	5
色素标准使用液/mL	0.00	0.20	0.40	0.60	0.80	1.00
蒸馏水	各加至 10 mL 刻度					
色素含量/mg	0	0.002	0.004	0.006	0.008	0.01

3）比色测定　上述样品管与标准管分别用 1 cm 比色杯，以零管调零，按表 11-3 提供的吸收峰波长，测定吸光度。

表 11-3 常见色素吸收峰的波长

色素名称	胭脂红	苋菜红	柠檬黄	日落黄	亮蓝	靛蓝
吸收峰波长/nm	510	520	430	482	627	620

4）绘制标准曲线定量　绘制标准曲线比较或与标准系列目测比较。

【结果计算】

样品中的色素含量按下式计算：

$$w(B)=A\times\frac{1\ 000}{m}\times\frac{V_2}{V_1}\times 1\ 000$$

式中：$w(\mathrm{B})$——试样中某种色素的含量，g/kg；

A——测定用样液中色素的质量，mg；

m——试样质量或体积，g 或 mL；

V_1——试样解吸后总体积，mL；

V_2——样液点板(纸)体积，mL。

【友情提示】

(1) 由于乙醇和脂肪会影响吸附效果，而蛋白质和淀粉本身会吸附色素，二氧化碳影响液体样品体系，所以样品应先除去乙醇、脂肪、蛋白质、淀粉和二氧化碳等。

(2) 聚酰胺要预先活化处理，才能提高活化效率。

(3) 在进行样品处理和分离提纯时，靛蓝容易分解褪色，其原因是受光、氧、高温、pH 等多种因素的影响，可采取以下措施：① 避免阳光照射；② 尽快调节溶液的 pH 在酸性范围；③ 使用 0.1%～0.5%乙醇-氨水溶液；④ 用不含氨水的展开剂。

(4) 反复用柠檬酸酸化的 pH=4 的热水洗涤吸附物，其目的是除去水溶性杂质。

小贴士

高效液相色谱法和示波极谱法

在国家标准中，测定食品中合成着色剂的方法除薄层色谱法外，还可用高效液相色谱法(第一法)和示波极谱法(第三法)。

(1) 高效液相色谱法(GB/T5009.35—2003) 食品中合成色素用聚酰胺法或液-液分配法提取，制成水溶液，注入高效液相色谱仪，经反相色谱分离，用紫外检测器检测，根据保留时间定性，与标准系列的峰面积比较进行定量。

操作时可参考下列色谱条件。

1) 柱 YWG-C184.6 mm×250 mm，10 μm 不锈钢柱。

2) 流动相 甲醇+乙酸铵溶液(0.02 mol/L)，pH=4。

3) 流速 1 mL/min。

4) 梯度洗脱 甲醇，20%～35%，3%/min；35%～98%，9%/min；98%继续 6 min。

5) 检测器 紫外检测器，波长 254 nm。

八种色素的出峰顺序为：新红，柠檬黄，苋菜红，靛蓝，胭脂红，日落黄，亮蓝，赤鲜红。

(2) 示波极谱法(GB/T 5009.35—2003) 食品样品中的色素经分离提取，制成水溶液，在特定的缓冲溶液中，可在滴汞电极上产生敏感的极谱波，波高与色素的浓度成正比。当食品中存在一种或两种以上互不影响测定的色素时，可进行定性与定量分析。

能力拓展

高效液相色谱法测定食品中苏丹红

工作过程：以高效液相色谱法测定食品中苏丹红的含量为例(GB 19681—2005—T)。

一、相关知识

苏丹红是一种化学染色剂，并非食品添加剂。它的化学成分中含有一种叫萘的化合物，该物质具有偶氮结构，对人体的肝肾器官具有明显的毒性作用。苏丹红主要是用于石油、机油和其他的一些工业溶剂中，目的是使其增色，也用于鞋、地板等的增光。

进入体内的苏丹红主要通过胃肠道微生物还原酶、肝和肝外组织微粒体和细胞质的还原酶进行代谢，在体内代谢成相应的胺类物质。在多项体外致突变试验和动物致癌试验中发现苏丹红的致突变性和致癌性与代谢生成的胺类物质有关。

苏丹红Ⅰ 在体内可以被还原代谢为初级产物苯胺 1-氨基-2-萘酚。

苏丹红Ⅱ 在体内代谢可产生二甲基苯胺和 1-氨基-2-萘酚。

苏丹红Ⅲ 在体内代谢可产生 4-氨基偶氮苯、1-氨基-2 萘酚、苯胺、对苯二胺和 1-氨基-4-苯基偶氮-2-萘酚。

苏丹红Ⅳ 在体内代谢可产生邻-氨基偶氮甲苯、4-氨基-2-甲苯基偶氮-2-萘酚、2,5-二氨基甲苯、1-氨基-2-萘酚和邻-甲苯胺。

从 1995 年起，欧盟等国家已禁止苏丹红作为色素在食品中进行添加。我国对于食品添加剂有着严格的审批制度，从未批准将“苏丹红”染剂用于食品生产。2005 年 2 月，英国食品标准管理局宣布收回受苏丹红污染的食品后，为了保证食品安全，维护消费者权益，国家质检总局立即发出紧急通知，要求生产企业召回受苏丹红污染的食品，对使用苏丹红的食品生产企业进行查处。

二、准备工作

1. 仪器

(1) 脱气机。

(2) 输液泵(带低压梯度阀)。

(3) 自动进样器。

(4) 柱温箱。

(5) 紫外可见光检测器。

(6) 系统控制器。

(7) LG-Solution系统工作站。

(8) 电子分析天平(精度:0.1 mg)。

2. 试剂

(1) 超纯水。

(2) 色谱纯级乙腈、丙酮、正己烷、氯仿;分析纯级甲酸。

(3) 苏丹红Ⅰ、Ⅱ、Ⅲ、Ⅳ号标准品。

三、分析步骤

(1) 色谱条件

1) 色谱柱　ShimpackVP-ODS,5 μm,4.6 mm×150 mm。

2) 流动相　溶剂A:0.1%甲酸水溶液∶乙腈=85∶15;溶剂B:0.1%甲酸的乙腈溶液∶丙酮=80∶20。

3) 流速　1 mL/min。

4) 柱温　30℃。

5) 检测波长　478 nm和520 nm(双波长检测)。

6) 梯度洗脱　0 min,B%=75;10 min,B%=75;25 min,B%=100;32 min,B%=100;35 min,B%=75;40 min,B%=75。

7) 进样量　10 μL。

(2) 标准品的制备　分别称取苏丹红Ⅰ、Ⅱ、Ⅲ、Ⅳ号标准品各10 mg(按实际含量折算),用乙醚溶解后用正己烷定容至250 mL,再分别吸取0.1、0.2、0.4、0.8、1.6 mL,用正己烷定容至25 mL,其浓度分别为0.16 μg/mL、0.32 μg/mL、0.64 μg/mL、1.28 μg/mL、2.56 μg/mL。

(3) 样品的制备

1) 红辣椒粉等粉状样品　称取1~5 g(准确至0.001 g)样品于三角瓶中,加入10~30 mL正己烷,超声5 min,过滤,用10 mL正己烷洗涤残渣数次,至洗出液无色,合并正己烷液,用旋转蒸发仪浓缩至5 mL以下。慢慢加入氧化铝层析柱中,为保证层析效果,在柱中保持正己烷液面为2 mm左右时上样,在全程的层析过程中不应使柱干涸,用正己烷少量多次淋洗浓缩瓶,一并注入层析柱。控制氧化铝表层吸附的色素带宽宜小于0.5 cm,待样液完全流出后,视样品中含油类杂质的多少用10~30 mL正己烷析柱,直至流出液无色,弃去全部正己烷淋洗液,用含5%丙酮的正己烷液60 mL洗脱,收集、浓缩后,用丙酮转移并定容至5 mL,经0.45 μm有机滤膜过滤后待测。

2）红辣椒油、火锅料、奶油等油状样品　称取 0.5～2 g（准确至 0.001 g）样品于小烧杯中，加入适量正己烷溶解（1～10 mL），难溶解的样品可于正己烷中加温溶解。按 1）中“慢慢加入到氧化铝层析柱……过滤后待测”操作。

3）辣椒酱、番茄沙司等含水量较大的样品　称取 10～20 g（准确至 0.01 g）样品于离心管中，加 10～20 mL 水将其分散成糊状，含增稠剂的样品多加水，加入 30 mL 正己烷：丙酮＝3：1，匀浆 5 min，3 000 rpm 离心 10 min，吸出正己烷层，于下层再加入 20 mL×2 次正己烷匀浆，离心，合并 3 次正己烷，加入无水硫酸钠 5 g 脱水，过滤后于旋转蒸发仪上蒸干并保持 5 min，用 5 mL正己烷溶解残渣后，按 1）中“慢慢加入到氧化铝层析柱……过滤后待测”操作。

4）香肠等肉制品　称取粉碎样品 10～20 g（准确至 0.01 g）于三角瓶中，加入 60 mL 正己烷充分匀浆 5 min，滤出清液，再以 20 mL×2 次正己烷匀浆，过滤。合并 3 次滤液，加入 5 g 无水硫酸钠脱水，过滤后于旋转蒸发仪上蒸至 5 mL 以下，按 1）中“慢慢加入到氧化铝层析柱中……过滤后待测”操作。

（4）测定　用自动进样器准确吸取样品处理液 10 μL，注入色谱仪中，以保留时间定性，用标准曲线法定量。

四、结果计算

样品中苏丹红含量按下式计算：

$$w(\text{苏丹红})=C\times V/m$$

式中：w（苏丹红）——样品中苏丹红的含量，mg/kg；

C——由标准曲线得出的样液中苏丹红的浓度，μg/mL；

V——样液定容体积，mL；

m——样品质量，g。

五、友情提示

（1）将样品溶剂由正己烷换成乙腈，各苏丹红组分的保留时间和峰面积的稳定性有了很大的改进。

（2）实验的重复性好，RSD%均小于 1，线性关系良好。

思考题

1. 什么是食品添加剂？在使用食品添加剂时应该遵循什么原则？
2. 用薄层色谱法测定食品中苯甲酸、山梨酸含量的原理是什么？怎样进行样品的处理和测定？
3. 什么是甜味剂？用高效液相色谱法测定食品中糖精钠的原理是什么？
4. 简述用薄层色谱法测定糖精钠的原理、分析步骤和注意事项。
5. 什么是食品色素？目前我国允许使用的人工合成色素有哪几种？
6. 用薄层色谱-分光光度法测定食品中合成色素的原理是什么？怎样进行样品的处理、吸附分离以及定性、定量分析？

项目十二　食品中有害污染物的检验

知识目标

1. 了解食品中有害污染物的来源与检验的卫生学意义。
2. 掌握农药残留、黄曲霉毒素、化学性食物中毒的概念，熟悉食品中有害污染物、农药、总砷的概念。
3. 掌握食品中有害污染物检验项目内容和检验方法。
4. 理解有机磷农药残留、黄曲霉毒素 B_1、砷、铅等项目检验的方法原理、分析步骤和注意事项。
5. 熟悉氰化物、砷、汞等化学性食物中毒快速鉴定的方法原理、分析步骤和注意事项。
6. 掌握测定结果的处理和计算方法。

技能目标

1. 能够正确采集、保存和处理待检测的食品样品。
2. 熟练进行氰化物、砷、汞、有机磷农药等常见化学毒物的快速检测。
3. 熟练掌握气相色谱法测定食品中有机磷农药的方法。
4. 学会运用薄层层析法测定黄曲霉毒素 B_1。
5. 熟悉分光光度法测定铅、砷及砷斑法测定砷的操作。
6. 熟练掌握石墨炉原子吸收法测镉的操作。
7. 熟练使用气相色谱仪和原子吸收分光光度计，并能学会仪器的维护与保养。

食品中有害污染物，是指食品中混入的对人体健康有害的物质。食品中有害物质的存在会影响食品的卫生质量，降低食品的安全性，甚至损害人体健康，因此食品中有害污染物的检验是食品检验的重要内容之一。一般来说，食品本身不应含有或极少含有有害物质。但食品在生产(包括农作物收获、禽兽饲料等)、加工、包装、运输、储存、销售等各个环节中，可能混入、残留或产生各种不利于人体健康的有害物质，有害物质进入正常食品的过程叫做食品污染。按照污染的性质，食品污染可分为生物性污染、化学性污染、放射性污染。

食品中常见的有害化学污染物的主要来源有：① 工业三废对农作物的污染，特别是废水灌溉农田，引起有害金属、非金属、有机化合物对食品的污染。② 农业上对农药的使用不当，引起食品中过多的农药残留，威胁着人们的身体健康和生命安全。据试验，用含有滴滴涕 1.0 mg/kg

以上的饲料喂养乳牛，其分泌的乳汁即可检出 DDT 的残留。③ 食品加工或储藏环节不当，引起真菌毒素、亚硝胺等化学有害物质的污染。④ 不符合卫生要求的食品容器、包装材料和运输工具，或滥用食品添加剂，引起的食品污染等。随着新产品的开发、生产工艺的改进、新型材料的使用及由此引起的环境污染，食品中有害物质的来源更加广泛，种类也日趋复杂。此外，环境中一些轻微的有害污染物，通过食物链的生物富集作用，很有可能对食品造成极为严重的污染。

开展食品中有害污染物的检验，目的在于了解污染物的种类和数量，找出污染源，采取治理措施，预防食品污染，并为食品的卫生管理提供科学依据，保障人民的身体健康。

食品中有害污染物的检验项目，根据有害物的种类可分为：农药残留量（如有机磷农药、有机氯农药等），霉菌毒素类（如黄曲霉毒素、杂色曲霉毒素等），有害元素（如铅、砷、汞等），抗生素类（如四环素类、内酰胺类等），亚硝胺类及苯并（a）芘等。此外，若发生化学性食物中毒，常常需要进行化学性毒物的快速鉴定。

工作任务 36　食品中有机磷农药残留量的测定

工作过程：以气相色谱法测定食品中有机磷农药残留量的含量为例（GB/T 5009.20—2003）。

【相关知识】

农药是农用药剂的简称。凡是用于保护和提高农业、林业、畜牧业、渔业生产的药剂（除肥料外），都可以叫做农药。农药的作用具有两面性：一方面，它可以有效控制或消灭农林业的病、虫及杂草的危害，提高农产品的产量和质量；另一方面，使用农药也带来环境污染，危害有益昆虫和鸟类，导致生态平衡失调，同时也造成了食品农药残留，对人体健康产生危害。目前生产和使用的农药品种有上千种，其中绝大多数为化学合成农药，而且，随着工农业生产的发展，农药的品种和产量会与日俱增。

农药残留是指农药使用后残存于生物体、食品和环境中的微量农药原体、有毒代谢物、降解物等，其残存数量称为残留量。食品中常见的农药残留有：有机磷农药、有机氯农药、氨基甲酸酯类等。

有机磷农药于 1938 年发现，是人们所熟知的一类高效、广谱农药，广泛用于防治农作物病虫害。有机磷农药属磷酸酯或硫代磷酸酯类化合物，其结构通式为：

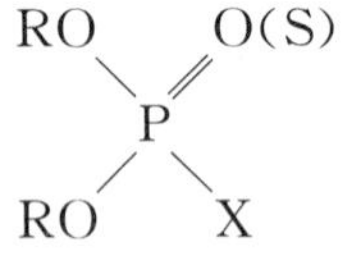

R 和 X 为各种不同的基团，可组成不同种类和毒性各异的有机磷农药。

早期使用的有机磷农药多为高效、高毒品种，如对硫磷、内吸磷、甲拌磷等，而现在多为高效、低毒、低残留品种，如乐果、美曲膦酯、倍硫磷及毒性极低的马拉硫磷。

有机磷农药具有用药量小，杀虫效率高，选择作用强，对农作物药害小，使用经济，并因其性质不稳定，在自然界容易分解，在食用作物中残留时间极短，以及在生物体内易受酶作用而水解，在体内不蓄积等优点。有机磷农药广泛用于农业杀虫及杀灭螨、蚜虫与蜘蛛和苍蝇等。但是，常因使用、保管、运输等不慎,污染食品,造成人畜急性中毒。故食品中(特别是果蔬等)有机磷农药残留量的测定,是一重要检测项目。

有机磷农药在食品中的残留,主要是在植物性食品中,尤其是蔬菜、瓜果等用量较大,加上使用不当,残留问题就更加突出。有机磷农药在多数食品中残留时间较短,但在某些食品中残留期仍较长,故食用时应尽可能洗涤或去皮。

有机磷农药属神经毒物,其中某些属高毒农药,对哺乳动物急性毒性较强,可经皮肤、呼吸道和消化道吸收进入体内。食品中有机磷农药进入人体被吸收后,使酶系统受到抑制,特别是血液中的胆碱酯酶活力降低,引起神经系统功能紊乱,如出汗、肌肉颤动等,严重者导致中枢神经系统功能失常。

除美曲膦酯、乐果为白色晶体外,其余有机磷农药的工业品均为棕色油状液体。仅敌敌畏、美曲膦酯略有芳香味,其他有机磷农药大多具有特殊的蒜臭味,挥发性大,对光、热不稳定。① 溶解性:有机磷农药的极性强弱不同,对水和有机溶剂的溶解性能也不一样。其中大部分是脂溶性化合物,除美曲膦酯能溶于水外,多数不溶于水,易溶于丙酮、石油醚、正己烷、苯、三氯甲烷、二氯甲烷等有机溶剂,易溶于乙腈、二甲基亚砜等亲水性有机溶剂,也易溶于脂肪,故能通过皮肤侵入体内。选择有机磷农药的提取溶剂、气相色谱的固定液等,都应根据有机磷农药的极性强弱来决定。② 水解性:有机磷农药属于酯类,在中性和酸性条件下比较稳定,而在碱性条件下则易水解,特别是在碱性、高温、水分含量高等环境及在某些重金属离子的催化作用下,更易水解。如美曲膦酯在碱性溶液中易水解为毒性更大的敌敌畏。所以有机磷农药的提取与净化应在中性或酸性条件下进行。③ 氧化性:硫代磷酸酯类农药在一定条件下能氧化成磷酸酯类农药。例如,在溴作用下或在紫外光照射下,使硫代磷酸酯中的硫被氧取代,生成毒性较大的磷酸酯,抑制酶的效果增强,从而提高酶抑制-薄层层析法测定的灵敏度。

国家食品卫生标准中,对常见的有机磷农药在不同的食品中的最高允许残留量都做了严格的规定,见表12-1。

表12-1 主要食品中有机磷农药残留量卫生标准 单位:mg/kg

品种	敌敌畏	乐果	马拉硫磷	对硫磷	甲拌磷	杀螟硫磷	倍硫磷
蔬菜	0.2	1.0	不得检出	不得检出	不得检出	0.4	0.05
水果					不得检出	0.4	0.05
原粮	0.1	0.05	3	0.1			
小麦、玉米、糙米					0.02	0.4	0.05
食用植物油	不得检出	不得检出	不得检出	0.1	不得检出	不得检出	0.01

食品中有机磷农药的测定方法有酶抑制-薄层层析法和气相色谱法,国家标准采用气相色谱法。我们以粮、菜、油中有机磷农药为例,来学习气相色谱法测定有机磷农药残留量的方法。

气相色谱法测定有机磷农药残留量的方法原理:

食品中残留的有机磷农药经有机溶剂提取并经净化、浓缩后,注入气相色谱仪,汽化后在载气携带下于色谱柱中分离,并由火焰光度检测器检测。当含有有机磷的样品于检测器中的富氢火焰上燃烧时,以HPO碎片的形式,放射出波长为526 nm的特征光,这种光经滤光片选择后,被光电倍增管接收，转换为电信号，经微电流放大器放大后，由记录仪记录下色谱峰。通过比较样品的峰高和标准品的峰高，计算出样品中有机磷农药的残留量。

本法最低检出量为 0.1～0.3 ng，进样量相当于 0.01 ng 试样，最低检出浓度范围为 0.01～0.03 mg/kg。

小贴士

食品中农药残留及控制措施

(1) 农药品种的分类

1) 按防治对象不同分类　杀虫剂、杀菌剂、除草剂、杀鼠剂、植物生长调节剂等。

2) 按照农药加工的剂型分类　粉剂、乳剂、烟剂、颗粒剂、熏蒸剂等。

3) 按化学成分分类　有机氯类、有机磷类、氨基甲酸酯类、拟除虫菊酯类、苯氧乙酸类、有机锡类等。

4) 按其毒性分类　高毒、中毒、低毒三类。

5) 按杀虫效率分类　高效、中效、低效三类。

6) 按农药在植物体内残留时间的长短分类　高残留、中残留和低残留三类。

(2) 食品中农药残留来源

1) 施用农药时直接污染食用农作物，并经多次施用造成累积量增多。

2) 施用农药或农药生产时，使农药漂浮于空气中，并随风和雨水降落到土壤和水域，被农作物吸收。

3) 土壤中积存的农药和被污染的灌溉用水中的农药，可被农作物吸收。

4) 农药污染水域，使水产品食物受到污染。

5) 饲料中残留的农药转入禽畜类和蛋奶类食品中。

(3) 控制食品中农药残留的主要措施

1) 健全和完善农药使用、监督管理的法规标准，减少管理漏洞。

2) 禁止和限制高毒性、高残留农药的使用范围。

3) 研究制定施药与作物收获的安全间隔期。

4) 建立健全农药在食品中的残留标准。

5) 研究开发高效、无毒、无残留、无污染的无公害农药，逐渐淘汰传统农药，从根本上杜绝农药残留，保障食品的安全性。

6) 采用科学合理的加工食用方法，如食用前要去皮、充分洗涤、烹饪和加热处理等。

【准备工作】

1. 仪器

(1) 气相色谱仪　具有火焰光度检测器(FPD)。

(2) 电动振荡器。

(3) 具塞锥形瓶(250 mL)。

(4) 分液漏斗(250 mL)。

(5) 具塞量筒(10 mL)。

2. 试剂

(1) 二氯甲烷。

(2) 无水硫酸钠。

(3) 丙酮。

(4) 中性氧化铝　层析用,经300℃活化4 h后备用。

(5) 活性炭　称取20 g活性炭,用盐酸(3 mol/L)浸泡过夜,抽滤后,用水洗至无氯离子,在120℃烘干备用。

(6) 硫酸钠溶液(50 g/L)。

(7) 农药标准储备液　分别准确称取适量的各种有机磷农药标准品,用苯(或三氯甲烷)先配制储备液,放在冰箱中保存。

(8) 农药标准使用液　临用时用二氯甲烷稀释为应用液,使其浓度为敌敌畏、乐果、马拉硫磷、对硫磷和甲拌磷每毫升各相当于1.0 μg,稻瘟净、倍硫磷、杀螟硫磷和虫螨磷每毫升各相当于2.0 μg。

【分析步骤】

(1) 提取与净化　根据食品样品类别采用如下方法操作。

1) 蔬菜　将蔬菜切碎混匀。称取10.00 g混匀的试样,置于250 mL具塞锥形瓶中,加30～100 g无水硫酸钠(根据蔬菜含水量)脱水,剧烈振摇后如有固体硫酸钠存在,说明所加无水硫酸钠已足够。加0.2～0.8 g活性炭(根据蔬菜色素含量)脱色。加70 mL二氯甲烷,在振荡器上振摇0.5 h,经滤纸过滤。量取35 mL滤液,室温下在通风柜中自然挥发至近干,用二氯甲烷少量多次研洗残渣,移入10 mL(或5 mL)具塞刻度试管中,并定容至2.0 mL,备用。

2) 稻谷　脱壳、磨粉、过20目筛、混匀。称取10.00 g混匀的试样,置于具塞锥形瓶中,加入0.5 g中性氧化铝及20 mL二氯甲烷,振摇0.5 h,过滤,滤液直接进样。如农药残留量过低,则加30 mL二氯甲烷,振摇过滤,量取15 mL滤液浓缩,并定容至2.0 mL进样。

3) 小麦、玉米　将试样磨碎过20目筛、混匀。称取10.00 g置于具塞锥形瓶中,加入0.5 g中性氧化铝、0.2 g活性炭及20 mL二氯甲烷,振摇0.5 h,过滤,滤液直接进样。如农药残留量过低,则加30 mL二氯甲烷,振摇过滤,量取15 mL滤液浓缩,并定容至2.0 mL进样。

4) 植物油　称取5.0 g混匀的试样,用50 mL丙酮分次溶解并洗入分液漏斗中,摇匀后,加10 mL水,轻轻旋转振摇1 min,静置1 h以上,弃去下面析出的油层,上层溶液自分液漏斗上口倾入另一分液漏斗中,当心尽量不使剩余的油滴倒入(如乳化严重,分层不清,则放入50 mL离心管中,以2 500 r/min离心0.5 h,用滴管吸出上层溶液)。加30 mL二氯甲烷,100 mL硫酸钠溶液(50 g/L),振摇1 min。静置分层后,将二氯甲烷提取液移至蒸发皿中。丙酮水溶液再用10 mL二氯甲烷提取一次,分层后,合并至蒸发皿中。自然挥干后,如无水,可用二氯甲烷少量多次研洗蒸发皿中残液,移入具塞量筒中,并定容至5 mL。加2 g无水硫酸钠振摇脱水,再加1 g中性氧化铝、0.2 g活性炭(蚝油可加0.5 g)振摇脱油和脱色,过滤,滤液直接进样。二氯甲烷提取液自然挥发后如有少量水,可用5 mL二氯甲烷分次将挥发后的残液洗入小分液漏斗内,提取1 min,静置分层后将二氯甲烷层移入具塞量筒内,再以5 mL二氯甲烷提取一次,合并入具塞量筒内，定容至 10 mL，加 5 g 无水硫酸钠，振摇脱水，再加 1 g 中性氧化铝、0.2 g 活性炭，振摇脱油和脱色，过滤，滤液直接进样。或将二氯甲烷和水一起倒入具塞量筒中，用二氯甲烷少量多次研洗蒸发皿，洗液并入具塞量筒中，以二氯甲烷定容至 5 mL，加 3 g 无水硫酸钠，然后如上加中性氧化铝和活性炭依法操作。

(2) 色谱参考条件

1) 色谱柱　玻璃柱，内径 3 mm，长 1.5～2.0 m。根据不同类型的有机磷农药选用不同的填充柱。

分离测定敌敌畏、乐果、马拉硫磷和对硫磷可从如下三种色谱柱选择。

内装涂以 2.5%SE－30 和 3%QF－1 混合固定液的 60～80 目 Chromosorb W AW DMCS。

内装涂以 1.5%OV－17 和 2%QF－1 混合固定液的 60～80 目 Chromosorb W AW DMCS。

内装涂以 2%OV－101 和 2%QF－1 混合固定液的 60～80 目 Chromosorb W AW DMCS。

分离、测定甲拌磷、虫螨磷、稻瘟净、倍硫磷和杀螟硫磷的色谱柱可选用如下两种色谱柱。

内装涂以 3%PEGA 和 5%QF－1 混合固定液的 60～80 目 Chromosorb W AW DMCS。

内装涂以 2%NPGA 和 3%QF－1 混合固定液的 60～80 目 Chromosorb W AW DMCS。

2) 气流速度　载气为氮气 80 mL/min；空气 50 mL/min；氢气 180 mL/min（氮气、空气和氢气之比按各仪器型号不同选择各自的最佳比例条件）。

3) 温度　进样口：220℃；检测器：240℃；柱温：180℃，但测定敌敌畏为 130℃。

(3) 分析检测　吸取混合农药标准应用液 2～5 μL，分别注入气相色谱仪中，可测得不同浓度有机磷农药标准溶液的峰高，分别绘制有机磷标准曲线。同时取试样溶液 2～5 μL 注入气相色谱仪中，根据测得的峰高从标准曲线图中查出相应的含量。

【结果计算】

样品中有机磷农药的含量按下式计算：

$$w(B)=\frac{A\times 1\ 000}{m\times 1\ 000\times 1\ 000}$$

式中：w(B)——测定的有机磷农药的质量分数，mg/kg；

A——进样体积中有机磷农药的质量，ng；

m——进样体积（μL）相当于试样的质量，g。

【友情提示】

(1) 测定食品中有机磷农药残留量，应将样品经破碎处理后，用二氯甲烷提取残留的有机磷农药。萃取液再经过净化、浓缩后，使用具有火焰光度检测器的气相色谱仪进行测定分析。

(2) 残留的有机磷农药及其代谢产物在食品中以三种状态存在：游离状态、与生物体高分子物质偶合状态及与生物体高分子结合状态。目前的提取方法尚能将游离状态的有机磷农药及其代谢产物提取，另外两种状态一般较难提取。

(3) 多数有机磷农药具有挥发性，也易氧化和水解。温度、pH、水分的增高及在某些重金属离子的催化下，会加速氧化、水解过程。故农药标准液应避光冷藏、干燥保存，尽可能新鲜配制。样品的提取与净化亦要注意由此造成的损失。

(4) 根据样品的种类和有机磷农药的品种来选择合适的有机溶剂及提取净化方法。使用有机溶剂提取有机磷农药残留时，样品中的脂肪和色素也被萃取而进入有机溶剂中，对测定产生干扰，加入中性氧化铝吸附除去脂肪，用活性炭吸附除去色素。

(5) 提取后样品溶液应是无色，否则应加活性炭脱色。

(6) 有机磷农药浓缩过程应在室温下自然挥干，不能加热，否则有机磷农药会分解变质。

(7) 样品液和标准液的进样量应根据有机磷残留量来确定，以各组分的色谱峰不会出现过高或过低为宜。

(8) 选用微量注射器作进样器，抽取样液前应来回抽吸几次以排除管内气泡，进样时要迅速注射至进样器中。

(9) 由于要同时分离多种有机磷农药，使用单一固定液的色谱柱，往往分离效果不好。本法采用混合固定液，可将难分离的农药有效地分开。

(10) 食用植物油的提取溶剂由丙酮＋水(5＋1)组成，农药溶入丙酮后，油样下沉析出。弃去油层，向丙酮、二氯甲烷系统中加入大量硫酸钠溶液，使农药转移至二氯甲烷中，水溶性杂质留于丙酮层内，农药提取液由此被净化。

工作任务 37　食品中黄曲霉毒素 B_1 的测定

工作过程：以薄层层析法测定食品中黄曲霉毒素 B_1 的含量为例(GB/T 5009.22—2003)。

【相关知识】

霉菌是丝状真菌的通称，在自然界分布很广，几乎无处不在，主要分布在不通风、阴暗、潮湿和温度较高的环境中。霉菌在各种食品中非常容易生长，造成不同程度的食品污染。据统计，目前已发现的霉菌毒素有 200 多种，其中与人类关系密切的有近百种，有相当一部分具有较强的致癌性和致畸性，其中最重要的一类是黄曲霉毒素。

黄曲霉毒素(AFT)是黄曲霉、寄生曲霉产生的一类代谢产物，具有极强的毒性和致癌性，对动物能造成急性中毒，其毒性比氰化钾还要强；还能引起慢性中毒，造成生长发育障碍，肝脏出现亚急性或慢性损伤，能致癌、致畸、致突变。AFT 是目前发现的最强的化学致癌物。

AFT 主要污染粮油及其制品，如花生、花生油、玉米、大米、棉籽等，此外各种植物性与动物性食品也能被广泛污染，其污染程度与各种作物生物学特性和化学组成以及成熟期所处的气候条件有很大关系。一般来说，富含脂肪的粮食易产生 AFT。此外，收获季节高温、高湿，也易造成 AFT 的污染。我国长江沿岸及江南地区黄曲霉毒素污染严重，北方各省污染较轻。

黄曲霉毒素耐热，一般烹调加工方法达不到去毒的目的。污染食品仅靠加热处理仍然是不安全的，应根据具体情况进行综合防范。谷物收获后，尽快脱水干燥，并放置在通风、阴凉、干燥处，防止发霉变质；捡除霉变颗粒；反复搓洗、水冲；加碱、高压去毒。

AFT 是一群结构相似的化合物，基本结构为二呋喃环和香豆素，主要理化性质表现在以下几方面。

(1) 溶解性　AFT 难溶于水、乙醚、石油醚、乙烷中，易溶于油、甲醇、丙酮、氯仿、苯、乙腈、二甲基甲酰胺等溶剂中。这是溶解和提取 AFT 的依据。

(2) 稳定性 AFT 对光、热、酸较稳定，对碱和氧化剂不稳定。AFT 在中性及酸性溶液中很稳定，在 pH 1～3 的强酸性溶液中稍有分解，在 pH 9～10 的碱性溶液中能迅速分解、破坏。AFT 对氧化剂不稳定，如用次氯酸钠溶液、氯、过氧化氢、高锰酸钾、漂白粉等均可使 AFT 分解破坏掉，并且氧化剂的浓度越大，AFT 分解速度越快。了解这些性质，可用于 AFT 的消毒。

(3) 产生荧光 在长波紫外光(365 nm)照射下，AFT 能发出荧光，可用于 AFT 的检出。

根据荧光颜色、R_f 值及结构等不同，黄曲霉毒素可分为多种类型，主要有 B_1、B_2、G_1、G_2、M_1、M_2。它们的结构不同，其毒性及危害性也有很大差异。黄曲霉毒素的衍生物中以黄曲霉毒素 B_1 的毒性和致癌性最强，在食品中的污染最广泛，对食品的安全性影响最大。在一般情况下，如未检出 $AFTB_1$，就不存在 $AFTB_2$ 和 AFTG，因此，在食品卫生检验中，以 $AFTB_1$ 为食品污染 AFT 的主要指标。我国食品卫生标准中，对 $AFTB_1$ 的最高允许含量做了明确规定：玉米、花生仁、花生油≤20 μg/kg；玉米及花生仁制品≤20 μg/kg；大米和其他食油≤10 μg/kg；其他粮食、豆类、发酵食品≤5 μg/kg；婴儿食品中不得检出。

测定 $AFTB_1$ 的方法，常用的有薄层层析法、酶联免疫吸附法、微柱色谱法，前两法为我国 $AFTB_1$ 的标准分析方法。

薄层层析法测定 $AFTB_1$ 的原理：

试样中的黄曲霉毒素 B_1 经提取、浓缩、薄层分离后，在波长 365 nm 紫外光下产生蓝紫色荧光，根据其在薄层上显示荧光的最低检出量来测定含量。

其最低检出质量为 0.000 4 μg，最低检出浓度为 5 μg/kg。该方法可同时定性和定量分析 $AFTB_1$。

【准备工作】

1. 仪器

(1) 小型粉碎机。

(2) 样筛。

(3) 电动振荡器。

(4) 全玻璃浓缩器。

(5) 玻璃板(5 cm×20 cm)。

(6) 薄层板涂布器。

(7) 展开槽(内长 25 cm、宽 6 cm、高 4 cm)。

(8) 紫外光灯(100～125 W) 带有波长 365 nm 滤光片。

(9) 微量注射器或血色素吸管。

2. 试剂

(1) 甲烷。

(2) 正己烷或石油醚(沸程 30～60℃或 60～90℃)。

(3) 甲醇。

(4) 苯。

(5) 乙腈。

(6) 无水乙醚或乙醚经无水硫酸钠脱水。

(7) 丙酮。

以上试剂在试验时先进行一次试剂空白试验,如不干扰测定即可使用,否则需逐一进行重蒸。

(8) 硅胶G 薄层色谱用。

(9) 三氟乙酸。

(10) 无水硫酸钠。

(11) 氯化钠。

(12) 苯-乙腈混合液 量取98 mL苯,加2 mL乙腈,混匀。

(13) 甲醇-水溶液 取甲醇55 mL,加水45 mL,混匀备用。

(14) 黄曲霉毒素B_1标准溶液(10.0 μg/mL) 配制按下列方法进行。

1) 仪器校正 测定重铬酸钾的摩尔消光系数,以求出使用仪器的校正因素。准确称取25 mg经干燥的重铬酸钾(基准级),用硫酸溶液(0.5+1 000)溶解后并准确稀释至200 mL,相当于[$c(K_2Cr_2O_7)=0.000\ 4$ mol/L]。再吸取25 mL此稀释液于50 mL容量瓶中,加硫酸溶液(0.5+1 000)稀释至刻度,相当于0.000 2 mol/L。再吸取25 mL此稀释液于50 mL容量瓶中,加硫酸溶液(0.5+1 000)稀释至刻度,相当于0.000 1 mol/L。用1 cm石英杯,在最大吸收峰的波长(接近350 nm)处,用硫酸溶液(0.5+1 000)作空白,测得以上三种不同浓度的吸光度,并按下式计算出以上三种浓度的摩尔吸光系数的平均值。

$$E_1=\frac{A}{c}$$

式中:E_1——重铬酸钾溶液的摩尔吸光系数,L/(mol·cm);

A——测得重铬酸钾溶液的吸光度;

c——重铬酸钾溶液的物质的量浓度,mol/L。

再以此平均值与重铬酸钾的摩尔吸光系数值3 160比较,即求出使用仪器的校正因素,按下式进行计算:

$$f=\frac{3\ 160}{E}$$

式中:f——使用仪器的校正因素;

E——测得的重铬酸钾摩尔吸光系数的平均值,L/(mol·cm)。

若f大于0.95或小于1.05,则使用仪器的校正因素可忽略不计。

2) 黄曲霉毒素B_1标准溶液的制备 准确称取1~1.2 mg黄曲霉毒素B_1标准品,先加入2 mL乙腈溶解后,再用苯稀释至100 mL,避光,置于4℃冰箱保存。该标准溶液约为10 μg/mL。用紫外分光光度计测此溶液的最大吸收峰的波长及该波长的吸光度值。

黄曲霉毒素B_1标准溶液的浓度按下式计算:

$$\rho(AFTB_1)=\frac{AM\times 1\ 000\times f}{E_2}$$

式中:$\rho(AFTB_1)$——黄曲霉毒素B_1标准溶液的浓度,μg/mL;

A——测得的吸光度值;

f——使用仪器的校正因素;

M——黄曲霉毒素 B_1 的分子量 312；

E_2——黄曲霉毒素 B_1 在苯-乙腈混合液中的摩尔吸光系数 19 800。

根据计算，用苯-乙腈混合液调到标准溶液浓度恰为 10.0 μg/mL，并用分光光度计核对其质量浓度。

3）纯度的测定　取 5μL 黄曲霉毒素 B_1 标准溶液（10 μg/mL），滴加于涂层厚度 0.25 mm 的硅胶 G 薄层板上，用甲醇-三氯甲烷（4＋96）与丙酮-三氯甲烷（8＋92）展开剂展开，在紫外灯下观察荧光的产生，应符合下列条件：① 在展开后，只有单一的荧光点，无其他杂质荧光点；② 原点上没有任何残留的荧光物质。

（15）黄曲霉毒素 B_1 标准使用液　配制下列三种不同浓度的标准使用液。

1）黄曲霉毒素 B_1 标准使用液Ⅰ（1.0 μg/mL）　准确吸取 1.0 mL 标准溶液（10 μg/mL）于 10 mL 容量瓶中，加苯-乙腈混合液至刻度，混匀。此溶液每毫升相当于 1.0 μg 黄曲霉毒素 B_1。

2）黄曲霉毒素 B_1 标准使用液Ⅱ（0.2 μg/mL）　吸取 1.0 mL 此稀释液，置于 5 mL 容量瓶中，加苯-乙腈混合液稀释至刻度，此溶液每毫升相当于 0.2 μg 黄曲霉毒素 B_1。

3）黄曲霉毒素 B_1 标准使用液Ⅲ（0.04 μg/mL）　吸取黄曲霉毒素 B_1 标准溶液（0.2 μg/mL）1.0 mL 置于 5 mL 容量瓶中，加苯-乙腈混合液稀释至刻度，此溶液每毫升相当于 0.04 μg 黄曲霉毒素 B_1。

（16）次氯酸钠溶液（消毒用）　称取 100 g 漂白粉，加入 500 mL 水，搅拌均匀。另将 80 g 工业用碳酸钠（$Na_2CO_3 \cdot 10H_2O$）溶于 500 mL 温水中，再将两液混合，搅拌，澄清后过滤。此滤液中次氯酸钠浓度约为 25 g/L。若用漂白粉精制备，则碳酸钠的量可以加倍。所得溶液浓度约为 50 g/L。污染的玻璃仪器用 10 g/L 次氯酸钠溶液浸泡半天或用 50 g/L 次氯酸钠溶液浸泡片刻后，即可达到去毒效果。

【分析步骤】

1. 取样

试样中污染黄曲霉毒素高的霉粒一粒即可以左右测定结果，而且有毒霉粒的比例小，同时分布不均匀。为避免取样带来的误差，应大量取样，并将该大量试样粉碎，混合均匀，才有可能得到能代表一批试样的相对可靠的结果。粮食试样应粉碎全部通过 20 目筛，混匀。花生试样全部通过 10 目筛，混匀。或将好、坏分别测定，再计算其含量。花生油和花生酱等试样不需制备，但取样时应搅拌均匀。必要时，每批试样可采取 3 份大样作试样制备及分析测定用，以观察所采试样是否具有一定的代表性。

2. 提取

（1）玉米、大米、麦类、面粉、薯干、豆类、花生、花生酱等　称取 20.00 g 粉碎过筛试样（面粉、花生酱不需粉碎），置于 250 mL 具塞锥形瓶中，加 30 mL 正己烷或石油醚和 100 mL 甲醇水溶液，在瓶塞上涂上一层水，盖严防漏。振荡 30 min，静置片刻，以叠成折叠式的快速定性滤纸过滤于分液漏斗中，待下层甲醇水溶液分清后，放出甲醇水溶液于另一具塞锥形瓶内。取 20.00 mL甲醇水溶液（相当于 4 g 试样）置于另一 125 mL 分液漏斗中，加 20 mL 三氯甲烷，振摇 2 min，静置分层，如出现乳化现象可滴加甲醇促使分层。放出三氯甲烷层，经盛有约 10 g 预先用三氯甲烷湿润的无水硫酸钠的定量慢速滤纸过滤于 50 mL 蒸发皿中，再加 5 mL 三氯甲烷于分液漏斗中，重复振摇提取，三氯甲烷层一并滤于蒸发皿中，最后用少量三氯甲烷洗过滤器，洗液并于蒸发皿中。将蒸发皿放在通风柜于65℃水浴上通风挥干，然后放在冰盒上冷却2～3 min后，准确加入1 mL苯-乙腈混合液（或将三氯甲烷用浓缩蒸馏器减压吹气蒸干后，准确加入1 mL苯-乙腈混合液）。用带橡皮头的滴管的管尖将残渣充分混合，若有苯的结晶析出，将蒸发皿从冰盒上取出，继续溶解、混合，晶体即消失，再用此滴管吸取上清液转移于2 mL具塞试管中。

(2) 花生油、香油、菜油等　称取4.00 g试样置于小烧杯中，用20 mL正己烷或石油醚将试样移于125 mL分液漏斗中。用20 mL甲醇水溶液分次洗烧杯，洗液一并移入分液漏斗中，振摇2 min，静置分层后，将下层甲醇水溶液移入第二个分液漏斗中，再用5 mL甲醇水溶液重复振摇提取一次，提取液一并移入第二个分液漏斗中。在第二个分液漏斗中加入20 mL三氯甲烷，振摇2 min，静置分层，如出现乳化现象可滴加甲醇促使分层。放出三氯甲烷层，经盛有约10 g预先用三氯甲烷湿润的无水硫酸钠的定量慢速滤纸过滤于50 mL蒸发皿中，再加5 mL三氯甲烷于分液漏斗中，重复振摇提取，三氯甲烷层一并滤于蒸发皿中，最后用少量三氯甲烷洗过滤器，洗液并于蒸发皿中。将蒸发皿放在通风柜于65℃水浴上通风挥干，然后放在冰盒上冷却2～3 min后，准确加入1 mL苯-乙腈混合液（或将三氯甲烷用浓缩蒸馏器减压吹气蒸干后，准确加入1 mL苯-乙腈混合液）。用带橡皮头的滴管的管尖将残渣充分混合，若有苯的结晶析出，将蒸发皿从冰盒上取出，继续溶解、混合，晶体即消失，再用此滴管吸取上清液转移于2 mL具塞试管中。

(3) 酱油、醋　称取10.00 g试样于小烧杯中，为防止提取时乳化，加0.4g氯化钠，移入分液漏斗中，用15 mL三氯甲烷分次洗涤烧杯，洗液并入分液漏斗中，振摇2 min，静置分层，如出现乳化现象可滴加甲醇促使分层。放出三氯甲烷层，经盛有约10 g预先用三氯甲烷湿润的无水硫酸钠的定量慢速滤纸过滤于50 mL蒸发皿中，再加5 mL三氯甲烷于分液漏斗中，重复振摇提取，三氯甲烷层一并滤于蒸发皿中，最后用少量三氯甲烷洗过滤器，洗液并于蒸发皿中。将蒸发皿放在通风柜于65℃水浴上通风挥干，然后放在冰盒上冷却2～3 min后，准确加入2.5 mL苯-乙腈混合液（或将三氯甲烷用浓缩蒸馏器减压吹气蒸干后，准确加入2.5 mL苯-乙腈混合液），此溶液每毫升相当于4 g试样。

(4) 干酱类（包括豆豉、腐乳制品）　称取20.00 g研磨均匀的试样，置于250 mL具塞锥形瓶中，加入20 mL正己烷或石油醚与50 mL甲醇水溶液。振荡30 min，静置片刻，以叠成折叠式快速定性滤纸过滤，滤液静置分层后，取24 mL甲醇水层（相当于8 g试样，其中包括8 g干酱类本身约含有4 mL水的体积在内）置于分液漏斗中，加入20 mL三氯甲烷，振摇2 min，静置分层，如出现乳化现象可滴加甲醇促使分层。放出三氯甲烷层，经盛有约10 g预先用三氯甲烷湿润的无水硫酸钠的定量慢速滤纸过滤于50 mL蒸发皿中，再加5 mL三氯甲烷于分液漏斗中，重复振摇提取，三氯甲烷层一并滤于蒸发皿中，最后用少量三氯甲烷洗过滤器，洗液并于蒸发皿中。将蒸发皿放在通风柜于65℃水浴上通风挥干，然后放在冰盒上冷却2～3 min后，准确加入2.5 mL苯-乙腈混合液（或将三氯甲烷用浓缩蒸馏器减压吹气蒸干后，准确加入2.0 mL苯-乙腈混合液），此溶液每毫升相当于4 g试样。

(5) 发酵酒类　处理方法与酱油、醋相同，但不加氯化钠。

3. 测定

(1) 单向展开法

1) 薄层板的制备　称取约3 g硅胶G，加相当于硅胶G量2～3倍的水，用力研磨1～2 min

至成糊状后立即倒于涂布器内，推成 5 cm×20 cm，厚度约 0.25 mm 的薄层板三块。在空气中干燥约 15 min 后，在 100℃活化 2 h，取出，放干燥器中保存。一般可保存 2～3 d，若放置时间较长，可再活化后使用。

2）点样　将薄层板边缘附着的吸附剂刮净，在距薄层板下端 3 cm 的基线上用微量注射器或血色素吸管滴加样液。一块板可滴加 4 个点，点距边缘和点间距约为 1 cm，点直径约 3 mm。在同一块板上滴加点的大小应一致，滴加时可用吹风机用冷风边吹边加。滴加样式如下。

第一点：10 μL 黄曲霉毒素 B_1 标准使用液Ⅲ（0.04 μg/mL）。

第二点：20 μL 样液。

第三点：20 μL 样液＋10 μL 黄曲霉毒素 B_1 标准使用液Ⅲ（0.04 μg/mL）。

第四点：20 μL 样液＋10 μL 黄曲霉毒素 B_1 标准使用液Ⅱ（0.2 μg/mL）。

3）展开与观察　在展开槽内加 10 mL 无水乙醚，预展 12 cm，取出挥干。再于另一展开槽内加 10 mL 丙酮-三氯甲烷（8＋92），展开 10～12cm，取出。在紫外灯下观察结果，方法如下：① 由于样液点上加滴黄曲霉毒素 B_1 标准使用液，可使黄曲霉毒素 B_1 标准点与样液中黄曲霉毒素 B_1 荧光点重叠。如样液为阴性，薄层板上的第三点中黄曲霉毒素 B_1 为 0.000 4 μg，可用作检查在样液内黄曲霉毒素 B_1 最低检出量是否正常出现；如为阳性，则起定性作用。薄层板上的第四点中黄曲霉毒素 B_1 为 0.002 μg，主要起定位作用。② 若第二点在与黄曲霉毒素 B_1 标准点的相应位置上无蓝紫色荧光点，表示试样中黄曲霉毒素 B_1 含量在 5 μg/kg 以下；如在相应位置上有蓝紫色荧光点，则需进行确证试验。

4）确证试验　为了证实薄层板上样液荧光系由黄曲霉毒素 B_1 产生的，加滴三氟乙酸，产生黄曲霉毒素 B_1 的衍生物，展开后此衍生物的比移值约为 0.1。于薄层板左边依次滴加两个点。

第一点：10 μL 黄曲霉毒素 B_1 标准使用液Ⅲ（0.04 μg/mL）。

第二点：20 μL 样液。

于以上两点各加一小滴三氟乙酸盖于其上，反应 5 min 后，用吹风机吹热风 2 min，使热风吹到薄层板上的温度不高于 40℃，再于薄层板上滴加以下两个点。

第三点：10 μL 黄曲霉毒素 B_1 标准使用液Ⅲ（0.04 μg/mL）。

第四点：20 μL 样液。

在展开槽内加 10 mL 无水乙醚，预展 12 cm，取出挥干。再于另一展开槽内加 10 mL 丙酮-三氯甲烷（8＋92），展开 10～12 cm，取出。在紫外灯下观察样液是否产生与黄曲霉毒素 B_1 标准点相同的衍生物。未加三氟乙酸的三、四点，可依次作为样液与标准的衍生物空白对照。

5）稀释定量　样液中的黄曲霉毒素 B_1 荧光点的荧光强度如与黄曲霉毒素 B_1 标准点的最低检出量（0.000 4 μg）的荧光强度一致，则试样中黄曲霉毒素 B_1 含量即为 5 μg/kg。如样液中荧光强度比最低检出量强，则根据其强度估计减少滴加微升数或将样液稀释后再滴加不同微升数，直到样液点的荧光强度与最低检出量的荧光强度一致为止。滴加方式如下。

第一点：10 μL 黄曲霉毒素 B_1 标准使用液Ⅲ（0.04 μg/mL）。

第二点：根据情况滴加 10 μL 样液。

第三点：根据情况滴加 15 μL 样液。

第四点：根据情况滴加 20 μL 样液。

(2) 双向展开法 如用单向展开法展开后，薄层色谱由于杂质干扰掩盖了黄曲霉毒素 B_1 的荧光强度，可采用双向展开法。薄层板先用无水乙醚作横向展开，将干扰的杂质展至样液点的一边而黄曲霉毒素 B_1 不动，然后再用丙酮-三氯甲烷(8＋92)作纵向展开，试样在黄曲霉毒素 B_1 相应处的杂质底色大量减少，因而提高了方法灵敏度。如在双向展开中滴加两点法展开仍有杂质干扰时，则改用滴加一点法。

1) 滴加两点法

点样：取薄层板三块，在距下端 3 cm 基线上滴加黄曲霉毒素 B_1 标准使用液与样液。即在三块板的距左边缘 0.8～1 cm 处各滴加 10 μL 黄曲霉毒素 B_1 标准使用液(0.04 μg/mL)，在距左边缘 2.8～3 cm 处各滴加 20 μL 样液，然后在第二块板的样液点上加滴 10 μL 黄曲霉毒素 B_1 标准使用液(0.04 μg/mL)，在第三块板的样液点上加滴 10 μL 黄曲霉毒素 B_1 标准使用液(0.2 μg/mL)。

展开：先横向展开，在展开槽内的长边置一玻璃支架，加 10 mL 无水乙醚，将上述点好的薄层板靠标准点的长边置于展开槽内展开，展至板端后，取出挥干，或根据情况需要时再重复展开1～2 次。再纵向展开，挥干的薄层板以丙酮-三氯甲烷(8＋92)展开至 10～12 cm 为止。丙酮与三氯甲烷的比例根据不同条件自行调节。

观察及评定结果：在紫外灯下观察第一、二板，若第二板的第二点在黄曲霉毒素 B_1 标准点的相应处出现最低检出量，而第一板在与第二板的相同位置上未出现荧光点，则试样中黄曲霉毒素 B_1 含量在 5 μg/kg 以下。若第一板在与第二板的相同位置上出现荧光点，则将第一板与第三板比较，看第三板上第二点与第一板上第二点的相同位置上的荧光点是否与黄曲霉毒素 B_1 标准点重叠，如果重叠，再进行确证试验。在具体测定中，第一、二、三板可以同时做，也可按照顺序做。如果按照顺序做，当在第一板出现阴性时，第三板可以省略，如第一板为阳性，则第二板可以省略，直接做第三板。

确证试验：另取薄层板两块，于第四、五两板距左边缘 0.8～1 cm 处各滴加 10 μL 黄曲霉毒素 B_1 标准使用液(0.04 μg/mL)及 1 小滴三氟乙酸；在距左边缘 2.8～3 cm 处，于第四板滴加 20 μL 样液及 1 小滴三氟乙酸；于第五板滴加 20 μL 样液、10 μL 黄曲霉毒素 B_1 标准使用液(0.04 μg/mL)及 1 小滴三氟乙酸，反应 5 min 后，用吹风机吹热风 2 min，使热风吹到薄层板上的温度不高于 40℃。再用双向展开法展开后，观察样液是否产生与黄曲霉毒素 B_1 标准点重叠的衍生物。观察时，可将第一板作为样液的衍生物空白板。如样液黄曲霉毒素 B_1 含量高时，则将样液稀释后，做确证试验，方法与单向展开法相同。

稀释定量：如样液黄曲霉毒素 B_1 含量高时，按单向展开稀释定量操作进行稀释定量。如黄曲霉毒素 B_1 含量低，稀释倍数小，在定量的纵向展开板上仍有杂质干扰，影响结果的判断，可将样液再做双向展开法测定，以测定含量。

2) 滴加一点法

点样：取薄层板三块，在距下端 3 cm 基线上滴加黄曲霉毒素 B_1 标准使用液与样液。即在三块板距左边缘 0.8～1 cm 处各滴加 20 μL 样液，在第二板的点上加滴 10 μL 黄曲霉毒素 B_1 标准应用液(0.04 μg/mL)，在第三板的点上加滴 10 μL 黄曲霉毒素 B_1 标准使用液(0.2 μg/mL)。

展开：展开操作与滴加两点法的操作相同。

观察及评定结果：在紫外灯下观察第一、二板，如第二板出现最低检出量的黄曲霉毒素 B_1 标准点，而第一板与其相同位置上未出现荧光点，试样中黄曲霉毒素 B_1 含量在 5 μg/kg 以下。如第一板在与第二板黄曲霉毒素 B_1 相同位置上出现荧光点，则将第一板与第三板比较，看第三板上与第一板相同位置的荧光点是否与黄曲霉毒素 B_1 标准点重叠，如果重叠再进行以下确证试验。

确证试验：另取两板，于距左边缘 0.8～1 cm 处，第四板滴加 20 μL 样液、1 滴三氟乙酸；第五板滴加 20 μL 样液、10 μL 黄曲霉毒素 B_1 标准使用液(0.04 μg/mL)及 1 滴三氟乙酸。产生衍生物及展开方法同滴加两点法。再将以上二板在紫外光灯下观察，以确定样液点是否产生与黄曲霉毒素 B_1 标准点重叠的衍生物，观察时可将第一板作为样液的衍生物空白板。经过以上确证试验定为阳性后，再进行稀释定量，如含黄曲霉毒素 B_1 低，不需稀释或稀释倍数小，杂质荧光仍有严重干扰，可根据样液中黄曲霉毒素 B_1 荧光的强弱，直接用双向展开法定量。

【结果计算】

样品中黄曲霉毒素 B_1 的含量按下式计算：

$$w(\mathrm{AFTB_1})=0.000\,4\times\frac{V_1\times D}{V_2}\times\frac{1\,000}{m}$$

式中：$w(\mathrm{AFTB_1})$——试样中黄曲霉毒素 B_1 的含量，μg/kg；

V_1——加入苯-乙腈混合液的体积，mL；

V_2——出现最低荧光时滴加样液的体积，mL；

D——样液的总稀释倍数；

M——加入苯-乙腈混合液溶解时相当试样的质量，g；

0.000 4——黄曲霉毒素 B_1 的最低检出量，μg。

【友情提示】

(1) 用过后受污染的玻璃器皿，应经次氯酸钠溶液(25 g/L)浸泡消毒后再清洗。

(2) 多数食品中 $\mathrm{AFTB_1}$ 的提取、净化方法是：取样品适量，加入正己烷(或石油醚)、甲醇-水，进行振摇提取，此时食品中的油脂、色素等杂质进入正己烷层，可弃去；$\mathrm{AFTB_1}$ 和一些水溶性杂质存在于甲醇-水层。根据试验，甲醇与水的比例以 55∶45 较好，甲醇能溶解 $\mathrm{AFTB_1}$，加水的作用是能使食品组织膨胀疏松，便于提取其中的 $\mathrm{AFTB_1}$，也有利于两相间能很好地分层。然后取甲醇-水层，加三氯甲烷进行萃取，由于 $\mathrm{AFTB_1}$ 更易溶于三氯甲烷，所以几乎全部 $\mathrm{AFTB_1}$ 转入三氯甲烷层，而水溶性杂质则留在甲醇-水层(可弃去)。在该步骤中可能出现乳化现象，可用滴管吸取少量甲醇插入三氯甲烷层慢慢放出，促使分层。将三氯甲烷层通过无水硫酸钠过滤至蒸发皿中，并在通风处蒸发至干。放冷后，准确加入苯-乙腈溶解 $\mathrm{AFTB_1}$，密塞冷藏，供薄层色谱点样用。如果样品含油脂太多，可先在索氏提取器中用石油醚回流，以脱去油脂，然后再用三氯甲烷提取 $\mathrm{AFTB_1}$。对于含水较多的食品，如酱油、醋等，应扣除所含的水，使甲醇与水的比例接近 55∶45。

(3) 食品中的 $\mathrm{AFTB_1}$ 分布不均匀，故采样时应注意：① 根据规定采取有代表性的试样；② 对局部发霉变质的试样检验时，应单独取样；③ 每份分析测定用的试样应从大样经粉碎与连续多次用四分法缩减至 0.5～1 kg，然后全部粉碎。

(4) 展开剂中丙酮与氯仿的比例，可以随分离情况调节，黄曲霉毒素 B_1 的 R_f 值随丙酮含量增加而增大。

(5) 若杂质不干扰对黄曲霉毒素 B_1 荧光点的观察，可以不进行预展。杂质严重干扰荧光观察时，除增加预展次数外，应改用双向展开法。

(6) 在双向展开法中，无水乙醚不得含水或乙醇，否则横向展开后，$AFTB_1$ 会移动位置。如果移动不大，不影响测定结果。

(7) 由于 $AFTB_1$ 是一剧毒且强致癌性的物质，使用时应特别小心。应按以下规定进行实验操作和实验后的清洗消毒工作：① 实验时应戴口罩，配标准溶液时戴手术手套；② 若衣服被污染，须用5%次氯酸钠溶液浸泡15～30 min后，再用清水洗净；③ 对于剩余的 $AFTB_1$ 标准液或阳性样液，应先用5%次氯酸钠溶液处理后方可倒到指定的地方；④ 实验中所用的或被污染的玻璃器皿须经5%次氯酸钠溶液浸泡5 min再清洗；⑤ 实验完毕后应用5%次氯酸钠溶液清洗消毒实验台等；⑥ 万一手皮肤被污染，可用次氯酸钠溶液搓洗，再用肥皂水洗净。

能力拓展

酶联免疫吸附法测定食品中黄曲霉毒素 B_1

工作过程：以酶联免疫吸附法测定食品中黄曲霉毒素 B_1 为例(GB/T 5009.22—2003)。

一、相关知识

$AFTB_1$ 是已知的100多种霉菌毒素中最稳定、毒性最大的毒素之一，属强致癌物质，它在WHO确定的重点研究毒物中被列为首位。随着人们对 $AFTB_1$ 的认识增加，对其在食品中含量的要求也越来越高。采用薄层色谱(TLC)法检测存在灵敏度低、重现性差、操作繁琐、时间长且安全性差等缺点。与之相比，酶联免疫吸附分析法具有线性范围好、回收率、精密度高、结果判断客观准确、操作简单、容易掌握、实用性强等特点，同时弥补了经典化学分析方法和其他仪器测试手段的不足，同时安全性高，避免了与 $AFTB_1$ 的直接接触而引起的 $AFTB_1$ 的污染。

酶联免疫吸附法测定食品中黄曲霉毒素 B_1 的基本原理：

酶联免疫法和其他免疫法一样，都是以抗体和抗原的特异性结合为基础的，其差别在于酶联免疫方法以酶或者辅酶作为标记物，标记抗原或者抗体，用酶促反应的放大作用来显示初级免疫学反应。ELISA也不例外，但其最大的特点就是利用聚苯乙烯微量反应板(或球)吸附抗原或者抗体，使之固相化，加样品提取液和酶标 $AFTB_1$ 抗原[$AFTB_1$ 与辣根过氧化物酶(HRP)的结合物]，在其中进行免疫反应和酶促反应。加酶底溶液显色，颜色的深浅取决于抗体和酶标 $AFTB_1$ 的结合量。样品中 $AFTB_1$ 多，则被抗体结合的酶标 $AFTB_1$ 抗原就少。在HRP存在下，酶底溶液中的四甲基联苯胺(TMB)和过氧化氢发生氧化反应而使溶液显红色至橙黄色。用2 mol/L硫酸中止反应，用目视法或仪器法将样品孔与 $AFTB_1$ 标准限量孔比较，判断或计算样品中 $AFTB_1$ 的含量。

二、准备工作

1. 仪器

(1) 分析天平　感量0.01 g。

(2) 培养箱(0～50℃)。

(3) 微量连续可调取液器及吸头(10～20 μL)。

(4) 冰箱(4～8℃)。

(5) $AFTB_1$ 测定仪或酶标测定仪　含有波长 450 nm 的滤光片。

(6) $AFTB_1$ 酶联免疫测试盒　包被抗体的聚苯乙烯微量反应板(24 孔)。

2. 试剂

(1) A 试剂　稀释液甲醇-蒸馏水(7∶93)。

(2) B 试剂　$AFTB_1$ 标准物质(纯度 100%)溶液，浓度 1.00 g/L。

(3) C 试剂　酶标 $AFTB_1$ 抗原($AFTB_1$ -辣根过氧化物酶交联物，$AFTB_1$ - HRP)，$AFTB_1$ -HRP 的摩尔比<2∶1。

(4) D 试剂　酶标 $AFTB_1$ 抗原稀释液，含 0.1%牛血清白蛋白(BSA)的 pH 7.5 的磷酸盐缓冲液(PBS)。

(5) E 试剂　洗涤母液，含 0.05%吐温-20 的 PBS 溶液。

(6) F 试剂　底物液 a：四甲基联苯胺(TMB)，用 pH 5.0 乙酸钠-柠檬酸缓冲液配成，浓度为 0.2 g/L。

(7) G 试剂　底物液 b：1 mL pH 5.0 乙酸钠-柠檬酸缓冲液中加入浓度为 0.3%的过氧化氢溶液 28 μL。

(8) H 试剂　终止液，浓度为 2 mol/L 的硫酸溶液。

三、测定操作

(1) 样品溶液的制备　称取粉碎后过 20 目筛的食品样品 5 g(准确到 0.01 g)于磨口的 50 mL试管中，加入 25 mL 甲醇-水(5∶5)，加塞振荡提取 10 min，过滤，滤液用 A 试剂作适当稀释。

(2) 限量测定

1) 洗涤包被抗体的聚苯乙烯微量反应板　每次需用标准对照孔 3 个，其余按测定样品数截取相应的板孔数。用 E 试剂洗涤液洗板 2 次，洗去未交联的抗体及杂质。洗液不得外溢，每次间隔 1 min，并放在吸水纸上拍干。

2) 加试剂　依次加入试剂和待测试样稀释液。

3) 反应　放在 37℃恒温培养箱内反应 30 min。

4) 洗涤　将反应板从培养箱中取出，用 E 洗涤剂洗板 5 次，洗液不得溢出，每次间隔 2 min，在吸水纸上拍干。

5) 显色　每孔各加入底物 F 试剂和底物 G 试剂各 50 μL，摇匀，在 37℃恒温培养箱内反应15 min。

6) 终止　每孔加终止液 H 试剂 50 μL 终止。

7) 结果判定　先用目测法比较 1～3 号孔颜色。若 1 号孔接近无色，3 号孔最深，2 号孔次之，说明测定无误。这时比较试样孔与 3 号孔的颜色，若相当或浅为合格；若颜色深为超标，或直接以仪器法测定。

(3) 定量测定　若试样超标，则 $AFTB_1$ 测定仪或酶标测定仪在 450 nm 波长处进行定量测定，通过绘制 $AFTB_1$ 的标准曲线来确定试样中 $AFTB_1$ 的含量。

1）配制标准系列　将 50.00 μL/L 的 $AFTB_1$ 标准溶液用 A 试剂稀释成 0.00、0.01、0.10、1.00、5.00、10.00、20.00、50.00μL/L 的标准工作溶液，分别作为 B 试剂系列。

2）测定吸光度　分别按限量法测定步骤操作，并测得相应的吸光值 A。

3）绘制标准曲线　以 0.00 μL/L 的 $AFTB_1$ 浓度的 A_0 值为分母，其他标准浓度的 A 值为分子的比值，再乘以 100 为纵坐标，对应的 $AFTB_1$ 标准浓度为横坐标，在半对数坐标纸上绘制标准曲线。

四、结果计算

根据试样的 A/A_0 值乘以 100 的值在标准曲线上查得对应的 $AFTB_1$ 量，并按下式计算出试样中 $AFTB_1$ 的含量：

$$w(AFTB_1)=\frac{P\times V\times n}{m}$$

式中：$w(AFTB_1)$——试样中黄曲霉毒素 B_1 的含量，μg/kg；

P——从标准曲线上查得的试样提取液中 $AFTB_1$ 的含量，μg/L；

V——试样提取液体积，mL；

n——试样稀释倍数；

m——试样的质量，g。

五、友情提示

(1) ELISA 中可以发生许多非特异性反应，严重干扰分析结果，选择适当抗体组合可明显减少这种反应的发生。实验中采用简单预处理，例如在包被液中加入牛血清白蛋白的封闭剂，往洗涤液中加入 Tween 20 来提高 ELISA 的特异性。

(2) 酶和抗体偶联的好坏，直接影响试剂灵敏度。操作时采用的酶是辣根过氧化氢酶(HRP)，与抗体偶联采用改良的高碘酸钠氧化法。

(3) 当酶标记抗体-抗原复合物和酶的底物相遇时，复合物中的酶水解底物，使无色的底物溶液生成有色的反应产物，然后根据颜色的深浅测出待测物。由此可看出，酶底物的选择对准确和迅速地显示结果影响很大。HRP 常采用 H_2O_2 -邻苯二胺或 H_2O_2 -邻联甲苯胺作为酶底物，由于反应产生颜色深浅与 H_2O_2 的用量有关，因此在底物溶液的配制时应注意控制好 H_2O_2 的用量。

(4) 无论是免疫反应，还是酶促反应，每次反应后都要反复洗涤，这既保证了反应的定量关系，也除去了血清中的与反应无关的其他成分及游离酶复合物等。洗涤效果与检测结果密切相关。如果洗涤不充分，常引起结果的紊乱，最好做到洗涤的步骤标准化。

工作任务 38　食品中有害元素的测定

工作过程：以二硫腙分光光度法测定食品中铅的含量为例(GB/T 5009.12—2010)。

【相关知识】

食品污染的化学元素以镉最为严重，其次是汞、铅、砷等。食品中有害化学元素的来源主要有：① 自然环境：有的地区因地理条件特殊，土壤、水或空气中这些元素含量较高。在这种环境里生存的动、植物体内及加工的食品中，往往也有较高的含量。② 食品生产加工：在食品加工时所使用的机械、管道、容器或加入的某些食品添加剂中，存在的有毒元素及其盐类，在一定条件下可能污染食品。例如，酸性食品可从上釉的陶、瓷器中溶解铅和镉，机械摩擦可使金属尘埃掺入面粉等。③ 农用化学物质及工业三废：随着工、农业生产的发展，有些农药中所含的有毒元素，在一定条件下，可引起土壤的污染和在食用作物中的残留。含有各种有毒元素的工业废气、废渣和废水不合理的排放，也可造成环境污染，并使这些工业三废中的有毒元素转入食品。

镉、汞、铅、砷等有害元素的特点是具有蓄积性，它们的生物半衰期一般较长，例如甲基汞在人体内的生物半衰期为 70 d，铅和镉分别长达 1 460 d 和 16～31 年。随着有毒元素在体内蓄积量的增加，机体便会出现各种反应，有的有致癌、致畸或致突变作用。食品中有害元素的测定，多用分光光度法、原子吸收分光光度法、极谱法、离子选择性电极法和荧光分光光度法等。原子吸收分光光度法由于具有选择性好、灵敏度高、测定手续简便快速、可同时测定多种元素的优点，得到了迅速的发展和推广应用。

自然界铅的分布很广，各类食品中含微量铅属于正常现象。在日常生活中，人们与铅接触的机会很多，在各种食物、食品添加剂、医药品及空气中均可检出铅。这些铅主要来源于使用铅及其化合物制造的各种器械、用具、塑料、化学药品、颜料、涂料、染料、农药以及燃料等。农药的使用、汽车废气中氧化铅、工业三废对土壤和农作物的污染，是食品含铅量增高的主要原因；由于水生生物的富集，水产品中铅含量容易增多，特别是邻近工业城市水域中的水产食品尤为如此；某些食品，如酒、皮蛋的加工生产过程，也可以向食品中引入少量铅。

铅不是人体必需的元素，摄入过量会引起中毒。铅及其化合物的毒性与其性质有关，既溶于酸又溶于水的铅盐毒性最强，其次是只溶于水的铅盐，不溶于水的盐和金属铅的毒性最弱。在常见的铅的化合物中，硫化铅难溶于水，乙酸铅和硝酸铅则易溶于水。铅吸收进入血液中，最初主要以磷酸氢铅（$PbHPO_4$）、铅与蛋白质的复合物及铅离子等形式存在，以磷酸氢铅为主。以后约 90% 逐渐形成不溶性的磷酸铅［$Pb_3(PO_4)_2$］，沉积于骨骼、牙齿等硬组织；软组织中以肝、肾、脑铅含量较高；血中铅 95% 分布于红细胞中。当人体缺钙或食入酸、碱性药物而使血液酸碱平衡改变时，铅可再形成可溶性磷酸氢铅而进入血液，引起内源性中毒。其在体内的半减期为 2～20 年。体内铅大部分经肾脏排出，少部分随粪便、乳汁、唾液等排出。长期铅接触致慢性中毒，可影响机体的多种功能，严重损害造血系统、神经系统、消化系统、肾脏等，临床表现为神经、消化、血液等系统的综合症状。

测定食品中铅的标准方法有二硫腙分光光度法、石墨炉原子吸收光谱法、氢化物原子荧光光谱法、火焰原子吸收光谱法和单扫描极谱法。

二硫腙分光光度法测定食品中铅的含量的方法原理：

试样经消化后，在 pH 8.5～9.0 时，铅离子与二硫腙生成红色螯合物，溶于三氯甲烷。加入柠檬酸铵、氰化钾和盐酸羟胺等，防止铁、铜、锌等离子干扰，与标准系列比较定量。反应方程式如下：

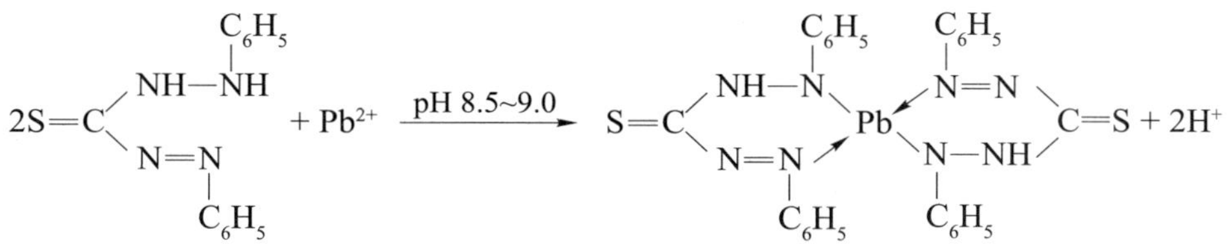

二硫腙(绿色)　　　　二硫腙铅(红色)

小贴士

测定食品中铅的方法

测定食品中铅的标准方法除二硫腙分光光度法外，还有以下四种方法。

(1) 石墨炉原子吸收光谱法(GB/T 5009.12—2010)　试样经干法灰化或湿法消解处理，使铅成离子状态，注入原子吸收分光光度计石墨炉中，电热原子化变成铅的基态原子，吸收由铅空心阴极灯发射出来的283.3 nm或217.0 nm共振线。在一定的浓度范围，其吸收值与铅含量成正比，与标准系列比较定量。

此法的灵敏度不够高，测定含铅量较低的样品时，应进行富集处理。常用的方法有：① 碘化物-MIBK(4-甲基-2-戊酮)法，即先使 Pb^{2+} 与 I^- 生成 PbI_4^{2-}，然后用MIBK萃取；② APDC(吡咯烷二硫代氨基甲酸铵)-MIBK法，先用APDC与铅离子形成配合物，再用MIBK萃取。若采用氢化物发生原子吸收分光光度法可提高测定的灵敏度。

本法最低检出浓度为5 μg/kg。

(2) 氢化物原子荧光光度法(GB/T 5009.12—2010)　试样经酸热消化后，在酸性条件下，铅离子可与硼氢化钠或硼氢化钾反应生成铅化氢(PbH_4)气体。用氩气导入电热石英原子化器中原子化，在铅空心阴极灯照射下，基态铅原子受到激发而发射出特征波长的荧光。其荧光强度与铅的含量成正比，与标准系列比较定量。

本法最低检出浓度为：固体试样5 μg/kg；液体试样1 μg/kg。

(3) 火焰原子吸收分光光度法(GB/T 5009.12—2010)　试样经处理后，在一定的pH条件下，铅离子可与DDTC(二乙基二硫代氨基甲酸钠)反应生成配合物，经MIBK(4-甲基-2-戊酮)萃取分离后，导入原子吸收分光光度计，火焰原子化后，吸收由铅空心阴极灯发射出来的283.3 nm共振线。在一定的浓度范围，其吸收值与铅含量成正比，与标准系列比较定量。

本法最低检出浓度为：0.1 mg/kg。

(4) 单扫描极谱法(GB/T 5009.12—2010)　食品样品经消解后，使铅以离子形式存在于样液中。在酸性条件下，使 Pb^{2+} 与 I^- 生成 PbI_4^{2-}，该离子具有电活性，能在滴汞电极上产生还原电流，用极谱分析仪测定，记录铅的峰电流。峰电流与铅含量呈线性关系，与标准系列比较定量。

本法最低检出浓度为：0.085 mg/kg。

以上分析方法中，在对食品样品进行分析前处理时，可根据实验条件选用以下方法中的任一种：干法灰化法、过硫酸铵灰化法、压力消解罐消解法、硝酸-硫酸湿法消解、硝酸-高氯酸-硫酸湿法消解等。

【准备工作】

1. 仪器

分光光度计。

所有玻璃仪器均用硝酸溶液(10%～20%)浸泡 24 h 以上,用自来水反复冲洗,最后用去离子水冲洗干净。

2. 试剂

(1) 氨水(1+1)。

(2) 盐酸溶液(1+1)　量取 100 mL 盐酸,加入 100 mL 水中。

(3) 酚红指示剂(1 g/L)　称取 0.1 g 酚红,少量多次用乙醇溶解后移入 100 mL 容量瓶中并定容至刻度。

(4) 盐酸羟胺溶液(200 g/L)　称取 20.0 g 盐酸羟胺,加水溶解至 50 mL,加 2 滴酚红指示剂,加氨水(1+1),调 pH 至 8.5～9.0(由黄变红,再多加 2 滴),用二硫腙-三氯甲烷溶液提取至三氯甲烷层绿色不变为止,再用三氯甲烷洗 2 次,弃去三氯甲烷层,水层加盐酸溶液(1+1)使呈酸性,加水至 100 mL。

(5) 柠檬酸铵溶液(200 g/L)　称取 50 g 柠檬酸铵,溶于 100 mL 水中,加 2 滴酚红指示剂,加氨水(1+1),调 pH 至 8.5～9.0,用二硫腙-三氯甲烷溶液提取数次,每次 10～20 mL,至三氯甲烷层绿色不变为止,弃去三氯甲烷层,再用三氯甲烷洗 2 次,每次 5 mL,弃去三氯甲烷层,加水稀释至 250 mL。

(6) 氰化钾溶液(100 g/L)　称取 10.0 g 氰化钾,用水溶解后稀释至 100 mL。此溶液剧毒。

(7) 三氯甲烷　不应含氧化物。

1) 检查方法　量取 100 mL 三氯甲烷,加 25 mL 新煮沸的水,振摇 3 min,静置分层后,取10 mL 水层,加数滴碘化钾溶液(150 g/L)及淀粉指示液,振摇后不应显蓝色。

2) 处理方法　于三氯甲烷中加入 1/20～1/10 体积的硫代硫酸钠溶液(200 g/L)洗涤,用水洗后加入少量无水氯化钙脱水后再进行蒸馏,弃去最初及最后的 1/10 馏出液,收集中间馏出液备用。

(8) 淀粉指示液　称取 0.5 g 可溶性淀粉,加 5 mL 水搅匀后,慢慢倒入 100 mL 沸水中,随倒随搅拌,煮沸,放冷备用,临用时配制。

(9) 硝酸溶液(1+99)　量取 1 mL 硝酸,加入 99 mL 水中。

(10) 二硫腙三氯甲烷溶液(0.5 g/L)　保存于冰箱中,必要时用下述方法提纯。

称取 0.5 g 研细的二硫腙,溶于 50 mL 三氯甲烷中,如不全溶,可用滤纸过滤于 250 mL 分液漏斗中,用氨水(1+99)提取 3 次,每次 100 mL,将提取液用棉花过滤至 500 mL 分液漏斗中,加盐酸溶液(1+1)调至酸性,将沉淀出的二硫腙用三氯甲烷提取 2～3 次,每次 20 mL,合并三氯甲烷层,用等量水洗涤 2 次,弃去洗涤液,在 50℃ 水浴上蒸去三氯甲烷。精制的二硫腙置硫酸干燥器中,干燥备用。或将沉淀出的二硫腙用 200 mL、200 mL、100 mL 三氯甲烷提取 3 次,合并三氯甲烷层为二硫腙溶液。

(11) 二硫腙应用液　吸取 1.0 mL 二硫腙溶液,加三氯甲烷至 10 mL,混匀。用 1 cm 比色杯，以三氯甲烷调节零点，于波长510 nm处测吸光度(A)，用下式计算出配制100 mL二硫腙使用液(70%透光率)所需二硫腙三氯甲烷溶液的毫升数(V)。

$$V=\frac{10\times(2-\lg 70)}{A}=\frac{1.55}{A}$$

(12) 硝酸-硫酸混合液(4+1)。

(13) 铅标准储备液[$\rho(Pb)=1.0$ mg/mL] 精密称取0.159 8 g硝酸铅，加10 mL硝酸溶液(1+99)，全部溶解后，移入100 mL容量瓶中，加水稀释至刻度。

(14) 铅标准使用液[$\rho(Pb)=10.0$ μg/mL] 吸取1.0 mL铅标准储备液，置于100 mL容量瓶中，加水稀释至刻度。

【分析步骤】

1. 样品制备

在采样和制备过程中，应注意不使试样污染。粮食、豆类去杂质后，磨碎，过20目筛，储存于塑料瓶中，保存备用；蔬菜、水果、鱼类、肉类及蛋类等水分含量高的鲜样，用食品加工机或匀浆机打成匀浆，储于塑料瓶中，保存备用。

2. 试样消化

(1) 硝酸-硫酸法 根据食品样品的类别按如下方法消化。

1) 粮食、粉丝、粉条、豆干制品、糕点、茶叶等及其他含水分少的固体食品 称取5.00 g或10.00 g的粉碎试样，置于250～500 mL凯氏烧瓶中，先加水少许使之湿润，加数粒玻璃珠、10～15 mL硝酸，放置片刻，小火缓缓加热，待作用缓和，放冷。沿瓶壁加入5 mL或10 mL硫酸，再加热，至瓶中液体开始变成棕色时，不断沿瓶壁滴加硝酸至有机质分解完全。加大火力，至产生白烟，待瓶口白烟冒尽后，瓶内液体再产生白烟为消化完全，该溶液应澄明无色或微带黄色，放冷(在操作过程中应注意防止暴沸或爆炸)。加20 mL水煮沸，除去残余的硝酸至产生白烟为止，如此处理两次，放冷。将冷后的溶液移入50 mL或100 mL容量瓶中，用水洗涤凯氏烧瓶，洗液并入容量瓶中，放冷，加水至刻度，混匀。定容后的溶液每10 mL相当于1 g试样，相当于加入硫酸量1 mL。取与消化试样相同量的硝酸和硫酸，按同一方法做试剂空白试验。

2) 蔬菜、水果 称取25.00 g或50.00 g洗净打成匀浆的试样，置于250～500 mL凯氏烧瓶中，加数粒玻璃珠、10～15 mL硝酸，放置片刻，小火缓缓加热，待作用缓和，放冷。沿瓶壁加入5 mL或10 mL硫酸，再加热，至瓶中液体开始变成棕色时，不断沿瓶壁滴加硝酸至有机质分解完全。加大火力，至产生白烟，待瓶口白烟冒尽后，瓶内液体再产生白烟为消化完全，该溶液应澄明无色或微带黄色，放冷(在操作过程中应注意防止暴沸或爆炸)。加20 mL水煮沸，除去残余的硝酸至产生白烟为止，如此处理两次，放冷。将冷后的溶液移入50 mL或100 mL容量瓶中，用水洗涤凯氏烧瓶，洗液并入容量瓶中，放冷，加水至刻度，混匀。定容后的溶液每10 mL相当于5 g试样，相当于加入硫酸量1 mL。取与消化试样相同量的硝酸和硫酸，按同一方法做试剂空白试验。

3) 酱、酱油、醋、冷饮、豆腐、腐乳、酱腌菜等 称取10.00 g或20.00 g试样(或吸取10.00 mL或20.00 mL液体试样)，置于250～500 mL凯氏烧瓶中，加数粒玻璃珠、10～15 mL硝酸，放置片刻，小火缓缓加热，待作用缓和，放冷。沿瓶壁加入5 mL或10 mL硫酸，再加热，至瓶中液体开始变成棕色时，不断沿瓶壁滴加硝酸至有机质分解完全。加大火力，至产生白烟，待瓶口白烟冒尽后，瓶内液体再产生白烟为消化完全，该溶液应澄明无色或微带黄色，放冷(在操作过程中应注意防止暴沸或爆炸)。加 20 mL 水煮沸，除去残余的硝酸至产生白烟为止，如此处理两次，放冷。放冷后的溶液移入 50 mL 或 100 mL 容量瓶中，用水洗涤凯氏烧瓶，洗液并入容量瓶中，放冷，加水至刻度，混匀。定容后的溶液每 10 mL 相当于 2 g 或 2 mL 试样。取与消化试样相同量的硝酸和硫酸，按同一方法做试剂空白试验。

4) 含酒精性饮料或含二氧化碳饮料　吸取 10.00 mL 或 20.00 mL 试样，置于 250～500 mL凯氏烧瓶中，加数粒玻璃珠，先用小火加热除去乙醇或二氧化碳，再加 5～10 mL 硝酸，混匀后，放置片刻，小火缓缓加热，待作用缓和，放冷。沿瓶壁加入 5 mL 或 10 mL 硫酸，再加热，至瓶中液体开始变成棕色时，不断沿瓶壁滴加硝酸至有机质分解完全。加大火力，至产生白烟，待瓶口白烟冒尽后，瓶内液体再产生白烟为消化完全，该溶液应澄明无色或微带黄色，放冷(在操作过程中应注意防止暴沸或爆炸)。加 20 mL 水煮沸，除去残余的硝酸至产生白烟为止，如此处理两次，放冷。将冷后的溶液移入 50 mL 或 100 mL 容量瓶中，用水洗涤凯氏烧瓶，洗液并入容量瓶中，放冷，加水至刻度，混匀。定容后的溶液每 10 mL 相当于 2 mL 试样。取与消化试样相同量的硝酸和硫酸，按同一方法做试剂空白试验。

5) 含糖量高的试样　称取 5.00 g 或 10.0 g 试样，置于 250～500 mL 凯氏烧瓶中，先加少许水使之湿润，加数粒玻璃珠、5～10 mL 硝酸后，摇匀，缓缓加入 5 mL 或 10 mL 硫酸，待作用缓和、停止起泡沫后，先用小火缓缓加热(糖分易炭化)，不断沿瓶壁补加硝酸，待泡沫全部消失后，再加大火力，至有机质分解完全，产生白烟，溶液应澄明无色或微带黄色，放冷(在操作过程中应注意防止暴沸或爆炸)。加 20 mL 水煮沸，除去残余的硝酸至产生白烟为止，如此处理两次，放冷。将冷后的溶液移入 50 mL 或 100 mL 容量瓶中，用水洗涤凯氏烧瓶，洗液并入容量瓶中，放冷，加水至刻度，混匀。定容后的溶液每 10 mL 相当于 2 g 试样。取与消化试样相同量的硝酸和硫酸，按同一方法做试剂空白试验。

6) 水产品　取可食部分试样捣成匀浆，称取 5.00 g 或 10.0 g 试样(海产藻类、贝类可适当减少取样量)，置于 250～500 mL 凯氏烧瓶中，加数粒玻璃珠、5～10 mL 硝酸，混匀后，沿瓶壁加入 5 mL 或 10 mL 硫酸，再加热，至瓶中液体开始变成棕色时，不断沿瓶壁滴加硝酸至有机质分解完全。加大火力，至产生白烟，待瓶口白烟冒尽后，瓶内液体再产生白烟为消化完全，该溶液应澄明无色或微带黄色，放冷(在操作过程中应注意防止暴沸或爆炸)。加 20 mL 水煮沸，除去残余的硝酸至产生白烟为止，如此处理两次，放冷。将冷后的溶液移入 50 mL 或 100 mL 容量瓶中，用水洗涤凯氏烧瓶，洗液并入容量瓶中，放冷，加水至刻度，混匀。定容后的溶液每 10 mL 相当于 1 g 试样，相当于加入硫酸 1 mL。取与消化试样相同量的硝酸和硫酸，按同一方法做试剂空白试验。

(2) 灰化法　依样品中水分含量采用如下方法。

1) 粮食及其他含水分少的食品　称取 5.00 g 试样，置于石英或瓷坩埚中，加热至炭化，然后移入马弗炉中，500℃灰化 3 h，放冷，取出坩埚，加硝酸溶液(1+1)，润湿灰分，用小火蒸干，在 500℃烧 1 h，放冷。取出坩埚，加 1 mL 硝酸溶液(1+1)，加热，使灰分溶解，移入 50 mL 容量瓶中，用水洗涤坩埚，洗液并入容量瓶中，加水至刻度，混匀备用。

2) 含水分多的食品或液体试样　称取 5.00 g 或吸取 5.00 mL 试样，置于蒸发皿中，先在水浴上蒸干，加热至炭化，然后移入马弗炉中，500℃灰化 3 h，放冷，取出坩埚，加硝酸溶液(1+1)，润湿灰分，用小火蒸干，在 500℃烧 1 h，放冷。取出坩埚。加 1 mL 硝酸溶液(1+1)，加热，使灰分溶解，移入 50 mL 容量瓶中，用水洗涤坩埚，洗液并入容量瓶中，加水至刻度，混匀备用。

3. 测定

(1) 制备标准系列　取 8 只 125 mL 同型分液漏斗作标准管，与样品管、试剂空白管按表12-2 操作。

表 12-2　二硫腙分光光度法测铅时各管试剂加入量　　单位：mL

管号	0	1	2	3	4	5	样品	空白
铅标准应用液	0.00	0.10	0.20	0.30	0.40	0.50	—	—
样品消化液	—	—	—	—	—	—	10.0	—
试剂空白液	—	—	—	—	—	—	—	10.0
蒸馏水	—	—	—	—	—	—	10.0	10.0
硝酸溶液(1+99)	各加至 20 mL						—	—
柠檬酸铵溶液	各加 2.0 mL，混匀							
盐酸羟胺溶液	各加 1.0 mL，混匀							
酚红指示剂	各加 2 滴							
氨水(1+1)	调至红色，混匀							
氰化钾溶液	各加 2.0 mL，混匀							
二硫腙应用液	各加 5.0 mL，混匀							

(2) 比色测定　剧烈振摇 1 min，静置分层后，三氯甲烷层经脱脂棉滤入 1 cm 比色杯中，以三氯甲烷调零，于波长 510 nm 处测吸光度，各点减去零管吸光值后，绘制标准曲线或计算一元回归方程，试样与标准曲线比较。

【结果计算】

试样中铅含量按下式计算：

$$w(Pb)=\frac{(m_1-m_2)\times 1\ 000}{m_3\times\frac{V_1}{V_2}\times 1\ 000}$$

式中：$w(\mathrm{Pb})$——试样中铅的含量，mg/kg 或 mg/L；

m_1——测定用试样液中铅的质量，μg；

m_2——试剂空白液中铅的质量，g；

m_3——试样质量或体积，g 或 mL；

V_1——试样处理液的总体积，mL；

V_2——测定用试样处理液的总体积，mL。

【友情提示】

(1) 二硫腙又名打萨腙、铅试剂、二苯硫代偶氮碳酰肼、二苯基硫代缩二氨基脲等，分子式为

$C_{13}H_{12}N_2S$，简写式为 H_2Dz。

二硫腙是一种广泛的螯合剂，除能与 Pb^{2+} 螯合外，还能与20余种金属离子形成螯合物。因此测铅时，可能存在的干扰离子非常多。可以通过控制溶液的pH和加入掩蔽剂等方法来避免其他离子的干扰。常用氰化钾作掩蔽剂，用柠檬酸铵-氨水缓冲溶液提供合适的碱性环境，其中的柠檬酸铵也能起到掩蔽剂的作用。

（2）二硫腙分光光度法测定铅，适宜的pH为8.5～9.0。若pH较低，二硫腙的配位能力较弱，二硫腙与铅的配位反应不完全；若pH过高，铅会转化为 PbO_2^{2-}，而不能被配位和萃取。

（3）三氯甲烷可以受光作用和空气中氧的作用而被氧化，其产物能氧化二硫腙而干扰测定，故用三氯甲烷作萃取剂时，必须不含过氧化物。

（4）由于一般的试剂和蒸馏水中均含有微量的铅，影响测定结果，因此，使用的蒸馏水应是全玻璃蒸馏器或通过强酸型阳离子交换树脂除铅而得到的无铅水；所使用的玻璃仪器用稀硝酸浸泡、洗涤，再用无铅水冲洗；使用的盐酸羟胺、柠檬酸铵、氰化钾等试剂应符合质量要求，不含干扰金属离子，否则应预先提纯。

（5）仪器的清洗情况对测定结果影响较大，使用前需用稀硝酸溶液浸泡，洗涤，再用无铅水冲洗。

（6）酚红指示剂的变色是由红（酸性）→黄（中性）→红（碱性），因此若不注意，特别是初次操作人员，有可能将溶液为酸性时误认为已达到碱性，此时加入氰化钾是非常危险的。可改用百里酚蓝指示剂（变色范围为pH 8.0～9.6），酸性溶液中呈黄橙色，碱性溶液中呈蓝绿色直至蓝色。

（7）氰化钾溶液为剧毒试剂，应特别注意安全。所有含氰化物的溶液都不能随意乱倒，应将废液集中，加入适量氢氧化钠及硫酸亚铁或漂白粉解毒后，再用大量水将其冲入下水道。

能力拓展1

食品中镉的测定

工作过程：以石墨炉原子吸收法测定食品中镉的含量为例（GB/T 5009.15—2003）。

一、相关知识

镉呈银白色，略带淡蓝光泽，质软。镉是人体代谢中的非必需微量元素，对人的毒性很大，镉可在人体内蓄积，主要蓄积在肾脏，引起泌尿系统功能的变化。1973年，WHO确定的优先研究污染食品的17种毒物中，镉仅次于黄曲霉毒素 B_1 和砷之后，为第三位优先研究的污染物。在日本发生的著名的“公害病”——“痛痛病”就是镉污染大米引起的，我国也有受镉污染稻米的报道。自然界中镉含量很少，多与锌、铜、铅等共存于矿石中。常见易溶于水的镉盐有乙酸镉、氯化镉、硝酸镉、硫酸镉等，而硫化镉、碳酸镉、氢氧化镉则难溶于水。

镉的化合物主要用于金属涂敷工艺、塑料工业，此外，镉也在合金、蓄电池、灯具等工业中使用。一般食品中镉含量甚微，海产品中稍高，农作物中水稻能选择性地吸收镉，此外，苋菜、烟草、向日葵和蕨类植物对镉吸收力较强。含镉“三废”通过植物吸收或水生生物富集，是污染食品的主要途径，食品加工、储存、包装材料、容器中的镉转移到食品中（特别是酸性食品）早已引起人们的注意。随食物进入人体的镉，大部分蓄积在肾脏和肝脏，当摄入过多的镉时，可引起肾脏慢性中毒、高血压和动脉粥样硬化。

测定食品中镉含量的方法常用的有石墨炉原子吸收光谱法、火焰原子吸收光谱法（分为碘化钾-4-甲基-2-戊酮法和二硫腙-乙酸丁酯法）、6-溴苯并噻唑偶氮萘酚分光光度法、原子荧光法等。国家标准以石墨炉原子吸收光谱法为第一法。

石墨炉原子吸收光谱法测定食品中镉含量的方法原理：

试样经灰化或酸消解后，注入原子吸收分光光度计石墨炉中，电热原子化后吸收 228.8 nm 共振线，在一定浓度范围内，其吸收值与镉含量成正比，与标准系列比较定量。

本法最低检出浓度为：0.1 μg/kg。

二、准备工作

1. 仪器

所用仪器均需以硝酸溶液（1+5）浸泡过夜，用水反复冲洗，最后用去离子水冲洗干净。

（1）原子吸收分光光度计　附石墨炉及镉空心阴极灯。

（2）马弗炉。

（3）恒温干燥箱。

（4）瓷坩埚。

（5）压力消解器、压力消解罐或压力溶弹。

（6）可调式电热板或可调式电炉。

2. 试剂

（1）硝酸。

（2）硫酸。

（3）过氧化氢溶液（30%）。

（4）高氯酸。

（5）硝酸溶液（1+1）　取 50 mL 硝酸，慢慢加入 50 mL 水中。

（6）硝酸溶液（0.5 mol/L）　取 3.2 mL 硝酸，加入 50 mL 水中，稀释至 100 mL。

（7）盐酸溶液（1+1）　取 50 mL 盐酸，慢慢加入 50 mL 水中。

（8）磷酸铵溶液（20 g/L）　称取 2.0 g 磷酸铵，以水溶解，并稀释至 100 mL。

（9）硝酸+高氯酸混合酸（4+1）　取 4 份硝酸与 1 份高氯酸混合。

（10）镉标准储备液[ρ(Cd)=1.0 mg/mL]　准确称取 1.000 g 金属镉（99.99%），分次加 20 mL 盐酸溶液（1+1）溶解，加 2 滴硝酸，移入 1 000 mL 容量瓶，加水至刻度，混匀。

（11）镉标准使用液[ρ(Cd)=100.0 μg/mL]　每次吸取镉标准储备液 10.0 mL 于 100 mL 容量瓶中，加硝酸溶液（0.5 mol/L）至刻度。如此经多次稀释。

三、分析步骤

1. 样品预处理

（1）样品制备　在采样和制备过程中，应注意不使试样污染。粮食、豆类去杂质后，磨碎，过

20 目筛，储存于塑料瓶中，保存备用；蔬菜、水果、鱼类、肉类及蛋类等水分含量高的鲜样用食品加工机或匀浆机打成匀浆，储于塑料瓶中，保存备用。

（2）试样消解　可根据实验室条件选用以下任一方法消解。

1）压力消解罐消解法　称取 1.00～2.00 g 试样（干样、含脂肪高的试样＜1.00 g，鲜样＜2.0 g）或按压力消解罐使用说明书称取试样于聚四氟乙烯内罐，加硝酸 2～4 mL 浸泡过夜。再加过氧化氢溶液（30%）2～3 mL（总量不能超过罐容积的 1/3）。盖好内盖，旋紧不锈钢外套，放入恒温干燥箱，120～140℃保持 3～4 h，在箱内自然冷却至室温，用滴管将消化液洗入或过滤入（视消化液有无沉淀而定）10～25 mL 容量瓶中，用水少量多次洗涤罐，洗液合并于容量瓶中并定容至刻度，混匀备用；同时做试剂空白。

2）干法灰化　称取 1.00～5.00 g（根据镉含量而定）试样于瓷坩埚中，先小火在可调式电炉上炭化至无烟，移入马弗炉 500℃ 灰化 6～8 h，冷却。若个别试样灰化不彻底，则加 1 mL 混合酸在可调式电炉上小火加热，反复多次直到消化完全，放冷，用硝酸溶液（0.5 mol/L）将灰分溶解，用滴管将试样消化液洗入或过滤入（视消化液有无沉淀而定）10～25 mL 容量瓶中，用水少量多次洗涤瓷坩埚，洗液合并于容量瓶中并定容至刻度，混匀备用；同时做试剂空白。

3）过硫酸铵灰化法　称取 1.00～5.00 g 试样于瓷坩埚中，加 2～4 mL 硝酸浸泡 1 h 以上，先小火炭化，冷却后加 2.00～3.00 g 过硫酸铵盖于上面，继续炭化至不冒烟，转入马弗炉，500℃恒温 2 h，再升温至 800℃，保持 20 min，冷却，加 2～3 mL 硝酸溶液（1.0 mol/L），用滴管将试样消化液洗入或过滤入（视消化液有无沉淀而定）10～25 mL 容量瓶中，用水少量多次洗涤瓷坩埚，洗液合并于容量瓶中并定容至刻度，混匀备用；同时做试剂空白。

4）湿式消解法　称取 1.00～5.00 g 试样于锥形瓶或高脚烧杯中，放数粒玻璃珠，加 10 mL 混合酸，加盖浸泡过夜，加一小漏斗电炉上消解，若变为棕黑色，再加混合酸，直至冒白烟，消化液呈无色透明或略带黄色，放冷，用滴管将试样消化液洗入或过滤入（视消化后试样的盐分而定）10～25 mL 容量瓶中，用水少量多次洗涤锥形瓶或高脚烧杯，洗液合并于容量瓶中并定容至刻度，混匀备用；同时做试剂空白。

2. 测定

（1）仪器准备　根据各自仪器性能按表 12－3 提供的参考条件调至最佳状态。

表 12－3　测定镉的原子化条件

元素	灯电流/mA	狭缝/nm	波长/nm	干燥		灰化		原子化	
				温度/℃	时间/s	温度/℃	时间/s	温度/℃	时间/s
Cd	8～10	0.5～1.0	228.8	120	20	350	15～20	1 700～2 300	4～5
背景校正	氘灯或塞曼效应								

（2）绘制标准曲线　取 7 只 100 mL 容量瓶按表 12－4 配制标准系列。各吸取 10 μL 标准系列溶液注入石墨炉，测得其吸光值，绘制标准曲线或计算出回归方程。

表12-4 石墨炉原子吸收分光光度法测镉时标准系列配制

编号	0	1	2	3	4	5	6
镉标准使用液/mL	0.00	1.00	2.00	3.00	5.00	7.00	10.0
蒸馏水/mL	各加至100 mL刻度线						
镉含量/(Cd,μg/mL)	0.00	1.00	2.00	3.00	5.00	7.00	10.0

(3) 试样测定　分别吸取样液和试剂空白液各10 μL注入石墨炉，测得其吸光值，查标准曲线或代入标准系列的一元线性回归方程中求得样液中镉含量。

(4) 基体改进剂的使用　对有干扰的试样，则注入适量的基体改进剂-磷酸铵溶液(20 g/L)(一般<5μL)消除干扰。绘制镉标准曲线时也要加入与试样测定时等量的基体改进剂。

四、结果计算

样品中镉的含量按下式计算：

$$\rho(\mathrm{Cd})=\frac{(\rho_1-\rho_2)\times 1\ 000}{m\times\frac{V_1}{V_2}\times 1\ 000}$$

式中：$\rho(\mathrm{Cd})$——试样中镉的含量，μg/kg或μg/L；

ρ_1——测定试样消化液中镉含量，ng/mL；

ρ_2——空白液中镉含量，ng/mL；

V_1——测定用试样处理液的体积，mL；

V_2——试样消化液总体积，mL；

m——试样质量或体积，g或mL。

五、友情提示

(1) 所有玻璃器皿需用稀硝酸浸泡，以水冲净后使用，蒸馏水中不得含镉。

(2) 干法处理样品时，要防止高温条件下，镉与器皿之间的黏滞损失，尤其当试样灰分呈碱性时，黏滞损失加剧。

小贴士

食品中镉的测定方法

测定食品中的镉，国家标准方法除石墨炉原子吸收光谱法外，还有以下三种方法。

(1) 火焰原子吸收光谱法(GB/T 5009.15—2003)　食品样品经干法灰化或湿法消解后，加入适当的试剂与样液中的镉离子形成配合物，再用有机溶剂萃取分离，导入原子吸收分光光度计中，火焰原子化后，吸收228.8 nm共振线，在一定浓度范围内，其吸收值与镉含量成正比，与标准系列比较定量。

本法最低检出浓度为：5.0 μg/kg。

提取分离的方法，可分为以下两种。

1）碘化钾-4-甲基-2-戊酮（MIBK）法　在酸性溶液中，镉离子与碘离子形成配合物，然后用 MIBK 萃取分离。

2）二硫腙-乙酸丁酯法　在 pH 为 6 左右的溶液中，镉离子与二硫腙形成配合物，然后用乙酸丁酯萃取分离。

（2）6-溴苯并噻唑偶氮萘酚分光光度法（GB/T 5009.15—2003）　试样经消化后，在碱性溶液中，镉离子与 6-溴苯并噻唑偶氮萘酚形成红色配合物，用三氯甲烷萃取，与标准系列比较定量。

本法最低检出浓度为：50 μg/kg。

（3）氢化物原子荧光光度法（GB/T 5009.15—2003）　食品样品经干法灰化或湿法消解后，在酸性条件下加入硼氢化钾，样液中的镉离子与硼氢化钾反应生成镉的气态氢化物。用氩气导入石英原子化器中分解为原子态镉，在镉空心阴极灯发射光的激发下产生原子荧光，其荧光强度与溶液中的镉浓度成正比，与标准系列比较定量。

本法最低检出浓度为：1.2 μg/kg。

能力拓展 2

食品中总砷的测定

工作过程：以砷斑法测定食品中总砷的含量为例（GB/T 5009.11—2003）。

一、相关知识

砷是一种非金属元素，广泛分布于自然环境中。含砷化合物曾被广泛应用于农业中作为除草剂、杀虫剂、杀菌剂、杀鼠剂和各种防腐剂，造成了农作物的严重污染，导致食品中砷含量增高。

砷在自然界以砷化合物，如砷的氧化物、砷的硫化物等状态存在。砷化合物中砷呈三价或五价两种，相应的盐有亚砷酸盐和砷酸盐。最常见的砷化物是三氧化二砷，俗称砒霜、白砒或信石，纯三氧化二砷为无臭、无味的白色粉末，微溶于水，水溶液呈弱酸性，易溶于碱生成亚砷酸盐。

总砷包括无机砷和有机砷，砷的化合物一般都有剧毒，并以砷的氧化物和盐类毒性最大，无机砷的毒性大于有机砷，在无机砷中三价砷的毒性又远比五价砷大。

砷在体内有较强的蓄积性，皮肤、骨骼、肌肉、肝、肾、肺是体内砷的主要储存器官。砷能引起急性中毒与慢性中毒。砷的急性中毒通常是由于误食而引起的。砷的慢性中毒是由于长期经口摄入少量受污染的食品引起的，主要表现为食欲下降、体重下降、胃肠障碍、末梢神经炎、结膜炎、角膜硬化和皮肤变黑。长期受砷的毒害，皮肤的色素会发生沉积，如皮肤的黑变病就是砷的毒害作用的结果。另外，砷还具有致癌、致畸和致突变作用。

测定食品中总砷的标准方法有氢化物原子荧光光度法、银盐法、砷斑法、硼氢化物还原比色法等。限量检查多用砷斑法。

砷斑法测定食品中总砷含量的方法原理是：

样品消化后，其中的砷全部转变成五价砷，以碘化钾和酸性氯化亚锡将五价砷还原成三价砷：

$$H_3AsO_4 + 2KI + H_2SO_4 = H_3AsO_3 + K_2SO_4 + H_2O + I_2$$

$$I_2+SnCl_2+2HCl \longrightarrow 2HI+SnCl_4$$

三价砷与氢反应生成气体砷化氢：

$$H_3AsO_3+3Zn+3H_2SO_4 \longrightarrow AsH_3\uparrow+3ZnSO_4+3H_2O$$

砷化氢气体通过乙酸铅棉花除去干扰气体硫化氢，再与溴化汞试纸作用生成黄色至棕色的色斑，与标准系列比较定量：

$$Pb(CH_3COO)_2+H_2S \longrightarrow PbS\downarrow+2CH_3COOH$$

$$AsH_3+3HgBr_2 \longrightarrow 3HBr+As(HgBr)_3$$

$$2As(HgBr)_3+AsH_3 \longrightarrow 3AsH(HgBr)_2\text{（黄褐色）}$$

$$As(HgBr)_3+AsH_3 \longrightarrow 3HBr+As_2Hg_3\text{（黄色）}$$

二、准备工作

1. 仪器

古蔡检砷管（图 12－1）。

2. 试剂

（1）硝酸。

（2）硫酸。

（3）盐酸。

（4）氧化镁。

（5）无砷锌粒。

（6）硝酸-高氯酸混合溶液（4＋1） 量取 80 mL 硝酸，加 20 mL 高氯酸，混匀。

（7）硝酸镁溶液（150 g/L） 称取 15 g 硝酸镁[$Mg(NO_3)_2\cdot 6H_2O$]溶于水中，并稀释至100 mL。

（8）碘化钾溶液（150 g/L） 储存于棕色瓶中。

（9）酸性氯化亚锡溶液 称取 40 g 氯化亚锡（$SnCl_2\cdot 2H_2O$），加盐酸溶解并稀释至100 mL，加入数颗金属锡粒。

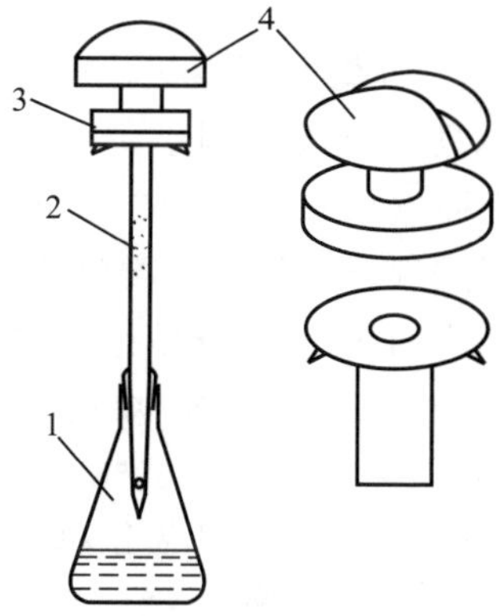

图 12－1 古蔡检砷管

1. 砷化氢发生瓶；2. 乙酸铅棉花；3. 溴化汞试纸；4. 测砷管

（10）盐酸溶液（1＋1） 量取 50 mL 盐酸，加水稀释至 100 mL。

（11）乙酸铅溶液（100 g/L）。

（12）乙酸铅棉花 用乙酸铅溶液（100 g/L）浸透脱脂棉后，压除多余溶液，并使之疏松，在100℃以下干燥后，储存于玻璃瓶中。

（13）氢氧化钠溶液（200 g/L）。

（14）硫酸溶液（6＋94） 量取 6.0 mL 硫酸，加于 80 mL 水中，冷却后再加水稀释至 100 mL。

（15）砷标准储备液[ρ(As)＝0.10 mg/mL] 准确称取 0.132 0 g 在硫酸干燥器或在 100℃干燥 2 h 的三氧化二砷，加 5 mL 氢氧化钠溶液（200 g/L），溶解后加 25 mL 硫酸溶液（6＋94），移入1 000 mL容量瓶中，加新煮沸冷却的水稀释至刻度，储存于棕色试剂瓶中。

（16）砷标准使用液[ρ(As)＝1.0 μg/mL] 吸取 1.0 mL 砷标准储备液，置于 100 mL 容量瓶中，加 1 mL 硫酸溶液（6＋94），加水稀释至刻度。

（17）溴化汞-乙醇溶液（50 g/L） 称取 25 g 溴化汞，用少量乙醇溶解后，再定容至 500 mL。

(18) 溴化汞试纸　将剪成直径 2 cm 的圆形滤纸片，在溴化汞乙醇溶液(50 g/L)中浸渍 1 h 以上，保存于冰箱中，临用前取出置暗处阴干备用。

三、测定操作

(1) 样品预处理　根据食品样品的类别，采用硝酸-高氯酸-硫酸法消化，制备样品溶液和试剂空白溶液供测定。

1) 粮食、粉丝、粉条、豆干制品、糕点、茶叶等及其他含水分少的固体食品　称取 5.00 g 或 10.00 g 的粉碎试样，置于 250～500 mL 凯氏烧瓶中，先加水少许使之湿润，加数粒玻璃珠、10～15 mL 硝酸-高氯酸混合液，放置片刻，小火缓缓加热，待作用缓和，放冷。沿瓶壁加入 5 mL 或 10 mL 硫酸，再加热，至瓶中液体开始变成棕色时，不断沿瓶壁滴加硝酸-高氯酸混合液至有机质分解完全。加大火力，至产生白烟，待瓶口白烟冒尽后，瓶内液体再产生白烟为消化完全，该溶液应澄清无色或微带黄色，放冷(在操作过程中，应注意防止暴沸或爆炸)加 20 mL 水煮沸，除去残余的硝酸至产生白烟为止，如此处理两次，放冷。定容后的溶液每 10 mL 相当于 1 g 试样，相当于加入硫酸量 1 mL。取与消化试样相同量的硝酸-高氯酸混合液和硫酸，按同一方法做试剂空白试验。

2) 蔬菜、水果　称取 25.00 g 或 50.00 g 洗净打成匀浆的试样，置于 250～500 mL 凯氏烧瓶中，加数粒玻璃珠、10～15 mL 硝酸-高氯酸混合液，放置片刻，小火缓缓加热，待作用缓和，放冷。沿瓶壁加入 5 mL 或 10 mL 硫酸，再加热，至瓶内液体开始变成棕色时，不断沿瓶壁滴加硝酸-高氯酸混合液至有机质分解完全。加大火力，至产生白烟，待瓶口白烟冒尽后，瓶内液体再产生白烟为消化完全，该溶液应澄清无色或微带黄色，放冷(在操作过程中，应注意防止暴沸或爆炸)。加 20 mL 水煮沸，除去残余的硝酸至产生白烟为止，如此处理两次，放冷。定容后的溶液每 10 mL相当于 5 g 试样，相当于加入硫酸量 1 mL。取与消化试样相同量的硝酸-高氯酸混合液和硫酸，按同一方法做试剂空白试验。

3) 酱、酱油、醋、冷饮、豆腐、腐乳、酱腌菜等　称取 10.00 g 或 20.00 g 试样(或吸取 10.0 mL或 20.0 mL 液体试样)，置于 250～500 mL 凯氏烧瓶中，加数粒玻璃珠、5～15 mL 硝酸-高氯酸混合液，放置片刻，小火缓缓加热，待作用缓和，放冷。沿瓶壁加入 5 mL 或 10 mL 硫酸，再加热，至瓶内液体开始变成棕色时，不断沿瓶壁滴加硝酸-高氯酸混合液至有机质分解完全。加大火力，至产生白烟，待瓶口白烟冒尽后，瓶内液体再产生白烟为消化完全，该溶液应澄清无色或微带黄色，放冷(在操作过程中，应注意防止暴沸或爆炸)。加 20 mL 水煮沸，除去残余的硝酸至产生白烟为止，如此处理两次，放冷。定容后的溶液每 10 mL 相当于 2 g 或 2 mL 试样。取与消化试样相同量的硝酸-高氯酸混合液和硫酸，按同一方法做试剂空白试验。

4) 含酒精性饮料或含二氧化碳饮料　吸取 10.00 mL 或 20.00 mL 试样，置于 250～500 mL凯氏烧瓶中，加数粒玻璃珠，先用小火加热除去乙醇或二氧化碳，再加 5～15 mL 硝酸-高氯酸混合液，放置片刻，小火缓缓加热，待作用缓和，放冷。沿瓶壁加入 5 mL 或 10 mL 硫酸，再加热，至瓶内液体开始变成棕色时，不断沿瓶壁滴加硝酸-高氯酸混合液至有机质分解完全。加大火力，至产生白烟，待瓶口白烟冒尽后，瓶内液体再产生白烟为消化完全，该溶液应澄清无色或微带黄色，放冷(在操作过程中，应注意防止暴沸或爆炸)。加 20 mL 水煮沸，除去残余的硝酸至产生白烟为止，如此处理两次，放冷。定容后的溶液每 10 mL 相当于 2 mL 试样。取与消化试样相同量的硝酸-高氯酸混合液和硫酸，按同一方法做试剂空白试验。

5）含糖量高的食品　称取5.00 g或10.0 g试样，置于250～500 mL凯氏烧瓶中，先加少许水使之湿润，加数粒玻璃珠、5～10 mL硝酸-高氯酸混合后，摇匀。缓缓加入5 mL或10 mL硫酸，待作用缓和、停止起泡沫后，先用小火缓缓加热（糖分易炭化），不断沿瓶壁补加硝酸-高氯酸混合液，待泡沫全部消失后，再加大火力，至有机质分解完全，产生白烟，溶液应澄明无色或微带黄色，放冷（在操作过程中应注意防止暴沸或爆炸）。加20 mL水煮沸，除去残余的硝酸至产生白烟为止，如此处理两次，放冷。定容后的溶液每10 mL相当于2 mL试样。取与消化试样相同量的硝酸-高氯酸混合液和硫酸，按同一方法做试剂空白试验。

6）水产品　取可食部分试样捣成匀浆，称取5.00 g或10.0 g（海产藻类、贝类可适当减少取样量），置于250～500 mL凯氏烧瓶中，加数粒玻璃珠、5～10 mL硝酸-高氯酸混合液，混匀后，沿瓶壁加入5 mL或10 mL硫酸，再加热，至瓶内液体开始变成棕色时，不断沿瓶壁滴加硝酸-高氯酸混合液至有机质分解完全。加大火力，至产生白烟，待瓶口白烟冒尽后，瓶内液体再产生白烟为消化完全，该溶液应澄清无色或微带黄色，放冷（在操作过程中，应注意防止暴沸或爆炸）。加20 mL水煮沸，除去残余的硝酸至产生白烟为止，如此处理两次，放冷。定容后的溶液每10 mL相当于1 g试样，相当于加入硫酸1 mL。取与消化试样相同量的硝酸-高氯酸混合液和硫酸，按同一方法做试剂空白试验。

（2）分析检测

1）取2只测砷瓶，分别加入一定量试样消化后定容的溶液（相当于2 g粮食，4 g蔬菜、水果，4 mL冷饮，5 g植物油，其他试样参照此量）及同量的试剂空白液作样品管及空白管。

2）另取4只同型测砷瓶，作标准系列，与样品消化液和试剂空白按表12-5加入试剂和操作。

表12-5　砷斑法测砷时各管试剂加入量　　单位：mL

编号	0	1	2	3	样品	空白
砷标准应用液	0.0	0.5	1.0	2.0	—	—
样品消化液	—	—	—	—	适量	—
试剂空白液	—	—	—	—	—	适量
碘化钾溶液（150 g/L）	各加5 mL					
酸性氯化亚锡溶液	各加5滴					
盐酸	各加5 mL				适量[1]	适量[1]
蒸馏水	各加水至35 mL[2]				适量[2]	适量[2]
锌粒	各加3g					

注：[1]样品管和试剂空白管中加盐酸时，试样如用硝酸-高氯酸-硫酸或硝酸-硫酸消化液，则要减去试样中硫酸毫升数；如用灰化法消化液，则要减去试样中盐酸毫升数。

[2]样品若是植物油时，标准管中加水至60 mL，而样品管与试剂空白管中不再加水。

3）立即塞上预先装有乙酸铅棉花及溴化汞试纸的测砷管，于25℃放置1 h，取出试样及试剂空白液的溴化汞试纸，与标准砷斑比较。

四、结果计算

样品中砷的含量按下式计算：

$$w(\mathrm{As})=\frac{(m_1-m_2)\times 1\,000}{m\times\frac{V_2}{V_2}\times 1\,000}$$

式中：$w(\mathrm{As})$——试样中砷的含量，mg/kg 或 mg/L；

m_1——测定用试样消化液中砷的质量，μg；

m_2——试剂空白液中砷的质量，μg；

m——试样质量或体积，g 或 mL；

V_1——试样消化液的总体积，mL；

V_2——测定用试样消化液的体积，mL。

五、友情提示

(1) 对样品进行有机质破坏，可采用硝酸-高氯酸-硫酸法、硝酸-硫酸法或灰化法，结合样品的种类和性质来具体实施操作。

(2) 用硝酸-高氯酸-硫酸法进行消化时，要防止炭化，同时应注意防止高氯酸爆炸。

(3) 锑能生成锑化氢，锑化氢能与溴化汞作用干扰砷斑颜色，但在实验中加入一定量的碘化钾及酸性氯化亚锡溶液，可以有效地抑制 500 μg 锑的干扰，如果样品中含锑量低，可以减少以上两种试剂的用量。

(4) 测定时的酸度、锌的用量、反应温度、时间均直接影响砷斑颜色及深浅。锌粒大，要适当多加并延长反应时间。

(5) 测砷瓶各部件连接应紧密，以玻璃磨口为好。

(6) H_2S 对本法有干扰，遇溴化汞试纸亦会产生色斑。乙酸铅棉花必须干燥，装填松紧适度并力求各管一致，要求能顺利透过气体又能除尽 H_2S。

(7) 检砷管上端口径应一致，所得砷斑大小相同，才便于比较。

(8) 比较砷斑，要在取下纸片后立即进行，要避免阳光照射砷斑，以防褪色。

(9) 砷化氢气体是一种无色、具有大蒜味的剧毒气体，操作时要严防气体逸出，并要求保持良好的通风。

(10) 同批测定用的溴化汞试纸的纸质必须一致，否则因疏密不同而影响色斑深度。溴化汞有毒，制作和取用时宜用镊子，避免手接触到纸，晾干后储存于棕色试剂瓶内。

(11) 氯化亚锡除起还原作用，可将 As^{5+} 还原成 As^{3+}，并还原反应中生成的碘单质外，还可在锌粒表面沉积锡层，抑制氢气的生成速度，以及抑制某些元素的干扰，如锑的干扰等。

(12) 如果需要保存砷标准色斑，则将砷斑滤纸的斑点面向上，依含量大小排放在垫有滤纸的玻璃板上，分别标明含量，再盖上同样大小的玻璃片，以橡皮筋扎紧，四周用石蜡熔封，然后避光干燥保存。或者将其浸渍于石蜡的石油醚溶液(1+20 左右)中，避光保存。

知识链接

石墨炉原子吸收光谱法

1. 原子吸收光谱法

原子吸收光谱法是基于从光源发射出待测元素特征共振线，被样品蒸气中的待测元素基态原子吸收而建立的一种光谱分析方法。

原子吸收光谱法具有灵敏度高、选择性好、干扰少、结果准确可靠、操作简便快速和应用范围广等特点，特别适用于微量分析和痕量分析。在卫生理化检验中，原子吸收光谱法常用来测定铅、汞、镉、砷、硒、铁、锌等金属元素的含量。

原子吸收光谱法可根据原子化方式的不同，分为火焰原子化法、石墨炉原子化法、氢化法和冷原子吸收法。其中最具有代表性的是石墨炉原子吸收光谱法。

2. 石墨炉原子吸收光谱法

(1) 原理　原子吸收分光光度计的型号较多，无论哪种型号的仪器，基本上都是由光源、原子化器、分光系统和检测系统四个部分组成。原子化器的功能在于将试样转化为所需的基态原子。石墨炉原子化器是当今原子化系统中灵敏度高，使用最广泛的一种原子化器。其原理是将石墨管作为一个电阻，在通以大电流时，石墨管可达 2 000～3 000℃ 的温度，使待测元素蒸发原子化，故又称电热原子化器。

石墨炉的升温过程可分为干燥、灰化、原子化及除残四个阶段。

1) 干燥　干燥温度应在溶剂沸点附近，目的是蒸发试样中低沸点的液体，对试样进行干燥。稀的水溶液干燥温度一般为 110℃ 左右。

2) 灰化　为了在原子化之前去掉比待测元素的化合物易挥发的样品基体，减少背景吸收，保证分析有较高的重现性，必须采用灰化步骤。灰化的温度及时间取决于样品的组成。对于稀溶液一般在 100～1000℃，灰化几十秒。对于复杂样品，灰化温度要高些，灰化时间要长些。但为了保证被测元素在灰化中不损失，通常灰化时间应短些、温度应低些。

3) 原子化　原子化温度的选择原则是选用达到最大吸收信号的最低温度作为原子化温度。一般在 1 500～3 000℃，在保证元素完全原子化的前提下，时间要尽可能短，为 5～10 s。

4) 除残　除残的目的是为了消除残留物产生的记忆效应，除残温度应高于原子化温度。

在石墨炉原子化法中，应合理选择干燥、灰化、原子化及除残的温度与时间。

(2) 特点　原子化系统的作用是实现待测元素的原子化，产生大量的基态自由原子。因此，原子化装置的原子化效率及其稳定性，直接影响分析灵敏度和结果的重现性，是原子吸收分光光度计的关键部位。与火焰原子化器相比，石墨炉原子化器有如下特点。

1) 原子化是在充有惰性保护气的气室内，在强还原性石墨介质中进行，有利于难熔氧化物的原子化。

2) 试样用量少，固体试样几毫克，液体试样几微升。甚至不经过前处理直接进行分析，尤其适用于生物试样的分析。

3) 试样全部蒸发，原子化效率几乎达 100%。

4) 原子在测定区的有效停留时间长，约为 10^{-1} s。几乎全部试样参与光吸收，灵敏度高。但由于取样量小，测定重现性差，操作复杂。

(3) 基体改进技术　基体导致的背景干扰，给石墨炉原子吸收带来很大的困难。为解决该困难，在石墨炉原子吸收分析中引入一个重要的技术措施，即基体改进技术。通过在石墨炉内对样品的简单化学处理，达到消除或减少基体的挥发干扰及气相干扰。其方法是在样液中加入一种或几种试剂，使待测元素转化为热稳定的形态，或使基态物质变成热不稳定的形态，均可在灰化中将基体挥发。两种作用均是在升温程序的灰化步骤中完成，使待测元素与基体干扰物质更有效的分离。例如，在测定镉时，加入氟化铵、硫酸铵或磷酸铵，可将灰化温度提高到900℃而镉不损失。

(4) 石墨炉原子吸收光谱仪的一般操作规程：

1) 点燃空心阴极灯，将波长调至待测元素分析线。

2) 检查电路，载气和冷却水的连接，打开主机电源及其他相关电路开关，开启冷却水，调节水压约0.15 MPa，使内管Ar气流量为250 mL/min，外管流量为150 mL/min。

3) 按下干燥、灰化、原子化手动按钮，调节相应的温度旋钮，选定干燥、灰化、原子化的温度。

4) 扳动干燥、灰化、原子化的时间开关，选定干燥、灰化、原子化时间。

5) 扳动干燥、灰化、原子化的升温速率开关，选定干燥、灰化、原子化的升温速率。

6) 用微量注射器吸取适量试液，快速注入石墨管中间的进样口，按下石墨炉的启动按钮，并放下记录仪上的记录笔，记录测定结果。

7) 实验结束后，关闭Ar气钢瓶和石墨炉内、外Ar气管的流量旋钮，关闭电源开关和冷却水。

8) 反向旋转空心阴极灯的“增益”旋钮，将灯电流降低为零，关闭“增益”及灯电流开关和整机主电源开关，结束实验。

工作任务39 常见化学性食物中毒的快速鉴定

工作过程：以快速鉴定食品中氰化物、砷、汞、有机磷农药、毒鼠强等为例。

【相关知识】

化学性食物中毒，主要是指一些有毒化学物质随食物进入机体后，引起机体发生一系列物理、化学变化，造成机体损害、功能障碍、疾病甚至死亡的急性疾病。当发生食物中毒后，检验工作者的任务是迅速赶赴现场，及时正确的采样。通过对可疑含有毒物的检品进行准确的鉴定，找出中毒原因及毒物的性质，为抢救中毒患者和采取预防中毒措施提供可靠依据，并为防止今后出现类似中毒事件提供有价值的参考资料。

(一) 化学性食物中毒的来源

由于食物与人们的生活关系密切，因此，食物中存在化学毒物引起的中毒事例屡见不鲜。食物中化学毒物的来源广泛，主要有以下几个方面。

(1) 食品污染　食品在生产、加工、运输、储存过程中被有毒化学物质污染，或将有毒物质作为添加剂加入食品中，并达到急性中毒剂量。如有毒色素、禁用防腐剂、重金属等。

(2) 腐败变质　食物在储藏过程中腐败变质，分解产生的有毒物质，如尸胺、组织胺、酸败油脂、陈腐蔬菜等；食物在储存时条件不当，产生或增加了有毒物质，如发芽马铃薯等。

(3) 农药残留　农作物经过农药处理而残留的毒物，如有机磷、有机汞、有机氯杀虫剂和除草剂等。

(4) 食物本身含有有毒物质　如有毒苷类、生物碱、河豚毒素等；或由于加工、烹调方法不当未除去有毒物质，如木薯、四季豆等。

(5) 误食、误用有毒物质　如误将亚砷酸盐当做发酵粉，误将亚硝酸盐当食盐，误将桐油当菜油等。

(6) 自杀或他杀　由于自杀或他杀，故意向食物中加入各种化学毒物。

(二) 化学性毒物的分类

化学性毒物种类繁多，品种不断变化，分类方法较多。一般按其理化性质并结合来源分为以下几类。

(1) 挥发性毒物　此类毒物分子量小，化学结构简单，具有挥发性，在酸性条件下能随水蒸气蒸馏。常见的有氰化物、磷化物、醇、醛、酚、苯胺等。

(2) 不挥发的有机毒物　此类毒物不能随水蒸气蒸馏，但能在酸性或碱性水溶液中被有机溶剂萃取，如生物碱、巴比妥类及其他镇静催眠药等。

(3) 金属毒物　多数属于有一定溶解度的金属离子，如汞、镉、铅等。

(4) 水溶性毒物　此类毒物能溶于水，其中有一些具有腐蚀性。如亚硝酸盐、强酸、强碱等。

(5) 动植物毒素　存在于天然动、植物体内的有毒化学物质，如河豚毒素、毒蕈毒素、棉子酚、桐油酸和四季豆碱等。

(6) 农药和杀鼠剂　此类毒物易于获得，管理或使用不当容易引起食物中毒。如有机磷、有机氯、有机汞和含氟农药及磷化锌、磷化铝、敌鼠钠等杀鼠药。

(三) 化学性食物中毒的特点

化学性食物中毒一般具有以下特点。

(1) 发病急剧，潜伏期短，是此类食物中毒最典型的特征之一。可在几分钟至数小时内相继多人发病，凡发病者均食用过同种食物，一旦停止食用此种食物，不再有新病人出现。病人与食物的关系非常密切。

(2) 临床症状相似或相同。除胃肠道症状外，常具有较明显的神经系统症状。

(3) 一般没有明显的季节性，也不受食物种类的限制。

(4) 患者彼此不直接传染，病程不长，一般为数天，死亡率较高。

【氰化物的快速鉴定】

(一) 相关知识

氰化物是指含有氰酸根的化合物，种类较多，其中常见的氰化物如氰化钾、氰化钠、氰化氢均为剧毒物质。在实际工作中，较多见的是氰氢酸、氰化钾与氰化钠中毒。

氢氰酸为无色液体，沸点为 26.5℃，易挥发，因穿透性大，扩散迅速，杀伤力强，主要用于熏蒸消毒、灭虫上。如粮仓、船舱内部虫害的防治。某些植物种子，如苦杏仁、枇杷仁、银杏中含有氰苷，误食后可引起氢氰酸中毒。

氰化钾与氰化钠均为白色固体，易吸潮，易溶于水，水溶液呈碱性。吸收空气中的二氧化碳能放出氰化氢气体。工业上应用时与酸接触产生氢氰酸。在电镀、冶炼、染料、鞣革、照相、制版等方面常用到氰化钾与氰化钠。氰化钾与氰化钠也是犯罪分子投毒暗杀的主要毒品之一。

氰化物中毒的病人可表现为呼吸困难、心悸，有时可闻到苦杏仁味。如吞服大量纯氰化物时，常表现为"闪电式"致死事故。在短时间内突然晕倒，呼吸困难，发生痉挛等症状，随后呼吸停止、心跳停止死亡。死者血液和尸斑均呈鲜红色，面部表情常呈恐怖状。

氰化钠或氰化钾的致死量为 0.15～0.25 g。苦杏仁苷对人的最小致死量为 0.4～1 mg/kg 体重。成人服苦杏仁 40～60 粒，小儿服 10～20 粒，可引起中毒或死亡。吃未经处理或加热不彻底的木薯 150～300 g，也能引起严重中毒，甚至死亡。

鉴定氰化物中毒的快速方法有：苦味酸试纸法、普鲁士蓝法和对硝基苯甲醛法。常用苦味酸试纸法进行预试验，用普鲁士蓝法进行确证试验。

预试验苦味酸试纸法的原理：

氰化物在酸性溶液中，生成挥发性氰化氢气体，遇碱性苦味酸试纸生成红色异性紫酸钠，预示有氰化物存在。

确证试验普鲁士蓝法的原理：

氰化物在酸性溶液中生成氢氰酸逸出，被硫酸亚铁-氢氧化钠试纸吸收产生亚铁氰化物，酸化后与高铁离子作用生成蓝色的亚铁氰化高铁，即普鲁士蓝。

$$HCN + NaOH = NaCN + H_2O$$

$$6NaCN + FeSO_4 = Na_2SO_4 + Na_4Fe(CN)_6$$

$$3Na_4Fe(CN)_6 + 4FeCl_3 = Fe_4[Fe(CN)_6]_3 + 12NaCl$$

（二）准备工作

试剂准备如下。

（1）酒石酸溶液（100 g/L）。

（2）碳酸钠溶液（100 g/L）。

（3）苦味酸试纸　将滤纸浸入苦味酸饱和水溶液中，取出阴干，剪成长 7 cm、宽 0.5～0.7 cm的条状使用。

（4）硫酸亚铁-氢氧化钠试纸　临用时，在滤纸中央滴加新配制的 100 g/L 硫酸亚铁溶液和 100 g/L 氢氧化钠溶液各 1～2 滴。

（5）氯化铁溶液（10 g/L）。

（6）盐酸溶液[$c(HCl)=6$ mol/L]。

（三）测定操作

（1）采样　若为口服氰化物引起中毒者，应采取呕吐物或胃液为检样，并采集可疑食物样品；若为吸入氰化氢气体中毒的，可采取血液为检样。

（2）预试纸　苦味酸试纸法。

迅速取样品 10～20 g，置于 100 mL 锥形瓶中，加水适量浸没样品。另取大小合适的塞子，中央打一小孔，孔内插入一支内径 0.5～0.7 cm、长 5 cm 的玻璃管，管内悬挂一条用碳酸钠溶液润湿的苦味酸试纸条，其下端伸出管外。

向锥形瓶中加入 10 mL 酒石酸酸化后，立即塞上塞子，置 40℃水浴上温热 40 min，如试纸显红色，可能有氰化物存在。

(3) 确证试验　普鲁士蓝法。

取预试验阳性样品 5～10 g 于锥形瓶中，加水调成粥状，再加酒石酸溶液或盐酸溶液[c(HCl)=6 mol/L]使之呈明显酸性。如样品为血样，可先加三氯乙酸沉淀蛋白质后再酸化。加酸后迅速将硫酸亚铁-氢氧化钠试纸罩在瓶口，并用橡皮筋固定。放在小火上微微煮沸数分钟，取下硫酸亚铁-氢氧化钠试纸，在试纸中央滴加三氯化铁溶液 1 滴，再滴加盐酸溶液 1～2 滴。如有氰化物存在，试纸呈蓝色。

(四) 友情提示

(1) 氰化物毒性剧烈，作用迅速，因此，具有中毒急、死亡快的特点。往往在几分钟内就会引起死亡，来不及抢救。所以，凡是突然急速死亡的中毒案例，按常规应首先怀疑是氰化物中毒。

(2) 由于氰化物性质不稳定，易分解、易挥发。因此，发生氰化物中毒后，应及时采样，快速分析。

(3) 水浴温度不宜过高，否则大量水蒸气能洗掉试纸上的试剂而影响结果。

(4) 本法特效性较差，非氰化物所特有的反应。亚硫酸盐、硫代硫酸盐和硫化物等还原性物质及醛、酮能还原苦味酸试纸，使之呈红色或橙色，呈阳性反应。因此，此法呈阳性反应时，尚需进一步确证。

(5) 反应灵敏度为 20 μg，若呈阴性反应，可报告未发现氰化物存在。

(6) 普鲁士蓝法灵敏度高，最低检出量为 20 μg。是确证氰化物快速而实用的方法。

(7) 在酸性溶液中，氰配盐能产生氰化氢干扰测定，如能肯定样品中无氰配盐存在，此法可作为氰化物的确证试验。

(8) 由于氰配盐的毒性较小，因此不把它当做毒物，如铁氰化钾、亚铁氰化钾、硫氰酸盐等。但这些物质在酸性条件下长时间加热也会产生少量的氢氰酸，因此必须排除这一干扰。

(9) 氰配盐存在时氰化物的确证方法：样品中存在氰配盐，在酸性溶液中加热，也会放出氰化氢气体而干扰普鲁士蓝确证试验。样品中是否存在氰配盐，可于普鲁士蓝试验之前，预试验之后予以鉴别。

1) 氰配盐存在鉴别试验　取切碎样品适量，加水浸渍后并滴加盐酸使之呈弱酸性，过滤。取水浸滤液适量，滴加新配的 10 g/L 三氯化铁溶液数滴，如生成普鲁士蓝，表示有亚铁氰化物存在；取水浸滤液适量，滴加新配制的 100 g/L 硫酸亚铁溶液数滴，如生成蓝色，表示有高铁氰化物存在；取水浸滤液适量，滴加 10 g/L 三氯化铁溶液数滴，如呈红色，表示有硫氰化物存在。

以上试验若呈阴性，说明不存在氰配盐，普鲁士蓝法的结果是可靠的。反之，则需进一步做确证实验。

2) 含氰配盐的样品中氰化物的鉴别　若已确认样品中有氰配盐存在，则应先在弱碱性溶液中蒸馏样品，将氰配盐与氰化物分离后，再对氰化物进行确证。

样品在弱碱性溶液条件下微热，氰化物会游离为氢氰酸而被蒸馏出，氰配盐在此条件下不会被蒸出。取蒸馏液以普鲁士蓝法进行氰化物确证。

测定时，将样品加水调成稀粥状，加入碳酸氢钠，小火加热，以氢氧化钠溶液吸收馏出的氢氰酸。取此液适量于试管中，滴加新配制的硫酸亚铁溶液，摇匀，滴加三氯化铁溶液，加盐酸酸化，如溶液呈蓝色，可确证样品中含有氰化物。

【砷、汞的快速鉴定】

（一）相关知识

金属毒物的毒性主要是对酶的影响。在金属毒物的食物中毒中，出现机会较多的是砷、汞、铅、铋、锑、钡、铬等，其中又以砷化合物多见，其次是汞化合物。砷、汞的鉴定，多以雷因许氏法为预试验，以升华法为确证试验。

预试验雷因许氏法（铜丝法）的原理：

金属铜在盐酸酸化的样品溶液中，能使砷、汞等还原成元素状态或生成铜合金沉积于铜丝表面，显不同的颜色和光泽，初步判断这些金属是否存在。

$$As_2O_3 + 6HCl = 2AsCl_3 + 3H_2O$$

$$2AsCl + 6Cu = 3CuCl_2 + Cu_3As_2\downarrow$$

$$HgCl_2 + Cu = CuCl_2 + Hg\downarrow$$

确证试验升华法的原理：

砷受热氧化成三氧化二砷，升华后在管壁上冷却，呈现四面体或八面体结晶，用显微镜观察；汞受热升华后在管壁上冷却，呈现黑色光亮小圆球，用显微镜观察。

（二）准备工作

1. 仪器

显微镜。

2. 试剂

（1）无砷盐酸。

（2）氯化亚锡。

（3）铜丝　取铜丝剪成 1 cm 长，每次临用前，以盐酸[c(HCl)＝6 mol/L]浸洗片刻，除去表面氧化物后，立即用水冲净使用。

（三）测定操作

（1）预试验　雷因许氏法（铜丝法）。

取样品适量，加水呈粥状，加入约 0.5 g 氯化亚锡，再加入总体积 1/5 的无砷盐酸，投入铜丝数段，小火加热煮沸 30 min。注意及时补加热水，保持体积不减少。

取出铜丝，小心用水、醇、丙酮依次洗净晾干，观察铜丝表面。如铜丝未变色，一般可否定砷、汞的存在（阴性结果）；如铜丝变色（阳性结果），则可按表 12－6 推测样品中可能存在的金属毒物，再分别进行确证试验。

表12-6 金属毒物使铜丝变色情况

铜丝变色情况	可能存在的毒物
灰色或黑色	砷化合物
银白色	汞化合物
灰紫色	锑化合物
灰白色	银化合物
灰黑色	铋化合物
黑色	亚硫酸盐，硫化物

(2) 确证试验　升华法。

取雷因许氏试验阳性的铜丝，小心洗净晾干后，放入一端熔封的毛细管中。将熔封端用小火缓缓加热，切勿转动或移动毛细管，若有砷存在，毛细管上部有白霜样光辉结晶。在显微镜下观察，晶体呈闪光的四面体或八面体结晶。若有汞存在，呈现黑色不透明小圆球。

(四) 友情提示

(1) 亚硫酸盐和硫化物能使铜丝变黑，混淆反应结果。为了避免此干扰，可将样品加入盐酸后，先在水浴上加热10 min，除去硫化氢和二氧化硫气体，然后再投入铜丝。

(2) 酸度是本反应的关键性条件。样品中盐酸浓度应保持在2%～8%，如果酸度过低，反应不能进行，或进行极慢；如果酸度过高，易引起砷和汞的挥发损失。故在加热煮沸过程中，如水分减少，应补加热水，以保持原来酸的浓度。

(3) 加入氯化亚锡，可使样品中可能存在的五价砷还原为三价砷，以加速与铜丝的反应。

(4) 当样品中蛋白质和油脂含量高时，不容易获得准确的结果，必须先经过有机质破坏，才能排除干扰。

(5) 反应过程中，要密切注意铜丝表面颜色的变化，如已明显变色应立即取出铜丝，否则加热时间过长会造成沉积物脱落，导致假阴性结果而误判。

(6) 在升华时要特别控制好温度，若加热太快，容易使升华物逸出损失，或者升华物颗粒太小不易鉴别；若温度太低则不易升华。所以要操作熟练，缓缓加热，控制温度，使升华结晶逐渐形成。

(7) 在加热升华时，为了保证升华物不致逸出，可在升华管的中间较细部位，用一湿毛巾包上使之冷却，升华物便凝在管壁上。

【蔬菜中有机磷和氨基甲酸酯类农药残留量的快速鉴定】

(一) 相关知识

随着农业生产的发展，农药的品种、产量和使用量在不断增加。由于多数农药都有不同的毒性，常因生产、使用、保管不当，造成误食误用等中毒事故。特别是在蔬菜、水果生产中常使用的有机磷、氨基甲酸酯农药，因没能遵循安全使用规则造成食物中毒事件时有发生，因此有必要了解蔬菜中有机磷和氨基甲酸酯类农药残留量的快速鉴定方法。

速测卡法检测的原理(GB/T 5009.199—2003):

胆碱酯酶能催化靛酚乙酸酯(红色)水解为靛酚(蓝色)和乙酸,而有机磷和氨基甲酸酯类农药对胆碱酯酶有抑制作用,会使胆碱酯酶对靛酚乙酸酯水解的催化效率降低,水解及变色的过程发生改变,由此可判断出样品中是否存在高剂量的有机磷或氨基甲酸酯类农药。

(二) 准备工作

1. 仪器

(1) 常量天平。

(2) 恒温装置(有条件时配备,37±2℃)。

2. 试剂

(1) 速测卡　分别固化有胆碱酯酶(白色)和靛酚乙酸酯(红色)试剂的纸片。

(2) 缓冲溶液(pH=7.5)　分别称取 15.0 g 磷酸氢二钠($Na_2HPO_4 \cdot 12H_2O$)与 1.59 g 无水磷酸二氢钾(KH_2PO_4),用蒸馏水溶解并稀释至 500 mL。

(三) 测定操作

(1) 整体检验

1) 采集有代表性的蔬菜样品,擦去表面泥土,剪成 1 cm 左右见方碎片,取 5 g 放入带盖瓶中,加入 10 mL 缓冲液,振摇 50 次,静置 2 min 以上。

2) 取少量提取液于速测卡的白色药片上,放置 10 min 以上进行预反应,有条件时在 37℃恒温装置中放置 10 min。预反应后的药片表面必须保持湿润。

3) 将速测卡对折,使红色药片与白色药片叠合发生反应,并用手捏 3 min 或用恒温装置恒温 3 min。

每测定一批样品都应设一个缓冲液的空白对照卡。

(2) 表面测定法(粗筛法)

1) 擦去蔬菜表面的泥土,滴 2~3 滴缓冲液于蔬菜叶表面,用另一片蔬菜叶在滴液处轻轻摩擦。

2) 取一片速测卡,将蔬菜叶上的液滴滴在白色药片上。

3) 放置 10 min 以上进行预反应,有条件时在 37℃恒温装置中放置 10 min。预反应后的药片表面必须保持湿润。

4) 将速测卡对折,使红色药片与白色药片叠合发生反应,并用手捏 3 min 或用恒温装置恒温 3 min。

每测定一批样品都应设一个缓冲液的空白对照卡。

(四) 结果计算

与空白对照卡比较,白色药片不变色或略带浅蓝色均为阳性结果。白色药片变为天蓝色或与空白对照卡相同,为阴性结果。

对阳性结果的样品,可用其他方法进一步确定具体的农药品种和含量。

速测卡对部分农药的检出限见表 12-7。

表 12-7 速测卡法对部分农药的检出限值

农药名称	检出限/(mg/kg)	农药名称	检出限/(mg/kg)
甲胺磷	1.7	美曲膦酯	0.3
对硫磷	1.7	乐果	1.3
水胺硫磷	3.1	久效磷	2.5
马拉硫磷	2.0	甲萘威	2.5
氧化乐果	2.3	好年冬	1.0
乙酰甲胺磷	3.5	呋喃丹	0.5
敌敌畏	0.3		

（五）友情提示

(1) 葱、蒜、萝卜、韭菜、芹菜、香菜、茭白、蘑菇、番茄汁液中，含有对酶有影响的植物次生物质，容易产生假阳性。处理这类样品时，可采用整株蔬菜浸泡提取，或采用表面测定法。对于一些含叶绿素较高的蔬菜，也可采取整株浸泡提取，以减少色素的干扰。

(2) 当温度低于 37℃时，酶反应的速度较慢，药片加液后放置反应的时间相对延长，延长时间的确定应以空白对照卡用手指(体温)捏 3 min 时可以变蓝，即可进行下一步操作。但要注意样品与空白放置的时间应一致。

(3) 若发现空白对照卡不变色，可能是由于药片表面滴加的缓冲液少、预反应后的药片表面不够湿润，或者是因为温度太低。应针对情况采取适当的措施。

(4) 红色药片与白色药片叠合发生反应的时间以 3 min 为准，3 min 后的蓝色会逐渐加深，24 h 后颜色会逐渐褪去。

【毒鼠强的快速鉴定】

（一）相关知识

鼠药是用来控制和消灭鼠害的一类农药，具有无色、无味、毒性强、易得到等特点，容易对社会治安、环境保护和人畜生命造成严重危害。我国鼠药的发展可以分为三个阶段，20 世纪 50 年代以砷化物为主，20 世纪 60—70 年代以磷化锌为主，20 世纪 80 年代以来主要是氟乙酰胺和毒鼠强。毒鼠强是一种对人、畜有剧烈毒性的杀鼠剂。由于毒性强，具有二次中毒的特点，对人、畜危害较大，国家已禁止非法制造、买卖、运输、储存毒鼠强。

毒鼠强又名“424”，鼠没命，特效灭鼠灵，三步倒，化学名是四次甲基二砜四胺，分子式为 $C_4H_8N_4O_4S_2$，为有机氮类化合物。纯品为白色粉末，无味。几乎不溶于水、酸和碱，难溶于乙醇，可溶于丙酮、乙酸乙酯和三氯甲烷，因此，难以经皮肤吸收。但在胃肠道吸收快，进入机体后比较均匀地分布于全身。毒鼠强的化学性质稳定，不易降解。

虽然毒鼠强已被列为违禁灭鼠药，但由于其灭鼠效率很高，仍被普遍用于灭鼠。因此，中毒事件时有发生。毒鼠强中毒的潜伏时间为 20～60 min，主要症状有头晕、恶心、呕吐、抽搐、口吐带血丝白沫、站立不稳、肌肉紧张、四肢强直、呼吸加快等，持续 30～60 min 后可缓解，1～2 h 后又出现上述症状，并可多次反复，症状逐渐加重，在后期有神志不清、发绀、瞳孔散大、脉搏细速、颈部抵抗、神经系统生理反射消失等体征。目前尚无特效解毒药，轻度中毒者经及时排毒和对症处理后，多数没有生命危险。重度中毒潜伏期较短，一般在 20 min 以内，死亡时间为几分钟～1 h 不等。

毒鼠强对小鼠的致死剂量约为 0.2 mg/kg，其毒性是三氧化二砷（砒霜）的 100 多倍。据报道，人口服最小致死量为 0.1 mg/kg。由于毒鼠强在体内代谢缓慢，会导致二次甚至三次中毒。

毒鼠强的检验方法有以下几种。

（1）薄层层析法（TLC），灵敏度低。

（2）气相色谱-质谱法（GC-MS）。

（3）化学检测法，简便、快速。但灵敏度较低，且甲醛、酚对测定有干扰，一般只能检测毒鼠强含量较高的样品，如毒鼠强药物、饵料等。主要有硫酸-盐酸苯肼法和硫酸-变色酸法。

（4）气相色谱法，灵敏度的高低与检测器的种类有关。

目前应用最多的方法是气相色谱法，它既可用于可疑鼠药的检测，又可用于生物样品中毒鼠强残留的检测。

气相色谱法检测毒鼠强的方法原理：

样品经处理后，在一定检测条件下，存在相对稳定的保留时间，且进入检测器的待测组分的质量（m）与检测器产生的信号（峰面积 A 或峰高 h）成正比。根据保留时间可作定性分析，根据检测信号可做定量分析。

最低检出限可达 0.01 ng/μL。

（二）准备工作

1. 仪器

（1）气相色谱仪。

（2）DB-1 毛细柱（2.0 m×3.0 mm）。

（3）检测器　FPD-S（火焰光度检测器-硫片）。

（4）离心管（25 mL）。

（5）微量进样器（1 μL）。

（6）气相色谱分析参数

氮气：75 kPa。

氢气：60 kPa。

空气：60 kPa。

柱温：180℃。

进样口温度：250℃。

AUX2：240℃。

AUX3：220℃。

分流比：18。

2. 试剂

(1) 三氯甲烷(分析纯)。

(2) 无水硫酸钠(分析纯)。

(3) 毒鼠强标准溶液(1.00 g/L)。

(三) 测定操作

(1) 取样品(胃内容物、呕吐物及剩饭剩菜等)适量(根据样品的具体情况定),加入25 mL离心管中,根据水分的多少加入适量无水硫酸钠,加三氯甲烷5 mL,轻轻振摇2~3 min,静置数分钟或离心分离出有机相。非有机相部分用5 mL三氯甲烷重提1~2次,合并几次提取的有机相部分定容至V(mL),待检。

(2) 开启气相色谱仪,按要求设置各项参数。预热直至工作曲线平稳。

(3) 用三氯甲烷将毒鼠强标准溶液稀释成浓度为0.2 mg/L、0.4 mg/L、0.6 mg/L、0.8 mg/L、1.0 mg/L、2.0 mg/L的标准系列,分析用量1 μL,以峰高或峰面积为横坐标,浓度为纵坐标,绘制标准曲线。

(4) 取处理好的样品1 μL进样,记录峰高或峰面积,从标准曲线上查出样品的浓度m_1(mg/L)。

(四) 结果计算

$$\rho(424)=m_1\times\frac{V}{m\times1\,000}$$

式中:$\rho(424)$——样品中毒鼠强的浓度,mg/g;

m_1——从标准曲线上查出的样品液中毒鼠强的浓度,mg/L;

V——有机溶剂处理样品后定容的体积,mL;

m——样品的量,g。

(五) 友情提示

(1) 往样品中加入三氯甲烷后应避免剧烈震荡,以免样品乳化,难以分离。

(2) 无水硫酸钠的加入量应根据样品中水分的含量而定,若加入过少,水分吸收不全,会干扰测定。如果是果蔬类样品,要先用无水硫酸钠研磨脱水后,再加三氯甲烷提取,若样品色素较重,宜用丙酮提取。

(3) 要注意样品的保留时间应与标准的一致,由于样品中存在干扰组分,可能有一些偏移。此时可采用样品加标的方法来判断是否存在毒鼠强。

思考题

1. 试述食品中有害污染物的来源和检验的卫生学意义。
2. 什么是农药和农药残留?农药的作用是什么?
3. 气相色谱法测定有机磷农药残留量的原理是什么?怎样进行样品的提取与净化?
4. 简述石墨炉原子吸收法的方法特点。

5. 什么是黄曲霉毒素？试述黄曲霉毒素测定的卫生学意义。

6. 简述在薄层层析法测定食品黄曲霉毒素实验中，怎样进行样品预处理和测定。

7. 试述用二硫腙分光光度法测定食品中铅含量的原理、方法步骤和注意事项。在配制二硫腙三氯甲烷溶液时，怎样进行提纯？

8. 简述砷斑法测定总砷的方法原理及操作要领。

项目十三　几类食品的卫生质量检验

知识目标

1. 掌握相对密度、乙醇浓度、植物油的酸价与过氧化值、牛乳的相对密度的概念。
2. 了解酱油、酒类、食用植物油、乳及乳制品的卫生标准。
3. 掌握测量酱油的相对密度、总酸、氨基态氮的原理。
4. 熟悉电位滴定法的基本原理。
5. 掌握测定酒类的乙醇、甲醇、杂醇油的原理。
6. 熟悉测量食用植物油的酸价、过氧化值的原理。
7. 熟悉测量牛乳脂肪、酸度的原理。

技能目标

1. 学会测定酱油的相对密度、总酸、氨基态氮。
2. 熟练掌握气相色谱法测定酒中乙醇、甲醇、杂醇油的含量。
3. 学会测定食用植物油的酸价、过氧化值。
4. 学会测定牛乳的相对密度、脂肪、酸度。
5. 学会电位滴定法，能正确使用密度计、酒精度计、乳稠计。

我国食品卫生标准对常见的各类食品的感官指标、理化指标、细菌学指标、检验方法均有规定。一般要求感官性状良好，不应含有异物及有毒、有害化学物质，食品添加剂的使用范围应符合食品添加剂的卫生标准和卫生法规，不得含有致病微生物或发生腐败现象，不应掺假或抽减其营养成分等。

本项目中我们通过几类有代表性的食品的感官检查、营养成分、食品添加剂、有害污染物的检验，对被分析的食品样品做出综合评价。

工作任务 40　酱油理化指标的检验

工作过程：以相对密度计法测定酱油的相对密度、酸碱滴定法测定酱油中总酸和甲醛值法测定酱油中氨基态氮的含量为例（GB/T 5009.39—2003）。

【相关知识】

酱油是以富含蛋白质的豆类和富含淀粉的谷类及其副产品为主要原料，在微生物酶的催化作用下分解制成并经浸滤提取的调味汁液。酱油已成为每日膳食的调味品。酱油具有令人喜爱的酱香气味，是咸、鲜、甜、酸、苦五味调和，色、香、味俱佳的调味品。酱油是淡褐色至黑褐色浓稠液体，其正常成分为水、蛋白质、氨基酸、有机碱、糖类、乳酸、乙酸、乙醇、甘油、食盐、硫酸盐、磷酸盐、钙、镁、钾等。可见，酱油是一种营养丰富的调味品。近代研究表明，酱油不仅营养丰富，还含有许多生理活性物质，具有抗氧化、抗菌、降血压、促进胃液分泌、增强食欲、帮助消化及其他多种保健功能，是人们生活中最受欢迎的调味品之一。

酱油按生产工艺分为酿造酱油和配制酱油，按食用方法分为烹调酱油和餐桌酱油。酿造酱油是以大豆和(或)脱脂大豆、小麦和(或)麸皮为原料，经微生物发酵制成的具有特殊色、香、味的液体调味品。配制酱油是以酿造酱油为主体，与酸水解植物蛋白调味液、食品添加剂等配制而成的液体调味品。烹调酱油是不直接食用的，适用于烹调加工的酱油。餐桌酱油是既可直接食用，又可用于烹调加工的酱油。

由于原料被污染和保管不善、酱油生霉变质、加工过程中接触的工具容器污染，酱油可能含有铅、砷、黄曲霉毒素 B_1 等有毒物质和不符合规定的添加剂。我国卫生标准要求酱油具有一定的色、香、味，营养安全卫生，酱油的卫生标准还包括以下主要内容。

感官指标：具有正常酿造酱油的色泽、气味和滋味，无不良气味，不得有酸、苦、涩等异味和霉味，不浑浊，无沉淀、无霉花浮膜。

理化指标：见表 13-1。

表 13-1　酱油的理化指标

项目	指标
氨基态氮/(g/100 mL)	≥0.4
总酸/(以乳酸计，g/100 mL)	≤2.5
砷/(以 As 计，mg/L)	≤0.5
铅/(以 Pb 计，mg/L)	≤1
黄曲霉毒素 B_1/(μg/L)	≤5

酱油测定的主要指标有感官检查、相对密度、氨基态氮、总酸、砷、铅、防腐剂(苯甲酸、山梨酸)、食盐、铵盐等。

1. 相对密度

一定温度下，单位体积某种物质的质量叫做这种物质的密度。密度反映了物质的性质。相对密度是指某一温度下，物质的质量与同体积某一温度下参比物质的质量之比，用符号 d 表示。通常用某物质在 20℃时的质量与同体积 4℃时水的质量之比来表示该物质的相对密度，用 d_4^{20} 表示。溶液的相对密度随浓度的变化而变化。食品的相对密度与食品的组成、浓度、纯度、成熟程度均有关。测定食品的相对密度可以初步了解食品的浓度、纯度，也可以初步推断食品的质量及是否掺伪。

酱油的相对密度通常在1.14～1.20，不低于1.1。酱油的相对密度代表酱油的浓度，根据它的大小可以判断所含有可溶性物质的多少，可溶性物质中除食盐占很大一部分，主要是可溶性蛋白质、氨基酸、糖类和酸类等营养物质。相对密度值过低，除可认为其营养物质的含量较低之外，还可怀疑酱油被掺水。

测定液体食品相对密度可用比重瓶法、比重计法、密度天平法等。其中比重瓶法是测定液体食品相对密度的专用精密仪器，结果准确，但操作较繁琐。测定酱油的相对密度通常用比重计法，此法又叫相对密度法，其基本原理是阿基米德原理。

2. 总酸

酱油在发酵酿制过程中，曲霉菌的酶可使原料中糖发酵，而形成有机酸类。酱油中的总酸包括乳酸、乙酸、琥珀酸和柠檬酸等多种有机酸，适当的有机酸对增加酱油的风味有独特的效果，能产生爽口的味觉。因此，酱油应有一定的酸度。但酸度过高，酱油酸味突出，质量下降，也说明已经酸败。酸败的酱油品质下降，甚至失去食用价值。测定酱油中的总酸用酸碱滴定法。

酸碱滴定法测定酱油总酸的原理：

酱油中含有多种有机酸，用氢氧化钠标准溶液滴定，以酸度计测定终点，结果以乳酸表示。反应式如下：

$$H_3C-\underset{OH}{\overset{H}{C}}-COOH + NaOH \longrightarrow H_3C-\underset{OH}{\overset{H}{C}}-COONa + H_2O$$

3. 氨基态氮

氨基态氮是衡量酱油质量优劣的重要指标，是富含的蛋白质经发酵酿造分解的产物，是酱油的主要营养成分之一。国家标准测定酱油中的氨基态氮，以甲醛值法为第一法，以比色法为第二法。

甲醛值法测定酱油氨基态氮的原理：

利用氨基酸的两性作用，加入甲醛以固定氨基的碱性，使羧基显示出酸性，用氢氧化钠标准溶液滴定后定量，用酸度计测定终点。

$$R-\underset{NH_2}{CH}-COOH + HCHO \longrightarrow R-\underset{NH-CH_2OH}{CH}-COOH$$

【准备工作】

1. 仪器

(1) 相对密度计。

(2) 酸度计。

(3) 磁力搅拌器。

(4) 10 mL微量测定管。

2. 试剂

(1) 甲醛(36%)　应不含有聚合物。

(2) 氢氧化钠标准滴定溶液[$c(NaOH)=0.050$ mol/L]。

【测定操作】

1. 相对密度

将相对密度计洗净擦干，缓缓放入盛有待测酱油试样的适当量筒中，勿碰容器四周及底部，保持试样温度在20℃，待其静置后，再轻轻按下少许，然后待其自然上升，静置并无气泡冒出后，从水平位置观察相对密度计与液面相交处的刻度，即为酱油的相对密度。

2. 总酸

吸取5.0 mL试样，置于100 mL容量瓶中，加水至刻度，混匀后吸取20.0 mL，置于200 mL烧杯中，加60 mL水，开动磁力搅拌器，用氢氧化钠标准滴定溶液滴定至酸度计指示pH=8.2，记下消耗氢氧化钠标准滴定溶液的毫升数，可计算总酸的含量。

同时取80 mL水，用氧化钠标准滴定溶液滴定至pH=8.2，作为试剂空白试验值。

3. 测定氨基态氮

在测定总酸后的试样中接着加入10.0 mL甲醛溶液，混匀，继续用氢氧化钠标准滴定溶液滴定至pH=9.2，记下消耗氢氧化钠标准滴定溶液的毫升数，可计算氨基态氮的含量。

同时取80 mL水，按总酸试剂空白测定方法用氢氧化钠标准滴定溶液调节至pH=8.2。加入10.0 mL甲醛溶液，混匀。再用氢氧化钠标准滴定溶液滴定至pH=9.2，记下消耗氢氧化钠标准滴定溶液的毫升数，作为试剂空白试验值。

【结果计算】

1. 酱油中总酸的含量按下式计算

$$\text{总酸}\ \rho(C_2H_4OHCOOH)=\frac{(V_1-V_2)\times c\times 0.090}{5\times\frac{V_3}{100}}\times 100$$

式中：$\rho(C_2H_4OHCOOH)$——表示试样中总酸的含量(以乳酸计)，g/100 mL；

V_1——测定用试样稀释液消耗氢氧化钠标准滴定溶液的体积，mL；

V_2——试剂空白消耗氢氧化钠标准滴定溶液的体积，mL；

V_3——试样稀释液取用量，mL；

c——氢氧化钠标准滴定溶液的物质的量浓度，mol/L；

0.090——1.00 mL氢氧化钠标准溶液[$c(NaOH)=1.000$ mol/L]相当于以g表示的乳酸质量，g/mmol。

2. 酱油中氨基态氮按下式计算

$$\text{氨基态氮}\ \rho(NH_2-N)=\frac{(V_1-V_2)\times c\times 0.014}{5\times V_3/100}\times 100$$

式中：$\rho(NH_2-N)$——试样中氨基态氨的含量，g/100 mL；

V_1——测定用试样稀释液加入甲醛后消耗氢氧化钠标准滴定溶液的体积，mL；

V_2——试剂空白加入甲醛后消耗氢氧化钠标准滴定溶液的体积，mL；

V_3——试样稀释液取用量，mL；

c——氢氧化钠标准滴定溶液的物质的量浓度，moL/L；

0.014——1.00 mL 氢氧化钠标准溶液[c(NaOH)=1.000 moL/L]相当于以 g 表示的氮质量，g/mmol。

【友情提示】

(1) 使用前，相对密度计的读数应经过校正。按国家标准方法规定，待测样液的温度应为20℃。因此，在测定密度的同时应测量待测样液的温度。若不是20℃，可查表校正相对密度的读数。

(2) 根据待测液的相对密度的大小选择刻度范围适当的相对密度计进行测量。若选择不当，标度过小则相对密度计上浮，不能从标示刻度上读数。反之，标度过大则相对密度计完全下沉，无法读数，而且相对密度计可能与容器底部相碰而损坏。

(3) 甲醛不应放置过长时间，否则会有聚合物产生。甲醛浓度直接影响测定结果。

(4) 测定氨基态氮时，必须注意铵盐的影响。

(5) 酸度计法测定总酸与氨基态氮往往同时进行。测定总酸用氢氧化钠标准滴定溶液滴定至酸度计指示 pH=8.2；测定氨基态氮时，加入甲醛后，用氢氧化钠标准滴定溶液滴定至酸度计指示 pH=9.2。

(6) 将测得的氨基态氮乘以蛋白质系数可求得样品的蛋白质含量。

(7) 由于总酸含量较低，消耗氢氧化钠较少，为了减少滴定误差，一定要使用微量滴定管。

知识链接

电位滴定法

1. 基本原理

电位滴定法是用电位法确定终点的滴定分析法，是根据电极电位的突跃来确定计量点的方法。它是将电位测定与滴定分析互相结合起来的一种分析方法。

进行电位滴定时，向被测溶液中插入合适的指示电极和参比电极组成原电池，将它们连接在电子电位计上，用以测定并记录电池的电动势。在不断搅拌下加入滴定剂，被测离子与滴定剂发生化学反应，使被测离子浓度不断变化，根据 Nernst 方程式可知，指示电极的电位值也发生相应的变化。在化学计量点附近，离子浓度变化最大，引起电位突跃，通过测定原电池电动势的变化，用一定的方法即可确定滴定终点。

2. 方法特点

(1) 准确度高　电位滴定判断终点的方法比用指示剂指示终点更为客观，因而电位滴定法的测定结果更为准确。

(2) 应用范围广泛　可用于有色、有荧光或浑浊的溶液，当某些滴定反应没有适当的指示剂时，可用电位滴定来完成。可以说，滴定分析中的各类滴定，只要有合适的指示电极，都可采用电位滴定法进行分析。

(3) 可用于连续滴定、自动滴定、微量滴定、非水滴定等。

(4) 操作麻烦，数据处理费时。

3. 仪器简介

在待测溶液中，插入一支指示电极，并与一参比电极组成一个工作电池，两电极与电位计连接，为了使滴定反应迅速达到平衡，溶液的搅拌是必不可少的。电位滴定的仪器装置见图13－1。

4. 终点的确定

电位滴定中，滴定终点可根据工作电池的电动势 E 与加入滴定剂体积 V 之间的关系来确定。通常的方法有以下三种。

(1) $E-V$ 曲线法　绘制滴定过程中电动势对加入滴定剂的体积 $E-V$ 关系曲线，曲线的转折点（拐点）即为滴定终点。如果滴定曲线对称而且电位突跃部分陡直，可用此法来确定滴定终点，见图 13－2。

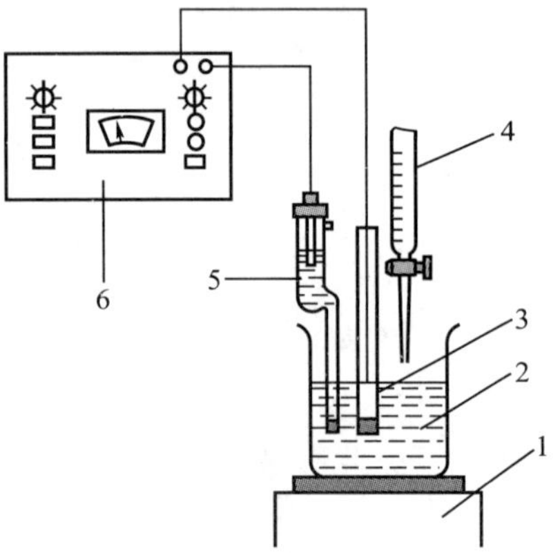

图 13－1　电位滴定的仪器装置

1. 电磁搅拌器；2. 待测溶液；3. 指示电极；4. 滴定管；5. 参比电极；6. pH 计

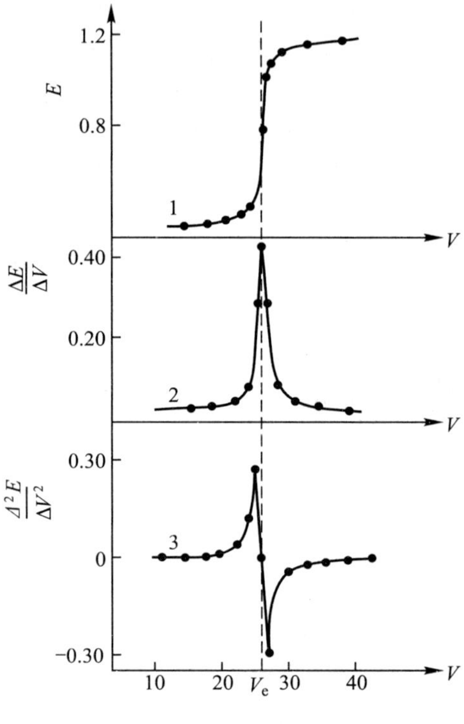

图 13－2　电位滴定终点的确定

1. $E-V$ 曲线；2. $\Delta E/\Delta V-\overline{V}$ 曲线；3. $\Delta^2E/\Delta V^2-V$ 曲线

(2) $\Delta E/\Delta V-\overline{V}$法　也叫一级微商法。如果 $E-V$ 曲线图电位突跃不陡又不对称，则用 $E-V$ 曲线法就难以确定终点，我们可绘制 $\Delta E/\Delta V-\overline{V}$ 曲线，尖峰所对应的 V 即为滴定终点。

(3) $\Delta^2E/\Delta V^2-V$ 法　也叫二级微商法。$\Delta E/\Delta V-\overline{V}$曲线的最高点是由实验点的连线外推得到的，所以也会引起一定的误差。如果用二级微商法确定终点就更为准确。绘制 $\Delta^2E/\Delta V^2-V$ 曲线，曲线中 $\Delta^2E/\Delta V^2=0$ 时所对应的体积即为滴定终点时的体积。

5. 自动电位滴定仪

随着电子技术的发展出现了自动电位滴定仪。自动电位滴定仪按工作方式可分成两类：一类是能将滴定过程的滴定曲线完整地记录下来；另一类是在滴定终点到达时自动停止滴定。自动电位滴定仪只能缩短工作时间，减轻操作人员的劳动强度，但不能提高测定的准确度。

能力拓展1

酱油感官性状的检查

工作过程：以感官检查法检查酱油的感官性状为例(GB/T 5009.39—2003)。

一、相关知识

酱油感官性状检查的项目主要有：色泽、透明度、臭、味、肉眼可见物等。酱油必须具有正常酿造酱油的色泽、气味和滋味，无不良气味，不得有酸、苦、涩等异味和霉味。不浑浊，无沉淀、无霉花浮膜。

二、准备工作

仪器准备如下。

(1) 25 mL具塞比色管。

(2) 烧杯。

三、测定操作

(1) 取2 mL试样于25 mL具塞比色管中，加水至刻度，振摇，观察色泽、澄明度，应不浑浊，无沉淀物。

(2) 取30 mL试样于50 mL烧杯中，观察，应无霉变，无霉花浮膜。

(3) 用玻璃棒搅拌烧杯中试样后，尝其味，不得有酸、苦、涩等异味。

能力拓展2

食醋的卫生质量检验

工作过程：以酸碱滴定法测定食醋总酸含量为例(GB/T 5009.41—2003)。

一、相关知识

食醋主要是指以粮食为原料酿造而成的醋酸溶液，是一种发酵食品，是最常见的酸味剂。食醋是我国劳动人民在长期生产实践中创造出来的一种酸性传统调味品。酸味给人以清凉的感觉，有增进食欲、促进消化吸收的作用。另外，酸味还有调节食品的pH、用作抗氧化剂的增效剂、防止食品酸败或褐变、抑制微生物生长及防止食品腐败等作用。在烹饪过程中使用食醋，能促进骨骼中的钙质溶解脱出。

食醋的酿造方法，主要分为固态发酵和液体发酵两大类。我国食醋的传统制法大多采用固态发酵制作工艺，产品质量好，具有独特的风味。随着我国食品工业的发展，人民生活水平的不断提高，今后食醋的发展趋势将是：少盐多酸型、食疗保健型和多功能型。食醋的主要成分是乙酸，还含有少量有机酸、维生素和矿物质。

食醋应具有正常酿造醋的色泽（除有些地区习惯用白醋外，往往加入颜色使成黄褐色）、气味和滋味，无涩味及其他不良气味和异味，不浑浊，无悬浮物及沉淀物，无霉花浮膜，无“醋鳗”及“醋虱”。食醋不得含有盐酸、硫酸等游离矿酸。

国家食品卫生标准对配制食醋及酿造食醋的原料、辅料及感官特性、理化指标等做了具体规定。

感官特性应符合表 13－2。

表 13－2　酿造食醋的感官特性

项目	固态发酵食醋	液态发酵食醋
色泽	琥珀色或红棕色	具有该品种固有的色泽
香气	具有固态发酵食醋特有的香气	具有该品种特有的香气
滋味	酸味柔和，回味绵长，无异味	酸味柔和，无异味
体态	澄清	澄清

理化指标中总酸、不挥发酸、可溶性无机盐固形物应符合表 13－3。

表 13－3　酿造食醋的理化指标

项目	固态发酵食醋	液态发酵食醋
总酸/（以乙酸计，g/100 mL）　≥	3.50	3.50
不挥发酸/（以乳酸计，g/100 mL）　≥	0.50	—
可溶性无机盐固形物/（g/100 mL）　≥	1.00	0.5

注：以酒精为原料的液态发酵食醋不要求可溶性无机盐固形物。

食醋中总酸的测定采用酸碱滴定法，其方法原理：

食醋的主要成分是乙酸，含有少量其他有机酸，用氢氧化钠标准溶液滴定，以酸度计测定，pH＝8.2 为终点，结果以乙酸表示。

二、准备工作

1. 仪器

（1）酸度计。

（2）磁力搅拌器。

（3）10 mL 微量滴定管。

2. 试剂

氢氧化钠标准溶液［c(NaOH)＝0.050 moL/L］。

三、测定操作

吸取 10.0 mL 试样置于 100 mL 容量瓶中，加水至刻度，混匀。吸取 20.0 mL，置于 200 mL

烧杯中，加60 mL水，开动磁力搅拌器，用氢氧化钠标准溶液[c(NaOH)=0.050 moL/L]滴定至酸度计指示pH=8.2，记下消耗氢氧化钠标准溶液的毫升数，可计算总酸含量。同时做试剂空白试验。

四、结果计算

食醋中总酸的含量按下式计算：

$$\rho(CH_3COOH)=\frac{(V_1-V_2)\times c\times 0.060}{V\times 10/100}\times 100$$

式中：$\rho(CH_3COOH)$——试样中总酸的含量（以乙酸计），g/100 mL；

V_1——测定用试样稀释液消耗氢氧化钠标准溶液的体积，mL；

V_2——试剂空白消耗氢氧化钠标准溶液的体积，mL；

c——氢氧化钠标准溶液的物质的量浓度，moL/L；

0.060——1.00 mL氢氧化钠标准溶液[c(NaOH)=1.000 moL/L]相当于以g表示的乙酸的质量，g/mmol；

V——试样的体积，mL。

五、友情提示

由于食醋中有机酸为弱酸，在用强碱（NaOH）滴定时，其滴定终点偏碱，一般在pH为8.2左右。

工作任务41　酒类理化指标的检验

工作过程：以酒精比重法测定蒸馏酒及配制酒的乙醇浓度、气相色谱法测定蒸馏酒及配制酒中甲醇和高级醇类为例（GB/T 5009.48—2003）。

【相关知识】

酒类很可能是人类最早利用微生物发酵酿造的精纯食物之一，迄今至少有数千年的历史。酒是含酒精饮料的统称，也是我国人民喜爱的饮料，饮用较为普遍，少量饮酒可增进食欲，帮助消化，促进血液循环，使人精神振奋，心情舒畅，有益于健康；若长期过量饮酒，可引起营养障碍以及肝、脑、心脏等脏器的病变，还可使人性格变得比较粗暴，记忆力减退，工作能力下降等。同时，酗酒与众多疾病有关，已成为世界公害。《中国居民膳食指南》指出："如饮酒应适量，过量可导致事故及暴力的增加，对个人健康和社会安定都是有害的，应禁止酗酒，若饮酒可少量饮用低度酒，青少年不应饮酒。"

酒是一类经发酵微生物将糖发酵而形成的酒精性饮料，酒的主要成分是乙醇和水，还有少量的其他物质，如酸类、酯类、高级醇、甲醇、醛类等。此外，由于生产过程控制不严格而往往使其质量下降，以至于甲醇、高级醇等含量过高；生产过程中添加的物质如锰、二氧化硫、防腐剂等，以及由设备引入的化学污染物如铅等；另外，有些品种的原料还含有氰化物等有害物质，这些物质的存在，会损害人体健康。近年来，国内外曾多次发生饮用假酒、劣酒造成的甲醇、铅中毒等事件。为此，应加强酒类检验，保证酒类卫生质量。

酒的种类繁多，按照酒的酿造方式来分，可分为蒸馏酒、配制酒及发酵酒。

发酵酒：发酵酒是以粮食或水果为原料，经糖化发酵后，除去固形物，不经蒸馏而得到的澄清、无沉淀、无异味的液体，发酵酒与蒸馏酒的根本区别是无蒸馏工序。此类酒的酒精度不高，为4°～18°，啤酒、黄酒、葡萄酒、果酒等均属于发酵酒。发酵酒含有较多的水溶性及醇溶性成分，如糖、色素、氨基酸、无机盐、有机酸以及醛、酮、酯等。这类酒由于无蒸馏工序，原料中的所有成分全保留在酒中，故营养成分较多，含糖分高，酒精度低，容易滋生微生物，所以常加入少量防腐剂，并标明保质期限。

蒸馏酒：蒸馏酒是以粮食、薯类、水果等为主要原料，经发酵、蒸馏、陈酿、勾兑而制成的饮料酒，其酒精度多在40°～65°。蒸馏酒在我国通常称为白酒，属于烈性酒。蒸馏酒为无色、无沉淀、无异味的液体，成分除水和乙醇外，还含有少量的醇、醛、酯类等。

配制酒：配制酒是以蒸馏酒、发酵酒或食用酒精为酒基，加入可食用的辅料或食品添加剂，进行调配、混合或再加工制成的、已改变了其原酒基风格的饮料酒。这类酒含有糖分、色素和一定量的固形物，不同种类的配制酒，酒精度不同，常见的酒精度为15°～30°。严禁用药用酒精或工业酒精配制，严禁滥用中药。

酒中常见的杂质，主要有醛类、甲醇、杂醇油、氰化物、铅和锰等。

醛类主要来自发酵的中间产物或某些醇的氧化产物。酒中的醛类主要有：甲醛、乙醛、丙醛、丁醛、戊醛、糠醛和苯甲醛等。少量的乙醛是酒中的有益香气成分，醛类使酒具有清香感，对白酒的放香和口味都有好的作用。但是过量的醛类，增加了酒的暴辣味，且有一定的毒性。所有醛类的毒性均大于乙醇，过量的醛使酒产生异味，严重影响酒的质量。

酒中氰化物主要来源于原料，如木薯、薯干及其他野生植物等，这些植物中含有氰苷，它们在酿酒过程中分解出有毒的氢氰酸。用野生原料、代用原料酿酒，应特别注意氰化物的含量。酒中氰化物的测定常用异烟酸-吡唑酮分光光度法。

酒中的铅主要是由蒸馏器、储酒器和饮酒器具（如温酒用的锡壶）中的铅经溶蚀而来。铅是一种毒性很大的重金属，含量过高可发生急性中毒。酒中铅含量过高发生急性中毒的事故是很少见的，主要是慢性中毒，铅在人体内有蓄积作用，铅的慢性中毒症状，可表现为头痛、头晕、记忆力减退、手握力减弱、睡眠不好、贫血等。铅的测定多用原子吸收分光光度法。

酒中锰的来源，主要是加工生产过程中以高锰酸钾为氧化剂，氧化酒基中还原性物质，达到去除酒基中杂质、脱除臭味的目的，使酒中含锰量增加；发生铁浑浊的白酒，加入高锰酸钾使铁沉淀，也可导致酒中锰含量增加。长期大量饮用含锰量高的酒，使锰在体内蓄积，导致神经细胞退行性变。酒中锰的测定多用原子吸收分光光度法。

我国制订了酒类的卫生管理办法，对生产单位、酿酒原料、储酒、运酒及售酒等均有相应的卫生要求。

蒸馏酒及配制酒的卫生标准如下。

感官指标：透明无色液体（配制酒可有色），无沉淀，无异臭异味。

卫生标准见表13-4。

表 13-4 蒸馏酒及配制酒的卫生标准

项目	指标
甲醇/(g/L)	
以谷类为原料者	≤0.4
以薯干及代用品为原料者	≤1.2
杂醇油/(以异丁醇与异戊醇计,g/L)	—
氰化物/(以 HCN 计,mg/L)	
以木薯为原料者	≤5
以代用品为原料者	≤2
铅/(以 Pb 计,mg/L)	≤1
锰/(以 Mn 计,mg/L)	≤2

注:以上系指 60°蒸馏酒的标准,高于或低于 60°者,按 60°折算。折算方式为:

$$报告结果=\frac{60}{\varphi_{C_2H_5OH}}\times 测定结果$$

其中 $\varphi_{C_2H_5OH}$——测定样品的乙醇浓度。

发酵酒的卫生标准如下。

感官指标:澄清液体,无沉淀及杂质,无异臭及异味。

发酵酒卫生标准中规定的理化指标见表 13-5。

表 13-5 《发酵酒卫生标准》中规定的理化指标

项目		黄酒	葡萄酒、果酒	啤酒
总二氧化硫/(SO_2,mg/L)	≤	—	250	—
甲醛/(mg/L)	≤	—	—	2.0
铅/(Pb,mg/L)	≤	0.5	0.2	0.5
展青霉素[a]/(μg/L)	≤	—	50	—
食品添加剂	≤	品种及其使用量应符合 GB 2760 的规定		

注:α 仅限于果酒中的苹果酒、山楂酒。

乙醇含量(酒精度)指在 20℃时,100 mL 酒中含有乙醇的毫升数,或 100 g 酒中含有乙醇的克数。乙醇含量的测定常用酒精度计法。

气相色谱法可同时测定酒中甲醇和高级醇类,是我国国家标准检验方法的第一法,也是目前最常用的方法,操作简便,灵敏度高。

气相色谱法测定甲醇和高级醇类的原理:

酒样注入气相色谱仪汽化后,酒中甲醇和高级醇类经气相色谱柱分离,由载气携带进入氢火焰离子化检测器,利用不同醇类在氢火焰中的化学电离进行检测,根据保留时间定性,峰高定量。

检出限：正丙醇、正丁醇 0.2 ng；异戊醇、正戊醇 0.15 ng；仲丁醇、异丁醇 0.22 ng。

【准备工作】

1. 仪器

（1）酒精比重计。

（2）气相色谱仪　具有氢火焰离子化检测器。

（3）微量进样注射器　1 μL、50 μL。

2. 试剂

（1）载体　GDX－102（60～80 目），气相色谱用。

（2）甲醇　色谱纯。

（3）正丙醇　色谱纯。

（4）仲丁醇　色谱纯。

（5）异丁醇　色谱纯。

（6）正丁醇　色谱纯。

（7）异戊醇　色谱纯。

（8）乙酸乙酯　色谱纯。

（9）无甲醇、无杂醇油乙醇　按制备无甲醇的乙醇溶液的制备与检查方法进行制备与检查，符合质量要求后，测其酒精度，取 0.5 μL 进样，无杂峰出现即可。

无甲醇的乙醇溶液的制备：取 300 mL 乙醇（95%），加高锰酸钾少许，蒸馏，收集馏出液。在馏出液中加入硝酸银溶液（取 1 g 硝酸银溶于少量水中）和氢氧化钠溶液（取 1.5 g 氢氧化钠溶于少量水中），摇匀，取上清液蒸馏，弃去最初 50 mL 馏出液，收集中间馏出液约 200 mL，用酒精比重计测其浓度，然后加水配成无甲醇的乙醇（体积分数为 60%）。

（10）标准溶液　分别准确称取甲醇、正丙醇、仲丁醇、异丁醇、正丁醇、异戊醇各600 mg 及 800 mg 乙酸乙酯，以少量水洗入 100 mL 容量瓶中，并加水稀释至刻度，混匀，置冰箱保存。

（11）标准使用液　吸取 10.0 mL 标准溶液于 100 mL 容量瓶中，加入一定量的无甲醇的乙醇定容后，控制乙醇含量在 60%，并加水稀释至刻度，混匀。此溶液储于冰箱备用（或根据仪器灵敏度配制）。

【测定操作】

1. 乙醇浓度

（1）蒸馏　吸取 100 mL 试样于 250 mL 或 500 mL 全玻璃蒸馏器中，加 50 mL 水，再加入玻璃球数粒，蒸馏，用 100 mL 容量瓶收集馏出液 100 mL。

（2）测定　将蒸馏后的试样倒入量筒中，将洗净擦干的酒精计缓缓沉入量筒中，静止后再轻轻按下少许，待其上升静止后，从水平位置观察其与液面相交处的刻度，为乙醇浓度，同时测定温度，按测量的温度与浓度，查酒精计温度浓度换算表（表 13－6），换算成温度为 20℃时的乙醇浓度。

表13-6 酒精计温度浓度换算表

溶液温度/℃	酒精计示值									
	70.0	69.5	69	68.5	68	67.5	67	66.5	66	65.5
	温度+20℃时用体积分数表示乙醇浓度(%)									
35	65.0	64.5	64.0	63.4	62.9	62.4	61.9	61.4	60.9	60.4
34	65.3	64.8	64.3	63.8	63.2	62.7	62.2	61.7	61.2	60.7
33	65.7	65.2	64.6	64.1	63.6	63.1	62.6	62.1	61.6	61.1
32	66.0	65.5	65.0	64.4	63.9	63.4	62.9	62.4	61.9	61.4
31	66.4	65.9	65.4	64.8	64.3	63.8	63.3	62.8	62.3	61.8
30	66.7	66.2	65.7	65.2	64.6	64.1	63.6	63.1	62.6	62.1
29	67.0	66.5	66.0	65.5	65.0	64.5	64.0	63.4	62.9	62.4
28	67.4	66.8	66.3	65.8	65.3	64.8	64.3	63.8	63.3	62.8
27	67.7	67.2	66.7	66.2	65.7	65.2	64.6	64.1	63.6	63.1
26	68.0	67.5	67.0	66.5	66.0	65.5	65.0	64.5	64.0	63.5
25	68.4	67.8	67.3	66.8	66.3	65.8	65.3	64.8	64.3	63.8
24	68.7	68.2	67.7	67.2	66.7	66.2	65.6	65.1	64.6	64.1
23	69.0	68.5	68.0	67.5	67.0	66.5	66.0	65.5	65.0	64.5
22	69.3	68.8	68.3	67.8	67.3	66.8	66.3	65.8	65.3	64.8
21	69.7	69.2	68.7	68.2	67.7	67.2	66.7	66.2	65.7	65.2
20	70.0	69.4	69.0	68.5	68.0	67.5	67.0	66.5	66.0	65.5
19	70.3	69.8	69.3	68.8	68.3	67.8	67.3	66.8	66.3	65.8
18	70.6	70.2	69.6	69.2	68.7	68.2	67.7	67.2	66.7	66.2
17	71.0	70.5	70.0	69.5	69.0	68.5	68.0	67.5	67.0	66.5
16	71.3	70.8	70.3	69.8	69.3	68.8	68.3	67.8	67.3	66.8
15	71.6	71.1	70.6	70.1	69.6	69.1	68.6	68.2	67.7	67.2
14	72.0	71.4	71.0	70.5	70.0	69.5	69.0	68.5	68.0	67.5
13	72.3	71.8	71.3	70.8	70.3	69.8	69.3	68.8	68.3	67.8
12	72.6	72.1	71.6	71.1	70.6	70.1	69.6	69.2	68.7	68.2
11	72.9	72.4	71.9	71.4	71.0	70.5	70.0	69.5	69.0	68.5
10	73.2	72.7	72.2	71.8	71.3	70.8	70.3	69.8	69.3	68.8

续表

溶液温度/℃	酒精计示值									
	65	64.5	64	63.5	63	62.5	62	61.5	61	60.5
	温度+20℃时用体积分数表示乙醇浓度(%)									
35	59.9	59.4	58.9	58.4	57.8	57.2	56.7	56.2	55.8	55.2
34	60.2	59.7	59.2	58.6	58.1	57.6	57.1	56.6	56.1	55.6
33	60.6	60.1	59.6	59.0	58.5	58.0	57.4	57.0	56.5	55.9
32	60.9	60.4	59.9	59.4	58.8	58.3	57.8	57.3	56.8	56.2
31	61.3	60.8	60.3	59.8	59.2	58.6	58.1	57.6	57.2	56.6
30	61.6	61.1	60.6	60.0	59.5	59.0	58.5	58.0	57.5	57.0
29	61.9	61.4	60.9	60.4	59.9	59.4	58.8	58.3	57.8	57.3
28	62.3	61.8	61.2	60.7	60.2	59.7	59.2	58.7	58.2	57.7
27	62.6	62.1	61.6	61.1	60.6	60.1	59.6	59.0	58.5	58.0
26	63.0	62.4	61.9	61.4	60.9	60.4	59.9	59.4	58.9	58.4
25	63.3	62.8	62.3	61.8	61.3	60.8	60.3	59.8	59.2	58.7
24	63.6	63.1	62.6	62.1	61.6	61.1	60.6	60.1	59.6	59.1
23	64.0	63.5	63.0	62.5	62.0	61.5	61.0	60.4	60.0	59.4
22	64.3	63.8	63.3	62.8	62.3	61.8	61.3	60.8	60.3	59.8
21	64.6	64.2	63.6	63.2	62.6	62.2	61.6	61.2	60.6	60.1
20	65.0	64.5	64.0	63.5	63.0	62.5	62.0	61.5	61.0	60.5
19	65.3	64.8	64.3	63.8	63.3	62.8	62.3	61.8	61.3	60.8
18	65.7	65.2	64.7	64.2	63.7	63.2	62.7	62.2	61.7	61.2
17	66.0	65.5	65.0	64.5	64.0	63.5	63.0	62.5	62.0	61.5
16	66.3	65.8	65.4	64.8	64.4	63.6	63.4	62.9	62.4	61.9
15	66.7	66.2	65.7	65.2	64.7	64.2	63.7	63.2	62.7	62.2
14	67.0	66.5	66.0	65.5	65.0	64.6	64.1	63.6	63.1	62.6
13	67.4	66.8	66.4	65.9	65.4	64.9	64.4	63.9	63.4	62.9
12	67.7	67.2	66.7	66.2	65.7	65.2	64.7	64.2	63.8	63.3
11	68.0	67.5	67.0	66.5	66.0	65.6	65.1	64.6	64.1	63.6
10	68.3	67.8	67.4	66.9	66.4	65.9	65.4	64.9	64.4	63.9

续表

溶液温度/℃	酒精计示值									
	60	59.5	59	58.5	58	57.5	57	56.5	56	55.5
	温度+20℃时用体积分数表示乙醇浓度(%)									
35	54.6	54.1	53.6	53.1	52.6	52.1	51.6	51.0	50.5	50.0
34	55.0	54.5	54.0	53.5	53.0	52.4	51.9	51.4	50.8	50.3
33	55.3	54.8	54.3	53.8	53.3	52.8	52.3	51.8	51.2	50.7
32	55.7	55.2	54.7	54.2	53.7	53.2	52.7	52.2	51.6	51.1
31	56.1	55.5	55.0	54.5	54.0	53.5	53.0	52.4	51.9	51.4
30	56.4	55.9	55.4	54.9	54.4	53.9	53.4	52.9	52.3	51.8
29	56.8	56.3	55.8	55.3	54.8	54.3	53.8	53.3	52.7	52.2
28	57.2	56.5	56.1	55.6	55.1	54.6	54.1	53.6	53.1	52.6
27	57.5	57.0	56.5	56.0	55.5	55.0	54.5	54.0	53.4	52.9
26	57.9	57.4	56.9	56.4	55.9	55.4	54.8	54.3	53.8	53.3
25	58.2	57.7	57.2	56.7	56.2	55.7	55.2	54.7	54.2	53.7
24	58.6	58.1	57.6	57.1	56.6	56.1	55.6	55.1	54.5	54.0
23	58.9	58.4	57.9	57.4	56.9	56.4	55.9	55.4	54.9	54.4
22	59.3	58.8	58.3	57.8	57.3	56.8	56.3	55.8	55.3	54.8
21	59.6	59.1	58.6	58.1	57.6	57.1	56.6	56.1	55.6	55.1
20	60.0	59.5	59.0	58.5	58.0	57.5	57.0	56.5	56.0	55.5
19	60.4	59.8	59.4	58.8	58.4	57.8	57.4	56.9	56.4	55.9
18	60.7	60.2	59.7	59.2	58.7	58.2	57.7	57.2	56.7	56.2
17	61.0	60.5	60.0	59.6	59.1	58.6	58.1	57.6	57.1	56.6
16	61.4	60.9	60.4	59.9	59.4	58.9	58.4	57.9	57.4	56.9
15	61.7	61.2	60.8	60.2	59.8	59.3	58.8	58.3	57.8	57.3
14	62.1	61.6	61.1	60.6	60.1	59.6	59.1	58.6	58.2	57.7
13	62.4	61.9	61.4	61.1	60.5	60.0	59.5	59.0	58.5	58.0
12	62.8	62.3	61.8	61.3	60.8	60.3	59.8	59.4	58.9	58.4
11	63.1	62.6	62.1	61.6	61.1	60.6	60.1	59.6	59.2	58.7
10	63.5	63.0	62.5	62.0	61.5	61.0	60.5	60.0	59.6	59.1

续表

溶液温度/℃	酒精计示值									
	55	54.5	54	53.5	53	52.5	52	51.5	51	50.5
	温度+20℃时用体积分数表示乙醇浓度(%)									
35	49.5	49.0	48.5	48.0	47.4	46.8	46.3	45.8	45.3	44.8
34	49.8	49.3	48.8	48.3	47.8	47.2	46.7	46.2	45.7	45.2
33	50.2	49.7	49.2	48.7	48.2	47.7	47.1	46.6	46.1	45.6
32	50.6	50.1	49.6	49.0	48.5	48.0	47.4	46.9	46.4	45.6
31	50.9	50.4	49.9	49.4	48.9	48.4	47.8	47.3	46.8	46.3
30	51.3	50.8	50.3	49.8	49.3	48.8	48.2	47.7	47.2	46.7
29	51.7	51.2	50.7	50.2	49.6	49.1	48.6	48.1	47.6	47.1
28	52.1	51.5	51.0	50.5	50.0	49.5	49.0	48.5	48.0	47.5
27	52.4	51.9	51.4	50.9	50.4	49.9	49.4	48.8	48.3	47.8
26	52.8	52.3	51.8	51.3	50.8	50.2	49.7	49.2	48.7	48.2
25	53.2	52.6	52.2	51.6	51.1	50.6	50.1	49.6	49.1	48.6
24	53.5	53.0	52.5	52.0	51.5	51.0	50.5	50.0	49.5	49.0
23	53.9	53.4	52.9	52.4	51.9	51.4	50.9	50.4	49.9	49.4
22	54.3	53.8	53.3	52.8	52.2	51.8	51.2	50.7	50.2	49.7
21	54.6	54.1	53.6	53.1	52.6	52.1	51.6	51.1	50.6	50.1
20	55.0	54.5	54.0	53.5	53.0	52.5	52.0	51.5	51.0	50.5
19	55.4	54.9	54.4	53.9	53.4	52.9	52.4	51.9	51.4	50.9
18	55.7	55.2	54.7	54.2	53.7	53.2	52.7	52.2	51.7	51.2
17	56.1	55.6	55.1	54.6	54.1	53.6	53.1	52.6	52.1	51.6
16	56.4	56.0	55.5	55.0	54.5	54.0	53.5	53.0	52.5	52.0
15	56.8	56.3	55.8	55.3	54.8	54.4	53.9	53.4	52.9	52.4
14	57.2	56.7	56.2	55.7	55.2	54.7	54.2	53.7	53.2	52.7
13	57.5	57.0	56.5	56.0	55.5	55.0	54.6	54.1	53.6	53.1
12	57.9	57.4	56.9	56.4	55.9	55.4	55.0	54.5	54.0	53.5
11	58.2	57.7	57.2	56.8	56.3	55.8	55.3	54.8	54.3	53.8
10	58.6	58.1	57.6	57.1	56.6	56.2	55.7	55.2	54.7	54.2

续表

溶液温度/℃	酒精计示值									
	50	49.5	49	48.5	48	47.5	47	46.5	46	45.5
	温度+20℃时用体积分数表示乙醇浓度(%)									
35	44.3	43.8	43.3	42.8	42.3	41.8	41.2	40.7	40.2	39.6
34	44.7	44.2	43.7	43.2	42.7	42.1	41.5	41.0	40.5	40.0
33	45.0	44.6	44.1	43.6	43.1	42.5	41.9	41.4	40.9	40.4
32	45.4	44.9	44.4	43.9	43.4	42.8	42.3	41.8	41.3	40.8
31	45.8	45.3	44.8	44.3	43.8	43.2	42.7	42.2	41.7	41.2
30	46.2	45.7	45.2	44.7	44.2	43.6	43.1	42.6	42.1	41.6
29	46.6	46.1	45.6	45.0	44.5	44.0	43.5	43.0	42.5	42.0
28	47.0	46.4	45.9	45.4	44.9	44.4	43.9	43.4	42.9	42.4
27	47.3	46.8	46.3	45.8	45.3	44.8	44.3	43.8	43.3	42.8
26	47.7	47.2	46.7	46.2	45.7	45.2	44.7	44.2	43.7	43.2
25	48.1	47.6	47.1	46.6	46.1	45.6	45.1	44.6	44.1	43.6
24	48.5	48.0	47.5	47.0	46.4	46.0	45.4	44.9	44.4	43.9
23	48.9	48.4	47.8	47.3	46.8	46.3	45.8	45.3	44.8	44.3
22	49.2	48.7	48.2	47.7	47.2	46.7	46.2	45.7	45.2	44.7
21	49.6	49.1	48.6	48.1	47.6	47.1	46.6	46.1	45.6	45.1
20	50.0	49.5	49.0	48.5	48.0	47.5	47.0	46.5	46.0	45.5
19	50.4	49.9	49.4	48.9	48.4	47.9	47.4	46.9	46.4	45.9
18	80.7	50.2	49.8	49.3	48.8	48.3	47.8	47.3	46.8	46.3
17	51.1	50.6	50.1	49.6	49.2	48.7	48.2	47.7	47.2	46.7
16	51.5	51.0	50.5	50.0	49.5	49.0	48.6	48.0	47.6	47.1
15	51.9	51.4	50.9	50.4	49.9	49.4	48.9	48.4	47.9	47.4
14	52.2	51.8	51.3	50.8	50.3	49.8	49.3	48.8	48.3	47.8
13	52.6	52.1	51.6	51.2	50.7	50.2	49.7	49.2	48.7	48.2
12	53.0	52.5	52.0	51.6	51.0	50.6	50.1	49.6	49.1	48.6
11	53.4	52.9	52.4	51.9	51.4	50.9	50.4	50.0	49.5	49.0
10	53.7	53.2	52.8	52.3	51.8	51.3	50.8	50.3	49.8	49.4

续表

溶液温度/℃	酒精计示值									
	45	44.5	44	43.5	43	42.5	42	41.5	41	40.5
	温度+20℃时用体积分数表示乙醇浓度(%)									
35	39.0	38.6	38.1	37.6	37.0	36.5	36.0	35.5	35.0	34.5
34	39.5	39.0	38.5	38.0	37.4	36.9	36.4	35.9	35.4	34.9
33	39.9	39.4	38.9	38.4	37.8	37.3	36.8	36.3	35.8	35.3
32	40.3	39.8	39.3	38.8	38.2	37.7	37.2	36.7	36.2	35.7
31	40.7	40.2	39.7	39.2	38.6	38.1	37.6	37.1	36.6	36.1
30	41.0	40.6	40.1	39.5	39.0	38.5	38.0	37.5	37.0	36.5
29	41.5	41.0	40.4	39.9	39.4	38.9	38.4	37.9	37.4	36.9
28	41.9	41.4	40.8	40.3	39.8	39.3	38.8	38.3	37.8	37.3
27	42.3	41.8	41.2	40.7	40.2	39.7	39.2	38.7	38.2	37.7
26	42.7	42.2	41.6	41.1	40.6	40.1	39.6	39.1	38.6	38.1
25	43.0	42.5	42.0	41.5	41.0	40.5	40.0	39.5	39.0	38.5
24	43.4	42.9	42.4	41.9	41.4	40.9	40.4	39.9	39.4	38.9
23	43.8	43.3	42.8	42.3	41.8	41.3	40.8	40.3	39.8	39.3
22	44.2	43.7	43.2	42.7	42.2	41.7	41.2	40.7	40.2	39.7
21	44.6	44.1	43.6	43.1	42.6	42.1	41.6	41.1	40.6	40.1
20	45.0	44.5	44.0	43.5	43.0	42.5	42.0	41.5	41.0	40.5
19	45.4	44.9	44.4	43.9	43.4	42.9	42.4	41.9	41.4	40.9
18	45.8	45.3	44.8	44.3	43.8	43.3	42.8	42.3	41.8	41.3
17	46.2	45.7	45.2	44.7	44.2	43.7	43.2	42.7	42.2	41.7
16	46.6	46.1	45.6	45.1	44.6	44.1	43.6	43.1	42.6	42.1
15	47.0	46.4	46.0	45.5	45.0	44.5	44.0	43.5	43.0	42.5
14	47.3	46.8	46.4	45.8	45.4	44.9	44.4	43.9	43.4	42.9
13	47.7	47.2	46.7	46.2	45.8	45.3	44.8	44.3	43.8	43.3
12	48.1	47.6	47.1	46.6	46.1	45.6	45.2	44.7	44.2	43.7
11	48.5	48.0	47.5	47.0	46.5	46.0	45.6	45.1	44.6	44.1
10	48.9	48.4	47.9	47.4	46.9	46.4	46.0	45.5	45.0	44.5

续表

溶液温度/℃	酒精计示值									
	40	39.5	39	38.5	38	37.5	37	36.5	36	35.5
	温度+20℃时用体积分数表示乙醇浓度(%)									
35	34.0	33.5	33.0	32.5	32.0	31.5	31.0	30.5	30.0	29.4
34	34.4	33.9	33.4	32.9	32.4	31.9	31.4	30.9	30.4	29.8
33	34.8	34.3	33.8	33.3	32.8	32.3	31.8	31.3	30.8	30.2
32	35.2	34.7	34.2	33.7	33.2	32.7	32.2	31.7	31.2	30.6
31	35.6	35.1	34.6	34.1	33.6	33.1	32.6	32.1	31.6	31.0
30	36.0	35.5	35.0	34.5	34.0	33.5	33.0	32.5	32.0	31.4
29	36.4	35.9	35.4	34.9	34.4	33.9	33.4	32.8	32.3	31.8
28	36.8	36.3	35.8	35.3	34.8	34.3	33.8	33.3	32.8	32.2
27	37.2	36.7	36.2	35.7	35.2	34.7	34.2	33.7	33.2	32.7
26	37.6	37.1	36.6	36.1	35.6	35.1	34.6	34.1	33.6	33.1
25	38.0	37.5	37.0	36.5	36.0	35.5	35.0	34.5	34.0	33.5
24	38.4	37.9	37.4	36.9	36.4	35.9	35.4	34.9	34.4	33.9
23	38.8	38.3	37.8	37.3	36.8	36.3	35.8	35.3	34.8	34.3
22	39.2	38.7	38.2	37.7	37.2	36.7	36.2	35.7	35.2	34.7
21	39.6	39.1	38.6	38.1	37.6	37.1	36.6	36.1	35.6	35.1
20	40.0	39.5	39.0	38.5	38.0	37.5	37.0	36.5	36.0	35.5
19	40.4	39.9	39.4	38.9	38.4	37.9	37.4	36.9	36.4	35.9
18	40.8	40.3	39.8	39.3	38.8	38.3	37.8	37.3	36.8	36.3
17	41.2	40.7	40.2	39.7	39.2	38.7	38.2	37.7	37.2	36.7
16	41.6	41.1	40.6	40.1	39.6	39.1	38.6	38.1	37.6	37.1
15	42.0	41.5	41.0	40.5	40.0	39.5	39.0	38.5	38.0	37.5
14	42.4	41.9	41.4	40.9	40.4	39.9	39.4	38.9	38.4	37.9
13	42.8	42.3	41.8	41.3	40.8	40.3	39.8	39.3	38.8	38.3
12	43.2	42.7	42.2	41.7	41.2	40.7	40.2	39.7	39.2	38.7
11	43.6	43.1	42.6	42.1	41.6	41.1	40.6	40.1	39.6	39.2
10	44.0	43.5	43.0	42.5	42.0	41.5	41.0	40.6	40.1	39.6

续表

溶液温度/℃	酒精计示值									
	35	34.5	34	33.5	33	32.5	32	31.5	31	30.5
	温度+20℃时用体积分数表示乙醇浓度(%)									
35	28.8	28.3	27.3	27.3	26.8	26.4	26.0	25.5	25.0	24.6
34	29.3	28.8	28.3	27.8	27.3	26.8	26.4	25.9	25.4	25.0
33	29.7	29.2	28.7	28.2	27.7	27.2	26.8	26.3	25.8	25.4
32	30.1	29.6	29.1	28.6	28.1	27.6	27.2	26.7	26.2	25.8
31	30.5	30.0	29.5	29.0	28.5	28.0	27.6	27.1	26.6	26.2
30	30.9	30.4	29.9	29.4	28.9	28.4	28.0	27.5	27.0	26.5
29	31.3	30.8	30.3	29.8	29.3	28.8	28.4	27.9	27.4	26.9
28	31.7	31.2	30.7	30.2	29.7	29.2	28.8	28.3	27.8	27.3
27	32.2	31.6	31.2	30.6	30.2	29.6	29.2	28.7	28.2	27.7
26	32.6	32.0	31.6	31.0	30.6	30.0	29.6	29.1	28.6	28.1
25	33.0	32.5	32.0	31.5	31.0	30.5	30.0	29.5	29.0	28.5
24	33.4	32.9	32.4	31.9	31.4	30.9	30.4	29.9	29.4	28.9
23	33.8	33.3	32.8	32.3	31.8	31.3	30.8	30.3	29.8	29.3
22	34.2	33.7	33.2	32.7	32.2	31.7	31.2	30.7	30.2	29.7
21	34.6	34.1	33.6	33.1	32.6	32.1	31.6	31.1	30.6	30.1
20	35.0	34.5	34.0	33.5	33.0	32.5	32.0	31.5	31.0	30.5
19	35.4	34.9	34.4	33.9	33.4	32.9	32.4	31.9	31.4	30.9
18	35.8	35.3	34.8	34.3	33.8	33.3	32.8	32.3	31.8	31.3
17	36.2	35.7	35.2	34.7	34.2	33.7	33.2	32.7	32.2	31.7
16	36.6	36.1	35.6	35.1	34.6	34.1	33.6	33.1	32.6	32.1
15	37.0	36.5	36.0	35.5	35.0	34.5	34.0	33.5	33.0	32.5
14	37.4	36.9	36.4	35.9	35.4	35.0	34.4	34.0	33.5	33.0
13	37.8	37.3	36.8	36.4	35.9	35.4	34.9	34.4	33.9	33.4
12	38.2	37.8	37.3	36.8	36.3	35.8	35.3	34.8	34.3	33.8
11	38.7	38.2	37.7	37.2	36.7	36.2	35.7	35.2	34.7	34.2
10	39.1	38.6	38.1	37.6	37.1	36.6	36.1	35.6	35.1	34.6

续表

溶液温度/℃	酒精计示值									
	30	29.5	29	28.5	28	27.5	27	26.5	26	25.5
	温度+20℃时用体积分数表示乙醇浓度(%)									
35	24.2	23.7	23.2	22.8	22.3	21.8	21.3	20.8	20.3	19.8
34	24.5	24.0	23.5	23.1	22.7	22.2	21.7	21.2	20.8	20.4
33	24.9	24.4	23.9	23.5	23.1	22.6	22.1	21.6	21.2	20.8
32	25.3	24.8	24.3	23.8	23.3	22.8	22.3	21.8	21.3	20.8
31	25.7	25.2	24.7	24.2	23.7	23.2	22.7	22.2	21.7	21.2
30	26.1	25.6	25.1	24.6	24.2	23.7	23.2	22.7	22.2	21.7
29	26.4	26.0	25.5	25.0	24.6	24.1	23.6	23.2	22.7	22.2
28	26.8	26.4	25.9	25.4	24.9	24.4	24.0	23.5	23.0	22.6
27	27.2	26.7	26.3	25.8	25.3	24.8	24.4	23.9	23.4	22.9
26	27.6	27.1	26.6	26.2	25.7	25.2	24.7	24.2	23.8	23.3
25	28.0	27.5	27.9	26.6	26.1	25.6	25.1	24.6	24.1	23.7
24	28.4	27.9	27.4	26.9	26.4	26.0	25.5	25.0	24.5	24.0
23	28.8	28.3	27.8	27.2	26.8	26.3	25.8	25.4	24.9	24.4
22	29.2	28.7	28.2	27.7	27.2	26.7	26.2	25.8	25.3	24.8
21	29.6	29.1	28.6	28.1	27.6	27.1	26.6	26.1	25.6	25.1
20	30.0	29.5	29.0	28.5	28.0	27.5	27.0	26.5	26.0	25.5
19	30.4	29.9	29.4	28.9	28.4	27.9	27.4	26.9	26.4	25.9
18	30.8	30.3	29.8	29.3	28.8	28.3	27.8	27.2	26.7	26.2
17	31.2	30.7	30.2	29.7	29.2	28.6	28.1	27.6	27.1	26.6
16	31.6	31.1	30.6	30.1	29.5	29.0	28.5	28.0	27.5	27.0
15	32.0	31.5	31.0	30.5	29.9	29.5	28.9	28.4	27.9	27.4
14	32.4	31.9	31.4	30.9	30.4	29.9	29.3	28.8	28.3	27.8
13	32.8	32.3	31.8	31.2	30.8	30.3	29.7	29.2	28.7	28.2
12	33.3	32.8	32.2	31.6	31.2	30.7	30.2	29.6	29.1	28.5
11	33.7	33.2	32.7	32.0	31.6	31.1	30.6	30.0	29.5	28.9
10	30.1	33.6	33.1	32.5	32.0	31.5	31.0	30.4	29.9	29.3

续表

溶液温度/℃	酒精计示值									
	25	24.5	24	23.5	23	22.5	22	21.5	21	20.5
	温度+20℃时用体积分数表示乙醇浓度(%)									
35	19.6	19.2	18.8	18.4	17.9	17.4	16.9	16.4	16.0	15.6
34	20.0	19.6	19.1	18.6	18.2	17.7	17.2	16.8	16.4	16.0
33	20.3	19.8	19.4	19.0	18.6	18.1	17.6	17.2	16.7	16.2
32	20.7	20.2	19.8	19.4	18.9	18.4	17.9	17.4	17.0	16.5
31	21.0	20.6	20.2	19.8	19.3	18.8	18.3	17.8	17.4	17.0
30	21.4	20.9	20.5	20.0	19.6	19.1	18.6	18.2	17.7	17.3
29	21.8	21.3	20.8	20.4	19.9	19.4	19.0	18.5	18.0	17.6
28	22.1	21.6	21.2	20.7	20.2	19.8	19.3	18.8	18.4	17.9
27	22.5	22.0	21.5	21.0	20.6	20.1	19.6	19.2	18.7	18.2
26	22.8	22.4	21.9	21.4	20.9	20.5	20.0	19.5	19.0	18.6
25	23.2	22.7	22.2	21.8	21.3	20.8	20.3	19.8	19.4	18.9
24	23.5	23.1	22.6	22.1	21.6	21.1	20.7	20.2	19.7	19.2
23	23.9	23.4	22.9	22.4	22.0	21.5	21.0	20.5	20.0	19.5
22	24.3	23.8	23.3	22.8	22.3	21.8	21.3	20.8	20.4	19.9
21	24.6	24.1	23.6	23.1	22.6	22.2	21.7	21.5	20.7	20.2
20	25.0	24.5	24.0	23.5	23.0	22.5	22.0	21.5	21.0	20.5
19	25.4	24.8	24.4	23.8	23.3	22.8	22.3	21.8	21.3	20.8
18	25.7	25.2	24.7	24.2	23.7	23.2	22.6	22.1	21.6	21.1
17	26.1	25.6	25.1	24.5	24.0	23.5	23.0	22.5	22.0	21.4
16	26.5	25.9	25.4	24.9	24.4	23.8	23.3	22.8	22.3	21.8
15	26.8	26.3	25.8	25.3	24.7	24.2	23.7	23.1	22.6	22.1
14	27.2	26.7	26.2	25.6	25.1	24.6	24.0	23.5	23.0	22.4
13	27.6	27.1	26.5	26.0	25.4	24.9	24.4	23.8	23.3	22.7
12	28.0	27.4	26.7	26.4	25.8	25.3	24.7	24.2	23.6	23.0
11	28.4	27.8	27.3	26.7	26.2	25.6	25.0	24.5	23.9	23.4
10	28.8	28.2	27.7	27.1	26.6	26.0	25.4	24.8	24.3	23.7

续表

溶液温度/℃	酒精计示值									
	20.0	19.5	19	18.5	18	17.5	17	16.5	16	15.5
	温度＋20℃时用体积分数表示乙醇浓度(%)									
35	15.2	14.8	14.5	14.0	13.6	13.2	12.8	12.4	12.1	11.6
34	15.5	15.2	14.8	14.4	13.9	13.5	13.1	12.3	12.4	12.0
33	15.8	15.4	15.1	14.6	14.2	13.8	13.4	13.0	12.6	12.2
32	16.2	15.8	15.4	15.0	14.5	14.0	13.6	13.2	12.9	12.4
31	16.5	16.1	15.7	15.2	14.8	14.4	13.9	13.5	13.1	12.6
30	16.8	16.4	16.0	15.5	15.1	14.7	14.2	13.8	13.4	12.9
29	17.2	16.7	16.3	15.8	15.4	15.0	14.5	14.1	13.6	13.2
28	17.5	17.0	16.6	16.1	15.7	15.2	14.8	14.4	13.9	13.4
27	17.8	17.3	16.9	16.4	16.0	15.5	15.1	14.6	14.2	13.7
26	18.1	17.6	17.2	16.7	16.3	15.8	15.4	14.9	14.4	14.0
25	18.4	18.0	17.5	17.0	16.6	16.1	15.6	15.2	14.7	14.2
24	18.7	18.3	17.8	17.3	16.9	16.4	15.9	15.4	15.0	14.5
23	19.0	18.6	18.1	17.6	17.1	16.6	16.2	15.7	15.2	14.7
22	19.4	18.9	18.4	17.9	17.4	17.0	16.5	16.0	15.5	15.0
21	19.7	19.2	18.7	18.2	17.7	17.2	16.7	16.2	15.7	15.2
20	20.0	19.5	19.0	18.5	18.0	17.5	17.0	16.5	16.0	15.5
19	20.3	19.8	19.3	18.8	18.3	17.8	17.3	16.8	16.3	15.8
18	20.6	20.1	19.6	19.1	18.6	18.1	17.6	17.0	16.5	16.0
17	20.9	20.4	19.9	19.4	18.9	18.3	17.9	17.3	16.8	16.3
16	21.2	20.7	20.2	19.7	19.2	18.6	18.1	17.5	17.0	16.5
15	21.6	21.0	20.5	20.0	19.4	18.9	18.3	17.8	17.2	16.7
14	21.9	21.3	20.8	20.2	19.7	19.1	18.6	18.0	17.5	16.9
13	22.2	21.6	21.1	20.5	20.0	19.4	18.8	18.3	17.7	17.2
12	22.5	21.9	21.4	20.8	20.2	19.7	19.1	18.5	18.0	17.4
11	22.8	22.2	21.7	21.1	20.5	20.2	19.4	18.8	18.2	17.6
10	23.1	22.5	22.0	21.4	20.8	20.2	19.6	19.0	18.4	17.8

续表

溶液温度/℃	酒精计示值									
	15	14.5	14	13.5	13	12.5	12	11.5	11	10.5
	温度+20℃时用体积分数表示乙醇浓度(%)									
35	11.2	10.8	10.4	10.0	9.6	9.2	8.7	8.3	7.9	7.4
34	11.5	11.0	10.6	10.2	9.8	9.4	8.9	8.5	8.1	7.6
33	11.8	11.4	10.9	10.4	10.0	9.6	9.1	8.7	8.3	7.8
32	12.0	11.6	11.0	10.6	10.2	9.8	9.4	9.0	8.5	8.0
31	12.2	11.8	11.4	11.0	10.5	10.0	9.6	9.2	8.7	8.2
30	12.5	12.0	11.6	11.1	10.7	10.2	9.8	9.3	8.9	8.4
29	12.7	12.3	11.8	11.4	10.9	10.5	10.1	9.5	9.1	8.6
28	13.0	12.6	12.1	11.6	11.2	10.7	10.3	9.8	9.3	8.9
27	13.2	12.8	12.3	11.9	11.4	10.9	10.5	10.0	9.5	9.1
26	13.5	13.0	12.6	12.1	11.7	11.2	10.7	10.2	9.8	9.3
25	13.8	13.3	12.8	12.4	11.9	11.4	10.9	10.4	10.0	9.5
24	14.0	13.5	13.1	12.6	12.1	11.6	11.2	10.7	10.2	9.7
23	14.3	13.8	13.3	12.8	12.3	11.8	11.4	10.9	10.4	9.9
22	14.5	14.0	13.6	13.1	12.6	12.1	11.6	11.1	10.6	10.1
21	14.8	14.3	13.8	13.3	12.8	12.3	11.8	11.3	10.8	10.3
20	15.0	14.5	14.0	13.5	13.0	12.5	12.0	11.5	11.0	10.5
19	15.2	14.7	14.2	13.7	13.2	12.7	12.2	11.7	11.2	10.7
18	15.5	15.0	14.4	13.9	13.4	12.9	12.4	11.9	11.4	10.9
17	15.7	15.2	14.7	14.1	13.6	13.1	12.6	12.1	11.5	11.0
16	15.9	15.4	14.9	14.3	13.8	13.3	12.8	12.2	11.7	11.2
15	16.2	15.6	15.1	14.5	14.0	13.5	12.9	12.4	11.9	11.3
14	16.4	15.8	15.3	14.7	14.2	13.6	13.1	12.5	12.0	11.5
13	16.6	16.0	15.5	14.9	14.4	13.8	13.2	12.7	12.2	11.6
12	16.8	16.2	15.7	15.1	14.5	14.0	13.4	12.8	12.3	11.8
11	17.0	16.4	15.8	15.3	14.7	14.1	13.6	13.0	12.4	11.9
10	17.2	16.6	16.0	15.4	14.9	14.3	13.7	13.1	12.6	12.0

续表

溶液温度/℃	酒精计示值									
	10	9.5	9	8.5	8	7.5	7	6.5	6	5.5
	温度+20℃时用体积分数表示乙醇浓度(%)									
35	6.8	6.4	6.0	5.6	5.2	4.8	4.3	3.8	3.3	2.8
34	7.1	6.6	6.2	5.8	5.3	4.9	4.5	4.0	3.5	3.0
33	7.3	6.8	6.4	6.0	5.5	5.1	4.7	4.2	3.7	3.2
32	7.5	7.0	6.6	6.2	5.7	5.2	4.8	4.3	3.8	3.4
31	7.7	7.2	6.8	6.4	5.9	5.4	5.0	4.5	4.0	3.6
30	7.9	7.5	7.0	6.6	6.1	5.6	5.2	4.7	4.2	3.8
29	8.2	7.7	7.2	6.8	6.3	5.8	5.4	4.9	4.4	4.0
28	8.4	7.9	7.5	7.0	6.5	6.1	5.6	5.1	4.6	4.2
27	8.6	8.1	7.7	7.2	6.7	6.3	5.8	5.3	4.8	4.3
26	8.8	8.3	7.9	7.4	6.9	6.4	6.0	5.5	5.0	4.5
25	9.0	8.6	8.1	7.6	7.1	6.6	6.2	5.7	5.2	4.7
24	9.2	8.8	8.3	7.8	7.3	6.8	6.3	5.8	5.4	4.9
23	9.4	8.9	8.4	8.0	7.5	7.0	6.5	6.0	5.5	5.0
22	9.6	9.1	8.6	8.2	7.7	7.2	6.7	6.2	5.7	5.2
21	9.8	9.3	8.8	8.3	7.8	7.3	6.8	6.3	5.8	5.4
20	10.0	9.5	9.0	8.5	8.0	7.5	7.0	6.5	6.0	5.5
19	10.2	9.7	9.2	8.7	8.2	7.6	7.2	6.6	6.1	5.6
18	10.4	9.8	9.3	8.8	8.3	7.8	7.3	6.8	6.3	5.8
17	10.5	10.0	9.5	9.0	8.5	8.0	7.4	6.9	6.4	5.9
16	10.7	10.2	9.6	9.1	8.6	8.1	7.6	7.0	6.5	6.0
15	10.8	10.3	9.8	9.3	8.8	8.2	7.7	7.1	6.6	6.1
14	11.0	10.4	9.9	9.4	8.9	8.3	7.8	7.2	6.7	6.2
13	11.1	10.6	10.0	9.5	9.0	8.4	7.9	7.4	6.8	6.3
12	11.2	10.7	10.1	9.6	9.1	8.5	8.0	7.4	6.9	6.4
11	11.3	10.8	10.2	9.7	9.2	8.6	8.1	7.6	7.0	6.5
10	11.4	10.9	10.3	9.8	9.3	8.7	8.2	7.6	7.1	6.5

续表

溶液温度/℃	酒精计示值									
	5	4.5	4	3.5	3	2.5	2	1.5	1	0.5
	温度+20℃时用体积分数表示乙醇浓度(%)									
35	2.4	2.0	1.6	1.1	0.6					
34	2.6	2.2	1.8	1.3	0.8					
33	2.8	2.4	1.9	1.4	0.9					
32	3.0	2.6	2.1	1.6	1.1	0.6	0.1			
31	3.1	2.6	2.2	1.7	1.2	0.7	0.2			
30	3.3	2.8	2.4	1.9	1.4	0.9	0.4	0.1		
29	3.5	3.0	2.5	2.1	1.6	1.1	0.6	0.2		
28	3.7	3.2	2.7	2.2	1.8	1.3	0.8	0.3		
27	3.9	3.4	2.9	2.4	1.9	1.4	0.9	0.4		
26	4.0	3.6	3.1	2.6	2.1	1.6	1.1	0.6	0.1	
25	4.2	3.7	3.2	2.8	2.3	1.8	1.3	0.8	0.3	
24	4.4	3.9	3.4	2.9	2.4	1.9	1.4	0.9	0.4	
23	4.6	4.1	3.6	3.1	2.6	2.1	1.6	1.1	0.6	0.1
22	4.7	4.2	3.7	3.2	2.7	2.2	1.7	1.2	0.7	0.2
21	4.8	4.4	3.9	3.4	2.9	2.4	1.9	1.4	0.9	0.4
20	5.0	4.5	4.0	3.5	3.0	2.5	2.0	1.5	1.0	0.5
19	5.1	4.6	4.1	3.6	3.1	2.6	2.1	1.6	1.1	0.6
18	5.3	4.8	4.2	3.7	3.2	2.7	2.2	1.7	1.2	0.7
17	5.4	4.9	4.4	3.9	3.4	2.9	2.4	1.8	1.3	0.8
16	5.5	5.0	4.5	4.0	3.4	2.9	2.4	1.9	1.4	0.9
15	5.6	5.1	4.6	4.1	3.6	3.1	2.6	2.1	1.6	1.1
14	5.7	5.2	4.7	4.2	3.6	3.1	2.6	2.1	1.6	1.1
13	5.8	5.3	4.8	4.2	3.7	3.2	2.7	2.2	1.7	1.2
12	5.9	5.4	4.8	4.3	3.8	3.3	2.8	2.3	1.8	1.2
11	6.0	5.4	4.9	4.4	3.9	3.3	2.8	2.3	1.8	1.3
10	6.0	5.5	5.0	4.4	3.9	3.4	2.9	2.4	1.8	1.3

2. 甲醇和高级醇类

(1) 仪器准备　按如下色谱参考条件调试好仪器。

1) 色谱柱　长 2 m,内径 4 mm,玻璃柱或不锈钢柱。

2) 固定相　GDX-102,60～80 目。

3) 气化室温度　190℃。

4) 检测器温度　190℃。

5) 柱温　170℃。

6) 载气(N_2)流速　40 mL/min。

7) 氢气(H_2)流速　40 mL/min。

8) 空气流速　450 mL/min。

9）进样量　0.5 μL。

(2) 定性　以各组分保留时间定性。吸取标准使用液和样液各0.5 μL，分别测得保留时间，试样与标准出峰时间对照而定性。

(3) 定量　进0.5 μL标准使用液，制得色谱图，分别量取各组分峰高，与标准峰高比较计算。

【结果计算】

各组分的含量按下式计算：

$$\rho(\mathrm{B})=\frac{h_2 \cdot A \cdot V_1}{h_1 \cdot V_2 \cdot 1\ 000}$$

式中：$\rho(\mathrm{B})$——样品中某组分的含量，g/100 mL；

A——标准中某组分的含量，mg/mL；

h_2——试样中某组分的峰高，mm；

h_1——标准中某组分的峰高，mm；

V_1——标准进样量，μL；

V_2——样品液进样量，μL。

【友情提示】

(1) 测定酒精度时，勿使酒精计触及量筒四周及底部。可将酒精计放入酒体的同时稍加旋转。

(2) 色谱峰峰高的测量方法是：连接峰的起点和终点作为峰底，从峰高的最大值对基线作垂线与峰底相交，其交点与峰顶点的距离为峰高。

(3) 气相色谱法测定酒中甲醇及杂醇油，其出峰顺序为：甲醇、乙醇、正丙醇、乙酸乙酯、仲丁醇、异丁醇、正丁醇、异戊醇。

(4) 甲醇和杂醇油结果用同一个公式计算。杂醇油按异戊醇结果和异丁醇结果之和计算。

(5) 以GDX-102为固定相的气相色谱法，测定甲醇及高级醇灵敏度、准确度、重现性均好，色谱柱使用寿命长，一根柱可分析500个以上样品。

(6) 杂醇油是碳原子数比乙醇多的高级醇的混合物，由于在水溶液中呈油状物而得名，包括丙醇、异丙醇、丁醇、异丁醇、戊醇、异戊醇等，其中主要是异戊醇和异丁醇，这些醇类分子量比乙醇大，沸点比乙醇高，在体内分解氧化速度较慢，停留时间长，毒性比乙醇强。

(7) 目前采用气相色谱法测定白酒中微量成分130多种，其中有醇30种、醛10种、酮3种、酸25种、酯42种、氨基酸10种、多元醇4种、杂环8种和硫化物4种等，已经定量的有90多种。

能力拓展1

蒸馏酒及配制酒的感官性状的检查

工作过程：以感官检查法检查蒸馏酒及配制酒的感官性状为例(GB/T 5009.48—2003)。

一、相关知识

蒸馏酒及配制酒的感官指标：透明无色液体(配制酒可有色)，无沉淀，无异臭及异味。

二、准备工作

仪器:无色玻璃烧杯

三、测定操作

(1) 观察　量取 30 mL 酒样,倒入 50 mL 清洁干燥、无色玻璃烧杯中,观察其颜色,应透明,无沉淀或杂质。

(2) 品尝　尝其味,应有该种酒特有的芳香味和滋味,不应有霉味、酸味、异味,应符合相应的国家标准。

四、友情提示

GB/T 10345—2007《白酒分析方法》中对白酒感官评定的品酒环境要求和品评步骤如下。

品评环境要求:品酒要求光线充足、柔和、适宜,温度为 20～25℃,湿度约为 60%。恒温恒湿,空气新鲜,无香气及邪杂气味。

品评步骤:

样品的准备:将样品放置于 20±2℃环境下平衡 24h(或 20±2℃水浴中保温 1h)后,采取密码标记后进行感官品评。

(1) 色泽　将样品注入洁净、干燥的品酒杯中(注入量为品酒杯的 1/2～2/3),在明亮处观察,记录其色泽、清亮程度、沉淀及悬浮物情况。

(2) 香气　将样品注入洁净、干燥的品酒杯中(注入量为品酒杯的 1/2～2/3),先轻轻摇动酒杯,然后用鼻进行闻嗅,记录其香气特征。

(3) 口味　将样品注入洁净、干燥的品酒杯中(注入量为品酒杯的 1/2～2/3),喝入少量样品(约 2 mL)于口中,以味觉器官仔细品尝,记下口味特征。

(4) 风格　通过品尝样品的香气、口味并综合分析,判断是否具有该产品的风格特点,并记录其典型性程度。

能力拓展 2

发酵酒的感官性状的检查

工作过程:以感官检查法检查发酵酒感官性状为例(GB/T5009.49—2008)。

一、相关知识

发酵酒又称酿造酒,是以粮谷、水果、乳类等为原料,经发酵酿制而成的饮料酒。包括黄酒、果酒、葡萄酒、啤酒。

黄酒是以稻米、黍米、黑米、小麦、玉米等为原料,加曲、酵母等糖化发酵剂发酵配制而成的发酵酒。其酒精含量大于等于 8%vol,小于 24%vol。

葡萄酒是以新鲜葡萄或葡萄汁为原料,经全部或部分发酵酿制而成的、酒精含量≥7%vol

的发酵酒。

果酒是以新鲜水果或果汁为原料，经全部或部分发酵酿制而成的、酒精度在 7%～18%vol 的发酵酒。

啤酒是以麦芽(包括特种麦芽)为主要原料，加酒花，经酵母发酵酿制而成的，含二氧化碳的、起泡的、低酒精度(2.5%～7.5%vol)的发酵酒。

发酵酒的感官应为澄清液体，无沉淀及杂质，无异臭及异味。

二、准备工作

仪器：无色玻璃烧杯

三、测定操作

(1) 观察　量取 30 mL 样品，置于 50 mL 清洁干燥、无色玻璃烧杯中，观察其颜色，应透明，无沉淀，无杂质。

(2) 品尝　尝其味，应有该种酒特有的芳香味和滋味，不应有霉味、酸味、异味。

四、友情提示

葡萄酒的感官检查与评定如下。

(1) 外观　在适宜光线(非直射阳光)下，以手持杯底或用手握住玻璃杯柱，举杯齐眉，用眼观察杯中酒的色泽、透明度与澄清程度，有无沉淀及悬浮物。起泡葡萄酒和加气起泡葡萄酒要观察起泡情况，做好详细记录。

(2) 香气　先在静止状态下多次用鼻嗅香，然后将酒杯捧握手掌之中，使酒微微加温，并摇动酒杯，使杯中酒样分布于杯壁上。慢慢地将酒杯置于鼻孔下方，嗅闻其挥发香气，分辨果香、酒香或有无其他异香，写出评语。

(3) 滋味　喝少量样品于口中，尽量均匀分布于味觉区，仔细品尝，有了明确印象后咽下，再体会口感后味，记录口感特征。

(4) 典型性　根据外观、香气、滋味的特点综合分析，评定其类型、风格及典型性的强弱程度，写出结论意见。

工作任务 42　食用植物油理化指标的检验

工作过程：以酸碱滴定法测定食用植物油的酸价、滴定法测定食用植物油的过氧化值为例(GB/T 5009.37—2003)。

【相关知识】

油脂是油和脂肪的总称，属于酯类化合物。油脂比水轻，其密度在 0.9～0.95 g/cm^3 之间，没有恒定的熔点和沸点，难溶于水，易溶于汽油、苯、乙醚、三氯甲烷等有机溶剂。纯净的油脂没有颜色，但天然油脂因溶有维生素和色素等，所以多有深浅不同、色调各异的颜色。食用油脂主要有动物性油脂(猪、牛、羊、奶油等)和非动物性油脂(各种植物油)。通常把常温下呈液态的油脂称为油,呈固态的称为脂。常见的食用植物油有大豆油、菜子油、麻油、芝麻油、棉籽油、胡麻油、花生油、茶油等。

正常植物油均有代表其本身特征的指标,是鉴定植物油种类、纯度(掺假)和卫生质量的基本依据。其中相对密度、折光指数、碘价、皂价、脂肪酸凝固点、不皂化物这六项指标通常称为植物油的理化常数。

食用植物油是以脂肪酸甘油酯为主体,包含其他多种组分的混合物,这些组分包括游离脂肪酸、磷脂、植物甾醇、脂溶性维生素、色素、氧化产物、微量金属、水分等。经过精炼的油脂,上述附加组分明显减少。植物油的脂肪酸多以不饱和脂肪酸为主。

在人们日常生活中,食用植物油是极其重要的,它为人们活动提供能量,而且是嵌砌“机体大厦”的砖石。作为符合食用卫生要求的植物油,其原料应具有良好质地,其加工应有完善的工艺,对储运过程中可能的污染、酸败、霉变等问题,都有控制并符合规定。国家制定了食用植物油的卫生标准,规定了感官指标及理化指标。

感官指标:具有正常植物油的色泽、透明度、气味和滋味,无焦臭、酸败及其他异味。

理化指标:见表 13-7(GB 2716—2005)。

表 13-7 《食用植物油卫生标准》的理化指标

项目		植物原油	食用植物油
酸价/(KOH,mg/g)	≤	4	3
过氧化值/(g/100g)	≤	0.25	0.25
浸出油溶剂残留/(mg/kg)	≤	100	50
游离棉酚/%			
棉籽油	≤	—	0.02
总砷/(以 As 计,mg/kg)	≤	0.1	0.1
铅/(Pb,mg/kg)	≤	0.1	0.1
黄曲霉毒素 B_1/(μg/kg)			
花生油、玉米胚油	≤	20	20
其他油	≤	10	10
苯并[a]芘/(μg/kg)	≤	10	10
农药残留		按 GB 2763 的规定执行	

1. 酸价

油脂在储藏运输过程中,由于接触空气、受光线照射、微生物及酶的作用,将出现令人讨厌的臭气及味道,这种油脂质地下降的劣化现象,称为油脂的酸败。油脂酸败直接影响油脂质量,轻者某些理化指标发生变化,重者感官性状发生变化,产生强烈的不愉快的气味和味道;酸败过程也可使脂溶性维生素 A、维生素 D 和维生素 E 破坏;酸败的氧化产物对机体的酶系统(如琥珀酸脱氢酶和细胞色素氧化酶)有破坏作用。人体摄入酸败的油脂,会引起腹痛、腹泻、呕吐等急性中毒症状。如果人体经常摄取微量酸败油脂,则可引起肝硬化等症状,严重威胁健康和影响寿命。为了防止油脂酸败,应把油脂储存在密闭的容器中,置于阴凉处,同时适当添加抗氧化剂。

通常将油脂酸败分为水解性酸败和氧化性酸败两类。在水解性酸败过程中，油脂的脂肪酸甘油酯因水解作用而释放出游离的脂肪酸，使酸度升高。水解性酸败的程度常以酸价来衡量。酸价反映了油脂品质下降，是油脂陈旧程度的指标。在氧化性酸败过程中，油脂中的不饱和脂肪酸吸收了空气中的氧气，进行自动氧化，生成过氧化物和氢化过氧化物等中间产物，它们很容易分解而产生挥发性和不挥发性的脂肪酸、醛、酮、醇等。酸价是一项重要的卫生指标。食用植物油中酸价增高，说明油脂发生劣变，油脂的营养价值降低，食用后影响人体正常的消化吸收功能，严重劣变的食用植物油含有对人体有害的物质。酸价越高，说明油脂中游离脂肪酸的含量越高。

测定酸价常用在非水溶液中的酸碱滴定法。其测定原理：

植物油中的游离脂肪酸用氢氧化钾标准溶液滴定，每克植物油消耗氢氧化钾的毫克数，称为酸价。

反应式如下：

$$RCOOH + KOH \longrightarrow RCOOK + H_2O$$

2. 过氧化值

油脂在存放过程中，如存放时间长或保存不当，其中不饱和脂肪酸及不饱和甘油酯中的双键会与空气中的氧结合生成过氧化物，然后再分解成为易挥发并具有特殊臭味的醛类和醛酸类。

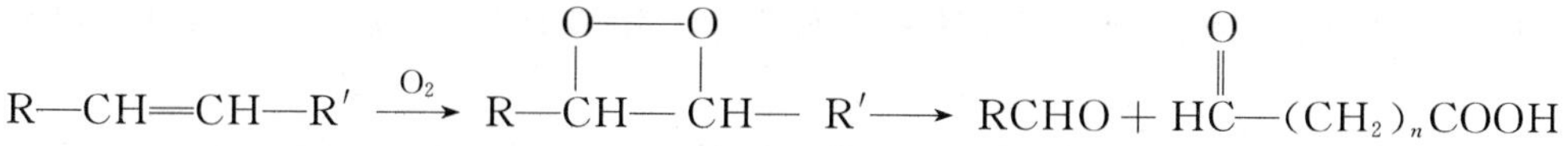

可见，过氧化物是油脂在氧化过程中的中间产物。有时油脂尚无酸败现象，但已有较高的过氧化值，这表示该油脂已开始变质。

过氧化值是指 100 g 油脂中过氧化物的质量（以 I 计，g/100 g）。过氧化值是衡量油脂中不饱和脂肪酸自动氧化产生氧化物的量。油脂在生产储存过程中，脂肪酸可能断裂产生过氧化物，过氧化值越高，油脂越容易氧化，氧化过程会产生小分子的醛、酮、醇等有害物。过氧化值的测定第一法是滴定法，第二法是比色法。

滴定法的测定原理：

油脂氧化过程中产生的过氧化物，与碘化钾作用，生成游离碘，以硫代硫酸钠标准溶液滴定，计算含量。反应式如下：

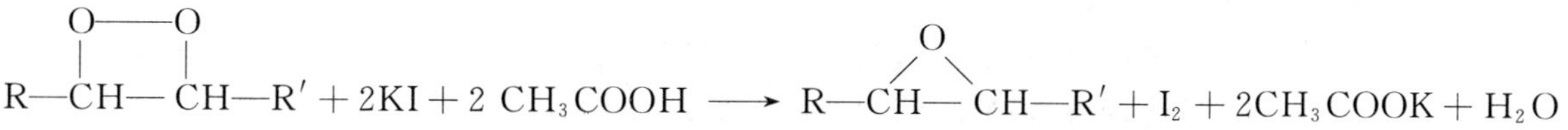

$$I_2 + 2Na_2S_2O_3 \longrightarrow 2NaI + Na_2S_4O_6$$

【准备工作】

试剂准备如下。

（1）乙醚-乙醇混合液　取乙醚和乙醇（2＋1）混合，用氢氧化钾溶液（3 g/L）中和至酚酞指示液呈中性。

（2）氢氧化钾标准滴定溶液［$c(KOH)=0.050$ mol/L］。

（3）酚酞指示液　10 g/L 乙醇溶液。

（4）饱和碘化钾溶液　称取 14 g 碘化钾，加 10 mL 水溶解，必要时微热使其溶解，冷却后储存于棕色瓶中。

(5) 三氯甲烷-冰乙酸混合液　量取 40 mL 三氯甲烷,加 60 mL 冰乙酸,混匀。

(6) 硫代硫酸钠标准滴定溶液[$c(Na_2S_2O_3)=0.0020$ moL/L]。

(7) 淀粉指示剂(10 g/L)　称取可溶性淀粉 0.5 g,加少许水,调成糊状,倒入 50 mL 沸水中调匀,煮沸。临用前现配。

【测定操作】

1. 酸价

称取 3.00～5.00 g 混匀的样品,置于锥形瓶中,加入 50 mL 中性乙醚-乙醇混合液,振摇使油溶解,必要时可置热水中,温热促其溶解。

冷却至室温,加入酚酞指示剂 2～3 滴,以氢氧化钾标准滴定溶液[$c(KOH)=0.050$ moL/L]滴定,至出现微红色,且 0.5 min 内不褪色为终点。

2. 过氧化值

称取 2.00～3.00 g 混匀(必要时过滤)的试样,置于 250 mL 碘量瓶中,加 30 mL 三氯甲烷-冰乙酸混合液,使试样完全溶解。

加入 1.00 mL 饱和碘化钾溶液,紧密塞好瓶盖,并轻轻振摇 0.5 min,然后在暗处放置 3 min。

取出加 100 mL 水,摇匀,立即用硫代硫酸钠标准滴定溶液[$c(Na_2S_2O_3)=0.0020$ moL/L]滴定,至淡黄色时,加 1 mL 淀粉指示剂,继续滴定至蓝色消失为终点。

取相同量三氯甲烷-冰乙酸溶液、碘化钾溶液、水,按同一方法,做试剂空白试验。

【结果计算】

1. 酸价

食用植物油的酸价按下式计算:

$$w(\mathrm{KOH})=\frac{V\times c\times 56.11}{m}$$

式中:$w(\mathrm{KOH})$——样品的酸价,mg/g;

V——样品消耗氢氧化钾标准滴定溶液的体积,mL;

c——氢氧化钾标准滴定溶液的实际浓度, mol/L;

m——试样质量,g;

56.11——1.00 mL 氢氧化钾标准滴定溶液[$c(KOH)=1.000$ moL/L]相当于以 mg 表示的氢氧化钾的质量,mg/mmol。

2. 过氧化值

食用植物油中过氧化值按下式计算:

$$w(\text{过氧化值})=\frac{(V_1-V_2)\times c\times 0.1269}{m}\times 100$$

式中:w(过氧化值)——试样的过氧化值(以 I 计),g/100g;

V_1——样品消耗硫代硫酸钠标准溶液的体积,mL;

V_2——试剂空白消耗硫代硫酸钠标准溶液的体积，mL；

c——硫代硫酸钠标准溶液的浓度，moL/L；

m——样品质量，g。

0.1269——1.00 mL 硫代硫酸钠标准滴定溶液[$c(Na_2S_2O_3)$＝1.000 moL/L]相当于以 g 表示的碘的质量，g/mmol。

【友情提示】

(1) 酸价表示油脂中所含游离脂肪酸的量，未经碱炼的粗制油品，酸价往往较高。此外，油脂陈旧或发生明显酸败，酸价也会增高，但这一变化趋势甚为迟缓，所以酸价在判断油脂氧化酸败时，并非敏感指标。

(2) 由于乙醚-乙醇混合液中往往含有少量酸，应在临用前，以酚酞为指示剂，用氢氧化钾溶液滴定至淡红色正好出现，并维持 30 s 不褪色。

(3) 当试样颜色较深时，终点判断较为困难，可采用以下方法弥补。

1) 用碱性蓝-6B或百里酚酞作指示剂。

2) 用酚酞试纸作外指示剂。

3) 少取试样(但应保证试验的精密度、准确度为前提)，多加些溶剂。

4) 加酚酞指示剂到溶有试样的混合溶剂中，然后再加入适量饱和食盐水(中性)。再进行滴定，由食盐水溶液层的颜色来确定终点。

5) 采用电位滴定法。

(4) 欲表示某脂肪酸的质量分数(百分含量)，可依据酸价按下式换算：

$$\text{某游离脂肪酸 } w(\%) = \text{酸价} \times f$$

式中：f——不同脂肪酸的换算常数(油酸:0.503；软脂酸:0.456；月桂酸:0.356；芥酸:0.602)。

(5) 测定时，以乙醚-乙醇混合液为溶剂，可增大油样的溶解度，增强脂肪酸的酸性，使滴定突跃明显，防止反应生成的脂肪酸钾离解，乙醚-乙醇混合溶剂在临用前，以酚酞为指示剂，测定时中性乙醇-乙醚混合液的量应超过氢氧化钾标准溶液用量的5倍，以保证有足够的乙醚使油脂充分溶解；有足量的乙醇防止在滴定过程中发生皂粒沉淀或皂液水解。

(6) 测定深色油的酸价，可减少试样用量，或适当增加混合溶剂的用量；蓖麻油不溶于乙醚，因此测定蓖麻油的酸价时，只用中性乙醇，不用混合溶剂；测定过程中如出现浑浊或分层，表明由碱液带进水量过多(水∶乙醇超过 1∶4)，使肥皂水解所致。此时应补加混合溶剂以消除浑浊，或改用碱乙醇溶液进行滴定；游离脂肪酸的含量除以酸价表示外，还可以用油脂中游离脂肪酸的百分含量(以某种脂肪酸计)来表示。

(7) 碘量法测定过氧化值，属于氧化还原滴定。测定时，试样量、放置时间、溶液的 pH、光线的影响、温度的改变，都将影响测定结果。因此，应严格控制实验条件，按方法规定的反应条件和滴定条件进行操作。

(8) 所用的饱和碘化钾试剂应澄清无色，不含游离碘和碘酸盐。在进行空白试验时，当加入淀粉溶液后，若呈蓝色，应考虑碘化钾试剂是否符合试验要求。

(9) 淀粉指示剂应在近终点时加入，即在硫代硫酸钠标准溶液滴定至浅黄色时再加入淀粉，否则碘和淀粉吸附太牢，终点时颜色不易褪去，致使终点出现推迟，引起误差。

(10) 三氯甲烷-冰乙酸溶液既是测定所用的溶剂，又为碘量法提供了适宜的酸性条件。三氯甲烷要符合质量要求，因三氯甲烷性质不稳定，放置过久，受光和空气作用，易产生光气等氧化性物质。在使用前，应先进行质量检查，若质量不符合规定要求，应先进行处理。

(11) 三氯甲烷和冰乙酸的比例，加入碘化钾后静置时间的长短及加水量等，对测定结果均有影响。

(12) 对固体油样，可微热溶解，并适当多加一些溶剂。

(13) 当样品取用量较大时，加溶剂后有时会出现互不混溶的两层，可适当增加溶剂用量。

能力拓展

食用植物油感官性状的检查

工作过程：以感官检查法检查食用植物油的感官性状为例(GB/T 5009.37—2003)。

一、相关知识

食用植物油的感官指标应具有正常植物油的色泽、透明度、气味和滋味，无焦臭、酸败及其他异味。

食用植物油的感官检查常从透明度、色泽、气味和滋味等方面来检查。感官检查常常观察色泽及透明度，嗅其气味，尝其滋味，然后用适当的词句记述。

二、准备工作

仪器主要为烧杯(直径 50 mm，杯高 100 mm)。

三、测定操作

(1) 色泽　将试样混匀并过滤于烧杯中，油层高度不得小于 5 mm，在室温下先对着自然光观察，然后再置于白色背景前借其反射光线观察并按下列词句描述：白色、灰白色、柠檬色、淡黄色、黄色、橙色、棕黄色、棕色、棕红色、棕褐色等。

(2) 气味及滋味　将试样倒入 150 mL 烧杯中，置于水浴上，加热至 50℃，用玻璃棒迅速搅拌，嗅其味，并蘸取少许试样，尝其滋味，按正常、焦糊、酸败、苦辣等词句描述。

四、友情提示

(1) 试样必须在完全透明的状态下测定，必要时用干燥滤纸过滤，去除引起浑浊的水分等杂质。对于固态油脂，可微微加热使其熔化透明后再进行测定，并记下油温。

(2) 感官检查是十分重要的，尤其是对油脂酸败前期的所谓“返臭”的判断。

工作任务 43　乳及乳制品的理化指标的检验

工作过程：以乳稠计测定牛乳的相对密度(GB 5413.33—2010)、哥特里-罗紫法测定牛乳的脂肪(GB 5413.3—2010)、酸碱滴定法测定牛乳的酸度为例。

【相关知识】

乳与乳制品包括生鲜乳、消毒乳、乳粉、炼乳、酸乳、奶油及奶酪等。乳是由哺乳动物乳腺中分泌出来的,含有幼小机体生长、发育所需的全部营养成分,具有胶体特性的白色或微黄色的悬浮液。乳是营养丰富的天然食品,鲜乳中有上百种化学成分,含有几乎所有的脂溶性和水溶性维生素,含有几乎人体所需的全部营养素及具有保健功能的生物活性物质。牛乳可谓是最好的钙源。同时,乳品能提高免疫力、降低胆固醇、防治动脉硬化及心血管系统疾病、抗胃溃疡等。酸乳还有延年益寿、抑制肿瘤生长的作用。

食品法典委员会(CAC)将"乳"定义为:乳是指只限于从一种或几种产乳动物中得到的正常乳腺分泌物,而不含其他任何添加物,或从中提取了某种成分。经过处理而未改变成分的乳类,或者乳脂肪含量符合国家法规的乳类均可称作"乳"。

我国《食品工业基本术语》将"乳制品"定义为:以牛乳、羊乳等为主要原料加工制成的各种制品。

乳类食品中以牛乳最为普遍。一般牛乳主要成分含量为:水分占87.5%~87.6%;脂肪占3.4%~3.8%;乳糖占4.6%~4.7%;蛋白质占3.3%~3.5%;无机盐占0.7%~0.75%;总固体占12.4%~12.5%。

由于乳类是富含多种营养成分的食品,适宜微生物的生长繁殖,是天然培养基。微生物污染乳类后,在乳中大量繁殖并分解营养成分,造成乳的腐败变质。因此,在乳及乳制品的生产过程中,要加强各环节的卫生管理,减少微生物对乳的污染,防止腐败变质。

随着人民生活水平的提高,对乳及乳制品的需求量日益增多,对其卫生质量的管理和检验亟为迫切。目前,国家卫生标准规定的乳及乳制品的理化检验项目主要有:相对密度、脂肪、铅、铜、锡、汞、六六六及DDT残留量、黄曲霉毒素 M_1 等。

鲜乳的理化指标见表13-8(GB 19301—2003)。

表13-8 鲜乳理化指标

项目			指标
相对密度/(20℃/4℃)		≥	1.028
蛋白质/(g/100 g)		≥	2.95
脂肪/(g/100 g)		≥	3.1
非脂固体/(g/100 g)		≥	8.1
酸度/°T	牛乳	≤	18
	羊乳	≤	16
杂质度/(mg/kg)		≤	4.0
铅/(Pb,mg/kg)		≤	0.05
无机砷/(mg/kg)		≤	0.05
黄曲霉毒素 M_1/(μg/kg)		≤	0.5
六六六/(mg/kg)		≤	0.02
DDT/(mg/kg)		≤	0.02

1. 相对密度

乳的相对密度规定为 20℃时牛乳的质量与同体积 4℃水的质量之比。测定牛乳的相对密度通常用乳稠计，乳稠计也叫牛乳密度计，乳稠计有 20℃/4℃和 15℃/15℃两种。正常牛乳的相对密度在 1.028～1.032 之间，牛乳单掺水使相对密度下降，每加 10%的水可使相对密度下降 0.003。并使酸度、脂肪、蛋白质、乳糖等成分相应降低。牛乳掺水的同时掺入提高相对密度的其他物质如电解质、非电解质或胶体物质等，可使牛乳的相对密度维持在正常值范围之内。但酸度、脂肪、乳糖等含量可能低于正常值。

2. 脂肪

牛乳中所含的脂肪也叫乳脂。正常牛乳含脂肪≥3%，掺水、米汁、豆浆等，使脂肪含量低于正常值。牛乳所含的脂肪熔点低，为 28～34℃，低于人的体温，同时，乳中脂肪以较小的微粒分散于乳浆中，有利于人体的消化吸收，其消化利用率达 98%。牛乳中的脂肪虽然也是游离脂肪，但不呈溶解状态，而是以脂肪球呈乳浊状态存在，它周围有一层膜，使脂肪球得以在乳中保持乳浊液的稳定状态，并使脂肪球具有亲水性。这种膜是一群化合物，以穿插配列的形式，吸附于脂肪球与乳浆的界面间，其中含有蛋白质、磷脂等许多物质，故不能直接用有机溶剂萃取，必须先用酸或碱进行处理后才能萃取。

牛乳脂肪的测定方法有哥特里-罗紫法、盖勃法、巴布科克法和伊尼霍夫碱法等。哥特里-罗紫法准确度高，适用范围广，是乳与乳制品中脂肪测定的公认标准分析方法。

哥特里-罗紫法测定牛乳脂肪的原理：

样品先用浓氨水和乙醇处理，氨水使酪蛋白钙盐变成可溶性盐，乙醇使溶解于氨水的蛋白质沉淀析出，然后利用乙醚提取试样中的脂肪，挥干乙醚，称取脂肪质量。以脂肪质量占样品质量的质量分数表示脂肪的含量。该法又称为碱性乙醚抽取法。其反应式如下：

$$NH_2—\underset{\underset{(COOH)_4}{|}}{R}(COO)_2Ca + 2NH_3 \cdot H_2O \longrightarrow NH_2—\underset{\underset{(COOH)_4}{|}}{R}—(COO)_2(NH_4)_2 + Ca(OH)_2$$

3. 酸度

乳的酸度反映了乳的新鲜程度及乳质情况。乳的酸度以中和 100 mL 乳样所消耗的 0.1 moL/L 氢氧化钠毫升数来表示，记为°T，此为滴定酸度，简称为酸度。

牛乳正常酸度为 16～18°T，国家食品卫生标准规定≤18°T。乳牛品种、饲料、挤乳与泌乳期不同，可能使酸度略有差异。如果牛乳存放时间过长，因细菌繁殖可使酸度明显增高；如果乳牛患急、慢性乳房炎，则酸度可降低；向乳中掺水或掺碱，酸度可降至 16°T 以下。测定乳的酸度通常用酸碱滴定法。

酸碱滴定法测定牛乳酸度的原理：

以酚酞为指示剂，用氢氧化钠标准溶液滴定牛乳中的酸，根据消耗氢氧化钠标准溶液的量来计算牛乳的滴定酸度。

【准备工作】

1. 仪器

(1) 乳稠计。

（2）玻璃圆筒或200～250 mL量筒　量筒高度应大于乳稠计的长度，其直径大小应使在沉入乳稠计时其周边和圆筒内壁的距离不小于5 mm。

（3）抽脂瓶　内径为2.0～2.5 cm，容积为100 mL。见图13－3。

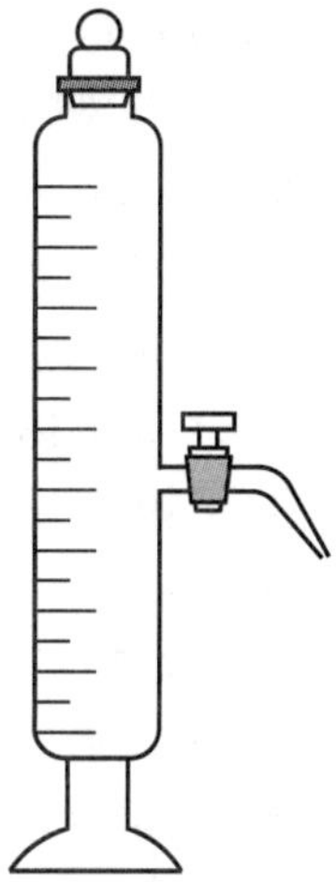

图13－3　抽脂瓶

2. 试剂

（1）氨水。

（2）乙醇。

（3）乙醚。

（4）石油醚　沸程为30～60℃。

（5）酚酞指示液　称取0.5 g酚酞，用少量乙醇溶解并定容至500 mL。

（6）氢氧化钠标准滴定溶液[c(NaOH)＝0.1000 moL/L]。

【测定操作】

1. 相对密度

取混匀并调节温度为10～25℃的试样，小心倒入容积为250 mL的玻璃圆筒内并加到容积的3/4，勿使发生泡沫并测量试样温度。小心将乳稠计沉入试样中到相当刻度30°处，然后让其自然浮动，但不能与筒内壁接触。静置2～3 min，眼睛对准筒内牛乳液面的高度，读出乳稠计数值。根据试样的温度和乳稠计读数，查表13－9，换算成20℃时的度数。

表13－9　乳稠计读数转换为温度20℃时的度数换算表

乳稠计读数	鲜乳温度/℃															
	10	11	12	13	14	15	16	17	18	19	20	21	22	23	24	25
25	23.3	23.5	23.6	23.7	23.9	24.0	24.2	24.4	24.6	24.8	25.0	25.2	25.4	25.5	25.8	26.0
26	24.2	24.4	24.5	24.7	24.9	25.0	25.2	25.4	25.6	25.8	26.0	26.2	26.4	26.6	26.8	27.0
27	25.1	25.3	25.4	25.6	25.7	25.9	26.1	26.3	26.5	26.8	27.0	27.2	27.5	27.7	27.9	28.1
28	26.0	26.1	26.3	26.5	26.6	26.8	27.0	27.3	27.5	27.8	28.0	28.2	28.5	28.7	29.0	29.2
29	26.9	27.1	27.3	27.5	27.6	27.8	28.0	28.3	28.5	28.8	29.0	29.2	29.5	29.7	30.0	30.2
30	27.9	28.1	28.3	28.5	28.6	28.8	29.0	29.3	29.5	29.8	30.0	30.2	30.5	30.7	31.0	31.2
31	28.8	29.0	29.2	29.4	29.6	29.8	30.0	30.3	30.5	30.8	31.0	31.2	31.5	31.7	32.0	32.2
32	29.3	30.0	30.2	30.4	30.6	30.7	31.0	31.2	31.5	31.8	32.0	32.3	32.5	32.8	33.0	33.3
33	30.7	30.8	31.1	31.3	31.5	31.7	32.0	32.2	32.5	32.8	33.0	33.3	33.5	33.8	34.1	34.3
34	31.7	31.9	32.1	32.3	32.5	32.7	33.0	33.2	33.5	33.8	34.0	34.3	34.5	34.8	35.1	35.3
35	32.6	32.8	33.1	33.3	33.5	33.7	34.0	34.2	34.5	34.7	35.0	35.3	35.5	35.8	36.1	36.3
36	33.5	33.8	34.0	34.3	34.5	34.7	34.9	35.2	35.6	35.7	36.0	36.2	36.5	36.7	37.0	37.3

2. 脂肪

(1) 游离脂肪 吸取 10.0 mL 样品于抽脂瓶中,加入 1.25 mL 氨水,充分混匀,置 60℃水浴中加热 5 min,振摇 2 min。

(2) 乙醚提取 加入 10 mL 乙醇,充分摇匀,于冷水中冷却后,加入 25 mL 乙醚,振摇 0.5 min,加入 25 mL 石油醚,再振摇 0.5 min,静置 30 min,待上层液澄清时,读取醚层体积。

(3) 挥干称重 放出醚层至一已恒重的烧瓶中,记录体积,蒸馏回收乙醚,置烧瓶于 98～100℃干燥 1 h 后称量,再置 98～100℃干燥 0.5 h 后称量,直至前后两次质量相差不超过 1.0 mg。

3. 酸度

准确吸取 10 mL 试样于 150 mL 锥形瓶中,加入 20 mL 经煮沸冷却后的水及数滴酚酞指示液,混匀,用氢氧化钠标准滴定溶液滴定至出现粉红色,并在 0.5 min 内不褪色,消耗的氢氧化钠标准滴定溶液毫升数乘以 10 即为酸度(°T)。

【结果计算】

1. 相对密度

相对密度(ρ_4^{20})与乳稠计刻度关系式:

$$X=(\rho_4^{20}-1.000)\times 1\,000$$

式中:X——乳稠计读数;

ρ_4^{20}——试样的相对密度。

当用 20℃/4℃乳稠计,温度在 20℃时,读数代入上述公式,相对密度即可算出;测量时不在 20℃时,要查乳稠计读数转换为温度为 20℃时的度数换算表,换算成 20℃时的度数,再按上述公式计算。

2. 脂肪

乳中脂肪含量按下式计算:

$$w(\text{脂肪})=\frac{m_1-m_0}{m_2\times\dfrac{V_1}{V_2}}\times 100$$

式中:w(脂肪)——样品中脂肪的含量,g/100g;

m_1——烧瓶加脂肪质量,g;

m_0——空烧瓶质量,g;

m_2——样品质量,吸取牛乳体积乘以牛乳的相对密度,g;

V_1——放出乙醚层体积,mL;

V_2——读取乙醚层总体积,mL。

3. 酸度

牛乳中酸度按下式计算:

$$\psi(^\circ\text{T})=\frac{V_1}{V_2}\times 100$$

式中:ψ(°T)——牛乳的滴定酸度;

V_1——消耗氢氧化钠标准溶液[c(NaOH)＝0.1000 moL/L]的体积，mL；

V_2——样品的体积，mL。

【友情提示】

(1) 测定相对密度时，应注意以下几点。

1) 将乳样小心倒入量筒中，勿使气泡产生。

2) 将密度计放入量筒中时，不要使密度计的重锤与筒壁相碰撞。

3) 读数时应以密度计与液体形成的弯月面的下缘为准。

4) 若测定温度不是20℃时，应将读数校正为20℃时的读数。

(2) 哥特里-罗紫法测定牛乳脂肪的操作可大致分为三步。第一步，将氨水、乙醇与乳样在温热的条件下充分混匀，使酪蛋白钙盐变成可溶解的盐，脂肪游离。第二步，用乙醚抽取脂肪。第三步，挥干乙醚，称量脂肪至恒重。

(3) 加入乙醇可使一切能被乙醇浸出的物质留在溶液中，并使有些卵磷脂等物质溶于乙醇而避免被乙醚吸入，加入石油醚可驱除溶于乙醚中的水分，减少抽出液中的水分含量，使分层清晰。在乙醇和石油醚存在的情况下，抽出液中的可溶性非脂成分(如糖分等)将大为减少。

(4) 乙醚易燃，回收或蒸发时注意防火，蒸发温度不宜过高，以免含脂乙醚飞溅损失。使用的乙醚应不含过氧化物，因为含过氧化物不仅影响准确性，而且在浓缩时，由于过氧化物的聚积会引起爆炸。

(5) 哥特里-罗紫法测定脂肪适用于消毒牛乳、新鲜生牛乳、酸牛乳、全脂牛乳粉、淡炼乳、甜炼乳、奶油、硬质干酪。

(6) 测定酸度时，应注意，取乳样直接滴定或加1～2倍水稀释后滴定，其结果不一样，故加水量应固定为20 mL；滴定速度过慢，消耗标准碱溶液增多，故以20～30 s内完成一份滴定为好。终点呈现以出现红色30 s不褪为准，时间稍长，红色仍能褪去。

小贴士

乳及乳制品的感官检查

(1) 消毒牛乳　呈乳白色或略带黄色的胶态流体，无沉淀、无杂质、无凝块，具有消毒牛乳固有的香味和滋味，无异味。

(2) 新鲜生牛乳　呈乳白色或略带黄色的胶态液体，无沉淀、无凝块、无杂质，具有新鲜牛乳固有的香味，无异味。

(3) 酸牛乳　呈乳白色或略带黄色，具有清香纯净的乳香味。凝块稠密结，实均匀，无气泡，允许少量乳清析出。

(4) 全脂牛乳粉　淡黄色，粉状，颗粒均匀一致，无结块，无异味。

(5) 淡炼乳　呈均匀淡黄色，质地均匀，黏度适中，无凝集，无脂肪上浮，无异味。

(6) 甜炼乳　呈均匀淡黄色，质地均匀，黏度适中(倾倒时可呈线或带状流下)，无凝块，无霉块，无脂肪上浮，无异味。

(7) 奶油　呈均匀淡黄色，表面紧密，无霉斑，无大、小水珠，允许有少量沉淀物，无异味，无杂质。

(8) 硬质干酪　切面呈淡奶黄色，湿润，组织细腻，并有少量大小不一的气孔，外皮均匀，无裂缝，无损伤，无霉点、霉斑，具有干酪固有的风味、无异味。

思考题

1. 解释下列术语：相对密度、乙醇浓度、植物油的酸价和过氧化值、乳的酸度。
2. 简述电位滴定法测定酱油的总酸及氨基态氮的原理。
3. 简述气相色谱法测定酒中甲醇及杂醇油的原理。
4. 简述气相色谱法测定甲醇和高级醇类的注意事项。
5. 简述碘量法测定植物油的酸价和过氧化值的原理。
6. 简述哥特里-罗紫法测定乳中脂肪的操作步骤。

项目十四　食品器具和包装材料的检验

知识目标

1. 了解几类食品容器和包装材料检验的项目内容、检验方法及检验的卫生学意义。
2. 掌握食品容器和包装材料的样品采集和样品处理的原则。
3. 熟悉蒸发残渣、高锰酸钾消耗量、重金属、甲醛、脱色实验等常规项目检验的方法原理。

技能目标

1. 初步掌握蒸发残渣、高锰酸钾消耗量、重金属、甲醛、脱色实验等常规项目检验的操作方法。
2. 初步学会各类食品器具与包装材料的检测。

工作任务44　食品器具与包装材料样品的采集与处理

【相关知识】

食品容器、包装材料是指包装、盛放食品用纸、竹、木、金属、搪瓷、陶瓷、塑料、橡胶、天然纤维、化学纤维、玻璃等制品和接触食品的涂料；食品用工具、设备是指食品在生产经营过程中接触食品的机械、管道、传送带、容器、用具、餐具等。可见，卫生、安全的食品容器和包装材料对保障人体健康有着极其重要的现实意义。随着科学技术的快速发展，新材料不断涌现，新的食品容器和包装材料也是日新月异，为了使食品容器和包装材料经久耐用、美观大方，通常会加入各种化学成分，以优化材料的某些理化性状。但是，当食品容器和包装材料中某种化学成分超过某一浓度（阈值）时，就会对相应的消费群体带来健康危害。因此，世界各国对食品容器和包装材料甚至原材料都制定了相关的卫生标准以及管理办法。我国相关法律法规也对食品容器、包装材料和食品用工具、设备的卫生提出了强制性的规定和要求。食品容器和包装材料除了要符合综合及相应的单项指标要求外，还应满足以下条件：成分的化学性质稳定，即不容易被酸、碱和脂肪类物质溶解；不含对人体有毒有害的化学成分；表面光滑，质地坚硬；易于清洗和消毒。

【采样方法(GB/ T 5009.156—2003)】

一般情况下，采样要遵循随机的原则，另外还要有适宜的样本量，以保证所采集的样品具有代表性(若是事故原因调查分析采样，可使用典型采样法，对样本量也无特别要求)。但对不同类型的产品，样品数量的要求也不一样。

对成型类产品，一般按 1‰的比例随机采样。若属小批量采样，数量不宜少于 10 个，容量比较大的如大于 500 mL，采集 6～10 只(个)；体积较小的如茶杯、糖果包装纸等，则需加倍采样。所采集样品分为两个部分，一部分供检验用，另一部分保存 2 个月，以备复查。但具体的数量要考虑检测项目的多少，样品一般不能重复用来检测另一项目。

对于原材料，按每批的 10%取样，但不宜少于 3 包。从选中的包数中，用取样针等工具从每包深度的 3/4 处取样，所取的样品总量不少于 2 kg，同样要分成两部分，一部分用于检验，另一部分用作备查样品。而且，所采集样品应完整、平稳、无变形，以及没有影响检验结果的其他瑕点。各种常用食品包装材料和容器的采样方法见表 14－1。

表 14－1 常用食品包装材料的采样方法

材料名称	取样方法
塑料树脂	随机取包数的 10%，小批量不少于 3 包。每包随机抽取 2 kg，混匀
塑料成型品及复合食品包装袋、塑料薄膜袋	按产量的 1‰随机抽样，小批量不少于 10 件，容量小于 500 mL 的取 20 件
塑料薄膜	每批随机抽取 10 捆，每捆剪取 50 cm×50 cm 1 张，共 10 张。检验时再裁成 5 cm×5 cm 样片，充分混合
铝制品、搪瓷、陶瓷制品，不锈钢制品	对形状、大小、花彩装饰相同的产品按产量的 1‰随机抽样。小批量不少于 6 件，容量小于 500 mL 的取 10 件。重点抽取色彩浓重或面积体积比值小的器皿
管材(包括橡胶管)	随机截取材质、内径相同的管材 5 根(长度适宜)，使样品容量能满足测定的需要。长度按下式计算：$L=V/\pi r^2$，式中：V 为所需浸泡液的毫升数；r 为管内径。但实际长度要扣除两端玻璃塞所占部分
涂料	由厂家按产品相同工艺条件制备全覆盖涂料的试片 10 cm×10 cm 或 5 cm×15 cm，厚度小于 2 mm 的金属片 6～10 片供检验用。若提供的试片为单面覆盖涂料的，则应同时提供基质材料作为对照
食品包装用原纸	每批随机抽取 500 g，随机裁取 10 cm×10 cm 的试片 10 张
橡胶奶嘴	每批随机抽取 500 g
食品用橡胶制品	每批随机抽取 500 g，高压锅密封圈每批不少于 6 个

另外，在采集样品时，要填写采样单，注明样品的名称、型号(别)、批号(次)、采样日期及生产厂家等内容。

【样品的处理(GB/ T 5009.156—2003)】

食品容器和包装材料的种类较多，材料成分也比较复杂，直接分析有较大的难度，因此，在实际的工作中，一般是分析其有害成分向食品移行的可能性及程度。常用浸泡试验来分析食品容器和包装材料中的有害成分。浸泡试验是指在一定的温度和时间内，将模拟食品性质的一些溶剂盛放在食品容器和（或）包装材料中，并按一定的面积接触一定的溶液量（一般为2 mL/cm^2）进行换算，用规定的方法检测分析模拟浸泡液中有害物质的量。所用的浸泡溶剂有水、4%乙酸溶液（醋酸）、65%的乙醇溶液和正己烷，分别模拟食品容器和包装材料接触水、食醋、酒和油的情况，用浸泡液中溶出物的总量和高锰酸钾消耗量来综合分析食品容器和包装材料对食品的污染情况；用甲醛、甲苯、重金属（铅）等单项指标来针对性地分析某种食品容器或包装材料对食品的污染。

（一）常用的浸泡液与浸泡条件

常用的浸泡液包括水、乙酸、乙醇和正己烷，其浸泡条件见表14－2。

表14－2　常用的浸泡液及其浸泡条件

浸泡液名称	浸泡条件	模拟的食品
蒸馏水	60℃，2 h	中性类食物
4%乙酸溶液	60℃，2 h	食醋及酸性食物
65%乙醇溶液	室温，2 h	酒及含乙醇的食物
正己烷	室温，2 h	食用油或含食用油脂较多的食物

注：有时也用乳酸、碳酸氢钠和蔗糖水等作为浸泡液。

（二）样品浸泡的原则

（1）先用自来水将样品冲洗干净，再用蒸馏水彻底冲洗1～2次，晾干备用。根据分析项目，选择对应的浸泡液，并按规定的条件浸泡。

（2）薄片状或形状特殊的样品，可按2 mL/cm^2来计算应加入浸泡液的量。对于食品容器，浸泡液的量应该加到距容器上口1 cm处。

（3）对容器边缘带有彩饰的食具，如杯、碟、碗等，则将食具倒扣在浸泡液中，使浸泡液淹没至边缘以上2 cm处。然后翻过来，用浸泡液浸泡内壁上边缘2 cm以下区域。

（4）对于炊具，将水或4%乙酸浸泡液加入到器皿内至口沿1 cm处，加盖煮沸并保持微沸2 h（注意及时补充损失的浸泡液），再放置24 h。若不属于炊具，则用煮沸的蒸馏水或4%的乙酸溶液浸泡24 h。

（三）浸泡面积的计算

（1）扁平制品参考面积的计算　将扁平制品反扣在有平方毫米的计算纸上，沿制品边缘画下轮廓，以此作为参考面积。

对圆形的扁平制品，量出直径D(cm)，按下式计算参考面积：

$$S=\left(\frac{D}{2}-0.5\right)^2\times\pi$$

式中：S——为参考面积，cm^2；

0.5——是指浸泡液至边缘的距离，cm。

盛放液体时，液底至上缘的距离不足 5 mm 时，其参考面积按前述的扁平制品计算。

(2) 汤匙参考面积　汤匙的面积可分解为 1 个椭圆和 3 个梯形面积和的 2 倍，见图 14－1。

$$S=\left\{\frac{Dd\pi}{4}+\left[2\times h_1\times\frac{(A+B)}{2}\right]+\left[\frac{(E+F)}{2}\times h_2\right]\right\}\times 2$$

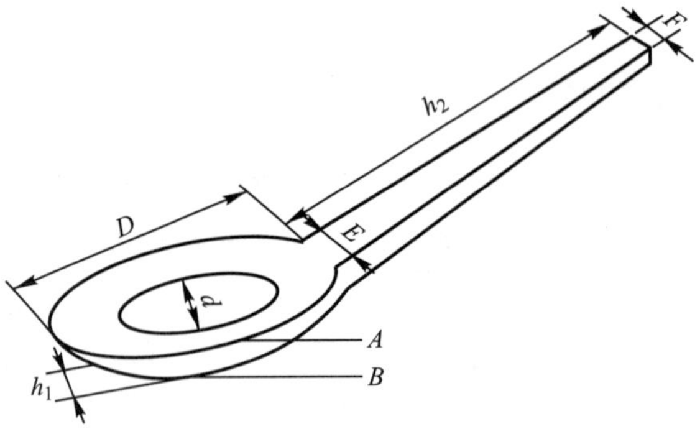

图 14－1　汤匙

A. 汤匙上半圆长；B. 汤匙下半圆长

(3) 汤勺的参考面积　等于球冠的面积，全部浸泡时乘以 2，见图 14－2。

$$S=\pi(r^2+h^2)$$

(4) 吸管的参考面积　全部浸泡，面积等于圆柱体侧面积的 2 倍，见图 14－3。

$$S=\pi Dh\times 2$$

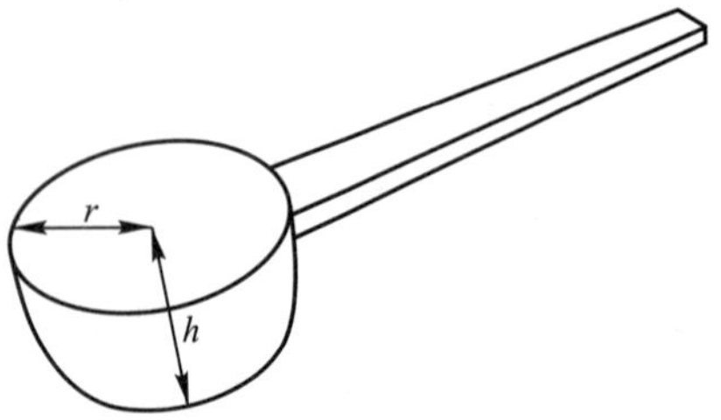

图 14－2　汤勺

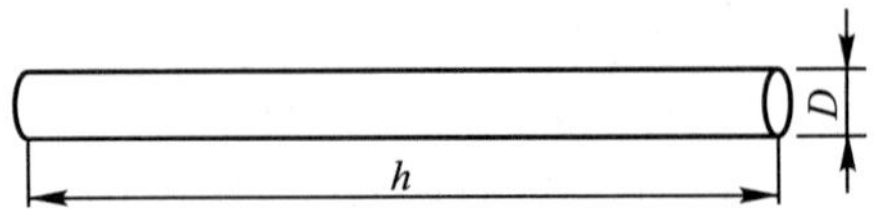

图 14－3　吸管

(5) 奶瓶盖的参考面积　全部浸泡时，等于环面积加圆周面积之和的 2 倍，见图 14－4。

$$S=2[\pi(r_1^2-r_2^2)+2\pi hr_1]$$

(6) 杯(圆柱形)的参考面积　边缘有花饰者倒扣于溶剂 2 cm 深，面积等于浸泡的圆柱体面积加圆底的面积(具体视形状而定)，见图 14－5。

$$S=2\pi rh+\pi r^2$$

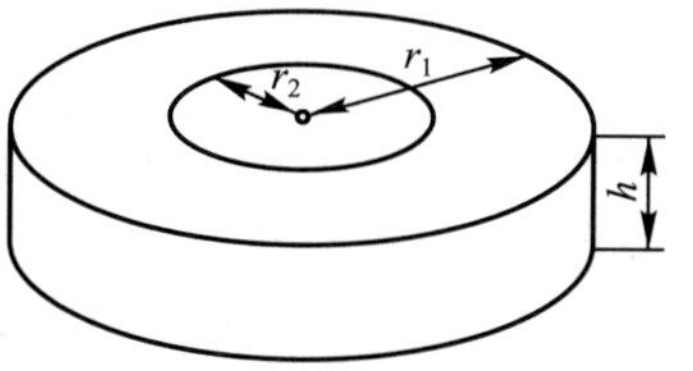

图 14-4 奶瓶盖

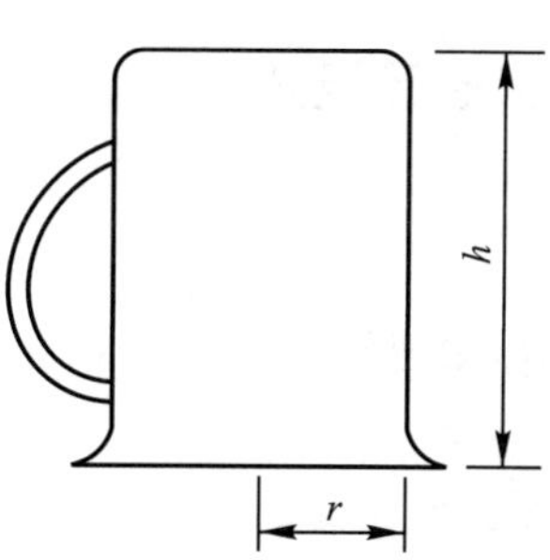

图 14-5 杯子

(7) 碗的参考面积　边缘有花饰者倒扣于溶剂 2cm 深，面积等于浸泡圆台的面积加碗底（圆）的面积，见图 14-6。

$$S=\pi h(R+r)+\pi r^2$$

(8) 筷（尾方头圆）的参考面积　等于长方体部分面积与圆柱部分面积的和，见图 14-7。

$$S=A^2+4Ah_1+\pi Dh_2$$

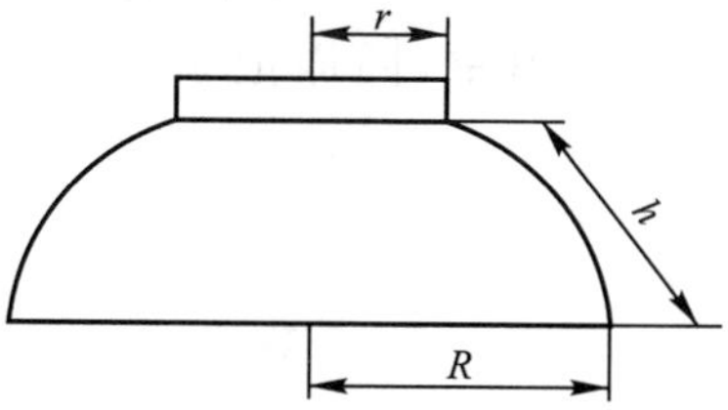

图 14-6 碗

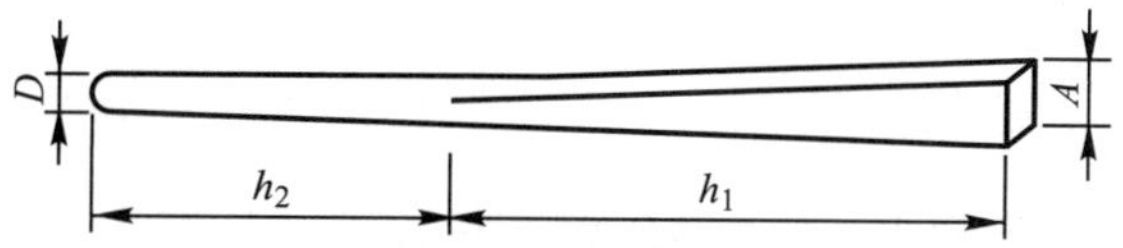

图 14-7 筷子

【检验结果与评价】

所有分析结果均以 mg/L 表示，浸泡液的量则统一按 2 mL/cm^2 计算。

$$某指标结果(mg/L)=\frac{测定用浸泡液结果(mg/L)\times 样品浸泡液总量(mL)}{浸泡面积(cm^2)\times 2(mL/cm^2)}$$

如果检验分析的指标有一项不符合有关的卫生标准，应重新从两倍量的该批次产品中抽取样品复检，若复检结果仍有指标（即使只有一项）不符合有关卫生标准，则可判定该批次样品不合格。

工作任务 45　食品器具与包装材料的常规检验

食品容器和包装材料的检测项目与其类别、材料的化学组成等有关，但就整个食品容器和包装材料而言，常规的检验项目包括蒸发残渣、高锰酸钾消耗量、重金属、脱色试验和甲醛等。

【蒸发残渣(水浴蒸发法)】

(一) 相关知识

蒸发残渣是指塑料类制品用浸泡液浸泡后被溶解出来的物质。它们的结构一般比较简单，如各种未聚合的低分子单体、添加剂以及某些有机和(或)无机化合物。其原理：

试样按规定的条件用各种溶液浸泡，蒸发浸泡液后剩余的残渣即为样品在不同浸泡液中的溶出量。蒸馏水、4%乙酸溶液、65%乙醇溶液和正己烷这四种浸泡液分别用来模拟容器或包装材料接触水、酸、酒、油等不同性质食品的情况。

(二) 操作步骤

(1) 浸泡　样品处理好后，用蒸馏水、4%乙酸溶液、65%乙醇溶液和正己烷按规定的条件浸泡。

(2) 干燥称量　操作同重量分析法，量取某种浸泡液 V mL(如 200 mL)，分数次倒入已预先于 105℃干燥至恒重的蒸发皿中，水浴蒸干后于 105℃干燥至恒重，记录前后两次的差值(m)。

(3) 空白试验　另取没有浸泡过食具或包装材料的同一浸泡液，分数次倒入预先于 105℃干燥至恒重的另一蒸发皿中，水浴蒸干后于 105℃干燥至恒重，同样记录前后两次重量的差值(m_0)。

(三) 结果计算

样品的不同浸泡液蒸发残渣量按下式计算：

$$\rho(\mathrm{B})=\frac{m-m_0}{V}\times 1\ 000$$

式中：$\rho(\mathrm{B})$——样品溶入浸泡液的残渣占浸泡液体积的质量浓度，mg/L；

m——样品浸泡液加入前后的重量差值，mg；

m_0——空白浸泡液加入前后的重量差值，mg；

V——测定用样品浸泡液体积，mL。

(四) 友情提示

(1) 在重复性试验条件下获得的两次独立测定结果的绝对差值不得超过算术平均值的 10%。

(2) 供分析用的蒸发皿一定要干燥至恒重，称量结果要记录至小数点后 4 位。

【高锰酸钾消耗量(酸性高锰酸钾滴定法)】

(一) 相关知识

高锰酸钾消耗量是指浸泡液中从样品上溶解出来的还原性有机物被氧化所消耗的高锰酸钾的量(将体积换算成质量)。其方法原理：

样品中加入已知量的高锰酸钾和硫酸，在沸水浴中加热，高锰酸钾将样品中的还原性无机物氧化，反应后加入过量的草酸钠还原剩余的高锰酸钾，再用高锰酸钾标准溶液回滴过量的草酸钠。从而计算出高锰酸钾的消耗量，以表示可溶出有机物质的含量。

该方法的浓度检测范围为0.05～5.0 mg/L。

(二) 准备工作

试剂如下。

(1) 硫酸(1+2)。

(2) 高锰酸钾标准滴定溶液[$c(1/5KMnO_4)=0.01$ mol/L] 配制标定方法参见附录Ⅱ。

(3) 草酸标准滴定溶液[$c(1/2H_2C_2O_4 \cdot 2H_2O)=0.01$ mol/L] 配制标定方法参见附录Ⅱ。

(4) 不含还原性物质的水 将1 L蒸馏水置于全玻璃蒸馏器中，加入10 mL硫酸(1+2)和少量高锰酸钾，蒸馏，弃去100 mL初馏液，余下的溜出液即为不含还原性物质的水。

(三) 分析步骤

(1) 锥形瓶的处理 取100 mL水，放入250 mL锥形瓶中，加入5 mL硫酸和5 mL高锰酸钾溶液，煮沸5 min，倒去，用不含还原性物质的水冲洗备用。

(2) 滴定 准确吸取V体积(100 mL)的水浸泡液，加入经过上述处理的250 mL锥形瓶中，加5 mL稀硫酸(1+2)酸化，10.0 mL高锰酸钾标准滴定溶液，再加2粒玻璃珠，准确煮沸5 min，使高锰酸钾氧化浸泡液中的有机物；然后趁热加入10.0 mL的草酸标准滴定溶液，以还原剩余的高锰酸钾，过量的草酸标准溶液再用高锰酸钾标准溶液滴定至红色不褪为止，记录终点时消耗的高锰酸钾标准溶液体积V_1(mL)。

用同样的方法做空白试验，记录消耗的体积V_0(mL)。

(四) 结果计算

样品的不同浸泡液高锰酸钾消耗量按下式计算：

$$\rho(KMnO_4)=\frac{(V_1-V_0)\times c\times 31.6}{V}\times 1\,000$$

式中：$\rho(KMnO_4)$——试样中高锰酸钾的消耗量，mg/L。

31.6——1.00 mL高锰酸钾标准滴定溶液[$c(1/5KMnO_4)=1.000$ mol/L]相当于以mg表示的高锰酸钾质量，mg/mmol；

V——测定用浸泡液体积，mL；

V_0——试剂空白滴定时消耗高锰酸钾溶液的体积，mL；

V_1——试样浸泡液滴定时消耗高锰酸钾溶液的体积，mL；

c——高锰酸钾标准滴定液的实际浓度，mol/L。

(五) 友情提示

在重复性试验条件下获得的两次独立测定结果的绝对差值不得超过算术平均值的10%。

【重金属(硫化物目视比色法)】

(一)相关知识

重金属是指分析样品在酸性条件下可以溶解出来的有毒金属,如铅、汞、铬、钡、锌等。在实际的检验分析中,重金属统一用铅来计算,其分析方法有半定量(超标与否)和定量两种。一般常用半定量分析方法,即取一定体积的4%乙酸浸泡液(常取20 mL),放入50 mL的比色管中,加蒸馏水至刻度,加入硫化钠溶液数滴,混匀后放置5 min,与标准管比较,若颜色未深过标准管,表示重金属含量符合有关标准。

硫化物目视比色法的原理:

浸泡液中重金属(以铅计)与硫化钠作用,在酸性溶液中形成棕黄色硫化铅,与标准比较。

$$Pb^{2+} + Na_2S + H^+ \rightarrow PbS\downarrow(棕黄色)$$

(二)准备工作

试剂如下。

(1)硫化钠溶液　称取5 g硫化钠,溶于10 mL蒸馏水和30 mL甘油的混合液中,或将30 mL水和90 mL甘油混合后分成二等份,一份加5 g氢氧化钠,溶解后通入硫化氢气体(硫化铁加稀盐酸)使溶液饱和后,将另一份水和甘油混合液倒入,混匀后装入瓶中,密封保存。

(2)铅标准储备液[$\rho(Pb)=100\ \mu g/mL$]　准确称取0.159 8 g硝酸铅,溶于10 mL硝酸(10%)中,转移至1 000 mL容量瓶内,加水稀释至刻度。

(3)铅标准使用液[$\rho(Pb)=10\ \mu g/mL$]　吸取10.0 mL铅标准储备液,加入100 mL容量瓶中,加水稀释至刻度。

(三)操作步骤

吸取4%的乙酸浸泡液20.0 mL于50 mL比色管中,加水至刻度。另吸取2.0 mL铅标准使用液到50 mL的比色管中,加4%的乙酸溶液20.0 mL,加水至刻度,混匀。两管中各加硫化钠溶液2滴,混匀后放置5 min,以白色为背景,从上方或侧面观察,若试样管呈色大于标准管,重金属(以Pb计)的报告值>1。

【脱色试验】

脱色试验用于检查样品中色素的迁移程度。取洗净待测的样品,分别用浸湿了无色植物油、65%乙醇溶液的棉花,在样品上接触食品的部位小面积内用力往返擦拭100次,若擦拭棉花不染色则判断为阴性。

同时,样品的四种浸泡溶液也不能染有颜色,否则就不合格。

【甲醛(盐酸苯肼-铁氰化钾分光光度法)】

(一)相关知识

甲醛试验用来检查塑料中未反应的甲醛和分解生成的甲醛,甲醛与盐酸苯肼在酸性情况下经氧化生成红色化合物，采用盐酸苯肼-铁氰化钾分光光度法测定甲醛含量。其方法原理：

4%的乙醇溶液能够浸泡出试样中的甲醛，如浸泡液有甲醛，加盐酸苯肼和铁氰化钾溶液，则生成红色化合物。于520 nm波长处测定吸光度，用标准曲线法定量。若不显色，可直接判断为阴性。

该方法的最低检出限为5 mg/L。

（二）准备工作

试剂如下。

(1) 盐酸(10+2)。

(2) 盐酸苯肼溶液(10 g/L)　称取1.0 g盐酸苯肼，加80 mL蒸馏水溶解，再加2 mL盐酸，加蒸馏水稀释至100 mL，过滤，储存于棕色瓶中。

(3) 铁氰化钾溶液(20 g/L)。

(4) 甲醛标准储备液[$\rho(HCHO)=100\ \mu g/mL$]　吸取2.5 mL 36%～38%的甲醛溶液，置于250 mL容量瓶中，加水稀释至刻度，用碘量法标定，最后稀释至1 mL相当于100 μg甲醛。

(5) 甲醛标准使用液[$\rho(HCHO)=10.0\ \mu g/mL$]　准确吸取10.0 mL甲醛标准储备液，置于100 mL容量瓶中，加水稀释至刻度。

（三）分析步骤

(1) 取样液　吸取4%的乙酸浸泡液10.0 mL于100 mL容量瓶中，加水至刻度，混匀。此为乙酸浸泡液样稀释液。

(2) 制备标准系列　另取7支25 mL的同型比色管作标准管，与样品管按表14-3操作。

表14-3　盐酸苯肼-铁氰化钾分光光度法测甲醛时各管的试剂加入量　　单位：mL

管号	0	1	2	3	4	5	样品
甲醛标准使用液	0	0.2	0.4	0.6	0.8	1.0	—
乙酸浸泡液样稀释液	—	—	—	—	—	—	2.0
蒸馏水	各加至2.0 mL						—
盐酸苯肼	各加入1.0 mL，混匀，放置20 min						
铁氰化钾	各加入0.5 mL，放置4 min						
盐酸溶液	各加入2.5 mL						
蒸馏水	各加至10毫升						

(3) 混匀　在10～40 min内以1 cm比色杯，用零管调零，于520 nm波长处测量各管的吸光度，绘制标准曲线。

（四）结果计算

样品的4%乙醇浸泡液中甲醛的含量按下式计算：

$$\rho(\mathrm{HCHO})=\frac{m\times 1\ 000}{10.0\times\dfrac{V}{100}\times 1\ 000}$$

式中：$\rho(\mathrm{HCHO})$——浸泡液中甲醛的含量，mg/L；

m——测定浸泡稀释液中甲醛的质量(可从标准曲线查出或用回归方程计算出)，μg；

V——测定时所取样品的乙酸浸泡液稀释液的体积，mL。

(五) 友情提示

(1) 在重复性试验条件下获得的两次独立测定结果的绝对差值不得超过算术平均值的10%。计算结果保留3位小数。

(2) 塑料制品的其他检验项目还有游离残留酚、乙苯、异丙苯、苯乙烯等挥发性成分。

能力拓展

各类食品器具和包装材料的检验

一、塑料制品的检验

(一) 塑料的种类概述

塑料是由大量小分子单体通过共价键聚合而成的高分子化合物，并适当加入一些添加剂如增塑剂、稳定剂、抗氧化剂和着色剂等(也有个别没加的)，相对分子量在10 000～100 000之间。而单纯由高分子聚合物构成的化合物叫树脂。塑料的品种较多，目前我国规定可用于制造食品容器和包装材料的就有聚乙烯、聚丙烯、聚氯乙烯等，其用途及毒性见表14－4。

表14－4 常用塑料的特点、用途及其存在的卫生问题

塑料名称	特点	用途	存在的卫生问题
聚乙烯	低密度聚乙烯质地较软，适宜制作薄膜和食具；中密度和高密度聚乙烯质地较硬，耐煮沸。聚乙烯轻、化学性质稳定，但气体透过性大，耐油性差	制作薄膜、食品袋、软管以及塑料桶等	低分子聚乙烯易溶于油脂而产生异味；透气性大，包装食品易发生霉变
聚丙烯	性质稳定，不含未聚合单体；耐热、耐油，透明度好，可替代玻璃；透湿度低，透气性差；适宜彩色印刷	常用于点心、糖果、乳制品等的包装；制造食品瓶螺纹盖及啤酒桶	易老化，加入的抗氧化剂和紫外线吸收剂有一定的毒性；加工热封性差，封口处易脱落而致污染
聚丙乙烯	无色透明，耐酸碱；安全性好；聚合过程中可能有未完全聚合的苯乙烯单体及其他挥发性物质	制作碗、筷、勺、匙以及菜盘等；改良的聚苯乙烯可用于制作一次性快餐餐具	盛装液体食品时，短期内(2 d)会出现臭味；未聚合的苯乙烯单体、乙苯、甲苯等挥发性物质有害健康

续表

塑料名称	特点	用途	存在的卫生问题
聚氯乙烯	透明度好，耐酸碱；不耐高温，不宜高温消毒	软质成型品多用作薄膜；硬质成型品用作自来水管、食品机械部件等	残留的催化剂及副产物二氯乙烷有一定毒性；聚乙烯单体有致癌作用
三聚氰胺	质地坚硬，耐热、耐磨	制作食品器具及包装材料	高温及酸性溶液会释放出甲醛，它是一种细胞原浆毒

（二）塑料材质的检验

1. 聚氯乙烯塑料

吡啶法：取少量样品（0.1 g）溶于 100 mL 吡啶中，吸取 5 mL 样品液，加热微沸，加入0.5 mL 氢氧化钠溶液（20 g/L），若呈现褐色或黑色即为聚氯乙烯。

2. 环氧树脂

甲醛法：取少量样品溶于 100 mL 硫酸中，吸取 5 mL 样品液，加入 37%的甲醛溶液数滴，变为橙色即为环氧树脂，用水稀释后变绿色。

3. 酚醛塑料

邻苯二甲酸酐法：取少量磨细样品（0.2 g），加入邻苯二甲酸酐 0.1 g，硫酸 1 mL，于 140～180℃ 油浴中加热 10～15 min，冷却后加水 2 mL，用氢氧化钠溶液碱化，变红色即为酚醛塑料。

（三）主要检验项目及其卫生标准

塑料制品的种类较多，主要的卫生问题包括溶出物、重金属、甲醛和各种单体以及助剂。由于材料的差异，因而难有一个统一的卫生标准，有研究发现，醋在 10 min 内可从染色的食品包装袋上溶出 100 mg 铅，塑料容器也因为增塑剂含铅而存在不同程度的铅污染。几类常见的食品包装材料用塑料制品的主要检验项目及其卫生标准见表 14－5。

表 14－5 几类常用的食品包装材料用塑料制品的理化检验项目及其卫生标准

检验项目名称		塑料种类及其标准值/（mg/L）			
		聚乙烯	聚丙烯	三聚氰胺	聚苯乙烯
蒸发试验	水（60℃，2h）	—	—	—	≤10
	4%乙酸溶液（60℃，2h）	≤30	≤30	≤30	—
	65%乙醇溶液（60℃，2h）	≤30	—	≤30	—
	正己烷（60℃，2h）	≤60	≤30	—	—
高锰酸钾消耗量		≤10	≤10	≤10	≤10
重金属（4%乙酸溶液，以 Pb 计）		≤1	≤1	≤1	≤1
甲醛（4%乙酸溶液）		—	—	—	≤30
脱色试验	乙醇	阴性	阴性	阴性	阴性
	冷餐油或无色油脂	阴性	阴性	阴性	阴性
	浸泡液	阴性	阴性	阴性	阴性

二、食具涂料的检验

(一) 食品容器用涂料的种类

涂料一般由高分子成膜物质和助剂组成，涂覆在食品容器表面后形成高分子膜，以防腐蚀，避免食物与容器反应而使有害物质如重金属等溶入食物中。涂料的种类很多，要根据食品的种类、加热杀菌条件等选择适宜的涂料。常用的涂料主要有油性涂料、酚系涂料、乙烯系涂料、环氧系涂料等。

(二) 主要检验项目及其卫生标准

不同的涂料由于其化学组成各异，对人体健康的损害效应也有差别，因而有不同的卫生要求。

感光检查：涂料自干成膜后，表面平整光洁、无气孔；涂膜经浸泡后，不软化、不龟裂、不起泡、不脱落；涂膜浸泡液为无色、无异臭、无异味、无沉淀的透明液。常用涂料的卫生理化标准见表14－6。

表 14－6 常用的食品容器用涂料的检验项目及其卫生标准

检验项目名称		涂料种类及其标准值/(mg/L)				
		环氧酚醛	聚酰胺环氧树脂	过氯乙烯	聚四氟乙烯	漆酚涂料
蒸发试验	水(60℃，2h)	≤30	—	—	≤30	≤30
	4%乙酸溶液(60℃，2h)		≤40	≤30	≤30	
	65%乙醇溶液(60℃，2h)		≤40	≤30	—	
	正己烷(60℃，2h)		≤40	—	≤30	
高锰酸钾消耗量		≤10	≤10	≤10	≤10	≤10
游离甲醛		≤0.1	—	—	—	≤5
游离酚		≤0.1	—	—	—	≤0.1
聚乙烯单体		—	—	≤1	—	—
氟		—	—	—	≤0.2	—
铬		—	—	—	≤0.01	—
砷		—	—	≤1	—	—
铅		—	≤1	≤1	—	—

三、橡胶制品的检验

（一）橡胶制品的种类

橡胶包括天然橡胶和人工合成橡胶两类。天然橡胶是长链、直链高分子化合物，消化酶不能分解，因此人体不会吸收，故而认为无毒。与塑料一样，合成橡胶存在未完全聚合的单体以及添加剂带来的卫生问题。根据单体的不同，合成橡胶分为硅橡胶、丁橡胶、丁二烯橡胶等，主要的添加剂包括硫化剂、填充剂、着色剂和活性剂等。

橡胶的种类可用燃烧试验和气相色谱法来鉴别。常见的橡胶中，除氟橡胶无可燃性外，其他的如天然橡胶、丁二烯橡胶、硅橡胶等均具有可燃特性，含硫的还会产生 SO_2 气体臭味。接触食品的橡胶主要有奶嘴、垫圈（片）、瓶盖以及饮料管等。奶嘴浸泡：每份试样 3 个，20.00 g，每克加 20 mL。

（二）检验指标及提取条件

各种常用橡胶制品的检验项目及提取条件见表 14－7。

表 14－7　各种常用橡胶制品的检验项目及提取条件

样品名称		浸泡溶剂	检测项目	提取条件
奶嘴		蒸馏水	蒸发残渣、高锰酸钾消耗量	取 10 个称重，提取液 20 mL/g，60℃2 h
		4%乙酸溶液	蒸发残渣、铅、锌	
高压或加热过程中使用的橡胶制品		蒸馏水	蒸发残渣、高锰酸钾消耗量	取样品 20 g，提取液 20 mL/g，微沸 30 min后，用水补至原体积
		4%乙酸溶液	蒸发残渣、铅、锌	
		正己烷	蒸发残渣	回流 30 min
瓶垫圈	普通类	蒸馏水	蒸发残渣、高锰酸钾消耗量	取样品 20g，提取液 20 mL/g，60℃保温 30 min
		4%乙酸溶液	蒸发残渣、铅、锌	
		20%乙醇溶液	蒸发残渣	
	罐头类	蒸馏水	蒸发残渣、高锰酸钾消耗量	
		4%乙酸溶液	蒸发残渣、铅、锌	
		正己烷	蒸发残渣	回流 30 min

注：橡胶制品蒸发残渣的有机物、油类和无机物填充剂，与浸出溶剂有关。水和乙醇浸出的有硫化促进剂、增强剂、防老化剂和填充剂；4%乙酸溶液则浸出溶于酸的 $CaCO_3$ 类物质；正己烷浸出可塑剂、软化剂和低分子聚合物等。

（三）常用橡胶成型品的卫生标准

接触食品的各种橡胶制品应表面光滑，色泽均匀、正常，无肉眼可见异物，无异味、异臭，浸泡液无异味、无荧光，浸泡后不褪色。有研究表明，压力锅所用密封圈及压力阀含有大量的铅。常用橡胶制品的检验项目及其应符合的卫生标准见表 14－8。

表 14-8 几类常用的食品器具用橡胶成型品的卫生标准

项目名称		橡胶成型品种类及其标准值/(mg/L)			
		奶嘴	瓶盖垫圈	压力锅垫圈	输送带
蒸发试验	水(60℃,2h)	≤40	—	≤50	—
	4%乙酸溶液(60℃,2h)	≤120	≤2 000	—	≤2 000
	20%乙醇溶液(60℃,2h)	—	≤40	—	—
	正己烷(60℃,2h)	—	≤3 500	≤800	≤2 000
高锰酸钾消耗量		≤70	≤40	≤40	≤70
重金属(4%乙酸溶液,以 Pb 计)		≤1.0	≤1.0	≤1.0	≤1.0
锌(4%乙酸溶液,以 Zn 计)		≤30	≤20	≤100	≤60

四、搪瓷、陶瓷、不锈钢和铝制品的检验

(一) 搪瓷、陶瓷和铝制品存在的卫生学问题及外观检查

搪瓷、陶瓷和铝制品也是常用的食品容器,但三者的生产工艺却截然不同。搪瓷是在铁皮坯料上烧结搪瓷釉料而成,若釉的主要成分是氧化钛即为钛釉,主要是氧化锑则为锑釉。陶瓷是用黏土,或黏土与石英、长石等混合,成型之后烧制而成的产品。铝制品是以铝为原料经冲压或烧铸成型的产品。这三类制品的主要卫生问题类似,容易有砷、铅、锑、镉等有害物的溶出。三类制品的外观检查主要包括内壁表面是否光洁、釉彩是否均匀(搪瓷和陶瓷)、是否有裂口等方面。

(二) 主要的卫生理化检验项目及卫生标准

搪瓷、陶瓷和铝制品的外观检查和感官应达到以下要求:表面平滑、涂搪均匀,无裂口、缺口、鳞爆、脱瓷、爆点、裂纹、泛沸痕、孔泡、露黑。主要的卫生理化检验项目包括铅、砷、镉、锑和锌。样品用煮沸的 4%乙酸溶液作浸泡液,若容器边缘有彩饰则要浸过,加盖(玻璃),20±2℃浸泡 24 h。砷的检测可用砷斑法(半定量)或 Ag-DDC 比色法;镉和铅的检测可用原子吸收光谱或二硫腙比色法;锑的检测可用氢化物发生原子吸收分光光度法,也可利用 pH=7 时,Sb^{5+} 能与孔雀绿作用生成绿色配合物的特性作定量或定性分析。有研究发现,某种陶瓷罐所炖豆品的铅含量竟然高达 2.4 g/kg。搪瓷、陶瓷、铝制品及不锈钢制品的浸泡试验项目及条件见表 14-9,卫生理化项目的卫生标准见 14-10。

表 14-9 搪瓷、陶瓷、铝及不锈钢类制品的浸泡试验项目及条件

制品名称		检验项目	浸泡条件		
			溶剂	温度	时间
铝制品	食具	锌(Zn)、铅(Pb)、镉(Cd)、砷(As)	4%乙酸溶液	>20℃	24 h
	烹调器皿			煮沸 0.5 h	室温,24 h
搪瓷制品		铅(Pb)、镉(Cd)、锑(Sb)	4%乙酸溶液	煮沸	室温,24 h

续表

制品名称	检验项目	浸泡条件		
		溶剂	温度	时间
陶瓷制品	铅(Pb)、镉(Cd)	4%乙酸溶液	煮沸	室温,24 h
不锈钢制品	铅(Pb)、镉(Cd)、砷(As)、铬(Cr)、镍(Ni)	4%乙酸溶液	煮沸 0.5 h	室温,24 h

表 14-10 搪瓷、陶瓷、不锈钢制品及铝制品的卫生标准(理化部分)

项目名称		制品种类及其标准值/(mg/L)			
		铝制品	搪瓷制品	陶瓷制品	不锈钢制品
锌(Zn)	4%的乙酸浸泡液(浸泡条件参见表 14-2)	≤1	—	—	—
铅(Pb)		≤0.2(精铝) ≤0.2(回收铝)	≤1.0	≤7.0	≤1
镉(Cd)		≤0.02	≤0.5	≤0.5	≤0.02
砷(As)		≤0.04	—	—	≤0.04
锑(Sb)		—	≤0.7	—	—
铬(Cr)		—	—	—	≤0.5
镍(Ni)		—	—	—	≤3.0

五、食品包装纸的检验

(一)食品包装纸中存在的卫生问题

食品包装纸是指直接接触食品的各种纸制品,如原纸、版纸、涂蜡纸、玻璃纸以及涂塑纸等。食品包装纸的卫生问题主要来源于:原料不合格,如用回收的废旧纸生产;为改善纸的感光性状,加入荧光增白剂、亚硫酸钠、次氯酸钠及松香等;为降低成本,用工业石蜡替代食品包装腊生产涂蜡纸。因此,食品包装纸中就可能存在铅、砷、芳香烃类和微生物超标,以及荧光性物质等卫生问题。如有研究发现,某种"罗望子"糖果的包装和吸管,铅含量超过 FDA(美国食品和药品管理局)规定标准的样品竟然有 50%之多。

(二)主要的检验项目及卫生标准

食品包装纸应纸质洁净,色泽正常,无异味和臭味,油墨不易脱落。实验室分析项目主要有铅、砷、荧光性物质、大肠菌群和致病菌等指标。采集样品时,应从每批产品中随机抽取 20 张,若检验结果有一项指标不合格,应同其他样品的检验分析一样,加倍量抽样复检。检验荧光性物质时,从每批纸样中随机取 5 张 100 cm^2 的样品,于 365 nm 和 254 nm 波长的光源下检查,如果呈现均一的紫至蓝白色荧光,且每张纸样的最大荧光面积大于 2,即为阳性。但要注意与色素及某些植物成分相鉴别。食品包装纸的主要检验指标及其标准见表 14-11。

表 14-11 食品包装纸的主要检验项目及其标准

检验项目	样品处理或分析条件	标准值
铅/(以 Pb 计,mg/L)	试样干法灰化	≤5
砷/(以 As 计,mg/L)	试样干法灰化	≤1
荧光性物质	365 nm 和 254 nm 波长的光源	不得检出
脱色试验	水,正己烷	阴性
大肠菌群(个/100 g)	—	≤3
致病菌	—	不得检出

六、植物纤维类食品容器的卫生

植物纤维类食品容器包括植物纤维板模塑和植物纤维浆模塑。前者是将植物纤维浆先加工成纤维板,然后再在其表面加施胶剂、防油剂等助剂,再加工成型的食品容器;而后者是在植物纤维浆中直接加入施胶剂、防油剂等助剂后在食品模具内直接加工成型的食品容器。

植物纤维类食品容器感官要求:成型品外观应色泽正常,无异味、无异物。浸泡液不应有着色,无异嗅、异味。主要检验项目及其标准见表 14-12。

表 14-12 植物纤维类食品容器的检验项目及其卫生标准

项目		纤维板模塑	纤维浆模塑
蒸发残渣/(mg/L)	水浸泡液(60℃,2 h)	≤30	≤30
	4%乙酸浸泡液(60℃,2 h)	≤30	≤30
	20%乙醇浸泡液(室温,2 h)	≤30	≤30
	正己烷浸泡液(室温,2h)	≤30	≤30
高锰酸钾消耗量(水浸泡液)/(mg/L)		≤30	≤40
重金属(4%乙酸浸泡液)/(以 Pb 计,mg/L)		≤1	≤1
脱色试验	乙醇	阴性	
	冷餐油或无色油脂	阴性	
	浸泡液	阴性	
荧光物质(254nm 及 365nm)		合格	

思考题

1. 什么是食品容器和包装材料?
2. 怎样进行食品容器和包装材料的采样?
3. 浸泡溶剂有哪些?如何理解这些浸泡溶剂的卫生意义?样品浸泡的原则是什么?
4. 简述食品容器和包装材料的蒸发残渣、高锰酸钾消耗量、重金属、甲醛等测定项目的方法原理。

项目十五　空气卫生检验

知识目标

1. 了解空气中有害物质的种类、来源和检验的卫生学意义。
2. 理解大气气体采样量、采样体积的换算。
3. 掌握氮氧化物的概念，理解氮氧化物检测的原理和注意事项。
4. 掌握测定结果的处理和计算方法。
5. 了解空气中汞、苯系物、粉尘浓度等项目内容和卫生学意义。
6. 掌握冷原子吸收法测定空气中汞的原理。
7. 理解气相色谱法测定苯系物的基本原理。
8. 掌握粉尘浓度、PM_{10}和$PM_{2.5}$指标的含义。

技能目标

1. 熟练使用采样仪器，能完成各类气体样品的采集和气体样品保存。
2. 熟练完成氮氧化物的检测，熟练掌握分光光度法的比色操作。
3. 熟练掌握冷原子吸收法测定汞的基本操作。
4. 掌握气相色谱法测定空气中苯、甲苯、二甲苯的基本操作。
5. 熟练掌握粉尘浓度测定操作。
6. 熟练掌握PM_{10}和$PM_{2.5}$测定的滤膜称量操作。

地球表面被一层很厚的气体所包围，称为大气层，其厚度约为80 km。大气层阻止了短波紫外线对生物的伤害，也能防止地面的热散失到宇宙空间去。在距地面高度约17 km以内的大气层所含的气体最稠密，称为空气。

空气是人类赖以生存的不可缺少的物质，是重要的外界环境因素之一。人体不断地与外界环境进行气体交换，从空气中吸入生命所必需的氧气，并将代谢过程中产生的二氧化碳随呼吸排出体外。通常成人每日约吸入1万升空气，其重量接近于每日摄入食物量的10倍，饮水量的5～6倍。因此，生命每时每刻都离不开空气。具有正常的物理性状和化学组成的空气环境，是保证人体正常生理机能和健康、长寿的必要条件。在正常情况下，由于空气的流动和动植物的气体代谢作用，空气的化学组成比较稳定，是由多种气体组成的混合物，见表15-1。空气中也包括了水气、尘埃、细菌、花粉等，水蒸气随气温、气候、地区变化较大，容积占全部空气的1%～3%。

表 15-1 未被污染的空气组成

空气成分	含量(φ,%)	空气成分	含量(φ,%)
氮	78.10	氖	0.001 8
氧	20.93	氦	0.000 5
氩	0.93	氪	0.000 1
二氧化碳	0.03	氙	0.000 01

但由于人们生活和生产活动的影响，即生活性炉灶产生烟尘和废气、交通运输产生废气和烟尘，特别是工业生产产生的化学物质和粉尘，排放到空气中，使空气遭到不同程度的污染，改变了空气正常的化学组分，这将危害人体健康，导致人体产生急性或慢性疾患。在一些资本主义国家就曾先后多次发生过空气污染急性中毒事件，造成许多人员的死亡。例如，1984 年在印度博帕尔市发生了一起有史以来最严重的急性毒气泄漏事故。美国联合碳化公司设在该市的农药杀虫剂厂，三个地下储气库大量异氰酸甲酯毒气泄漏，造成当地两千多人死亡，二十多万人受到不同程度的毒气侵害。又如，美国洛杉矶市 1946 年发生的光化学烟雾污染事件。该市汽车每天耗油量约 1 600 万升，向空气中排放大量烃类化合物、氮氧化物和一氧化碳，而每年约有 300 d 出现逆温层，5—10 月间阳光强烈，汽车废气在日光作用下形成以臭氧为主的光化学烟雾，致使大批居民发生眼睛红肿、流泪、喉痛、头痛、呼吸障碍、慢性呼吸道疾病恶化、儿童肺功能异常等。除危害人体健康外，空气污染物(二氧化硫、氯气、硫酸雾、氟化物等)也能腐蚀建筑物、桥梁和金属装置，影响农作物的生长，降低农作物的产量，严重时甚至可造成农作物、家禽和家畜死亡。因此，在开展环境保护和劳动卫生与职业病防治工作中，都需要经常性的监测空气中有害物质的浓度，以掌握大气或车间空气的污染性质和程度等情况，采取各种治理措施，保护大气环境，维护人体健康。

空气卫生检验包括公共场所空气卫生检验和车间空气即劳动场所空气卫生检验。本项目就公共场所和车间空气卫生检验一并展开讨论。由于空气中有害物质的种类很多，在本项目的一些工作任务中主要介绍空气中一些最常见的有害物质如氮氧化物、二氧化硫、汞、苯、甲苯、二甲苯、生产性粉尘等物质的检验。

工作任务 46 空气样品的采集

【相关知识】

(一) 有害物质在空气中的存在状态

有害物质在空气中的存在状态取决于它的理化性质和生产过程。有的以气态或蒸气态存在，有的以液态或固态微粒存在，有时能同时以多种状态存在于空气中。

1. 气体和蒸气

气体通常是没有特定形状的，其分子可以在空间自由运动。蒸气是指液体因蒸发或固体因升华而变成的气体。一些有害物质在常温下是气体，逸散到空气中仍然为气体状态，如一氧化碳、二氧化硫、氯气、氟化氢等；而有些液体或固体物质，如水、苯、汞等是液体，酚、萘等是固体，由于它们的挥发性或升华性，则能以蒸气状态逸散到空气中。气体和蒸气以分子状态分散于空气中，其扩散情况与其相对密度、温度、气流等因素有关，相对密度小的向上飘浮，相对密度大的向下沉降，温度高时容易扩散，并可随气流方向以相等速率扩散。

2. 气溶胶

气溶胶是指以固体或液体微小颗粒分散飘浮于空气中的分散体系。根据形成方式的不同，气溶胶可分为四种类型，即固态分散性气溶胶、固态凝聚性气溶胶、液态分散性气溶胶、液态凝聚性气溶胶。分散性气溶胶是固体在破碎时或液体物质在振荡时，产生的固体或液体微粒悬浮在空气中而形成的，如碾碎耐火材料时产生的粉尘，喷洒农药时产生的微小液滴均属此类。凝聚性气溶胶是由过饱和蒸气遇冷凝聚或金属蒸气在空气中氧化聚集而成，如饱和水蒸气形成的雾滴，冶炼金属铅时形成的氧化铅悬浮颗粒等。通常气溶胶粒子直径为 0.1～10 μm，更大的粒子不易悬浮于空气中，更小的粒子因蒸气压力较大，而容易合并成较大的粒子。气溶胶中的微粒在空气中不停地向各个方向做不规则的运动，其移动速率随颗粒大小和空气流速不同而异。按存在的形态，气溶胶又可分为尘、烟、雾三种。

(1) 尘　粒径大于 0.1 μm 的固态分散性气溶胶称之为尘。它是固体物质由自然风化或人工粉碎产生的微小颗粒逸散到空气中，并能长时间悬浮于空气中而形成的。如碾碎石英时常有石英粉尘飞扬。另外，粉末状物质如水泥等在使用过程中逸散到空气中的颗粒，也称为尘。

粒径大于 15 μm 的微粒，由于本身的重力作用，在静止空气中能迅速降落到地面，称为降尘。如果降尘量大，说明该地区烟尘严重污染大气。

粒径小于 15 μm 的微粒，因本身的重量较轻，能在空气中飘浮较长时间，称为飘尘。例如，粒径 10 μm 的微粒降落到地面一般需要 4～9 h，粒径 1 μm 的需要 19～98 d。

(2) 烟　粒径小于 0.1 μm 的固态凝聚性气溶胶称为烟。它是固体物质因加热熔融而产生的蒸气并逸散到空气中，遇冷或被氧化后凝聚成极小的固体颗粒，悬浮于空气中而形成的。如燃烧煤炭时产生的煤烟；美曲膦酯生产过程中逸入空气中的蒸气冷凝成由液体粒子向固体粒子过渡的烟；熔炼铅过程中产生的氧化铅烟；电焊时产生的氧化锰烟等。由于烟的粒径很小，降落曲折缓慢，能长时间悬浮于空气中，并容易发生扩散。

(3) 雾　粒径在 0.1～10 μm 的液态分散性气溶胶和液态凝聚性气溶胶，统称为雾。在常温下呈液体的物质，当其在生产过程中因受热而形成蒸气逸散到空气中，遇冷后以尘埃为核心而凝聚成微滴悬浮于空气中，这属于液态凝聚性气溶胶。喷洒农药时形成的雾滴；在金属处理车间或电镀车间的酸槽中，当电解和化学反应产生大量气泡时，将酸液带入空气中形成酸雾，这些属于液态分散性气溶胶。当酸雾凝聚至粒径大于 10 μm 时，即变成水滴而降落地面，如硫酸雾形成酸雨就是一例。由于表面张力的作用，液态凝聚性气溶胶和液态分散性气溶胶的颗粒之间，在外形上并无区别，都呈球形，在静止空气中，等速下降。

（二）采样原则

1. 采样方法的确定原则

应根据有害物质品种及其理化性质、在空气中存在状态、逸散情况（是连续性的还是间断性的）以及测定方法的检出限等方面确定合适的采样方法，选择合适的采集器和吸收材料，以达到采样的高效率。若用浓缩法采样，吸收材料可首先考虑固体吸附剂及滤膜，如固体吸附剂及滤膜都不适合，再考虑用吸收液。选择的吸收材料除采样效率高和空白值低外，还要适应分析方法的要求。

2. 采样点的选择原则

应根据测定目的选择合适的采样点，使采得的样品具有良好的代表性，能够以尽可能少的样品达到测定目的。

为了解有害物质的污染程度和对人体的危害情况，采样点应选择有害物质浓度最高、工人接触时间最长的地点，并在离地面 1.5 m 左右（即呼吸带相近）的位置进行采样。

为了解有害物质的污染范围，应在有害物质发生源的不同方向、不同距离，特别是在发生源的下风向及其左右范围等地点进行设点采样。

为了评价卫生防护设施或措施的效果，应根据具体的情形设置采样点，于设施和措施实施前与实施后分别采样。例如，评价通风排毒装置的效果，除应在使用这些设施前后分别在操作点呼吸带进行采样对比外，必要时还可以在有害物质有可能逸散的地点设点采样。

3. 采样时机和采样持续时间的确定

采样时机是指在什么时间采样。采样时机应根据采样目的和有害物质逸散情况进行选择，以保证样品具有代表性。要求所采集的空气样品能反映出有害物质浓度的变化情况时，则必须选择浓度最高、中等及最低的不同时段或不同的季节进行采样。采样持续时间取决于有害物质的排出情况，若生产过程中有害物质的逸散是连续的、微量的，采样则应持续较长的时间；如有物质的逸散是间断性的，如加料、出料的瞬间，则需要在此短暂的时间内完成采样，以测定其瞬间浓度。采样时间一般为 15 min，最短不小于 5 min，最长一般不大于 60 min。一次采样时间不足 5 min 时，可在 15 min 内采样 3 次，每次采集所需空气样品体积的 1/3。用监测仪器测定时，可 3 min 读数 1 次，15 min 内测定 5 次，算出平均值。

4. 采气速率和样品数的确定

应根据有害物质的存在状态和采集装置确定采气速率，确保被测物质被充分吸收或阻留。每个采样点需采集的样品数根据采样时机和每个采样时机重复采样次数（个数）决定。一般每个采样时机可重复采集 2～3 次，每次平行采集 2 个样品，必要时可适当增加。

【采样仪器】

由于化学物质在空气中以不同的形式存在，它们在空气中的飘浮、扩散规律以及随空气流动的速率也各不相同，要采集空气样品就需要选用不同的采样仪器和采样方法。因此，在采样之前，应先了解常用采样仪器的构造与性能、常用采样方法的特点，这样才能正确选择合适的采样仪器和采样方法，以制订有效的采样策略，提高采样效率，准确反映作业场所空气被有害物质污染及人体可能受到的危害程度。

采样仪器的种类和型号很多，按采集的对象可分为气体采样器和粉尘采样器；按使用的方式可分为个体采样器、携带式采样器、固定式采样器；按使用的动力可分为无动力采样器（渗透式或扩散式个体采样器）和动力式采样器；按流量的大小可分为大流量采样器、低流量采样器等。但除了无动力采样仪器外，其他采样仪器一般都是由采集器、抽气动力和流量计三大部分组成。

（一）采集器

采集器是采集空气样品的装置，可分为三类：液体采集器内盛液体吸收液，用于吸收空气中的被测物质，如各类采集管；固体采集器装有滤膜（滤纸）等固体材料，用于阻留或吸附被测物质，如滤膜（滤纸）采样夹、固体颗粒采样管等；集气瓶是直接用于收集含被测物质的空气。由于有害物质在空气中存在的状态不同，检测方法不同，选用的采集器也应不同。常用的采集器有以下几种。

1. 气泡吸收管

气泡吸收管如图15－1，由内管和外管两部分组成。内管上孔内径为3.5 mm，底口孔径为1 mm，底口与吸收管底部的距离为5 mm。外管用于盛吸收液，其下部细小，目的是使吸收液的液柱增高，以增加空气与吸收液的接触时间；上部粗大，主要是起缓冲作用，以避免吸收液在采样时溅出。采样时，空气由内管上孔进入，经过吸收液从外管排出。当空气通过内管底口时即形成许多细小的气泡，并自下向上通过吸收液，此时被测物质即迅速扩散到气液界面而被吸收于吸收液中。气泡吸收管有大型和小型两种规格，大型气泡吸收管可盛5～10 mL吸收液，采样速率一般为0.5 L/min；小型气泡吸收管可盛1～3 mL吸收液，采样速率一般为0.3 L/min。气泡吸收管主要用于采集气体、蒸气状态的物质。使用时，常将两个同型号的气泡吸收管串联采样，以便使被测物质尽可能吸收完全。

2. 多孔玻板吸收管

多孔玻板吸收管（也称玻砂滤板吸收管）如图15－2，有普通型和U型两种。普通型的结构及采样原理与气泡吸收管基本相同，所不同的是其内管底部有一片用玻砂烧结的多孔小玻板，当空气自上向下通过多孔玻板时，产生的气泡更多、更细小，从而大大增加了空气与吸收液的接触面积。U型的粗管底部亦有一片用玻砂烧结的多孔玻板，空气自细管进入吸收管，自下向上通过多孔玻板，在吸收液中形成大量细小的气泡，大大增加了空气与吸收液的接触面积，使被测物质吸收得更完全。多孔玻板吸收管可盛5～10 mL吸收液，采样速率直型一般为0.5～1 L/min、U型为0.5 L/min。适用于采集气体、蒸气、雾及部分烟状态的物质。由于其采样效率较气泡吸收管有显著的提高，通常使用单个吸收管采样，当被测物浓度较高时，才用两个吸收管串联在一起采样。

3. 冲击式吸收管

冲击式吸收管如图15－3，外形与直型多孔玻板吸收管相同，只是外管下部相对较粗大而已，其内管上口为进气口，内径为3.5 mm，底口孔径为1 mm，底口与吸收管底部的距离为5 mm。可盛10 mL吸收液，采样速率一般为3～5 L/min。适用于采集粉尘、烟、雾状物质。由于含烟、尘的空气以很快的速率（可高达60 m/s）从内管的下口冲向吸收管底部，烟、尘微粒也因惯性作用而被冲击到吸收管底部，并在瞬间被阻留于吸收液中。

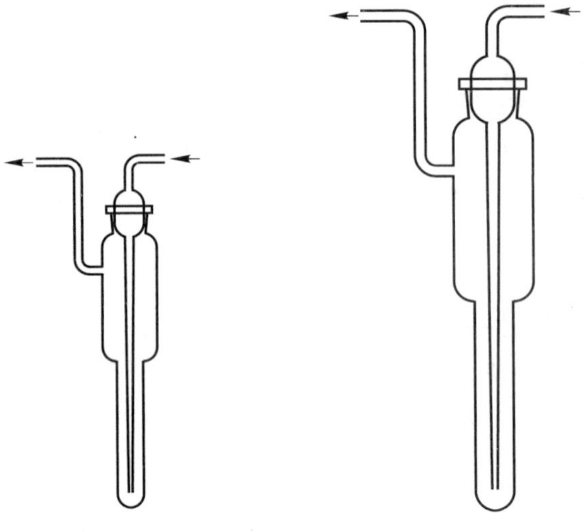

(a) (b)

图 15－1 气泡吸收管

a. 小型；b. 大型

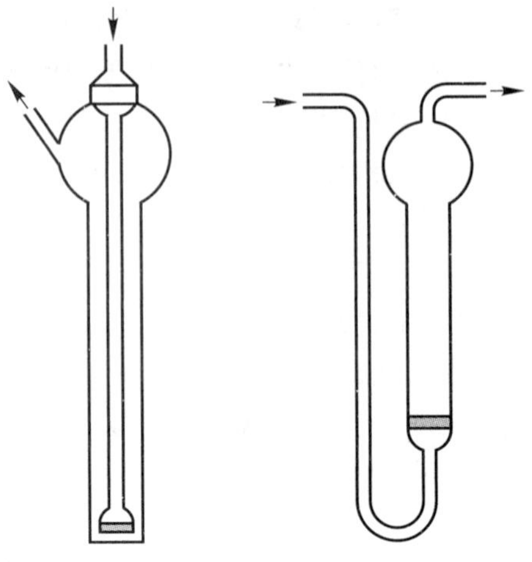

(a) (b)

图 15－2 多孔玻板吸收管

a. 普通型；b. U 型

4. 滤膜(滤纸)采样夹

滤膜(滤纸)采样夹如图 15－4，有单层和双层之分。单层采样夹放一张滤膜(滤纸)，双层采样夹可放一张或两张滤膜(滤纸)串联采样。采样速率一般为 5～20 L/min。由于滤膜(滤纸)是由纤维交织而成的网状薄膜，具有较好的透气性，当空气通过采样夹时，被测物质即被阻留或吸附在滤膜(滤纸)上。其阻留可达 96%～99%。滤纸采样夹适用于采集雾、烟、尘气溶胶，滤膜采样夹因具有较强的憎水性，只适用于采集烟、尘气溶胶，不适用于采集雾状气溶胶。在实际工作中，滤纸可用由纯植物纤维制成的慢性定量滤纸或由玻璃纤维制成的玻璃纤维滤纸，滤膜则用由聚氯乙烯纤维制成的滤膜。

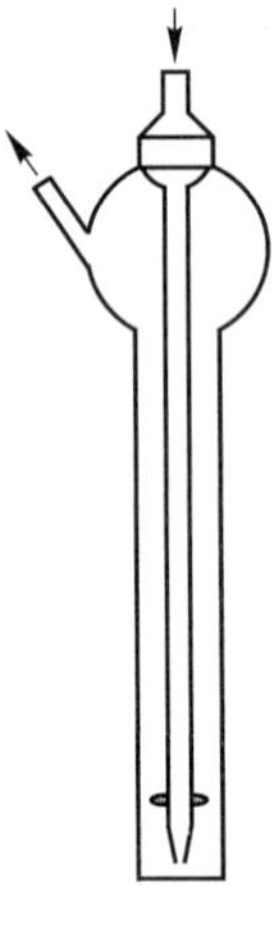

图 15－3 冲击式吸收管

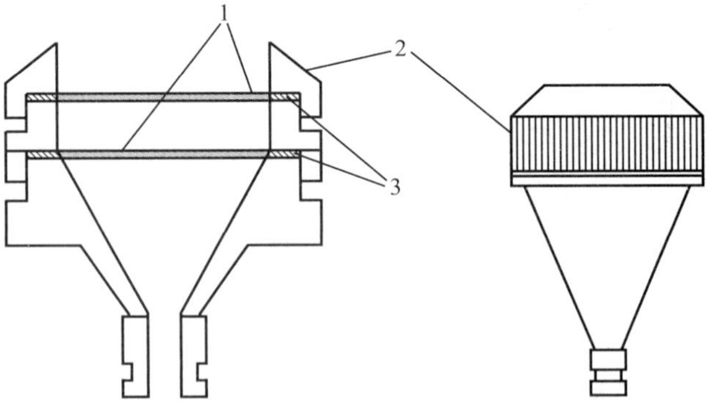

(a)双层采样夹 (b)单层采样夹

图 15－4 滤膜(滤纸)采样夹

1. 滤膜(滤纸)；2. 具孔盖；3. 橡皮纸

5. 固体颗粒采样管

固体颗粒采样管如图 15－5，是一种管内填充有固体颗粒（通常是硅胶或活性炭）的玻璃管。主要用于采集气体和蒸气状物质。硅胶、活性炭对无机和有机气体、蒸气分别有很强的吸附力，在一定条件下，当空气通过填充有硅胶或活性炭的采样管时，气体、蒸气状有害物质即被吸附和富集。由于活性炭管易于制备、储运和价廉，已被普遍用作个体采样器上的采集管。而硅胶用相应的显色剂预先浸渍（已浸渍了显色剂的固体颗粒称为指示胶）后，既有吸附作用又有显色作用，常用于各种型号的快速检气管中，所以，用检气管对空气中有害物质进行采样时，即可在指示胶上显色，同时完成了定量测定。

6. 集气瓶

集气瓶如图 15－6，常用的玻璃集气瓶有大小二种。大瓶容量一般为 1 000 mL，小瓶为 300 mL 左右。可采用置换法采样或真空法采样。真空法采样时，应先检查集气瓶是否漏气，方法是：向瓶中加少量的水，塞上磨口塞，抽真空后关闭活塞，取下集气瓶，将瓶子倒放并使瓶内的水覆盖住瓶塞，若磨口塞及活塞处有气泡冒出，即表明漏气。集气瓶适用于采集气体、蒸气状态物质。

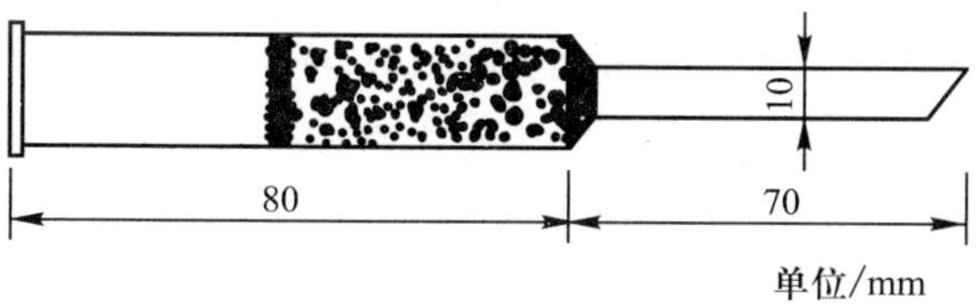

图 15－5　固体颗粒采样管

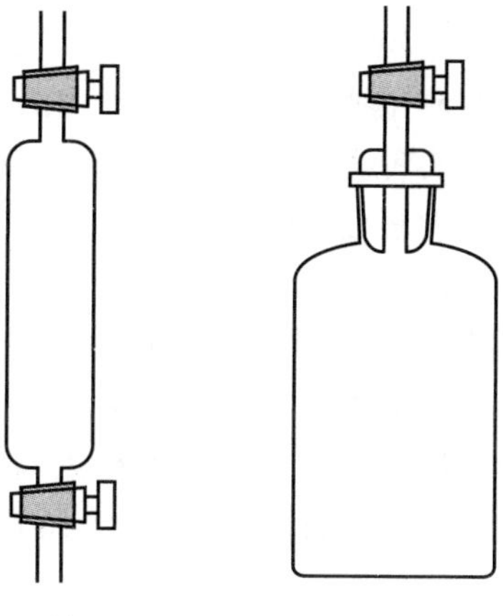

图 15－6　集气瓶

a. 300 mL；b. 500 mL

（二）抽气动力

抽气动力是使空气通过采集器的动力装置。常用的抽气动力有手抽气筒、电动抽气机、压缩空气吸引器等。现场采样时，应根据采样的流量、所需的体积、现场电源以及是否需要防爆等情况，选择合适的抽气动力。

1. 手抽气筒

手抽气筒如图 15－7，是一只金属制成的圆筒，内带活塞，往返拉动活塞即可连续抽气（100 mL注射器连接上三通活塞可代替手抽气筒）。手抽筒每次能抽 100～150 mL 空气，采样速率可用手来控制，适用于采气量较小、速率较慢的采样，例如检气管法、溶液法中的快速测定采样。其设备简单，携带方便，但使用前应检查是否漏气和校正其容积。检查是否漏气的简易方法是：将吸气口套上橡皮管并夹紧，用力抽拉手柄，然后慢慢松手，若活塞不能自动返回原处或者离原处较远，则表明漏气。

手抽气筒的容积可用 100 mL 注射器的容积来校正或者用气体定量计水移位法校正。

2. 电动抽气机

电动抽气机是应用最普遍的抽气动力。常用的有以下三种。

（1）吸尘机　其适用于流速较大、阻力较小的采集器的抽气动力。例如，用滤膜或滤纸采样夹采集烟、粉尘时，常用吸尘机作采气动力。

（2）薄膜泵　其小巧轻便，噪声小，采气量不大，适用于阻力和流速均较小的采样。用气泡吸收管、多孔玻板吸收管采样时，常用其作为抽气动力。

（3）刮板泵　其轻便、易于携带，适用于大小流速和各种类型的采集器作较长时间的采气动力。

用电动抽气机采样，采样体积可从采样流量和采样时间计算得出。

（三）气体流量计

气体流量计是计量空气流量的仪器。在用集气瓶采集少量空气样品时，集气瓶本身的容积就是采样的体积。用手抽气筒作抽气动力时，可从其本身的容积计算出采样体积而不需要使用流量计。但使用抽气机作抽气动力时，则需要用流量计来测量所采集的空气体积。

流量计的种类较多，有转子流量计、孔口流量计、皂膜流量计、湿式流量计等。现场使用的流量计一般要求轻便，易于携带，故常用转子流量计和孔口流量计，尤其是转子流量计在实际工作当中最为常用。

转子流量计如图 15－8，是由一根上粗下细的锥形玻管和一个可以沿着锥形玻管上下浮动的转子组成。转子一般用有机玻璃、塑料或铜、铅等金属材料做成。当空气自下而上通过锥形玻璃管时转子便上升。气流速度越大，转子上升得越高，当气流恒定时，转子就悬浮在一定的高度。在一定气流速度条件下，转子上升的高度与转子的质量和玻璃管的锥度成反比。因此，小流量转子流量计所用的转子质量都较轻、较小，玻璃管的锥度和管径也较小；而大流量转子流量计则相反。

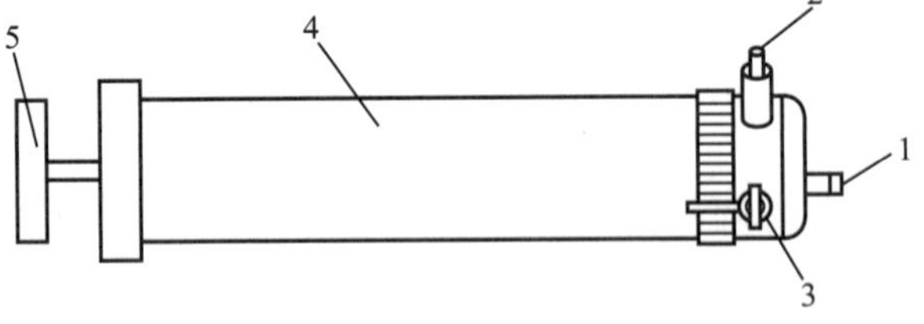

图 15－7　手抽气筒

1. 进气口；2. 出气口；3. 三通活塞；4. 气筒；5. 活塞柄

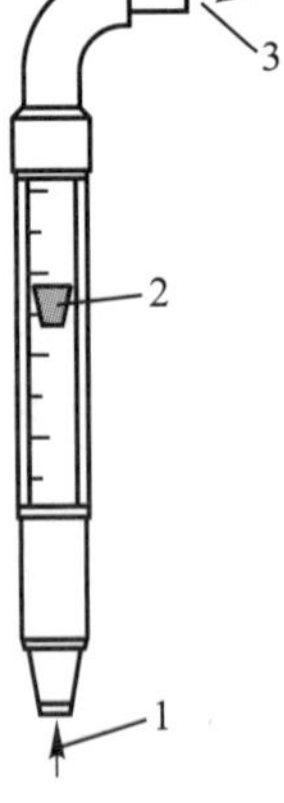

图 15－8　转子流量计

1. 进气口；2. 转子；3. 出气口

为防止流量计的转子质量发生变化而造成计量误差，在使用前应对流量计进行校正。并在使用吸收液采样时，常于吸收管与转子流量计之间连接上一只干燥管，以防止水蒸气凝结在转子上，改变转子质量。

【采集空气样品的操作】

采集空气样品的方法，一般可分为两种类型，即集气法和浓缩法。

（一）集气法

将空气样品收集在一个容器中带回实验室进行分析的采样方法，称为集气法（也称直接采样法）。集气法适用于采集以气体或蒸气状态存在的物质。当空气中有害物质浓度较高或测定方法的检出限较小、采集少量空气（一般在 1 L 以下）就能满足分析方法的要求时，或当有害物质不易被吸收液吸收、而用固体吸附剂采样有困难时，即可使用集气法采样。用气相色谱法检测空气中有害物质时常采用集气法采样。

集气法所用的容器有各种形式的玻璃集气瓶、注射器、橡皮袋、塑料袋等。集气瓶的容量一般为 300～1 000 mL，其采气量就相当于集气瓶本身的容积。所以，采样前每只集气瓶的容积应先进行测量。

用集气法采集空气样品的方法有以下几种。

1. 直接采样法

直接采样法即用容器直接采集现场空气样品带回实验室分析的采样方法。用注射器（通常选用 100 mL 的）直接采集现场空气样品，是集气法中最为简单易行的方法。其吸取和放出空气样品，只需推动注射器内管即可。为了减少注射器内壁对被测物质吸附引起的误差，采样时，应先用注射器反复抽吸现场空气数次，然后再进行正式采样。对某些与塑料或橡皮不起作用的气体如一氧化碳、二氧化碳等也可用塑料袋或球胆采样，其方法是用大注射器抽取现场空气后再注入塑料袋或球胆内。但某些物质对塑料、橡皮具有渗透、扩散或化学作用，如二氧化硫、硫化氢、二氧化氮、氟化氢、氯乙烯气体等对塑料和橡皮渗透作用非常迅速，应忌用塑料袋或球胆采样。直接采样法主要用于气相色谱法检测空气中有害物质时的采样。

2. 置换采样

其方法是将有双口的集气瓶连接在抽气动力上（单口瓶可安装具有长短各一根玻璃管的橡皮塞，将短玻璃管连接抽气动力），抽取比集气瓶容积大 6～10 倍的空气，使瓶中原有的空气全部被置换出来。在采样现场无电源或需要防爆时，也可用与被测物质不起反应的水、食盐水等液体注满集气瓶代替抽气动力，到现场开始采样时再将集气瓶内的液体放掉，被测空气即置换并充满于集气瓶内。

3. 真空采样

其方法是采样前先用真空泵将具有活塞的集气瓶中的空气抽出，使瓶内剩余压力为 1 333.2 Pa（10 mmHg）左右，关闭活塞。然后带到采样地点，打开活塞，待被测空气充满于瓶内，关闭活塞即可。但需要注意的是：集气瓶应为硬质厚玻璃做成，而且抽真空时应将集气瓶放在厚布袋内，以防止炸裂而发生伤人事故；活塞应涂上耐真空油脂，以便开启和防止漏气。真空采样适用于采样量小、现场无电源或需要防爆等情况下的采样。

集气瓶抽真空的方法如图 15-9。将集气瓶连接闭口压力计一端的活塞旋开。闭口压力计预先用水银装满至封口顶端(顶端不能留有气泡和水滴),另一端水银面保持在接近 U 形管的底部。启动真空泵后,集气瓶的压力逐渐下降,当闭口压力计顶端水银柱下降至两端水银面相差为 10 mm 时,集气瓶中剩余压力即为 1 333.2 Pa(10 mmHg)。

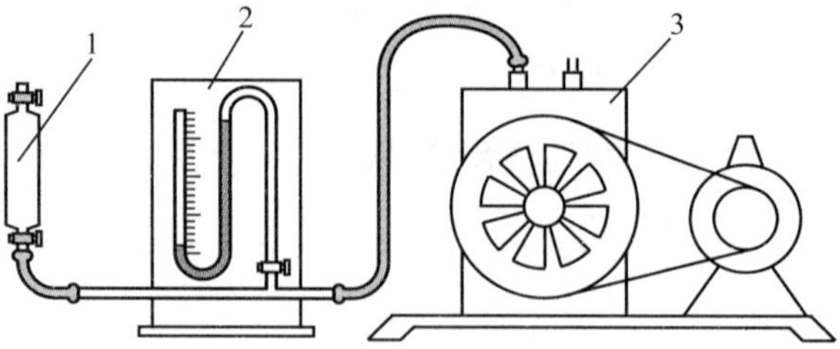

图 15-9 集气瓶抽真空装置

1. 集气瓶;2. 闭口压力计;3. 真空泵

真空采样,其采气体积可根据集气瓶容积和剩余压力,按下列公式计算出:

$$V=V_p\times\frac{P-h}{P}$$

式中:V——实际采气的体积,L;

V_p——集气瓶的容积,L;

P——采样时的大气压力,Pa;

h——抽真空后集气瓶内的剩余压力,Pa。

用集气法采样,其所测得的结果,只表示采样瞬间或短时间内空气中某种有害物质的浓度。但多次有代表性的短时间或瞬间现场采样测定,可监测空气中有害物质的含量是否符合国家的卫生标准。

(二) 浓缩法

由于空气中有害物质的浓度一般都较低,为了达到分析方法检出限的要求,需要将一定体积的现场空气通过盛有吸收液或装有吸附剂、滤膜(滤纸)等材料的采集器,使有害物质被吸收于吸收液中,或被吸附在吸附剂表面,或被阻留在滤膜(滤纸)上,从而使有害物质与空气分离并被浓缩。这种采样方法称为浓缩法(也称富集法)。应根据采集有害物质的理化性质和在空气中的存在状态选用不同的采样仪器、采样材料和不同的采样速度,以保证有害物质与空气完全分离,达到采样的高效率。

1. 气体和蒸气的采集

采集气体或蒸气类被测物质的方法是以一定的速率使空气通过盛有吸收液的吸收管或装有固体吸附剂的采集管。其中前者最为常用。当气泡通过吸收液时,由于气泡中有害物质分子快速运动并迅速扩散到气液界面上,从而被吸收液吸收而与空气分离开来。

(1) 吸收液　是影响吸收效率的重要因素之一。常用的吸收液有水、水溶液、有机溶剂、吸收剂溶液等。吸收液的选用要适合分析方法的要求,并能迅速溶解被测物质或与之迅速起化学反应,同时有良好的吸收效果。如氰化氢、氯化氢、铬酸酐、甲醇、甲醛、乐果等易溶于水,可用水作吸收液;用盐酸副玫瑰苯胺比色法测二氧化硫时,可用四氯汞钾水溶液作吸收液;采集四氯化碳可用丙酮作吸收液。最理想的吸收液不仅能吸收被测物质,而且可兼作显色剂。例如,用盐酸萘乙二胺作吸收液测定氮氧化物,用硝酸银作吸收液测定硫化氢等,它们既是吸收液,同时又是分析时的显色剂。

(2) 颗粒状固体吸附剂　气体或蒸气状物质在常温下都不同程度地被固体物质吸附于其表

面上。某些多孔颗粒状固体物质不仅能以其表面与气体接触而吸附，而且由于其具有大量的由极其细小孔道构成的网络和具有超显微大小的孔穴，其内表面也能与气体接触而发生吸附，从而大大增加与气体、蒸气的接触和吸附面积。所以，在一定条件下可用颗粒状固体吸附剂来吸附气体或蒸气状态的物质。当采集有害物质含量低的空气样品时，常用颗粒状固体吸附剂富集被测物质。例如，在石英砂表面涂以金膜，即可作为采集汞蒸气的滤料，汞遇金膜微粒，形成金汞齐而被捕集。

常用的颗粒状固体吸附剂有活性炭、硅胶、活性氧化铝和各种活性土等。其中前者分子结构中的电子呈对称分布，属非极性物质；后三者分子结构中的电子则呈不对称分布，属极性物质。由于极性物质能彼此强烈吸引，而水又是强极性的，所以极性吸附剂能富集空气中的水蒸气。因此，常用硅胶、活性氧化铝在短时间内从空气中采集较高浓度的气体和蒸气，而且当被采集的气体或蒸气较干燥时，在采样结束前，吸附剂仍然不被水蒸气所饱和。而活性炭则常用来吸附空气中的有机气体和有机蒸气。由于活性炭管易于制备、掌握、储运和价廉，已被普遍用作个体采样器上的采集管。

（3）采集管　采集管的构造型式合理与否，是影响吸收效率的重要因素之一。要求采集管在不增加吸收液用量的情况下，尽可能地增加采样空气与吸收液的接触面积和接触时间，也就是使采样空气经过吸收液时所形成的气泡要小，并且气泡通过液层需要的时间要较长，使被测物质在吸收液中被吸收得更完全。用来采集气体和蒸气的采集管有气泡吸收管和多孔玻板吸收管。其中气泡吸收管专供采集气体和蒸气之用。而多孔玻板吸收管，因其吸收效率更高，除可用于采集气体、蒸气外，还常用来采集烟、雾状态的物质。

（4）采样速率　采样速率是影响吸收效率的重要因素之一。适宜的采样速率可提高吸收效率。所以，采样时应同时考虑空气样品进入采集管口时的进口速率和空气样品通过吸收液或吸附剂时的捕集速率。由于气态物质在空气中的移动速率与空气流动速率相同，无论空气以何种进口速率进入采集管，存在于空气中的气态物质也能同时随空气进入采集管。因此，对气体或蒸气状态物质的采样速率，一般是只需满足吸收液对物质的溶解、化学反应速率或吸附剂对物质的吸附速率的要求即可。

2. 气溶胶的采集

由于气泡中的气溶胶微粒，不像气体分子那样能很快地扩散到气液界面，当物质以气溶胶状态存在于空气中时，如果用气泡通过吸收液的方法采样，则采样效果较差。所以，必须改变采集管的形式，使烟、雾、尘以较快的速率碰撞到固体表面才容易被吸收或阻留。采集气溶胶的方法是以一定的速率使空气通过盛有吸收液的吸收管（多孔玻板吸收管或冲击式吸收管）或装有滤膜（滤纸）的采样夹。其中后者最为常用。若用吸收管采集气溶胶，所选用的吸收液应该能够迅速捕集被测物质。

（1）采集器　对气溶胶的采集，可用以下采集器：① 多孔玻板吸收管，用于采集雾和烟状气溶胶。当空气通过多孔玻板时，雾或烟被黏附在玻板的微孔表面，即被吸收液所溶解。即使有小部分通过多孔玻板，也很容易被吸收液所形成的大量泡沫所捕集而被溶解。② 冲击式吸收管，是专为采集粉尘而设计的，所以专用于采集粉尘状态的气溶胶。粉尘颗粒因惯性作用被冲至管底，在管底停留的瞬间即被管中的吸收液所捕集。③ 滤膜（滤纸）采样夹，用于采集烟和粉尘状态的气溶胶。当空气通过采样夹时，颗粒物质即被阻留在滤膜（滤纸）的表面上。目前常使用的滤膜(滤纸)有聚氯乙烯滤膜、玻璃纤维滤纸等,其采样效果较好。尤其是聚氯乙烯滤膜,其除了有过滤作用外,还有静电作用,因而其阻留效率很高,普遍用于粉尘浓度测定的样品采集。采样所使用的滤膜或滤纸,其纤维必须致密均匀,否则影响采样效果。

(2) 采样速率　采样速率是否合适对采集气溶胶物质也同样有重要影响。其原因是气溶胶在空气中的移动速率与空气的流动速率不同,特别是颗粒较大的粉尘状物质,它在空气中会缓慢向下沉降。当空气具有一定风速或粉尘的颗粒和相对密度较大时,要使空气中的大大小小的尘粒都全部保持其现场的浓度并定量地被吸入采样夹,往往需要有较大的采样速率。但采样速率太大时,微细烟尘颗粒也可能会因此而透过滤膜、滤纸,反而使采样效率降低。因此,采样时应选择适当的采样速率。

浓缩法采样测得的结果是采样时间内有害物质的平均浓度。用浓缩法多次较长时间采样测得的时间加权平均浓度($\rho=\sum \rho t/\sum t$,ρ_t 为各次测定的浓度,t 为各次采样时间),对人们工作、生活时接触的环境浓度具有充分的代表性;在探讨有害物质作用浓度与机体反应的关系方面亦常表现出显著的相关性。

【采样体积的换算与空气中有害物质含量表示方法】

(一) 采样体积的换算

在测定空气中有害物质时,由于采样是在不同气象条件下进行的,而气体的体积又随气温和气压不同而变化。所以,为了便于比较测定的结果,必须将所采集空气的体积换算成标准状态下的体积后,再计算空气中有害物质的含量。标准状态下的体积是指 0℃、大气压 101.325 kPa (760 mmHg)下采集的空气体积。根据采样气体的体积与温度、气压的关系,按下式可换算出标准状态下的体积:

$$V_0=V_t\times\frac{273\times P}{(273+t)\times 101.325}$$

式中:V_0——标准状态下的采样体积,L;

V_t——采样地点气温为 t℃时所采空气的体积,L;

P——采样地点的大气压,kPa;

t——采样地点的气温,℃。

若采用真空瓶采样,要先记下瓶内剩余的压力,并按下列公式换算成标准状态下的采样体积(V_0):

$$V_0=\frac{273\times(P-p)}{(273+t)\times 101.325}\times V_p$$

式中:V_0——标准状态下的采样体积,L;

P——采样地点的大气压,kPa;

p——集气瓶内剩余压力,即闭口压力计的读数,kPa;

t——采样地点的气温,℃;

V_p——集气瓶的体积,L。

(二)有害物质浓度的表示方法

单位体积空气中有害物质的含量,称为该物质在空气中的浓度。浓度的表示方法有两种:一种是质量浓度,另一种是体积分数。

1. 质量浓度

质量浓度以每立方米空气中含有害物质的毫克数表示,符号为 mg/m^3。也有以每升空气中含有害物质毫克数表示,符号为 mg/L。两者的关系为:

$$1\ mg/L = 1\ 000\ mg/m^3$$

质量浓度表示法适用于气体、蒸气和气溶胶等各种存在状态的物质。

2. 体积分数

体积分数以每立方米空气中含有害物质的毫升数表示。因为一立方米等于100万毫升,故常采用百万分数表示,符号为 ppm(10^{-6})(比 ppm 更小的单位还有 ppb 和 ppt,它们之间的关系是:1 ppm=1 000 ppb,1 ppb=1 000 ppt)。也有用体积百分数(%)表示。两者的关系为:

$$1\% = 10\ 000\ ppm$$

体积分数表示法只适用于以气体或蒸气状态存在的物质。

在我国,空气中有害物质的最高容许浓度规定是以 mg/m^3 表示。但在实际工作中,除用规定的表示方法外,为了计算方便,有时也用体积分数表示法。

质量浓度与体积分数表示法之间的相互换算可按下式进行:

$$mg/m^3 = \frac{M \times ppm}{22.4}$$

式中:M——被测物质的分子量。

需注意的是:国外多数参考文献中所列浓度,其空气体积是以气温25℃、气压101.325 kPa(760 mmHg)为基准的,在这种状态下,1摩尔体积为24.45 L。因此,在与国外进行两种浓度换算时,应将上述公式中的22.4改为24.45,亦即国外多数文献中所指1 mg/m^3 浓度,相当于我国标准的1.09 mg/m^3。

(三)空气中有害物质浓度的计算

采样后,被阻留在吸收液或吸附剂中的被测物的总量 m(μg)与空气中被测物浓度 ρ(mg/m^3)、采样流量 R(L/min)和采样时间 t(min)成正比。采样流量和采样时间的乘积就是采样体积 V(L)。以公式表示如下:

$$m = \rho \times R \times t = \rho \times V$$

即空气中有害物质的浓度 ρ(mg/m^3):

$$\rho = \frac{m}{R \times t} = \frac{m}{V}$$

由吸收液或吸附剂中被测物质的总量 m 计算出空气中被测物质的浓度 ρ,是采样时间内的平均浓度。如果应用个体采样器连续采样一个工作班或一天时间,所测得的空气中有害物质的浓度则为日时间加权平均浓度。

【友情提示】

（1）采样前　应进行现场调查（包括有害物质的存在状态、逸散情况、干扰物质等），选好采样点，确定采样方法与检验方法，做好采样设计（包括采样目的，采样方法和仪器，采样地点、高度、时机、次数、采样速率和采气量，是否采集平行样品，样品采集的数量，样品的保管和运送，采样的组织分工和进程等）以及采样器材的准备、检查、校准等工作，如吸收液、吸附剂或滤纸滤膜、采集器、记录表格以及温度计、气压计、秒表等准备，流量计的校正，检查整套采样装置连接尤其是吸收管和流量计进气口位置的装置顺序是否正确、是否漏气、是否能正常运行等。

（2）采样时　要按照采样设计进行采样。并在每个采样点都应采集空白样品（除不采集空气样品外，其他操作与样品完全相同）和测定气象条件（一般测气温和气压，必要时也测气湿和风速），以排除采样测定的干扰因素和保证采气体积的换算；注意保持所需的采样流量和自身的防护以及防吸收液冰冻或蒸发；详细如实地做好有关记录（包括：样品编号；采样时间，如年、月、日、时；采样点，采样位置与有害物质发生处相隔距离和上下风向；采气量、采样速度和采样时间以及气温、气压；采样方法等），以便于测定结果的计算、分析、评价以及检查测定误差等。

（3）采样后　样品应明确编号，在进行适当的处理后妥善保管和及时送检，并根据其是否易挥发和变质等情况，采取相应的防护措施，防止样品污染或损失。用吸收管采样后，其中心管内壁往往黏附多量的被测物质，特别是对蒸气、雾、烟等物质，应设法将其溶于吸收液中，否则测定结果往往显著偏低（可用吸球对准吸收管的出气口轻轻按气，使吸收液从中心管上升至管口，然后放松吸球，使吸收液自然降落，重复 2～3 次，即可将黏附在中心管内壁的有害物质溶于吸收液中）。如吸收液容易挥发，应将吸收液补充到原有的体积。用滤膜滤纸采集烟尘后，应及时用镊子将其从采样夹中取出，并按采样面向内对折 2～3 次后放入采样盒内，以防烟尘脱落损失。

小贴士

最适采样量的计算与采样效率的检验

1. 采样量

采样分析的目的是了解被测物质的确切含量，对其做出客观公正的卫生学评价。所以，一般要求分析结果呈阳性。然而，检测有害物质的分析方法很多，每种分析方法都有其检测范围，即最低检出限和最高检出限，被测物质含量只有在分析方法的检测范围时，才会被确切检出。若被测物质含量高于分析方法的最高检出限时，必须经稀释后才能检出其确切结果，若被测物质含量低于分析方法的最低检出限时，则无法检出而使检测结果呈阴性。正因如此，在实际工作中，为了避免出现阴性结果，确保测定结果呈阳性，往往出现采样明显过多的现象，这样不但浪费采样时间，而且在分析时需多次稀释样品，给操作带来麻烦。因此，应确定适当的采样量，即“最适采气量”，以便使样品中被测物质的含量既落在分析方法的检测限范围，保证检出阳性结果，又避免稀释样品的麻烦。

可见，最适采气量就是保证检验出空气中有害物质某一最小浓度所必须采集的空气体积。其计算的设计原理是假设空气中被测物质的浓度等于卫生标准的最高容许浓度时，需要采集多少的空气体积，才能使采集的被测物质达到分析方法的检测限而被检出，计算公式为：

$$V_{适}=\frac{s\times a}{\rho\times b}\times k$$

式中：$V_{适}$——最适采气量，L；

a——吸收液的总量或固体吸附剂洗脱液总量，mL；

b——分析时所用的吸收液量，mL；

ρ——被测物质的最高容许浓度或日平均最高容许浓度，mg/m^3；

s——分析方法的最低检出限（即比色法按标准色列最低浓度管含量，气相色谱法按噪声信号二倍高度的含量为最低检出量），μg；

k——保险系数，一般取 k 值为 2 或 3，也可取 1 或 0.5，具体可根据测定目的而定。

从公式可看出，最适采气量受到分析方法的最低检出限、被测物质的最高容许浓度、样品液总量、分析时所用样品液量、测定目的等因素的影响。其中分析用样品液量 b，常是一个较大的可变范围，在使用时应按照分析时的实际用量进行计算。而保险系数 k 应根据测定目的和现场有害物质浓度高低等因素而定：若要判断有害物质浓度是否符合卫生标准时，只需测出等于和大于卫生标准的浓度即可进行评价，低于最高容许浓度已属于符合卫生标准要求，并不需要测出其具体数值，因此，其保险系数应取 1；如果为了研究有害物质低于最高容许浓度时对人体是否有害，保险系数可取 2 或 3 等，以保证测出更低浓度的有害物质；如果已知被测物质浓度高于最高容许浓度的 2 倍、3 倍甚至更多倍，其保险系数可取 0.5、0.3 甚至更小的数值，以减少采气时间和避免分析时稀释样品的麻烦。

总的说来，如果有害物质浓度较低或接近最高容许浓度时，其采气量一定不能低于最适采气量，但可大于最适采气量。如果空气中有害物质浓度很高时，则不受最适采气量的限制，可相应减少采气量，只要使分析时得出阳性结果即可。如果按照最适采气量的要求采样，其测定结果出现了阴性或未检出，说明被测物质低于最高容许浓度，称为真阴性；如果被测物质不低于最高容许浓度，但由于采气量未达到最适采气量而出现阴性结果称为假阴性。假阴性会影响测定结果的可靠性和正确评价，导致错误结论，因此，一定要避免发生假阴性结果。

例如，用两种不同的分析方法测定空气中氟化氢，以评价其是否符合卫生标准。空气中氟化氢最高容许浓度（ρ）为 1 mg/m^3，其最适采气量见表 15－2。

表 15－2　两种方法测定氟化氢的最适采气量

分析方法	a/mL	b/mL	s/μg	k	最适采气量/L
氟试剂-镧盐比色法	10	5	1	1	2
氟离子选择电极法	10	5	2	1	4

从表中两种分析方法的最适采气量可看出，假如现场空气中氟化氢的浓度为 1.5 mg/m^3，如果采气量为 2 L，则被采集于吸收液中的氟化氢为 3 μg。如果用氟试剂-镧盐比色法测定，在用于分析的 5 mL 吸收液中则含有氟化氢 1.5 μg，已超过分析方法的最低检出限，因此，可测得阳性结果。如果用氟离子选择电极法测定，因为在用于分析的 5 mL 吸收液中只含有氟化氢 1.5 μg，低于分析方法的最低检出限，故不能检出，得出的是阴性结果。导致阴性结果的主要原因，不是空气中氟化氢的浓度低于最高容许浓度，而是采气量不够，没有达到分析方法所要求的最适采气量，是假阴性结果。因此，在采样前，计算最适采气量是非常必要的，它可防止检验结果

出现假阴性，同时还能鉴别假阴性。这在实际工作中常具有很好的指导性意义。

2. 采样效率的检验

采样效率是指所采集到的被测物质的量与其实际含量的接近程度。采样效率高说明对被测物采集充分，采样效果好；相反则说明采集不充分，采样效果差。因此，在选择浓缩法的采样方法时，需要确定方法的采样效率，在研究或采用一种新的采集器或采样方法时，需要检验其采样效率。一般认为，采样效率以在90%以上为宜，如果采样效率太低，则不能使用，应更换其他采样方法。

检验采样效率的方法是：将两个采集器串联采样，然后计算前一个采集器中有害物质的含量所占总含量的百分数，可按下式计算：

$$K=\frac{m_1}{m_1+m_2}\times 100$$

式中：K——前一个采集器的采样效率；

m_1——前一个采集器中有害物质的含量；

m_2——后一个采集器中有害物质的含量。

采样效率高低受多种因素的影响。吸收材料（吸收液、吸附剂、滤膜滤纸）、吸收管的形式、采样速率、采样仪器的使用以及采样装置的气密性等因素都可影响采样效率。为提高采样效率，应注意以下几点。

（1）根据有害物质存在的状态，选择合适的采集器　以气态和蒸气态存在的有害物质，呈分子状态分散于空气中，用气泡吸收管可以达到较高的吸收效率；以气溶胶状态存在的有害物质，不易被气泡吸收管吸收，应选择多孔玻板吸收管、冲击式吸收管或装有滤膜或滤纸的采样夹为采集器。

（2）根据有害物质的物理化学性质，选择吸收液和固体采样管的吸附剂　一般选用对空气中有害物质溶解度大的或与有害物质能迅速地发生化学反应的溶液做吸收液；固体采样管应选用阻留率大，并容易使吸附物定量解吸的吸附剂。在选择吸收液或吸附剂时，还必须考虑采样后对分析方法有无影响。

（3）确定合适的采样速率　每种采集器都需要一定的采样速率。用吸收管吸收有害物质时，采样速率越慢，气体分子与吸收液的接触时间越长，吸收效率就越高。一般空气流量在0.1～2 L/min适用于对气态或蒸气态有害物质的采集。但对气溶胶来说，因粒子大小不一，采样速率要具体分析。对粉尘状物质必须有较大的采样速率，才能保证达到较高的采样效率，因为粉尘的颗粒在0.1 μm以上时，受重力的作用缓慢沉降，尘粒愈大，沉降愈快。采样时由于气流的影响，会改变粒子的运动途径，其运动途径与尘粒本身的质量、气流大小和方向有关。因此，采样时只有当气流速度能克服其重力沉降，而有利于惯性冲击时，才会有较高的采样效率。对于尘粒较小的气溶胶，采样速率应适当降低，才有利于扩散作用。总之，在选定了采集器和吸收液或吸附剂后，控制一定的采样速率，是提高采样效率的关键。

（4）正确地掌握采样方法和使用采样仪器　也是保证有较高采样效率的重要条件。

工作任务47　空气中氮氧化物的测定

工作过程：以盐酸萘乙二胺分光光度法测定空气中氮氧化物的含量为例（HJ 479—2009）。

【相关知识】

空气中的有害物质种类非常多，这里主要介绍氮氧化物的检验。

氮氧化物是氮的氧化物的总称，包括氧化亚氮(N_2O)、一氧化氮(NO)、二氧化氮(NO_2)、三氧化二氮(N_2O_3)、四氧化二氮(N_2O_4)和五氧化二氮(N_2O_5)等。除二氧化氮以外，氮的其他氧化物均不稳定，遇光、湿或热可转变成二氧化氮及一氧化氮，一氧化氮又变为二氧化氮。因此，环境中存在的是氮的几种气体的混合物，主要是一氧化氮和二氧化氮，并以二氧化氮为主。

一氧化氮(NO)为无色气体，可溶于二硫化碳、乙醇，微溶于水和硫酸，20℃时在水中的溶解度为4.7%。化学性质不稳定，在空气中易氧化成二氧化氮。

二氧化氮(NO_2)在21.1℃时为红棕色刺鼻气体，在21.1℃以下时呈暗褐色液体，在−11℃以下时为无色固体，加压液体为四氧化二氮。二氧化氮分子量46.01，沸点21.2℃，蒸汽压101.31 kPa(21℃)，可溶于碱、二硫化碳和氯仿，微溶于水。性质较稳定。

不同生产过程所形成的氮氧化物，其组成不同。空气中的氮氧化物多以二氧化氮形式存在。不同形式的氮氧化物，在一定条件下，可以相互转化，均可最终形成一氧化氮和二氧化氮。各种形式的氮氧化物都有毒性，以二氧化氮和一氧化氮的毒性最强。一氧化氮不具刺激性，但极易氧化成二氧化氮。二氧化氮的生物活性大，毒性是一氧化氮的4～5倍。

空气中氮氧化物的来源，可分为自然因素和人为因素两类。

1. 自然因素

火山爆发，森林大火，微生物对含氮化合物的分解，雷电作用使空气中产生氮氧化物。

2. 人为因素

(1) 工业企业燃料的燃烧　如火力发电、煤油、重油燃烧产生一氧化氮和二氧化氮。燃烧1 t石油，可产生约10 kg氮氧化物。燃烧1 t煤，可产生氮氧化物8～9 kg。

(2) 含氮化合物的生产　如氮肥、硝酸、硝基炸药、硝化纤维、苯胺染料、硝基化合物的合成等生产过程要排放大量的氮氧化物。

(3) 含氮物质的使用　开山、采矿等使用硝基炸药爆破作业；卫星发射时火箭推进器所产生的废气；使用硝酸清洗金属；燃放烟花爆竹。

(4) 气割、电焊、亚弧焊以及电弧发光　产生的高温使空气中氧和氮结合，生成氮氧化物。

(5) 交通运输业　汽车、火车、飞机、轮船等排放的尾气中也含有氮氮化物。汽车尾气不但是城市氮氧化物污染主要来源，也是光化学烟雾的重要来源。汽车恒速行驶，排放的废气中氮氧化物浓度(以NO计)为4 016 mg/m^3，加速行驶时可达5 355～8 032 mg/m^3。

氮氧化物通过呼吸道进入人体后，主要损害的靶器官为呼吸系统。人吸入氮氧化物后，一般经几小时至72 h潜伏期后，出现胸闷、咳嗽、咳痰，伴有轻度头痛、头晕、无力、心悸、恶心、发热等症状，引起急性或慢性中毒。

二氧化氮可使呼吸道纤毛运动能力和肺吞噬细胞的吞噬能力降低，人体抗病能力下降。虽然二氧化氮有刺激作用，但其在水中溶解度差，短期低浓度的吸入，上呼吸道刺激症状可不明显，但长期吸入可出现上呼吸道黏膜的刺激症状，引起支气管炎和肺气肿。吸入高浓度或长期吸入低浓度的二氧化氮，进入深呼吸道和肺泡中的二氧化氮缓慢地溶解于细支气管、肺泡表面的液体中，逐渐形成亚硝酸及硝酸，对肺组织产生强烈的刺激与腐蚀作用，使肺泡毛细血管通透性增强，造成肺水肿，导致迟发性阻塞性毛细支气管炎。

一氧化氮溶于肺组织表面的水中，形成亚硝酸。亚硝酸透过肺泡壁上的毛细血管进入血液，形成亚硝酸盐。亚硝酸盐与血红蛋白结合成亚硝基高铁血红蛋白，降低血液的输氧能力，使血管扩张，组织缺氧，出现呼吸困难、发绀、血压下降以及中枢神经损害症状。

应引起注意的是，氮氧化物、碳氢化合物、一氧化碳等在太阳光中的紫外线作用下，可形成光化学烟雾。光化学烟雾的成分更复杂，毒性更强。

我国《居住区大气中有害物质的最高容许浓度》(TJ 36－79)中规定，氮氧化物(换算成 NO_2)一次最高容许浓度为 0.15 mg/m^3。《室内空气质量标准》(GB/T 18883—2002)规定，室内空气 NO_2(1 h 均值)为 0.24 mg/m^3。

氮氧化物的测定方法有盐酸萘乙二胺分光光度法和化学发光法。化学发光法属仪器分析法，由于仪器成本昂贵，目前在我国未普及使用。盐酸萘乙二胺分光光度法是我国现行测定空气中氮氧化物的标准检验方法。

盐酸萘乙二胺分光光度法测定空气中氮氧化物含量的原理：

当空气通过三氧化铬氧化管时，其中的一氧化氮被氧化成二氧化氮。二氧化氮与水作用生成亚硝酸，与对氨基苯磺酸起重氮化反应，再与盐酸萘乙二胺偶合生成玫瑰红色，比色定量。

本法检出限为 0.05 μg/mL。若采集 10 L 空气样品，最低检出浓度为 0.02 mg/m^3。

【准备工作】

1. 仪器

(1) 双球玻璃氧化管(内径 15 mm)　见图 15－10。

(2) 多孔玻板吸收管。

(3) 大气采样器(流量 0～1 L/min)或注射器(100 mL)。

(4) 具塞比色管(10 mL)。

(5) 分光光度计。

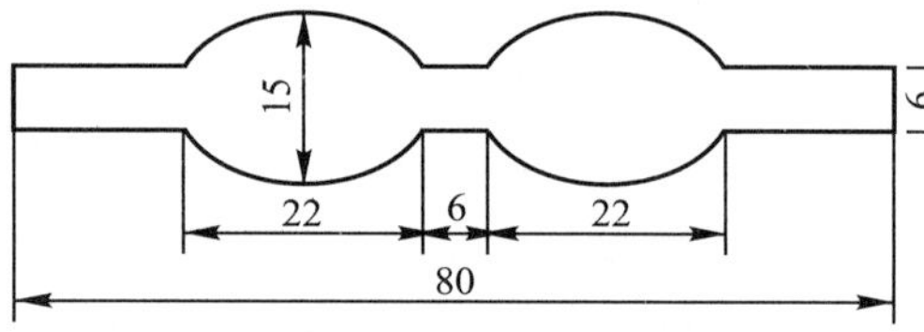

图 15－10　双球玻璃氧化管

(单位：mm)

2. 试剂

所有试剂均须用无亚硝酸盐的新鲜纯水配制。否则配制的吸收液呈淡红色，无法使用。

(1) 吸收储备溶液　取冰乙酸 50 mL，加水 900 mL 混合，加入对氨基苯磺酸 5.0 g，搅拌使之全部溶解，再加入盐酸萘乙二胺($C_{10}H_7NHCH_2CH_2NH_2 \cdot 2HCl$)0.05 g，溶解后用水稀释至 1 000 mL，装入棕色瓶中，放于冰箱中保存可使用 1 个月。

(2) 吸收使用溶液　临用时，取 4 份储备液加 1 份水混合。

(3) 三氧化铬氧化管　内装大约 8 g 三氧化铬砂子，两端用玻璃棉塞紧。氧化管颜色应为暗红色。

三氧化铬砂子的制备方法：称取适量 20～30 目砂子，用盐酸(1＋1)浸泡过夜，并经常搅动，然后用水洗至中性，在 105℃烘干，装瓶备用。称取 5 g 三氧化铬，用 2 mL 水调成糊状，和 95 g 经上法处理过的砂子混合，并搅和均匀，滤去多余的溶液，在红外灯下烘干备用。

(4) 亚硝酸盐标准储备液[$\rho(NO_2^-)$＝100 μg/mL]　称取干燥的亚硝酸钠(优级纯，干燥器中放置 24 h)0.150 0 g,用水溶解后,移入 1 000 mL 容量瓶中,并加水至刻度。置冰箱中冷藏,可保存 1 个月。

(5) 亚硝酸盐标准使用液[$\rho(NO_2^-)=5.0\ \mu g/mL$] 使用前,吸取亚硝酸盐标准储备液 5.0 mL于 100 mL 容量瓶中,加水至刻度,混匀。

【测定操作】

(1) 采样 取一支盛有 5.0 mL 吸收液的多孔玻板吸收管,于进气口接上一个三氧化铬氧化管,用大气采样器(或用注射器)以 0.25 L/min 的速度,避光采气至吸收液变为淡玫瑰红色为止。如不变色,采气量应不少于 10 L。同样取一支盛有 5.0 mL 吸收液的吸收管,带至现场,但不进行采样,作空白对照管。

采样时除记录采样时间、采样速率(或采样体积)外,还应记录采样时现场的气温和气压。

(2) 配制标准系列 取 7 支 10 mL 同型具塞比色管,按表 15－3 配制。

表 15－3 盐酸萘乙二胺分光光度法测氮氧化物时标准系列的配制

管号	0	1	2	3	4	5	6
亚硝酸盐标准使用液/mL	0.00	0.05	0.10	0.20	0.30	0.50	0.70
无亚硝酸盐的新鲜纯水/mL	1.0	0.95	0.90	0.80	0.70	0.50	0.30
吸收储备液/L	各加 4.0 mL						
NO_2^- 含量/μg	0.00	0.25	0.50	1.00	1.50	2.50	3.50

将各管摇匀,放置 15 min,用 1 cm 比色杯,在波长 540 nm 下,测定吸光度,以吸光度均值对 NO_2^- 含量(μg)绘制标准曲线。

(3) 样品管测定 采样后用吸收管中的吸收液洗涤进气管 3 次,将样品溶液放置 15 min,使其产生稳定的玫瑰红色,用 1 cm 比色杯,在 540 nm 波长下,测定吸光度。同法测定空白对照管的吸光度。

将样品管吸光度减去空白对照管的吸光度后,查标准曲线求得 NO_2^- 的含量(μg)。

【结果计算】

空气中氮氧化物的含量按下式计算:

$$\rho(NO_2)=\frac{m}{0.76\times V_0}$$

式中:$\rho(NO_2)$——空气中氮氧化物含量(以 NO_2 计),mg/m^3;

m——样品中 NO_2 含量,μg;

V_0——换算成标准状况下的采气体积,L;

0.76——NO_2(气态)转化为 NO_2^-(溶液)的系数。

【友情提示】

(1) 吸收储备液和吸收应用液必须无色,如呈微红色,说明可能有亚硝酸根(NO_2^-)的存在,必须更换蒸馏水或试剂重新配制。

(2) 日光照射可使吸收液显色,吸收管在采样、运送和存放过程中,应采取避光措施。

(3) 三氧化铬氧化管可以将 NO 定量的氧化成 NO_2 而不吸附 NO_2。

(4) 根据 $2NO_2 + H_2O \longrightarrow HNO_2 + HNO_3$,理论上 $NO_2 \rightarrow NO_2^-$ 的转换系数为 0.5。经实验测定,本法的转换系数为 0.76。

(5) 三氧化铬氧化管在相对湿度 35%~80%范围内使用,比较合适;若相对湿度较低时,氧化效率降低。这时将氧化管用通过水面的潮湿空气平衡 1 h,即可使用。在潮湿的天气,为了防止三氧化铬污染吸收液,可将氧化管向下略微倾斜。

小贴士

光化学烟雾

氮氧化物、碳氢化合物、一氧化碳等在太阳光中的紫外线作用下,发生复杂的光化学反应,形成由臭氧(O_3)、醛类、过氧酰基硝基酯类(PANS)以及少量的酮类、醇类、醛类物质组成的混合物,即光化学烟雾。光化学烟雾是比氮氧化物刺激性和氧化性更强的淡蓝色烟雾,具有强烈的刺激性和氧化性,对鼻、咽、喉、气管、肺等呼吸器官有强烈的刺激作用,可引起急性咽喉炎、气管炎甚至肺水肿。这种污染事件最早出现在美国洛杉矶,所以又称洛杉矶光化学烟雾。光化学烟雾事件不仅在美国洛杉矶多次出现,而且,近年来在日本的东京、大板、川崎市,澳大利亚的悉尼,意大利的热那亚和印度的孟买等许多汽车众多的城市都先后出现过。

烟雾事件是由于大气污染造成严重后果和损失的环境事件。如洛杉矶光化学烟雾事件、多诺拉烟雾事件、伦敦烟雾事件、马斯河谷烟雾事件,都属于"公害事件"。

1943 年,美国洛杉矶市汽车多达 250 余万辆,每天消耗汽油约 1 600 万 L,汽车向大气排放大量的尾气,主要成分是碳氢化合物、氮氧化物、一氧化碳。在 5—10 月的强烈日光作用下,形成了光化学烟雾。该市又处于 50 m 的盆地中,西面临海,其他三面环山,一年约有 300 d 出现逆温天气,污染难以扩散,不断聚集。光化学烟雾刺激人眼、喉、鼻,引起眼病、喉头炎及不同程度的头痛;造成家畜患病,使橡胶制品老化,建筑物受腐蚀而损坏;妨碍农作物及植物的生长。

1970 年,美国加利福尼亚州发生光化学烟雾事件,农作物损失达 2 500 多万美元。

1948 年 10 月 26 日到 31 日,处于河谷中的美国宾夕法尼亚多诺拉镇,大部分地区受反气旋和逆温控制,加上持续大雾,使大气污染在近地层积累,二氧化硫浓度 0.5~1.0 ppm,并存在明显的尘粒。致使 5 900 余人发病(发病和严重程度同性别、职业无关),死亡 17 人。

1952 年 12 月 5 日到 8 日,英国伦敦连续 4 d 烟雾弥漫,在 40~150 m 低空,温度逆增形成逆温层,致使燃煤产生的烟雾累积,尘粒浓度为平时的 10 倍,最高达 4.46 mg/m^3,二氧化硫最高达 1.34 ppm,为平时的 6 倍,烟雾中的三氧化二铁、二氧化硫氧化产生的硫酸泡沫,凝结在烟尘上形成酸雾。造成 4 000 人死亡。

1930 年 12 月 1 日至 5 日,比利时列日市西部马斯河谷工业区上空被浓雾笼罩,气温逆转,致使工厂排出的二氧化硫等有害气体和煤烟粉尘在地面上大量积累,无法扩散,浓度也高得惊人。由于二氧化硫、煤烟、粉尘及其中的多种有害物质的污染,对人体健康造成综合影响,导致数千人患呼吸系统疾病,60 多人死亡;家畜也出现了类似病症,死亡的很多。

工作任务 48　空气中汞的测定

工作过程：以冷原子吸收分光光度法测定空气中汞含量为例(GBZ/T 160.14—2004)。

【相关知识】

汞(Hg)是唯一在常温下呈液态并易流动的金属。汞的存在状态有金属汞、无机汞化合物、有机汞化合物三类。在自然界中，汞主要以硫化汞的化合物状态存在于矿石中。

汞的相对密度为 13.55，熔点－38.9℃，沸点为 357℃。汞易溶于硝酸，可溶于热的硫酸和硝酸中，能溶于类脂质。不溶于水和有机溶剂，不溶于稀盐酸和稀硫酸，能与除铂、铁以外的许多金属形成汞齐。汞的无机化合物多数溶于水，如硝酸汞[$Hg(NO_3)_2$]、溴化汞($HgBr_2$)、硫酸汞($HgSO_4$)、氰化汞[$Hg(CN)_2$]等，而硫化汞(HgS)、甘汞(Hg_2Cl_2)、升汞($HgCl_2$)、氧化汞(HgO)等几乎不溶于水。

金属汞以及汞的化合物在工业、农业、医药卫生等行业中应用非常广泛。金属汞可用来冶炼贵重金属，在灯具和仪表工业用途广泛，口腔科以银汞齐填补龋齿；汞的无机化合物常用作催化剂、涂料、颜料及合成汞的其他化合物的原料等，有的还作为药物口服。有机汞化合物早期常用作农药、杀菌剂。我国已禁止生产、进口和使用有机汞农药，但污染仍未完全消除。

汞的蒸气压很低，容易蒸发到空气中，产生危害。汞在 0℃时就可蒸发，气温愈高蒸发愈快，气温每增加 10℃，蒸发速度增加 1.2～1.5 倍，空气流动时蒸发更多。金属汞表面张力大，抛洒后容易碎成极小的球状小汞珠，吸附于地板、家具、墙壁等物体的表面，可再次蒸发到空气中，形成持续的二次污染。

空气中汞污染的来源有：汞矿的开采与汞的冶炼以及以汞为原料的工业生产所排出的废气，是大气中汞污染的主要来源；氯碱、塑料、电池、电子、仪表等工业排放的废水是水中汞污染的主要来源。如制造、校验和维修汞温度计、血压计、荧光灯等；以汞齐方式提取金银等贵金属等；施用含汞农药和含汞污泥肥料；火山爆发、岩石风化、水中汞的蒸发等。

汞常以蒸气态或粉尘形态逸散于空气中，主要通过呼吸，由肺泡膜进入体内溶于血液中。通常，吸入的汞蒸气可由肺泡吸收 50%左右，其余则由呼气排出。空气中汞浓度增高时，吸收率也增高。血液中的汞最初分布于红细胞及血浆中，以后到达全身各器官，而以肾中含量较多。也易通过胎盘进入胎儿体内并蓄积致病。金属汞亦可经消化道进入人体，但被吸收的量甚微。汞及汞的化合物也可以通过黏膜吸收进入人体。

汞化合物均有毒性。一般来说，汞蒸气的毒性最大，其次是有机汞(主要是甲基汞之类的低级烷基汞)，无机汞化合物的毒性随其溶解度增大而增强，但毒性比有机汞低。

血液与组织中的汞可与蛋白质及酶系统中的巯基结合，抑制其功能，甚至使其失活；汞与体内蛋白结合后可由半抗原成为抗原，引起变态反应，出现肾病综合征；高浓度的汞还可直接引起肾小球免疫损伤；汞能抑制 T 细胞，导致自身免疫性损害。短时间内大量吸入高浓度的热汞蒸气，几小时后引起急性中毒，造成急性间质性肺炎与细支气管炎。长期吸入低浓度的金属汞蒸气引起慢性中毒，最先出现一般性神经衰弱症状，如轻度头晕、头痛、健忘、多梦等，部分病例可有心悸、多汗等自主神经系统紊乱现象。病情发展到一定程度时出现：易兴奋症、意向性震颤和口腔炎三大典型表现。

测定空气中汞含量，对于评价环境质量，明确汞中毒诊断，评价工作场所改善环境措施的效果，提高环境质量和人群健康水平都有实际意义。

我国《居住区大气中有害物质的最高容许浓度》(TJ 36－79)中规定，汞日平均最高容许浓度不得超过 0.000 3 mg/m^3。

汞的测定方法有冷原子吸收分光光度法、还原气化-原子吸收光谱法、二硫腙分光光度法。我国现行测定空气中汞的标准检验方法是冷原子吸收分光光度法。采集空气中汞的样品方法有两种：一种是用多孔玻板吸收管，内装高锰酸钾-硫酸溶液作吸收液，即液体吸收法；另一种是使用固体吸附剂(二氧化锰颗粒，或将氧化铜与二氧化锰按 4∶6 混合)吸附，再用过氧化氢溶解固体吸附剂，即固体吸附法。固体吸附法有采样方便、样品保存时间长的优点，但缺点是配备固体吸附剂采样管较麻烦。

【准备工作】

1. 仪器

(1) 采样器(流量范围 0～1 L/min)。

(2) 大型气泡吸管。

(3) 气压计(附温度计)。

(4) 净化器(活性炭管、变色硅胶管)。

(5) 汞蒸气发生管。

(6) 具塞比色管(10 mL)。

(7) 干燥管(内装高氯酸镁或无水氯化钙)。

(8) 汞蒸气测定仪(F732 型或其他型号)。

(9) 记录仪(0～10 mV)。

2. 试剂

(1) 高锰酸钾溶液[$c(KMnO_4)=0.1$ mol/L]　称取 3.160 g $KMnO_4$，溶于 1 L 水中。

(2) 硫酸溶液(1＋9)　取 1 份硫酸(优级纯)缓缓倒入 9 份水中，混匀。

(3) 硫酸溶液(1＋99)　取 1 份硫酸(优级纯)缓缓倒入 99 份水中，混匀。

(4) 汞吸收液　临用前，取 0.1 mol/L 高锰酸钾溶液与硫酸溶液(1＋9)等体积混合。

(5) 盐酸羟胺溶液　临用前，称取 20 g 盐酸羟胺，溶于 100 mL 水中。

(6) 氯化亚锡溶液(200 g/L)　临用前，称取 10 g 氯化亚锡($SnCl_2 \cdot H_2O$)，用硫酸溶液(1＋99)溶解并稀释至 50 mL。

(7) 汞保存液　称取 0.1 g 重铬酸钾(优级纯)溶于 1 L 5%硝酸溶液中。

(8) 无水氯化钙或无水高氯酸镁。

(9) 汞标准储备溶液[$\rho(Hg)=5$ μg/mL]　准确称取氯化汞 0.135 4 g(优级纯，105℃干燥 2 h)，用汞保存液溶解后，移入 100 mL 容量瓶中，并稀释至刻度。此溶液 1 mL 含有 1.0 mg 汞(Pb)。取此液 0.5 mL 于 100 mL 容量瓶中，用汞保存液稀释至刻度，于冰箱冷藏可稳定 1 个月。

(10) 汞标准使用溶液[$\rho(Hg)=0.05$ μg/mL]　临用前取 5 μg/mL 汞标准储备溶液 1 mL，

于 100 mL 容量瓶中，加汞保存液至刻度，混匀。

【测定操作】

(1) 采样　在采样点，串联两支各盛有 5.0 mL 吸收液的大型气泡吸收管，以 0.5 L/min 的流速采气 15 min。同样取一支盛有 5.0 mL 吸收液的吸收管，带至现场，但不进行采样，作空白对照。

采样时除记录采样时间、采样速率外，还应记录采样时现场的气温和气压。

(2) 样品液处理　用吸收管中的吸收液，将进气管内壁洗涤 3 次，并将后管吸收液合并于前管，混匀作为样品液。

(3) 制备标准系列　取 9 支汞蒸气发生管作标准管、样品管和空白管，按表 15－4 操作。

表 15－4　冷原子吸收分光光度法测汞时各管试剂加入量　　单位：mL

管号	0	1	2	3	4	5	6	样品	空白
汞标准使用液	—	0.20	0.40	0.60	0.80	1.00	1.40	—	—
样品液	—	—	—	—	—	—	—	5.00	—
空白液	—	—	—	—	—	—	—	—	5.00
汞吸收液	5.00	4.80	4.60	4.40	4.20	4.00	3.60	—	—
盐酸羟胺溶液	各滴加盐酸羟胺溶液 1～2 滴，振摇至高锰酸钾溶液的紫色褪尽，用力振摇 100 次，开盖放置 20 min								

(4) 调整仪器　用聚乙烯管连接好测汞仪还原装置，并使钢瓶空气经过净化管、汞蒸气发生管和干燥管进入仪器。检查气路系统没有漏气后，将流量控制在 1 L/min，待仪器稳定后，转动两个三通活塞，使载气经旁路进入仪器。

(5) 进样测定　依次向各管加入 1 mL 氯化亚锡溶液，立即与测汞仪连接，分别迅速转动两个三通活塞(测量)，送入流速为 1 L/min 的载气，将汞蒸气吹入仪器，记录最大峰值。每测定完一次，将汞蒸气从排气口吹入装有汞吸收剂的瓶中，并吹净。

(6) 绘制标准曲线　用标准管峰值对相应的汞含量(μg)绘制标准曲线。测得的样品管峰值减去空白对照峰值后，在标准曲线查出汞含量(μg)。

【结果计算】

样品中汞的含量按下式计算：

$$\rho(\mathrm{Hg})=\frac{10\times m}{V\times V_0}$$

式中：$\rho(\mathrm{Hg})$——空气中汞的含量，$\mathrm{mg/m^3}$

m——分析时样品管中汞含量，μg；

V——测定时所取样品溶液的体积，mL；

V_0——换算成标准状况下的采集气体体积，L。

【友情提示】

(1) 全部玻璃仪器必须用10%硝酸溶液浸泡24 h,以除去汞的污染。试剂空白试验所得的空白值不得超过0.005 μg汞。

(2) 载气要通过活性炭管、变色硅胶管净化干燥。

(3) 盐酸羟胺在还原高锰酸钾过程中产生氯气,必须振摇后开盖静置20 min,使氯气逸去,以防止干扰汞的测定。

(4) 测定时,实验室应禁止使用苯、丙酮、汽油等有机溶剂。由于苯、丙酮等有机溶剂对253.7 nm的紫外线有吸收,干扰汞的测定。

(5) 峰值读数明显受温度、通气速度、反应液的质和量等因素的影响。除每次实验应严格控制相同条件外,为了消除系统误差,每天还应测定一个标准管的汞含量,以对工作曲线进行校正。

(6) 汞蒸气浓度测量仪的排气口,应安装有汞净化器(活性炭吸附塔),或通入装有高锰酸钾硫酸溶液的吸收瓶中,以防止汞蒸气对室内造成污染。

活性炭的处理方法:称取1份质量的碘,2份质量的碘化钾和20份质量的水配成溶液,然后向溶液中加入约10份质量的活性炭,用力搅拌至溶液脱色后,用纱布将溶液滤掉,在100℃左右烘1~2 h即可。

(7) 汞固体采样管的配制　取4份CuO与6份MnO_2混合,称取此混合物或20~40目MnO_2 200 mg于50℃保温30 min后,再升温至200℃维持4 h活化处理。冷却后装入4 mm×100 mm硬质玻璃管中,两端塞上玻璃棉,套上塑料帽或高温熔封。

知识链接

冷原子吸收法

原子吸收法测定某物质时,必须要在原子化器中对样品进行原子化处理。根据原子化器的加热方式不同,分为火焰原子化法和无火焰原子化法两类。冷原子吸收法属于无火焰原子化法,此法被用于测定汞,其装置见图15-11。

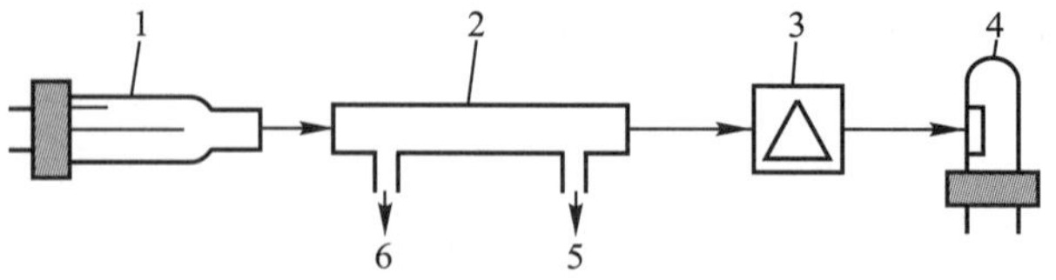

图15-11　冷原子吸收测汞装置

1. 汞灯;2. 石英吸收管;3. 单色器;4. 光电倍增管;5. 汞蒸气入口;6. 出气口

1. 基本原理

在室温下,于酸性溶液中,用还原剂(如氯化亚锡)将无机汞化合物还原为金属汞,由于汞具有挥发性,它在常温常压下以原子蒸气形式存在。通过载气(如氮气)将其带出并导入石英吸收管,吸收由汞灯发射出的253.7 nm共振线,根据吸光度测定汞含量。此方法不需要专门的原子化器，不通过加热分解试样来产生原子蒸气，故称为冷原子吸收法。

若汞以有机化合物形式存在时，则必须事先进行消化处理。一般采用硫酸-高锰酸钾消化法，分解有机物，使汞以离子状态存在于溶液中。

利用载气导出汞时，一般只有部分汞逸出，并在气、液两相间达到平衡。测得的汞仅是试样中的一部分，故标准溶液应采用与样品相同的方法处理。

冷原子吸收法测汞不需要专门的原子化器，仪器结构的复杂程度可大大简化，不必使用精密的原子吸收分光光度计，而用专门的测汞仪。常用的测汞仪是 F－732G 型测汞仪。

2. 测汞仪的结构与使用方法简介

(1) 仪器结构　F－732G 型测汞仪是由紫外光源、吸收池、光学系统(透镜片、滤色片)、光敏器件、放大器及数字显示器、还原瓶(汞蒸气发生器)、循环泵等主要部件组成。其系统结构如图15－12。

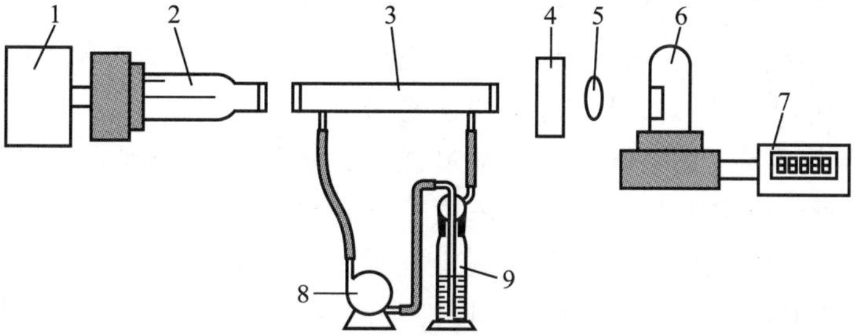

图 15－12　F－732G 型测汞仪的结构

1. 汞灯电源；2. 汞灯；3. 石英吸收管；4. 滤光片；5. 透镜片；6. 光敏元件；
7. 放大器及数字显示器；8. 循环泵；9. 还原瓶

(2) 使用方法　按如下步骤进行测定。

1) 用聚乙烯塑料软管连接还原瓶，在灵敏度调节开关Ⅰ、Ⅱ、Ⅲ档中任选一档按下(如使用 20 mL 还原瓶，则按下Ⅰ档)，再把对应的调节旋钮调到指示位置 4 左右，开启电源开关和泵开关。预热 1～2 h。

2) 选择适当的还原瓶(高浓度用小瓶，低浓度用大瓶，但最高不宜超过 10 μg/L 浓度)。若用 20 mL 瓶开关置Ⅰ，用 30 mL 瓶开关置Ⅱ，用 50 mL 瓶开关置Ⅲ；调节旋钮约指示在 4 位置。

3) 用零调电位器将读数显示调至 00.0，把前盖打开，用一块不透紫外光的无色小薄玻璃片插在光路中，读数显示应在 100.0～150.0(该读数可由灵敏度调节钮改变)。取出玻璃片，读数回复到 00.0(或再用零调节器稍加调整)，记录下插入玻璃片时的数字，作为曲线斜率调整的参考，仪器读数在 00.0 位置时，即可进行测试。

4) 按操作方法进行测试，各次记录读数显示的最高点。

5) 前一次测试结束，应尽量使管道内余汞排尽(要采取措施防止室内污染)，若此时读数不回到 00.0，可用零调电位器进行微调到 00.0，然后进行第二次测试。

工作任务49　空气中苯、甲苯、二甲苯的测定

工作过程：以气相色谱法测定空气中苯、甲苯、二甲苯的含量为例（GBZ/T 160.42—2007）。

【相关知识】

苯、甲苯、二甲苯属于芳香烃类化合物，其中二甲苯有邻、对、间三种异构体。常温下均为无色透明的液体，具有芳香气味，易燃，易挥发。它们的蒸气在空气中达到一定的体积比时遇明火易发生爆炸。

苯、甲苯、二甲苯是重要的化工原料和良好的溶剂，可从煤焦油提炼、石油裂解中获得，被广泛用于医药、农药、炸药、香料、塑料、染料、合成纤维、合成洗涤剂等化工产品的生产，也常用于油漆、树脂、蜡、人造革、黏结剂的溶剂。因此，这些生产场所空气中常含有较高浓度的苯、甲苯、二甲苯蒸气，也是大气中苯、甲苯、二甲苯污染的主要来源。

苯、甲苯、二甲苯均有毒，其中以苯的毒性最强。其蒸气主要经呼吸道进入人体内，经皮肤可少量吸收，液体可在消化道中吸收完全。高浓度蒸气对黏膜和皮肤有一定的刺激作用，短时间内吸入大量苯蒸气可造成急性苯中毒，主要抑制中枢神经系统，出现头晕、头痛、手足麻木、视物模糊、昏迷、抽搐、呼吸及循环衰竭，甚至死亡。慢性中毒主要作用于造血组织及神经系统，引起血小板和白细胞减少，经过1～2个月后可发生再生障碍性贫血，甚至白血病，现已将苯列为致癌物之一。吸收进入人体内的苯，40%～60%以原形随呼气排出，经肾排出极少。约30%在肝内代谢，氧化成酚，并与硫酸葡萄糖醛酸结合随尿排出，极少量以酚或醌等形式经肾脏排出。大约10%蓄积在体内，分布在骨髓、脑、神经等含类脂质较多的组织和器官中，骨髓中的苯是血液中苯的20倍。

甲苯、二甲苯属于低毒物质。对人体的危害，主要反映在对中枢神经系统和自主神经系统有麻醉作用，以及对皮肤、眼和上呼吸道黏膜的刺激作用。长期接触者会出现不同程度的神经衰弱综合征。甲苯80%～90%氧化成苯甲酸，并与甘氨酸结合形成马尿酸随尿排出，另有少量苯甲酸与葡萄糖醛酸结合随尿排出；二甲苯在体内的代谢产物是甲基马尿酸。

我国《居住区大气中有害物质的最高容许浓度》（TJ 36-79）中规定，苯日平均最高容许浓度不得超过0.80 mg/m^3；一次最高容许浓度不得超过2.40 mg/m^3。甲苯、二甲苯一次最高容许浓度不得超过0.30 mg/m^3。《室内空气质量标准》（GB/T 18883—2002）规定，室内空气中苯、甲苯、二甲苯（1 h均值）分别为0.11 mg/m^3、0.20 mg/m^3、0.20 mg/m^3。

苯、甲苯、二甲苯的测定方法有硝化分光光度法和气相色谱法。后者是我国现行测定空气中苯、甲苯、二甲苯的标准检验方法，在实际检验时，又分为溶剂解吸法、热解吸法、直接进样法。

【准备工作】

1. 仪器

（1）活性炭采样管　将100 mg椰子壳活性炭装入长150 mm，内径4.0 mm，外径6 mm的玻璃管中，两端口用少量玻璃棉固定。

（2）气体采样器　流量范围：0～1 L/min。

(3) 注射器(1 mL,100 mL)。

(4) 微量注射器(1 μL,10 μL)。

(5) 热解吸装置 温度控制范围为100～400℃,温度控制精度±1℃。

(6) 具塞刻度试管(2 mL)。

(7) 气相色谱仪 附氢火焰离子化检测器。

(8) 色谱柱 长2 m,内径4 mm的不锈钢柱,内填充固定相(聚乙二醇6 000∶6 201担体=5∶100)。

2. 试剂

(1) 苯(色谱纯)。

(2) 甲苯(色谱纯)。

(3) 二甲苯(色谱纯)。

(4) 二硫化碳(分析纯) 须经纯化处理。二硫化碳的纯化方法如下。

二硫化碳用5%的浓硫酸甲醛溶液反复提取,直至硫酸溶液无色为止,用蒸馏水洗二硫化碳至中性,再用无水硫酸钠干燥,重蒸馏,储于冰箱中备用。

(5) 色谱固定液(聚乙二醇6 000)。

(6) 6 201担体(60～80目)。

(7) 椰子壳活性炭 21～40目,用于填装活性炭采样管。

(8) 氮气(99.99%)。

【测定操作】

(1) 采样 在采样地点打开活性炭管,两端孔径至少2 mm,与空气采样器入口垂直连接,以0.5 L/min的速度,采气20 min。采样结束,将两端套上塑料帽,样品冷藏可保存5 d。另带一支活性炭管于采样现场,不抽取空气,与样品同相处理同时分析,作为空白对照。

记录采样时现场的温度和大气压。

(2) 仪器准备 调节仪器,色谱分析条件:色谱柱温度90℃;检测室温度150℃;汽化室温度150℃;载气氮气,50 mL/min。

(3) 绘制标准曲线

1) 用标准溶液绘制标准曲线 于3个50 mL容量瓶中,先加入少量二硫化碳,用10 μL注射器准确量取一定量的苯、甲苯和二甲苯分别注入容量瓶中,加二硫化碳至刻度,配成一定浓度的储备液。临用前取一定量的储备液用二硫化碳逐级稀释成苯、甲苯和二甲苯含量为0.005 μg/mL、0.01 μg/mL、0.05 μg/mL、0.2 μg/mL的混合标准液。分别取1 μL进样,测量保留时间及峰高,每个浓度重复3次,取峰高的平均值。以苯、甲苯和二甲苯的含量(μg/μL)为横坐标,平均峰高(mm)为纵坐标,绘制标准曲线。并计算回归线的斜率,以斜率的倒数B_g[μg/(mL·mm)]作样品测定的计算系数。

2) 用混合标准气体绘制标准曲线 用微量注射器准确量取一定量的苯、甲苯和二甲苯(于20℃时,1 μL苯重0.878 7 mg,甲苯重0.866 9 mg,邻、间、对二甲苯分别重0.880 2 mg、0.864 2 mg、0.861 1 mg)分别注入100 mL注射器中,以氮气为本底气,配成一定浓度的标准气体。取一定量的苯、甲苯和二甲苯标准气体分别注入同一个100 mL注射器中相混合,再用氮气逐级稀释成 0.02～2.0 μg/mL 范围内四个浓度点的苯、甲苯和二甲苯的混合气体。取 1 mL 进样，测量保留时间及峰高。每个浓度重复测 3 次，取峰高的平均值。分别以苯、甲苯和二甲苯的含量(μg/mL)为横坐标，平均峰高(mm)为纵坐标，绘制标准曲线。并计算回归线的斜率，以斜率的倒数 B_g[μg/(mL・mm)]作样品测定的计算系数。

(4) 样品测定　与标准系列测定相同的操作条件进行样品分析。

1) 二硫化碳提取法进样　将活性炭倒入具塞刻度试管中，加 1.0 mL 二硫化碳，塞紧管塞，放置 1 h，并每 5 min 振摇一次。取 1 μL 进色谱柱，用保留时间定性，峰高(mm)定量。每个样品测定 3 次，求峰高的平均值。同时，取未经采样的活性炭管按样品管同样操作，测量空白管的平均峰高(mm)。

2) 热解吸法进样　将已采样的活性炭管与 100 mL 注射器相连，置于热解吸装置上，用氮气以 50～60 mL/min 的速度于 350℃下解吸，解吸体积为 100 mL，取 1 mL 解吸气进色谱柱，用保留时间定性，峰高(mm)定量。每个样品做 3 次分析，求峰高的平均值。同时，取一个未采样的活性炭管，按样品管同样操作，测定空白管的平均峰高。

【结果计算】

(1) 将采样体积换算成标准状态下的采样体积。

$$V_0 = V_t \times \frac{T_0}{273+t} \times \frac{p}{p_0}$$

式中：V_0——换算成标准状态下的采样体积，L；

V_t——采样体积，L；

T_0——标准状态的绝对温度，273 K；

t——采样时采样点的温度，℃；

p_0——标准状态的大气压力，101.3kPa；

p——采样时采样点的大气压力，kPa。

(2) 用二硫化碳提取法时，空气中苯、甲苯和二甲苯浓度按下式计算：

$$\psi(\mathrm{B}) = \frac{(h-h_0)\times B_s}{V_0 \times E_s} \times 1\,000$$

式中：$\psi(\mathrm{B})$——苯或甲苯、二甲苯的浓度，mg/m^3。

h——样品峰高的平均值，mm；

h_0——空白管的峰高，mm；

B_s——用标准溶液绘制的标准曲线得到的计算系数，μg/(μL・mm)；

E_s——由实验确定的二硫化碳提取的效率。

(3) 用热解吸法时，空气中苯、甲苯和二甲苯浓度按下式计算：

$$\psi(\mathrm{B}) = \frac{(h-h_0)\times B_g}{V_0 \times E_g} \times 100$$

式中：$\psi(\mathrm{B})$——空气中苯或甲苯、二甲苯的浓度，mg/m^3。

h——样品峰高的平均值，mm。

h_0——空白管的峰高，mm。

B_g——用标准气体绘制的标准曲线得到的计算系数，μg/(mL·mm)。

E_g——由实验确定的热解吸效率。

【友情提示】

(1) 初装的活性炭管，需要在 300～350℃条件下，通入纯氮气，平衡 5～10 min，然后套上塑料帽封紧管的两端，备用。此管放于干燥器中可保存 5 d。若将玻璃管两端熔封，可稳定 3 个月。

(2) 空气采样器的流量应稳定。使用时采用皂膜流量计校准，采样系列在采样前和采样后的流量，误差应小于 5%。

(3) 应对注射器、微量注射器体积刻度误差进行校正。

(4) 热解吸装置主要由加热器、控温器、测温表及气体控制器等部分组成。控温范围为100～400℃，控温精度±1℃，热解吸气体为氮气，流量调节范围为 50～100 mL/min，读数误差±1 mL/min。所用的热解吸装置的结构应使活性炭管能方便地插入加热器中，并且各部分受热均匀。

(5) 由于色谱分析条件常因实验条件不同而有差异，所以应根据所用气相色谱仪的型号和性能，制定能分析苯、甲苯和二甲苯的最佳的色谱分析条件。

(6) 当仪器的稳定性能差时，可用单点校正法求校正系数。

测定校正系数：在样品测定的同时，分别取零浓度和与样品二硫化碳提取液中含苯、甲苯和二甲苯浓度相接近的标准溶液 1 μL 或标准气体 1 mL，测量零浓度、标准的色谱峰高(mm)和保留时间，用下式计算校正系数。

$$f=\frac{c_s}{h_s-h_0}$$

式中：f——校正系数：对二硫化碳提取液样品，μg/(μL·mm)；对热解吸气体样品，μg/(mL·mm)；

c_s——标准溶液浓度或标准气体浓度，μg/μL 或 μg/mL；

h_0——零浓度的平均峰高，mm；

h_s——标准的平均峰高，mm；

(7) 用校正系数时空气中苯、甲苯、二甲苯浓度计算式：

$$\psi(\mathrm{B})=\frac{(h-h_0)\times f}{V_0\times E_s}\times 1\ 000$$

$$或\ \psi(\mathrm{B})=\frac{(h-h_0)\times f}{V_0\times E_g}\times 100$$

式中：f——校正系数：对用二硫化碳提取液样品，μg/(μL·mm)；对热解吸气体样品，mg/(mL·mm)。

能力拓展

空气中有害物质的快速测定

在监测空气中有毒物质时，一般是在采样现场采集大量的空气样品，使被测有毒物质吸收在吸收液中或阻留在吸附剂上，再带回实验室分析，其检测结果为现场采样时间段内的平均浓度。实际上，由于现场空气中有毒物质的浓度常随生产过程的进度，在不同的地点和时间会发生很大的变化。若某些剧毒物质瞬间浓度过高，就会对人体产生很大危害，而监测一段时间的平均浓度，则不能反映这种危害。当生产设备正处于检修、漏气和故障，或发生空气污染造成急性中毒事件时，往往特别急需知道空气中有毒物质的浓度。因此，在实际工作中，除常规检验方法外，还需要在现场能够测定出瞬间浓度的快速检验法。

同常规监测相比，快速测定有其自身的特点：一方面快速测定着重于现场分析，速度快，因此，它必须具备操作简便、易于携带、反应快速、采样量少等特点，同时具有一定的准确度；另一方面，受本身条件的限制，不能完全达到常规测定方法的灵敏度、准确度。因此快速测定通常是定性或半定量的测定方法。

一、常用的快速测定方法

目前，常用的快速测定方法有检气管法、试纸法、溶液法、仪器法四种。

(一) 检气管法

检气管又称气体测定管、气体检测管、气体检知管，它是一种填充显色指示粉的细玻璃管，管内的指示粉用吸附了发色化学试剂的载体制成。当被测空气通过检气管时，如果被测空气中含有待测的有毒物质，它便和管内的指示粉迅速发生化学反应。随着被测物质浓度的变化，指示粉将产生一定的颜色变化。根据指示粉的颜色变化，定性或定量地快速测定有毒物质的分析方法，称为检气管法。

检气管法适用于测定空气中气体或蒸气态物质，对气溶胶不适用。因为指示粉颗粒会将气溶胶粒子阻留在检气管的一端。检气管通常有两种类型：一种是比色型检气管，即根据指示剂的颜色或颜色深浅的变化进行定量；另一种是比长度型检气管，即根据指示剂的变色柱长度进行定量。

检气管测定有毒物质具有操作步骤简单、测定迅速、灵敏度高、采气量小、应用范围广等特点。常见的几种检气管见表 15-5。

表 15-5　各种检气管

检气管	检出限/(mg/m)	抽气量/mL	抽气速度/(mL/s)	颜色变化	试剂组成	类型
一氧化碳	20	450	1.5	黄→绿→蓝	硫酸钯，硫酸，钼酸铵，硅胶	比色
一氧化碳	25	100	1.5	白→绿	五氧化二碘，发烟硫酸，硅胶	比长度
二氧化碳	100	100	0.5	蓝→白	百里酚酞，氢氧化钠，氧化铝	比长度
二氧化硫	10	400	1	棕黄→红	硝普钠，氯化锌，乌洛化品，陶瓷	比长度
氯	2	100	2	黄→红	荧光素，溴化钾，碳酸钾，氢氧化钠，硅胶	比长度

续表

检气管	检出限/(mg/m)	抽气量/mL	抽气速度/(mL/s)	颜色变化	试剂组成	类型
氨	10	100	2	红→黄	百里酚蓝，硫酸，硅胶	比长度
硫化氢	10	200	2	白→褐	乙酸铅，氯化钡，陶瓷	比长度
氧化氮	10	100	1	白→绿	联邻甲苯胺，硅胶	比长度
磷化氢	3	100	2	白→黑	硝酸银，硅胶	比长度
氰化氢	0.2	100	2	白→蓝绿	联邻甲苯胺，硫酸铜，硅胶	比长度
丙烯腈	0.4	100	2	白→蓝绿	联邻甲苯胺，硫酸铜，硅胶	比长度
苯	10	100	1	白→紫褐	发烟硫酸，多聚乙醛，硅胶	比长度

影响检色管变色长度的因素主要有以下几点。

(1) 抽气速度　抽气速度的快慢和是否均匀，对变色柱长度有很大影响。如抽气速度快时，则变色柱长，但变色界限不清；抽气速度慢时，变色界限清楚，但变色柱短，故应选择合适的抽气速度。在待测气体与试剂完全反应的条件下，应尽量加快速度，使得到的界限既清楚又有最长的变色柱长度。

(2) 抽气体积　抽气体积增加，被测物质含量也会增加，变色柱长度增加，反之则减少。变色长度与被测物质浓度、采样体积不一定呈线性关系。在实际工作中，当按规定的体积抽入气体后，若变色柱不够长时，一般不能以增加抽气体积，从浓度标尺上查出浓度再除以体积所增加的倍数来计算结果；相反，当实际浓度超过可测范围时，亦不能用减少抽气体积的办法进行测定，而是应该把空气样品稀释后再测定，将测定的浓度再乘以稀释倍数即可。

(3) 温度　温度是影响检气管的另一重要的因素，对不同的检气管其影响是不一样的。比色型检气管决定于反应的程度，所以对温度最敏感。温度对检气管测定结果造成的误差主要是由于现场测定温度与检气管标定温度不同，可产生吸附平衡常数、化学反应速度和气体密度三个方面的变化。当温度升高时平衡吸附常数和气体密度变小，而化学反应速度加快，同时载体的物理吸附能力降低，而且温度的变化又引起体积的变化，都会影响测定的结果。因此，当实际测定时的温度与制备标准浓度表或标准比色板时的温度不一致时，需要进行校正。

(4) 采样装置　最常用的是100 mL注射器，也可使用抽气泵。使用采样器时应注意采样器每分钟的泄漏量不得超过其容积的3%；采样器必须与同规格的检气管配套使用；用于现场测定的采样器应与标定检气管时使用的采样器性能相同。

(5) 指示粉装管　装入管内的指示粉紧密程度和载体的紧密程度必须一致。选用玻璃管的内径应相同，指示粉的长度也应基本相同，否则同一批检气管也会产生误差。指示粉装填不紧密，抽气阻力小，变色柱加长，易出现界面偏斜；反之，则变色柱缩短。

(二) 试纸法

试纸法是使被测空气通过试剂浸渍的滤纸，有毒物质与试剂在纸上发生化学反应，产生颜色变化；或者先将被测空气通过未浸渍试剂的滤纸，使有毒物质吸附或阻留在滤纸上，然后向纸上滴加试剂，产生颜色变化，根据产生的颜色深浅与标准色板比较而进行定量。前者多适用于能与试剂迅速反应的以气体或蒸气状态存在的有毒物质的测定；后者适用于以气溶胶状态存在的有毒物质的测定，允许有一定的反应时间。几种常见有害物质的快速比色测定试纸见表 15－6。

表 15－6　几种快速比色测定试纸

有毒物质	试剂	颜色变化	灵敏度/(mg/m)	抽气速度/(mL/min)	抽气量/mL
硫化氢	乙酸铅、甘油	棕黑色	0.14	100	50～400
二氧化硫	硝普钠、氨水、硫酸锌	玫瑰红→红色	2.5	360	360
	碘化钾、碘酸钾淀粉溶液	无色→紫色	10		
砷化氢	氯化汞	棕色	0.2	100	直至变色
氰化氢	硫酸亚铁、氢氧化钾（采样后浸于硫酸中）	蓝色	1.2	360	1 000
氟化氢	对-二甲胺基偶氮苯胂酸、二氯氧化锆	棕→红	1	750	变色为止
	茜素磺酸钠、盐酸、硝酸锆	褪色	0.5(暴露 4 h)	2 500	
氯	联苯胺、甘油	蓝色	0.1	70	100
	荧光黄、溴化钾、碳酸钾、甘油	黄→玫瑰	1		直至变色
汞蒸气	硫酸铜、碘化钾、亚硫酸钠、乙醇	奶黄→黄→玫瑰色	测定范围 0.01～0.7		暴露于空气中直至变色

试纸法具有操作简便、快速、仪器简单、便于携带、测定范围广等特点，适用于一般实验室。但是测定误差较大，可作为半定量的方法。

试纸比色法是以滤纸为介质进行化学反应，故滤纸的质量、致密度对测定的结果起很大的作用。因此纸质要均匀，一般可用中速或慢速定量滤纸，也可用层析纸。

（三）溶液法

溶液法是将吸收液本身作为显色液，当被测空气通过吸收液时，立即显色，根据变色深浅与标准管比较，在现场即可测出有毒物质的浓度。此外，因试剂与有毒物质反应速度慢，不能在抽气时完成反应，可先将有毒物质用吸收液吸收，然后再加入试剂，放置短时间使其反应呈色，根据颜色深浅与标准管比较，仍可视为溶液法的现场快速测定。几种常见有害物质的快速比色测定溶液见表 15－7。

表 15－7 常用溶液法测定的有毒物质

有毒物质	灵敏度	颜色变化	试剂内容
硫化氢	1 μg/0.5 mL	无色→黄褐	硝酸银、淀粉
二氧化硫	3 μg/1 mL	蓝色→无色	碘、碘化钾、氯化钠、淀粉
氯化氢	15μg/5 mL	紫→蓝→绿→黄→橙	溴甲酚紫、溴甲酚绿、甲基橙
丙酮	20 μg/3 mL	蓝紫→黄	盐酸羟胺、溴酚蓝
苯乙烯	20 μg/3 mL	无色→黄	浓硫酸

溶液法在灵敏度和准确度方面均比试纸法高，采样量少，反应速度快，一般不用预先进行特殊处理，因此应用广泛。但此法有一显著缺点是标准系列不能长期保存，也可与标准比色板比色定量。

(四) 仪器测定法

快速测定法中仪器测定法比前面所介绍的三种方法的灵敏度和准确度都要高。其发展速度较快，应有范围也比较广。虽然仪器的种类很多，但就其原理而言，主要是根据有害物质的热学、光学、电化学等特性而设计的，并能在现场直接测定有害物质。它主要用于三个方面：一是现场直接指示有害物质的浓度，判别作业场所是否存在急性中毒的可能性，保证工人的安全和健康；二是对能造成慢性中毒而不易觉察的有害物质，如汞蒸气等，进行连续或快速测定，检测作业场所是否超过最高容许浓度；三是对严重危害生命的有害气体，如一氧化碳等，进行连续监测和自动报警。

目前应用较多的有汞蒸气检测仪、硫化氢检测仪、二氧化硫检测仪、一氧化碳检测仪、二氧化碳检测仪、氮氧化物检测仪、臭氧检测仪、氨检测仪、甲醛检测仪等。

二、空气中一氧化碳的快速检验

工作过程：以硫酸钯-钼酸铵检气管比色法快速检测空气中一氧化碳的含量为例。

(一) 相关知识

一氧化碳为无色、无臭、无味的气体，对空气的相对密度为 0.967，在空气中燃烧呈蓝色火焰。2 体积的一氧化碳与 1 体积的氧混合，点燃可以爆炸；与空气混合爆炸极限为 12.5%～74%；与水、酸、碱不起反应；微溶于水，易溶于乙醇；只能被活性炭少量吸附。在高温作用下，可作为还原剂。它具有结合能力，与氯结合形成光气，与金属结合形成羰基金属。

一氧化碳主要来自石油、煤炭及植物燃烧不充分的产物和汽车尾气，一些自然灾害如火山爆发、森林火灾等也是来源之一。汽车发动机、炼铁炉、炼钢炉、炼焦炉、煤气发生炉以及工厂烟囱、家用煤气炉等都是污染源。吸烟会成为室内 CO 的主要污染源。在环境中，作为大气污染物的一氧化碳约有 80%是由汽车排出的。

一氧化碳经呼吸道进入血液。因一氧化碳与血红蛋白的亲和力较氧气大 300 倍，所以很快形成碳氧血红蛋白，使血红蛋白丧失运输氧气的能力，以致全身组织尤其是中枢神经系统严重缺氧，发生中毒现象。

我国卫生标准规定，空气中一氧化碳的最高容许浓度：车间空气为 30 mg/L；居民区大气中一次最高容许浓度为 3 mg/L，日平均最高容许浓度为 1 mg/L。

测定大气中一氧化碳的方法有非分散红外线吸收法、气相色谱法、汞置换法、间接冷原子吸收法等。

一氧化碳的快速测定，可用硫酸钯-钼酸铵检气管比色法和发烟硫酸-五氧化二碘比长度法。

硫酸钯-钼酸铵检气管比色法测定空气中一氧化碳含量的原理：

硅胶吸附硫酸钯和钼酸铵后呈黄色。钼酸铵与硅胶生成硅钼配合物；遇一氧化碳气体，硫酸钯中的钯离子把一氧化碳氧化成二氧化碳，钯离子还原成钯；新生态钯将硅钼配合物还原成钼蓝，钼蓝使指示粉变色，根据一氧化碳浓度大小，指示粉由黄色变成黄绿、绿、蓝绿、蓝色。以变色色度与标准色板比较，确定一氧化碳浓度。

（二）准备工作

按照不同用途，一氧化碳检气管分为三种类型。见图 15-13。

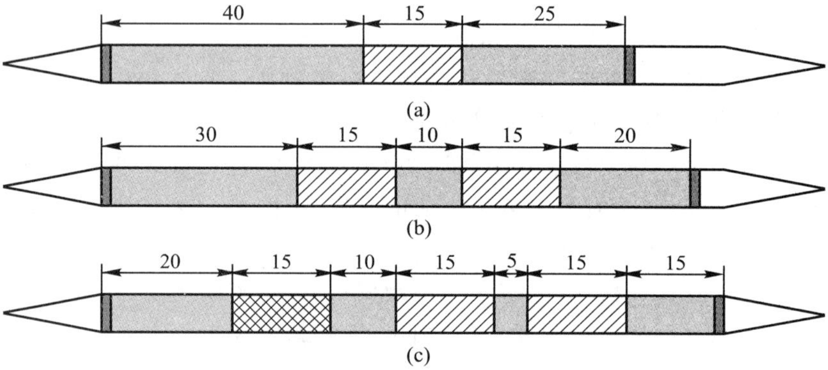

图 15-13　不同类型的一氧化碳检气管

■脱脂棉或玻璃棉　□白色保护剂　▨黄色指示粉　▩二氧化氮除去剂

（1）甲型　管内装有两段白色保护剂，一段黄色指示粉，适用于空气中不含乙烯、二氧化氮等干扰气体的场所。

（2）乙型　管内有三段白色保护剂，一段黄色指示粉，一段黄色乙烯去除剂（即用指示粉除去乙烯），适用于焦化工厂或利用焦炉煤气的场所等。

（3）丙型　管内装有四段白色保护剂，一段黄色指示粉，一段黄色乙烯去除剂，一段橙红色的二氧化氮去除剂，适用于进行爆破作业的场所。

（三）测定步骤

（1）在测定地点先用 100 mL 注射器抽洗现场空气 2～3 次，再抽取被测空气。

（2）用锉刀将检气管的两端锯断，一端用橡皮管与注射器相连，以 70～100 mL/min 的速度将被测空气通入检气管中，通气时间随温度不同而异，见表 15-8。

（3）抽气完毕，根据指示粉显色深浅，立即与标准色板比较，查表 15-9，求出一氧化碳浓度。

表15-8 不同温度的通气时间

温度/℃		5	10	15	20	25	30	35
通气时间/s	A	70	40	30	25	23	21	20
	B	140	80	60	50	46	42	40
	C	210	120	90	75	69	63	60
	D	325	180	135	112	103	94	90

表15-9 一氧化碳的标准色列表

标准色列		黄	黄绿	淡绿	绿	蓝绿	蓝
CO浓度/(mg/m)	A	0	90	180	360	720	1 800
	B	0	45	90	180	360	900
	C	0	30	60	120	240	600
	D	0	20	40	80	160	400

例:设现场温度为15℃,查表15-8,通气时间为30 s,如指示粉颜色显“淡绿”色,由表15-9即可查出空气中一氧化碳浓度为180 mg/m^3。如果采气30 s,指示粉还不变色,则可继续采气30 s,前后连续采气共60 s,如果此时指示粉颜色显“黄绿”,查表15-9,一氧化碳浓度为45 mg/m^3。

(四) 友情提示

(1) 指示管应保存于暗处,避免日光直射。

(2) 指示粉与一氧化碳作用后生成的颜色,随放置时间的延长而变深,因此,在通气完毕后应立即与标准色板比较。

(3) 微量的乙烯与一氧化碳共存时,用甲型检气管可使一氧化碳的测定结果偏高。如果指示粉前装一段同样的指示粉(乙型检气管),可以除去0.01%以下的乙烯干扰。

(4) 微量的二氧化氮与一氧化碳共存时,用甲型或乙型检气管可使一氧化碳的测定结果偏低。如果在指示粉前装有0.1 g二氧化氮去除剂(丙型检气管),可以除去高达0.05%二氧化氮的干扰。

三、空气中汞的快速测定

工作过程:以碘化亚铜试纸法快速检测空气中汞的含量为例。

(一) 相关知识

汞具有较大的挥发性,属极度危害毒物。金属汞主要以蒸气状态存在,无机汞化合物多呈粉尘或烟雾污染车间空气,主要经呼吸道进入人体;汞可溶于类脂质,如果与皮肤直接接触,也能经完整皮肤进入体内。有机汞由肠道的吸收率将近90%。汞进入血流后,与血浆蛋白结合并随血流到全身各器官,主要分布于肾脏,其次为肝、心、中枢神经系统等。

汞的快速测定常用碘化亚铜试纸法。其原理是：

在滤纸上涂上一层白色碘化亚铜，当遇到汞蒸气时便形成玫瑰红色的碘化汞和碘化亚铜的复合物（$Cu_2I_2 \cdot HgI_2$）。根据试纸的变色时间估计汞蒸气的浓度。

（二）准备工作

试剂

（1）碘化钾溶液（100 g/L） 称取碘化钾 10g，加蒸馏水溶解至 100 mL。

（2）硫酸铜溶液（100 g/L） 称取硫酸铜（$CuSO_4 \cdot 5H_2O$）10g，加蒸馏水溶解至 100 mL。

（3）亚硫酸钠溶液（100 g/L） 称取亚硫酸钠（$Na_2SO_3 \cdot 7H_2O$）10g，加蒸馏水溶解至 100 mL。临用时配制。

（4）硝酸溶液（25＋75） 量取浓硝酸 25 mL，加蒸馏水至 100 mL。

（5）95％乙醇溶液。

（6）试纸的制备 将碘化钾溶液（100 g/L）和硫酸铜溶液（100 g/L）等体积混合，待沉淀后，将上层液体倒出，然后再将沉淀移入布氏漏斗内，小心用水洗涤，边洗边抽滤，并用亚硫酸钠溶液（100 g/L）洗至无色。再用水洗若干次，最后将水滤净，将沉淀移入小烧杯内。用少量 95％乙醇溶液将沉淀调成糊状，用硝酸溶液（25＋75）酸化糊状物（每 50 mL 加 1 滴酸）。混匀后，用小毛笔将糊状物均匀地在滤纸条上涂上一层，放入 60℃烘箱中烘干，保存于磨口塞玻璃瓶内备用。

（三）测定步骤

把干燥的碘化亚铜试纸放在被测空气中，观察试纸开始显玫瑰红色的时间，从表 15－10 中可查出汞蒸气的大概浓度。

如果干燥的碘化亚铜试纸长时间（约 24 h）放置在被测空气中仍不显玫瑰红色，一般可认为汞蒸气浓度在 0.01 mg/m^3 以下。

表 15－10 显色时间与汞蒸气浓度关系

显色时间/min	15	20	30	50	90	180
汞蒸气浓度（以 Hg 计，mg/m^3）	0.7	0.3	0.2	0.1	0.05	0.03

（四）友情提示

（1）因现场条件如温度、湿度差别较大，表 15－10 中数字仅作为估计汞蒸气浓度的参考。最好在做完一批试纸后，在现场先用试纸法和其他测定方法比较，进一步确定在该条件下汞蒸气浓度与显色时间的关系。

（2）碘化亚铜试纸法具有经济、简便、容易掌握等优点，能反映出空气被汞污染的程度，以便及时采取预防措施。

工作任务 50　空气中粉尘浓度的测定

工作过程：以滤膜质量法测定空气中的粉尘浓度为例（GBZ/T 192.1—2007）。

【相关知识】

粉尘是指能较长时间悬浮在空气中的粒径大于 1 μm 的固体粒子。它是污染车间空气和环境大气，影响人体健康的重要因素之一。

（一）粉尘的来源与分类

粉尘通常是固体物质在自然风化或在人工破碎过程中形成的，如自然界的风沙尘土、火山喷发；固体原材料和燃料的粉碎、研磨、筛分、装卸及运输过程中散发的粉尘，采矿、交通运输以及建筑工地等扬起的尘土。工业产生性粉尘的主要污染源有钢铁厂、有色金属冶炼厂、机械铸造厂、水泥厂、耐火材料厂、石油化工厂、火力发电厂、棉毛纺织厂等。

粉尘的种类繁多，分类方法也很多，按其性质可分为以下几类。

（1）无机性粉尘

1）矿物性粉尘，如石英、石棉、滑石、煤等。

2）金属性粉尘，如铁、铅、锰、锡、锌及其化合物等。

3）人工无机性粉尘，如水泥、玻璃纤维、金刚砂等。

（2）有机性粉尘

1）植物性粉尘，如棉、麻、甘蔗、木材、茶、谷物、面粉等。

2）动物性粉尘，如蚕丝、羽绒、皮毛、骨粉、角质等。

3）人工有机性粉尘，如农药、有机染料、合成塑料、合成树脂、合成纤维、炸药等。

（3）混合性粉尘　即上述粉尘任何两种或两种以上同时存在时，称为混合性粉尘。此类粉尘在实际工作中最为常见。如棉纺织厂的准备工序中，既有棉尘，也夹杂有矿物性粉尘；采煤作业环境中，既有煤尘，也有岩尘；焊接时可产生二氧化硅、氧化铁和锰等粉尘。

（二）粉尘的理化性状及其卫生学意义

（1）粉尘的化学成分和浓度　是直接决定其对人体危害性质和程度的两个重要因素。根据化学成分的不同，粉尘对人体可有致纤维化、刺激、中毒和致敏作用等不同的危害。例如，吸入某些有毒性的粉尘（如铅及其氧化粉尘）可引起中毒；吸入动物性粉尘可引起过敏性疾病；吸入棉尘可引起以支气管痉挛为主的棉尘症；吸入含游离二氧化硅的粉尘可引起尘肺（一种以肺组织纤维化增生为主的全身性疾病），而且粉尘中游离二氧化硅含量愈高，其致纤维化作用愈强，病变进展速度愈快，易融合，后果也较严重。由此也可看出，粉尘的浓度与其对人体危害的程度呈正相关。同一种粉尘，其在空气中的浓度越高，接触的时间越长，吸入量越多，对人体的危害越大。动物实验证明，让动物吸入质量相同而分散度不同的石英粉尘，粉尘颗粒小的则发病快，病变也较严重；但在粉尘颗粒数目相同而质量不同的情况下，粉尘质量较大的一组则发生矽肺较重而且快。由此可见，虽然粉尘颗粒的大小对尘肺发病具有一定的意义，但进入肺内的粉尘质量则起着更为重要的作用。所以，我国卫生标准依据粉尘中游离二氧化硅的含量，以每立方米空气中粉尘的质量来制订不同粉尘的最高容许浓度是较为合理的。

（2）粉尘的分散度　分散度是指粉尘颗粒被粉碎的细小程度，即各种大小不同的粉尘粒子所占的百分比。分散度有粒子分散度和质量分散度之分。单位质量中，粉尘的颗粒数愈多，其粒子分散度愈高；反之，粉尘的颗粒数愈少，则粒子分散度愈低。单位质量中，粉尘粒径愈小的颗粒占总质量的百分比愈大，质量分散度愈高；反之，粉尘粒径愈小的颗粒占总质量的百分比愈小，则质量分散度越低。

粉尘分散度与其在空气中的稳定程度、被人体吸入机会多少、在呼吸道的阻留部位以及其他理化性质等有关。分散度越高，其沉降速度越慢，在空气中飘浮的时间越长，稳定程度越高，被人体吸入的机会越多，进入呼吸道越深；而且分散度越高，比表面积越大，理化活性越强，越容易参与理化反应，对人体的危害性也越大。例如，粒径大于 15 μm 的粉尘，由于本身的重力作用，能迅速降落到地面（称为降尘），一般不易被人体吸入（故也称为非吸入性粉尘），故危害不大；而粒径小于 15 μm 尤其是小于 10 μm 的粉尘，能在空气中飘浮较长的时间（故称为飘尘），易被人体所吸入（故也称为可吸入性粉尘），并在各级呼吸道沉积。例如，降到地面，粒径为 10 μm 时一般需要 4～9 h，被吸入人体时主要沉积在鼻腔、咽喉、气管等上呼吸道，并可经咳嗽等保护性反射作用而排出；粒径为 5 μm 以下时需要十几个小时甚至几十天，被吸入人体时大多数可深达细小支气管和肺泡区。

（3）粉尘的溶解度与相对密度　粉尘的溶解度取决于它的化学性质。具有化学毒性的粉尘，如砷、铅、锰及其化合物，可在呼吸道溶解吸收，随着溶解度的增大而毒性增强；而无毒性粉尘，如糖、面粉等，溶解度高，易吸收并被排出，故反而可减轻对人体的危害；致纤维化的粉尘，如石英、石棉尘，在体内溶解度很低，可在体内持续产生危害作用，引起尘肺，危害更大。粉尘粒子的相对密度与其沉降速度有关。粒子大小相同时，相对密度大者沉降速度快，在空气中的稳定性小。因此，在粉尘采样或设计通风防尘设施时，必须根据粉尘的相对密度采用不同的风速。

（4）粉尘的形状和硬度　尘粒的形状可影响粉尘的稳定性。质量相同的尘粒，越接近球形，降落时受到的阻力越小，沉降速度越快，吸入的机会越小。粗糙、质硬、锐利的粉尘微粒要比球形、质软的尘粒对人体皮肤和黏膜的刺激尤其是对上呼吸道黏膜的机械损伤或刺激更大。

（5）粉尘的荷电性　物质在粉碎和流动过程中因相互摩擦或吸附空气中的离子而带电。飘浮在空气中的粉尘粒子 90%～95%带有正电荷或负电荷。粉尘的荷电性与其在空气中的稳定程度以及在人体中的阻留有关。带相同电荷的粒子因互相排斥而不易沉降，带异性电荷的尘粒因互相吸引，在撞击中易于凝集成较大的颗粒而较快沉降。荷电的粉尘吸入后也容易在呼吸道被阻留。

（6）粉尘的爆炸性　可氧化的粉尘如煤、棉、面粉、糖、硫黄、铅、锌等在适宜的浓度下，一旦遇到静电放电火花、冲击火花或明火，即会发生爆炸，造成人员伤亡和财产损失。发生爆炸的条件是氧化速度快、分散度高、比表面积大和荷电的粉尘。所以，在采集这类空气样品时，要注意防爆炸。粉尘爆炸浓度的下限是：煤尘 35 g/m^3，糖 10.3 g/m^3，棉尘 50 g/m^3，硫黄、面粉 7 g/m^3。

（三）粉尘对人体健康的影响

由于粉尘的种类繁多，其对人体健康的影响也因其理化性质、浓度、接触时间及作用部位等情况不同而不同。一般说来，粉尘进入人体呼吸道后，可通过截留、惯性碰撞、重力沉降、弥散等作用而沉积于呼吸道的不同部位，但一般只有直径小于5 μm的粉尘能通过气管、支气管，在细小支气管和肺泡内沉积。由于人体具有传送、吞噬等防御功能，可使进入呼吸道的97%～99%的粉尘排出体外。最终残留在肺内的粉尘，只占总吸入量的1%～3%。尽管粉尘残留量很少，但若长期吸入，可使人体清除功能受到损害，造成粉尘过量的沉积，仍可产生不良的影响。粉尘对人体的健康影响主要有以下几方面。

（1）全身作用　长期吸入较高浓度的某些粉尘如矽尘、石棉尘，可引起以肺组织纤维化为主的全身性疾病（即尘肺），这是粉尘对人体健康影响最主要的方面。而吸入铅、锰、砷等毒性粉尘，通过呼吸道溶解、吸收后分布于全身，可引起全身性中毒。

（2）局部作用　鼻、眼和皮肤在粉尘的长期作用下，可引起局部相应的疾患。例如，粉尘作用于上呼吸道，早期可引起鼻黏膜刺激、毛细血管扩张，久之，能引起肥大性或萎缩性鼻炎等。眼睛、皮肤经常接触粉尘，可引起慢性结膜炎、粉刺、毛囊炎、脓皮病等。

（3）变态反应　如羽绒、棉花、大麻等含有抗原物质的粉尘，可引起哮喘性支气管炎、湿疹等变态反应性疾病。

（4）光感作用　沥青烟尘在日光照射下产生光化学作用，可引起光感性皮炎、眼结膜炎和某些全身症状。

（5）感染作用　带有霉菌、结核菌等病菌的粉尘，进入肺部可引起肺霉菌病、肺结核等疾病。

（6）致癌作用　某些粉尘有致癌性，如石棉粉尘可致肺癌和间皮瘤，放射性矿物质、砷、铬、镍等粉尘可引起肺癌和皮肤癌。

（7）其他特异作用　如铍的粉尘可致肺炎、肺肉芽肿、肺硬化等疾病。

综上所述，空气中的粉尘对人体是有害的。在评价其对人体的危害程度时，不仅要注意粉尘的浓度，同时还要注意其化学组成，如粉尘中游离二氧化硅的含量等。因此，从性质上说，粉尘的测定内容应包括量（粉尘浓度）的测定和质（粉尘的分散度、形态、比重、游离二氧化硅等）的测定。

粉尘浓度是指单位体积空气中所含粉尘的质量或数量。粉尘浓度测定的方法很多，有滤膜测尘法、分级采样测尘法、X线衍射测尘法、分光光度法等，但这些测尘法都归属于质量法和计数法这两大类。到目前为止，各国对测尘方法的应用还不一致，对各种测尘方法的评价也有所不同。然而实践证明，质量法能够比较正确地反映粉尘的客观情况。许多研究结果也都表明：空气中粉尘的质量浓度，与尘肺发病率之间存在着剂量－效应关系。所以，在我国的卫生标准中，粉尘的最高容许浓度是采用质量浓度，以 mg/m^3 表示。目前我国统一采用的测定粉尘的方法是滤膜质量法。

滤膜质量法测空气中粉尘浓度的原理：

让一定体积的含尘空气，通过已知质量的滤膜，使粉尘阻留在滤膜上。根据采样后滤膜增加的质量，计算出单位体积空气中粉尘的质量。

【准备工作】

仪器如下。

(1) 粉尘采样器。

(2) 滤膜、滤膜夹、样品盒。

(3) 镊子

(4) 秒表。

(5) 干燥器(内盛变色硅胶)。

(6) 分析天平。

【测定操作】

(1) 滤膜的准备

1) 称量　用镊子取下滤膜两侧的夹衬纸，将滤膜放在分析天平上称量。将滤膜的编号和质量记录在衬纸上。

2) 装滤膜夹　打开滤膜夹，将已称量的直径为 40 mm 的滤膜毛面向上平铺于锥形环上，然后旋紧固定环，储于样品盒中。直径 75 mm 的滤膜折叠成漏斗状，装入滤膜夹。

(2) 粉尘样品采集

1) 选择采样点　根据测定目的和要求选好测尘点。若测定车间空气中的粉尘浓度，则将采样器架设于工人经常活动的范围、粉尘分布较均匀的呼吸带处(即离地面 1.5 m 处)。

2) 安装采样仪器　先用两个装有滤膜(未称量的滤膜即可)的滤膜夹装入采样器的采样头中旋紧，开动采样器并调节至所需的流量。然后关停采样器，换上已称量的滤膜夹。

3) 采样　启动采样器开始采样，立即记录采样的起始时间。并根据采样点的粉尘浓度估计值及滤膜上所需粉尘增量，确定采样的持续时间；记录滤膜编号、气体流量、采样时间、采样地点及其情况等。采样结束后，用镊子将滤膜从滤膜夹上卸下，受尘面向内折叠几次，用衬纸包好，储于样品盒中，带回检验室。

(3) 称量　将采样后的滤膜从样品盒中取出，置于分析天平上称量，记录质量。

【结果计算】

空气样品中粉尘浓度按下式计算：

$$\rho(\mathrm{B})=\frac{m_2-m_1}{V_0}\times 1\,000$$

式中：$\rho(\mathrm{B})$——空气中粉尘的浓度，$\mathrm{mg/m^3}$；

m_1——采样前滤膜质量，mg；

m_2——采样后滤膜质量，mg；

V_0——标准状态下的采气体积，L。

【友情提示】

(1) 滤膜一般采用过氯乙烯纤维滤膜。其表面呈细绒毛状，不易脆裂，具有明显的静电性和憎水性，能牢固地吸附粉尘。但不耐高温，易溶于有机溶剂，所以用其采样测定粉尘浓度后，尚可留作测定粉尘分散度、碱熔钼蓝比色法测定游离二氧化硅等项目用。若采样现场气温在55℃以上或存在有机溶剂可能溶解滤膜的条件下，则不宜使用，应改用玻璃纤维滤纸(可耐400～500℃的烘烤)。

(2) 过氯乙烯纤维滤膜有直径40 mm的小滤膜和直径75 mm的大滤膜两种规格，其质量分别为40 mg和55 mg左右。在空气中粉尘浓度较低时一般选用小滤膜，而在空气中粉尘浓度较高时一般多选用大滤膜。滤膜出厂时两侧都夹有起保护作用的衬纸，用分析天平称量滤膜时，须用镊子将其取下，并将滤膜的编号和质量记录在衬纸上。称量后，滤膜应夹回衬纸中。

(3) 将已称量的滤膜装入滤膜夹时，务必使滤膜的毛面(绒毛多而细长的一面)向着迎尘面，而且装好的滤膜必须是无皱褶、无漏缝。其要领是：打开滤膜采样夹的固定盖，将40 mm的小滤膜毛面向上正中平铺于锥形环上，然后小心套上固定盖，压紧滤膜和锥形环，旋动滤膜夹的螺旋底座，并使之紧固；若采用直径为75 mm的大滤膜，则将其毛面向外对折两次成90°扇形，然后张开成漏斗状，漏斗口朝内装入固定盖内，使滤膜的周边均匀贴紧固定盖的内锥形面，将锥形环正中置于固定盖内并压紧滤膜的周边，然后将螺旋底座旋入固定盖内，并拧紧，最后用干净圆滑的小玻璃棒将滤膜的漏斗形锥顶轻轻推向反侧，使其在固定盖内呈漏斗朝外的滤膜漏斗即可。

(4) 现场采样一般要求同时采集两个平行样品。根据测定目的和要求选好测尘点后，将两个装有未称量滤膜的滤膜夹装入采样器的采样头中旋紧，开动采样器并调节至所需的流量(用40 mm滤膜时采样流量一般为15～30 L/min，用75 mm的漏斗状滤膜时可适当加大流量，但不能超过80 L/min)，并检查有无漏气。然后关停采样器，将已称量的滤膜夹换入采样器的采样头，使滤膜的受尘面迎向含尘气流(若迎向含尘气流无法避免飞溅的泥浆或砂粒对样品的污染时，受尘面可侧向)。最后启动采样器开始采样，同时立即记录采样的起始时间。采样中，要注意察看流量并保持流速的恒定；根据采样点的粉尘浓度估计值及滤膜上所需粉尘增量，确定采样的持续时间(直径40 mm平面滤膜的增重应在1～10 mg，若增重过多会造成孔径阻塞、阻力增大、粉尘容易脱落，过少则增加称量误差；但直径75 mm的漏斗状滤膜粉尘增量不受此限；采样时间一般不得小于10 min，当粉尘浓度高于10 mg/m^3时，采气量不能少于0.2 m^3；低于2 mg/m^3时，采气量应为0.5～1m^3)；同时测定采样地点的气压、温度、湿度，以便将现场采气的体积换算成标准状态下的采气体积。采样结束后，应在清洁的场所用镊子将滤膜从滤膜夹上取下，并将受尘面向内折叠几次后，用衬纸包好，压紧储于样品盒内。

(5) 称量样品时应使用称量滤膜时的同一台天平，以减少称量误差。由于滤膜具有憎水性，一般情况下采样后的滤膜不需要干燥，可直接称量。但若空气相对湿度在90%以上或发现滤膜上有水雾时，应将滤膜置于干燥器内干燥2 h后称量，再干燥半小时称量一次，直到相邻两次称量结果之差小于0.1 mg(即恒重)时，取其最小值。若现场空气有油雾时，可将滤膜用石油醚或航空汽油浸泡，晾干后再称量。若采样后直径40 mm平面滤膜的增重小于1 mg或大于10 mg以及平行样品的偏差大于20%时，应重新采样测定，以减少称量误差和采样误差。最后用平行样品的平均值计算采样地点的粉尘浓度。

(6) 采样器的流量计和分析天平应按国家规定的时间按时检定和校验。若在需防爆的场所采样，要用防爆型采样器。

(7) 滤膜质量法具有操作简便、分析快速、阻尘率高、测定结果准确等优点，是我国现行卫生标准采用的基本方法。如果使用其他仪器或方法测定粉尘质量浓度时，须以本方法为基准。

能力拓展1

空气中PM_{10}和$PM_{2.5}$浓度的测定

工作过程：以滤膜质量法测空气中粉尘PM_{10}和$PM_{2.5}$的浓度为例（HJ 618—2011）。

一、相关知识

PM_{10}：悬浮在空气中，空气动力学直径≤10 μm的颗粒物。

$PM_{2.5}$：悬浮在空气中，空气动力学直径≤2.5 μm的颗粒物。

滤膜质量法测定空气中PM_{10}和$PM_{2.5}$浓度的原理：

以恒速抽取一定体积空气，分别通过具有一定切割特性的采样器，使环境空气中$PM_{2.5}$和PM_{10}被截留在已知质量的滤膜上，根据采样前后滤膜的重量差和采样体积，计算出$PM_{2.5}$和PM_{10}的浓度。

二、准备工作

仪器如下。

（1）PM_{10}切割器、采样系统　切割粒径Da_{50}=（10±0.5）μm；捕集效率的几何标准差为σg=（1.5±0.1）μm。其他性能和技术指标应符合HJ/T 93—2003的规定。

（2）$PM_{2.5}$切割器、采样系统　切割粒径Da_{50}=（2.5±0.2）μm；捕集效率的几何标准差为σg=（1.2±0.1）μm。其他性能和技术指标应符合HJ/T 93—2003的规定。

（3）采样器孔口流量计或其他符合本标准技术指标要求的流量计。

（4）大流量流量计　量程0.8～1.4 m^3/min；误差≤2%。

（5）中流量流量计　量程60～125 L/min；误差≤2%。

（6）小流量流量计　量程<30 L/min；误差≤2%。

（7）滤膜　根据样品采集目的，可选用玻璃纤维滤膜、石英滤膜等无机滤膜或聚氯乙烯、聚丙烯、混合纤维素等有机滤膜。滤膜对0.3 μm标准粒子的截留效率不低于99%。空白滤膜进行平衡处理至恒重，称量后，放入干燥器中备用。

（8）分析天平　感量0.1 mg或0.01 mg。

（9）恒温恒湿箱（室）　箱（室）内空气温度在15～30℃范围内可调，控温精度±1℃。箱（室）内空气相对湿度应控制在50%±5%。恒温恒湿箱（室）可连续工作。

（10）干燥器　内盛变色硅胶。

三、测定操作

（1）样品采集

1）环境空气监测中采样环境及采样频率的要求，按HJ/T 194的要求执行。采样时，采样器入口距地面高度不得低于1.5 m。采样不宜在风速大于8 m/s等天气条件下进行。采样点应避开污染源及障碍物。如果测定交通枢纽处 PM_{10} 和 $PM_{2.5}$，采样点应布置在距人行道边缘外侧 1 m 处。

2）采用间断采样方式测定日平均浓度时，其次数不应少于 4 次，累积采样时间不应少于 18 h。

3）采样时，将已称重的滤膜用镊子放入洁净采样夹内的滤网上，滤膜毛面应朝进气方向。将滤膜牢固压紧至不漏气。如果测定任何一次浓度，每次需更换滤膜；如测日平均浓度，样品可采集在一张滤膜上。采样结束后，用镊子取出。将有尘面两次对折，放入样品盒或纸袋，并做好采样记录。

（2）样品保存　滤膜采集后，如不能立即称重，应在 4℃ 条件下冷藏保存。

（3）称量　将滤膜放在恒温恒湿箱（室）中平衡 24 h，平衡条件为：温度取 15～30℃ 中任何一点，相对湿度控制在 45%～55% 范围内，记录平衡温度与湿度。在上述平衡条件下，用感量为 0.1 mg 或 0.01 mg 的分析天平称量滤膜，记录滤膜重量。同一滤膜在恒温恒湿箱（室）中相同条件下再平衡 1 h 后称重。对于 PM_{10} 和 $PM_{2.5}$ 颗粒物样品滤膜，两次重量之差分别小于 0.4 mg 或 0.04 mg 为满足恒重要求。

四、结果计算

空气中 $PM_{2.5}$ 和 PM_{10} 的浓度按下式计算：

$$\rho(B)=\frac{m_2-m_1}{V}\times 1\ 000$$

式中：$\rho(B)$——PM_{10} 或 $PM_{2.5}$ 的浓度，mg/m^3

m_1——空白滤膜的重量，g；

m_2——采样后滤膜的重量，g；

V——已换算成标准状态（101.325 kPa，273 K）下的采样体积，m^3。

计算结果保留 3 位有效数字。小数点后数字可保留到第 3 位。

五、友情提示

（1）采样器在每次使用前需进行流量校准。

（2）滤膜使用前均需进行检查，不得有针孔或任何缺陷。滤膜称量时要消除静电的影响。

（3）取清洁滤膜若干张，在恒温恒湿箱（室），按平衡条件平衡 24 h，称重。每张滤膜非连续称量 10 次以上，求每张滤膜的平均值为该张滤膜的原始质量。以上述滤膜作为“标准滤膜”。每次称滤膜的同时，称量两张“标准滤膜”。若标准滤膜称出的重量在原始质量 ±5 mg（大流量）或 ±0.5 mg（中流量和小流量）范围内，则认为该批样品滤膜称量合格，数据可用。否则应检查称量条件是否符合要求并重新称量该批样品滤膜。

（4）要经常检查采样头是否漏气。当滤膜安放正确，采样系统无漏气时，采样后滤膜上颗粒物与四周白边之间界限应清晰，如出现界线模糊时，则表明应更换滤膜密封垫。

（5）对电机有电刷的采样器，应尽可能在电机由于电刷原因停止工作前更换电刷，以免使采样失败。更换时间视以往情况确定。更换电刷后要重新校准流量。新更换电刷的采样器应在负载条件下运转 1 h，待电刷与转子的整流子良好接触后，再进行流量校准。

（6）当 PM_{10} 或 $PM_{2.5}$ 含量很低时，采样时间不能过短。对于感量为 0.1 mg 和 0.01 mg 的分析天平，滤膜上颗粒物负载量应分别大于 1 mg 和 0.1 mg，以减少称量误差。

（7）采样前后，滤膜称量应使用同一台分析天平。

小贴士

$PM_{2.5}$

PM是英文particulate matter的全称，中文叫做颗粒物。$PM_{2.5}$是指大气中直径小于或等于2.5 μm的颗粒物，对人体危害最大，因为它可以直接进入肺泡，因此也称为可入肺颗粒物。虽然$PM_{2.5}$只是地球大气成分中含量很少的组分，但它对空气质量和能见度等有重要的影响。与较粗的大气颗粒物相比，$PM_{2.5}$粒径小，富含大量的有毒、有害物质且在大气中的停留时间长、输送距离远，因而对人体健康和大气环境质量的影响更大。

科学家用$PM_{2.5}$表示每立方米空气中这种颗粒的含量，这个值越高就代表空气污染越严重。

细颗粒物的化学成分主要包括有机碳、元素碳、硝酸盐、硫酸盐、铵盐、钠盐等。$PM_{2.5}$还可以由硫和氮的氧化物转化而成。而这些气体污染物往往是人类对化石燃料煤、石油等和垃圾的燃烧造成的。在室内，二手烟是颗粒物最主要的来源。

颗粒物的大小决定了它们最终在呼吸道中的位置。较大的颗粒物往往会被纤毛和黏液过滤而无法通过鼻和咽喉。然而直径小于10 μm的颗粒物即可吸入颗粒物PM_{10}可以穿透这些屏障达到支气管和肺泡。而直径小于2.5 μm的颗粒物$PM_{2.5}$比表面积大于PM_{10}，更易吸附有毒害的物质。由于体积更小，$PM_{2.5}$具有更强的穿透力，可能抵达细支气管壁并干扰肺内的气体交换。直径小于等于100 nm的微粒会通过肺部传递影响其他器官。

发表于《美国医学会杂志》的一项研究表明，$PM_{2.5}$会导致动脉斑块沉积，引发血管炎症和动脉粥样硬化，最终导致心脏病或其他心血管问题。这项始于1982年的研究证实，当空气中$PM_{2.5}$的浓度长期高于10 $\mu g/m^3$就会带来死亡风险的上升。此外，$PM_{2.5}$极易吸附多环芳烃等有机污染物和重金属，使致癌、致畸、致突变的概率明显升高。

总悬浮物颗粒物(PM_{100})、可吸入颗粒物(PM_{10})和可入肺颗粒物($PM_{2.5}$)是环境空气质量监测中经常使用的三个概念，它们代表三类大小不同的大气污染物，对人体健康和环境空气质量都有重要的影响。

能力拓展2

粉尘中游离二氧化硅的测定

工作过程：以焦磷酸质量法测定粉尘中游离二氧化硅的含量为例(GBZ/T 192.4—2007)。

一、相关知识

游离二氧化硅是指未与金属及其氧化物结合的二氧化硅(石英)，常以结晶形态存在，其化学式为SiO_2，是硅的最稳定的化合物。在水中溶解度极小，在盐酸溶液[c(HCl)=0.1 mol/L]中溶解度为27 mg/L，在氢氧化钠溶液[c(NaOH)=0.4 mol/L]中溶解度为85 mg/L。与氢氧化钾、氢氧化钠熔融时，生成相应的硅酸盐类。

游离二氧化硅在自然界中分布极广，是地壳的主要成分，在16 km深度以内的地壳中约占25%。约有95%的矿石中含有数量不等的游离二氧化硅，如石英中含有97%以上，砂石中含有

80%，花岗岩中含有 65%以上。所以接触游离二氧化硅粉尘的机会是很多的。在矿山的采掘、开山筑路、开凿隧道、修建水利、采石等的风钻凿岩和爆破中，在石英粉厂、玻璃厂、陶瓷厂等的原料破碎、碾磨、筛选、拌料和机械铸造的清砂、喷砂等过程中，以及在日常生活中，都常接触到含游离二氧化硅的岩石粉尘。

长期吸入较高浓度的游离二氧化硅粉尘，可能会引起一种以肺组织纤维化为主的全身性疾病(尘肺)。所以我国卫生标准规定，粉尘中游离二氧化硅含量在 10%以下时，其空气中的最高容许浓度滑石粉尘为 4 mg/m^3，水泥粉尘为 6 mg/m^3，煤尘为 10 mg/m^3；含量在 10%以上的粉尘为 2 mg/m^3，含量在 80%以上时，不超过 1 mg/m^3。

目前测定粉尘中游离二氧化硅含量的方法有焦磷酸质量法、氟硼酸质量法、碱溶钼蓝比色法、X 线衍射法和红外光谱测定法等。其中，焦磷酸质量法具有设备简单、精密度和准确度都较好的特点，是我国应用最广的一种测定方法。

焦磷酸质量法测定粉尘中游离二氧化硅含量的原理：

焦磷酸在 245～250℃的高温下，能溶解硅酸盐及金属氧化物等物质，而对于游离二氧化硅则几乎不溶。用热焦磷酸处理粉尘后，粉尘所含的硅酸盐和金属氧化物等物质即溶解于焦磷酸中，再经过过滤而被去掉，最后余下残渣的质量即为游离二氧化硅的质量。

二、准备工作

1. 仪器

(1) 粉尘采样器。

(2) 测尘滤膜(75 mm)。

(3) 干燥器　内盛变色硅胶。

(4) 玛瑙研钵。

(5) 温度计(300℃)。

(6) 带盖磁坩埚(25 mL)。

(7) 可控温高温电炉。

(8) 1/10 000 分析天平。

2. 试剂

(1) 焦磷酸　将磷酸(φ=85%)置于硬质烧杯中，加热至 250℃，蒸去水分直至不冒泡为止，冷却，储于试剂瓶中。

(2) 盐酸溶液[$c(HCl)$=0.1 mol/L]　取浓盐酸 0.9 mL，加水稀释至 100 mL。

(3) 硝酸铵。

三、测定操作

(1) 采样　可分别采集空气中的粉尘或物体上的沉降尘供测定。

1) 用滤膜采集空气中的粉尘　将直径 75 mm 滤膜对折两次使之成漏斗状，固定于滤膜采样夹内，在呼吸带高度，以 15～30 L/min 的流量速度采集粉尘约 0.5 g。

2) 采沉积尘　在采样地点的生产设备或其他物体上相当于呼吸带高度处，采集沉降积尘约 1 g。

(2) 分析

1) 将采集的粉尘样品置于105℃烘箱中干燥2 h,稍冷,用玛瑙研钵研细,储于干燥器中备用。

2) 准确称取0.1～0.2 g粉尘于小烧杯中,加入焦磷酸15 mL及硝酸铵数毫克,搅拌,使样品全部湿润,置于可调电炉上迅速加热至245～250℃,并用小玻璃棒不断搅拌,保持15 min。

3) 取下小烧杯,冷却至40～50℃,将小烧杯内容物缓慢倒入盛有40 mL热蒸馏水的250 mL烧杯中,一面倒入一面搅拌,充分混匀,并用热蒸馏水冲洗温度计、小玻棒和小烧杯数次,洗液一并倒入烧杯中,最后使体积为150～200 mL。

4) 取慢速定量滤纸对折成漏斗状,放入标准长颈漏斗中,用水湿润。将上述溶液煮沸,稍静置,倒入漏斗中,然后每次用热的盐酸溶液10 mL洗涤杯内粉尘,并移入漏斗中,再用热水洗至滤液呈中性为止。

5) 将带有沉渣的滤纸折数次,放入已恒重的瓷坩埚中,先在80℃烘箱中烘干,再放在电炉上加热使其炭化,最后置于800～900℃高温电炉中灼烧30 min进行灰化。待炉内温度降至200℃左右时,取出,稍冷,放于干燥器中冷却1 h,称至恒重,记录重量。

四、结果计算

粉尘中游离二氧化硅含量按下式计算:

$$w(\mathrm{SiO_2})=\frac{m_2-m_1}{m}\times 100$$

式中:$w(\mathrm{SiO_2})$——粉尘中游离二氧化硅的含量,%;

m_1——坩埚质量,g;

m_2——坩埚和残渣质量,g;

m——粉尘样品质量,g。

五、友情提示

(1) 沉积尘法采样无需滤膜和仪器,简单便捷,适用于需要或不需要防爆等各种场合的样品采集。

(2) 用玛瑙研钵将粉尘颗粒碾细时要碾至手捻有滑感为止,以利于所含的硅酸盐和金属氧化物等物质的溶解。

(3) 加入硝酸铵的目的是使样品中的硫化物和有机物被氧化除去。若样品含有煤、其他碳素或有机物时,应在坩埚中称量,并先在800～900℃高温电炉中烧灼30 min以上,直至煤尘碳化及有机物完全灰化,待冷却后,用温热的焦磷酸将残渣洗入烧杯中,再进行加热操作。

(4) 样品加入焦磷酸,置于可调电炉上迅速加热至245～250℃,并用玻棒不断搅拌,保持15 min,为检验的关键操作,若加热的温度不到或保温的时间不够,则粉尘中的硅酸盐及金属氧化物将得不到充分溶解,若温度超过250℃则会形成胶体而影响分析甚至无法分析。

(5) 样品中若含有碳酸盐时,应缓慢加热。因碳酸盐遇酸分解产生气泡,当作用剧烈时,可将样品溅出而损失。

(6) 当粉尘中含有难以被焦磷酸溶解的碳化硅、绿柱石、电气石、黄玉等物质时,往往需要用氢氟酸来处理。此时，必须在通风柜内操作，并密切注意防止污染皮肤和吸入氢氟酸蒸气造成中毒。

(7) 将小烧杯的内容物倒入盛有热蒸馏水的烧杯中时要缓慢，并注意一面倒入一面充分搅拌混匀，否则会形成胶状物而难以过滤。

(8) 本法虽耗时较多，但测定结果较准确，是我国测定游离二氧化硅的基本方法，若采用其他方法时，必须以本法为基准。

思考题

1. 解释名词：气体、蒸气、气溶胶、尘、烟、雾、集气法、浓缩法、采样效率、粉尘、粉尘浓度、粉尘分散度、$PM_{2.5}$。

2. 简述空气样品的采样原则及注意事项。

3. 确定最适采气量有何意义？如何计算最适采气量？

4. 如何检验和提高空气样品的采样效率？

5. 简述大气中有害物质的来源和主要有害物质。

6. 简述氮氧化物法测定方法和操作中应注意的主要问题。

7. 简述冷原子吸收分光光度法测定汞的原理。

8. 简述气相色谱法测定苯、甲苯、二甲苯的原理。

9. 简述空气中有害物质快速检验的方法类型，简述硫酸钯-钼酸铵检气管比色法快速检测空气中一氧化碳的原理。

10. 说出焦磷酸质量法测定粉尘中游离二氧化硅的原理及其关键的操作步骤。

11. 试述滤膜质量法测定粉尘浓度的原理。

项目十六　化妆品的检验

知识目标

1. 了解化妆品的类型、功能及卫生要求，检测项目内容和卫生学意义。
2. 熟悉《化妆品卫生规范》中的理化检验项目及标准。
3. 掌握铅、砷、甲醇等项目检验的方法原理、分析步骤及注意事项。
4. 掌握化妆品样品的处理方法。
5. 理解火焰原子吸收分光光度法的原理。

技能目标

1. 能正确采集化妆品样品和进行化妆品样品的制备，能进行相关溶液的配制，能根据化妆品的种类和检验项目选择合适的分析方法。
2. 熟练掌握微波消解、火焰原子吸收分光光度法测定化妆品中铅的操作技能。
3. 熟悉氢化物发生-原子吸收分光光度法测定化妆品中砷及气相色谱法测定化妆品中甲醇的操作技能。
4. 熟练使用原子吸收分光光度计，学会原子吸收分光光度计的维护与保养。

化妆品是指以涂擦、喷洒或者其他类似的方法，施于人体表面任何部位(皮肤、毛发、指甲、口唇等)，以达到清洁、保养、护肤、美容、修饰和消除不良气味的目的，并对使用部位具有缓和作用的日用化学工业产品。化妆品由基质和辅料组成，发挥功能作用的是基质，主要有油脂、蜡、有机溶剂和粉类物质等。辅料则赋予化妆品稳定、成型、色香及其他特定作用，主要包括乳化剂、香精、色素、染料、防腐剂和表面活性剂等。

化妆品的种类很多，按剂型可分为水性剂、膏状剂、胶冻剂、合剂、锭状剂、块状剂和气溶胶剂等；按使用部位可分为皮肤用、口腔用、指甲用和头发用化妆品；按功能的分类见图16－1。

由于化妆品直接作用于人体，作用时间也相对较长。因此，使用不合格的化妆品，会引起化妆品性皮肤病，如接触性皮炎、光感性皮炎、痤疮、急慢性中毒，甚至致畸(胎)、致癌等。若化妆品中含有某些特殊成分如雌激素，还会引起儿童假性性早熟症状。可见，作为一种特殊的产品，化妆品在达到美容、清洁、护肤的同时，不能对机体产生任何危害。具体来讲，化妆品的质量特征包括产品的安全性(确保长期使用的安全)、稳定性(确保长期的稳定)、有用性(有助于保持皮肤正

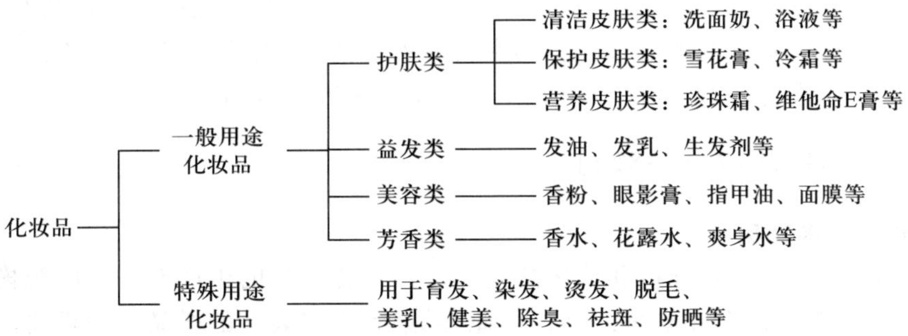

图 16－1　化妆品的分类

常的生理功能和容光焕发的效果）和使用性（使用舒适、使人乐于使用），甚至还包括消费者的偏爱性。

工作任务 51　化妆品样品的采集与保存

【相关知识】

加强对化妆品的监督检查，将有害物质控制在标准规定的范围内，从而保证化妆品的卫生质量和安全，对消费者来说就特别重要。我国的《化妆品卫生监督条例》（内容项目见图 16－2）及其《实施细则》对化妆品的生产工艺以及产品应达到的卫生质量标准均做了明确的规定，其目的就是要保证各类化妆品都不应含有能损害人体健康（包括产生各种副作用）的有害成分或其含量在允许限量内，从而保障消费者的健康及生命安全。

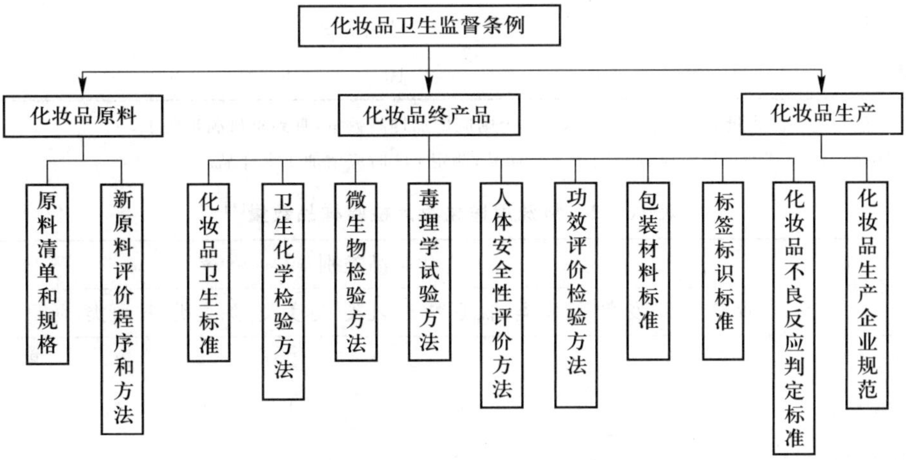

图 16－2　化妆品卫生监督条例

《化妆品卫生监督条例》的技术支柱《化妆品卫生规范》（2007 年版）是针对化妆品产品以及

化妆品原料的卫生质量技术指标的技术法规。在中华人民共和国境内销售的化妆品的原料及其终产品必须符合《化妆品卫生规范》规定，其主要内容包括：总则、毒理学试验方法、卫生化学检验方法、微生物检验方法、人体安全性和功效评价检验方法五个方面。

【采样操作(GB 7917.1—87)】

1. 采样原则与采样量

科学地采集样品，是正确分析和评价的基础。由于化妆品的生产有一定的规模性，不同批次产品会由于原料的不同而存在质量差别。因此，采集到有代表性的样品至关重要。我国《化妆品卫生监督条例实施细则》规定：全年生产产品种类数为 1～9 种的，每种均要抽查；全年生产产品种类数为 10～100 种的，抽查 1/2，但年抽查产品数不应少于 10 种；全年生产产品种类数超过 100 种的，抽查 1/3，但年抽查产品数不应少于 50 种。在具体的采样过程中，一是要遵循随机的原则，二是要有一定的数量(表 16－1 和表 16－2)。

表 16－1 非特殊用途化妆品检验样品数量[1]

检验项目	化妆品类别							样品独立包装净含量
	发用类	护肤类	彩妆类			指(趾)甲类	芳香类	
			一般彩妆品	眼部彩妆品	护唇及唇部彩妆品			
微生物检验	2	2	2	2	2	2	2	>8 g
卫生化学检验[2]	2	2	2	2	2	2	2	>10 g
急性皮肤刺激性试验	1					1	1	>10 g
急性眼刺激性试验	1	1		1				>5 g
多次皮肤刺激性试验		2	2	2	2			>25 g
留样	3	3	3	3	3	3	3	>10 g
共计	9	10	9	10	9	8	8	

注：[1] 样品独立包装净含量应满足检验项目要求，否则应增加样品数量，直到总量满足要求。

[2] 需测定甲醇、α－羟基酸指标时应分别增加 2 个样品；测定 pH 时应增加 1 个样品。

表 16－2 特殊用途化妆品检验样品数量[1]

检验项目	化妆品类别									样品独立包装净含量
	育发类	染发类	烫发类	脱毛类	美乳类	健美类	除臭类	祛斑类	防晒类	
微生物检验	2				2	2		2	2	>8 g
卫生化学检验[2]	6	4	4	4	4	4	4	4	4	>10 g
抗 UVA 能力(仪器测定法)[3]										>10 g
急性皮肤刺激性试验			1							>10 g

续表

检验项目	化妆品类别									样品独立包装净含量
	育发类	染发类	烫发类	脱毛类	美乳类	健美类	除臭类	祛斑类	防晒类	
急性眼刺激性试验	1	1	1							>5 g
多次皮肤刺激性试验	2				2	2	2	2	2	>25 g
皮肤变态反应试验	2	2	2	2	2	2	2	2	2	>25 g
皮肤光毒性试验	1							1	1	>25 g
鼠伤寒沙门菌/回复突变试验	1	1			1	1				>25 g
体外哺乳动物细胞染色体畸变试验	1	1			1	1				>25 g
人体皮肤斑贴试验							2	2	2	>25 g
人体试用试验安全性评价	[4]			4	[4]	[4]				>25 g
防晒效果人体试验[5]									4	>25 g
留样	4	4	4	4	4	4	4	4	4	>25 g
共计	20	13	12	14	16	16	14	17	21	

注:[1] 样品独立包装净含量应满足检验项目要求,否则应增加样品数量,直到总量满足要求。如果只承担特殊用途化妆品检验项目中的一部分,应根据实际检验项目减少检验样品数量。

[2] 需测定甲醇、α-羟基酸指标时应分别增加2个样品;测定pH时应增加1个样品。

[3] 宣称广谱防晒的化妆品应加测抗UVA能力(仪器测定法),并增加2个样品。

[4] 30人1个月用量。

[5] 表中所列样品数量为防晒类化妆品测定防晒指数(SPF值)所需样品数量;标签上标识"防水防汗""适合游泳等户外活动"等内容时,需要测定防水性能,并增加4个样品;标签上标识或宣传UVA防护效果或广谱防晒效果,并标注PFA值或PA+～PA+++时,需要测定长波紫外线防护指数(PFA值),并增加4个样品。

2. 抽样的要求

化妆品产品的取样过程应尽可能顾及样品的代表性和均匀性,以便分析结果能正确反映化妆品的质量。具体的抽样要求如下。

(1) 每种样品随机抽取的数量不得少于6个最小包装单位。

(2) 样品应保持原有的完整包装,容器不能有破损。

(3) 认真填写采样记录,注明品名、生产厂家、生产日期、采样日期等内容,并要求生产方或经销方签字。

3. 抽样方法

实验室接到样品后应进行登记,并检查封口的完整性。在取分析样品前,应目测样品的性能和特征,并使样品彻底混匀。打开包装后,应尽可能快地取出所要测定部分进行分析。如果样品必须保存,容器应该在充惰性气体下密闭保存。如果样品是以特殊方式出售,而不能根据以上方法取样或尚无现成取样方法可供参考,则可制订一个合理的取样方法,并按实际取样步骤予以记录,附于原始记录之中。

(1) 液体样品　主要是指油溶液、醇溶液、水溶液组成的化妆水、润肤液等。打开前应剧烈振摇容器,取出待分析样品后封闭容器。

(2) 半流体样品　主要是指霜、蜜、凝胶类产品。细颈容器内的样品取样时,应弃去至少1cm最初移出样品,挤出所需样品量,立刻封闭容器。广口容器内的样品取样时,应刮弃表面层,取出所需样品后立刻封闭容器。

(3) 固体样品　主要是指粉蜜、粉饼、口红等。其中,粉蜜类样品在打开前应猛烈地振摇,移取测试部分。粉饼和口红类样品应刮弃表面层后取样。

(4) 其他剂型样品　可根据取样原则采用适当的方法进行取样。

【样品的处理与保存】

1. 样品的保存方法

样品采集后,要保证在分析前保持其原有的性质和状态,尽可能地减少离开总体后的变化。因此,要防止样品被污染和腐败变质,保持样品固有成分的稳定性。要根据各种产品的成分和说明,将样品存放在适宜的环境中,并做到"净"(容器和环境干净)、"密"(样品包装密封,防止成分挥发损失)、"冷"(低温保存和运输)、"快"(尽快进行分析,需在指标检测时限内完成检测)。

留样保存期限为出具检验报告之日起12个月。

2. 样品的处理

目前化妆品样品种类较多,成分各异,其处理方法也较多,条件各异。除少数分析手段如X-荧光、中子活化、火花源质谱可直接分析固体样品外,大多数分析方法如原子吸收光谱法、电化学法、发射光谱法以及比色分析法等湿法分析,均要求把分析试样首先转变成均匀的溶液。在化妆品检验中,质地均匀的液体试样(如香水、洗发液等)有时可以不经预处理而直接进行测定,但绝大多数情况下,必须经过预处理,先制备成样液,然后再进行定量。

一般待测元素在样品中含量很低,而样品基体成分及试样中含有的大量水分会给测试带来困难。消解除去试样中有机成分或从试样中浸提出待测成分的方法很多,这些方法各有其特点,应根据试样的待测元素以及实验设备条件等选用。常用的消化方法有以下几种。

(1) 湿式消化法　是指利用适当的氧化性酸、氧化剂、催化剂与样品煮沸,将其中的有机物分解的方法。常用的酸有硝酸、硫酸和高氯酸;常用的氧化剂有过氧化氢、高锰酸钾;常用的催化剂有硫酸铜、五氧化二钒等。单一的氧化性酸不易完全将试样分解,或在操作时容易产生危险,在日常工作中多采用两种或两种以上氧化剂或氧化性酸联合使用,以发挥各自的作用,使有机物能够高速而平稳的消解。常用的酸组合有硝酸-硫酸、硝酸-高氯酸和硫酸-硝酸-高氯酸。

称取适量样品(如1.00 g),置于该样品所要求的容器(消化管、锥形瓶或圆底烧瓶)中(若样品含有乙醇等有机溶剂,应先用电热板或水浴低温挥发,但样品不得干涸;若为膏霜型样品,可预先在水浴中加热,使瓶颈上样品熔化流入消化管底部),加入玻璃珠数粒,然后加入10 mL硝酸,由低温至高温加热消解,当消解液体积减少到2～3 mL时,移去热源,冷却。然后加入2～5 mL高氯酸,继续加热消解,不时缓缓摇动使其均匀,消解至冒白烟,消解液呈淡黄色或无色溶液(少数样品需消化几次)。浓缩消解液至1 mL左右,冷至室温后定量转移至10 mL(如为粉类样品,则为25 mL)具塞比色管中,以去离子水定容至刻度。如果样液浑浊,离心沉淀后,可取上清液进行测定。同时做试剂空白对照实验。

(2) 干消化法　又叫灰化消化法,利用高温下空气中氧将有机物碳化和氧化,挥发掉易挥发性组分；与此同时，试样中不挥发性组分也多转变为单体、氧化物或耐高温盐类。它操作简单，适用于批量分析、干扰少，是常用的无机化处理方法。根据灰化方式的不同，可分为高温分解法和低温灰化法。

称取适量样品（如1.00 g），置于适当的容器（瓷坩埚、瓷蒸发皿等）中，先小火加热炭化，然后高温（500℃）灰化6 h左右。冷却后加入混合酸2～3 mL，加热消化，若有残存炭粒，应补加2～3 mL混合酸，反复消解，但不得干涸，直至样品液呈淡黄色或无色。定量转移并用去离子水定容至一定体积（根据样品量和检测项目定），待检。必要时离心沉淀，同时做试剂空白对照实验。

考虑到干法消化法容易产生气化损失，如汞的沸点较低，如用干灰化法消化，汞将全部挥发掉；再如镉在灰化中被碳化的有机物还原为熔点和沸点分别为321℃和767℃的金属镉而挥发等。为了避免高温加热时间太长而气化损失，可在样品中加入一定量的助灰化剂［如$Mg(NO_3)_2$、MgO等］混匀，加热炭化后再高温灰化。

（3）浸提法（本方法不适用于含蜡质样品） 浸提法是利用浸提液能解离某些与待测元素结合的键，并对含待测元素的组分有良好的溶解力，而从试样中将含有待测元素的部分浸提出。这是一种比较简单、安全的样品预处理方法。由于浸提法未经激烈反应，被它浸提的仅限于以游离形式存在或结合键易被破坏的元素，或能溶于浸提液的含待测元素的分子。

称取一定量的样品于适宜的容器（锥形瓶、烧杯等）中（若样品含有乙醇等有机溶剂，应先用电热板或水浴低温挥发，但样品不得干涸），加入5 mL硝酸（要考虑分析项目和方法的要求）和1 mL过氧化氢，放置30 min后，于沸水浴中加热2～4 h，至溶液透明，冷却至室温后用去离子水或其他溶剂如10%盐酸定容，待检。同时要做空白对照实验。

（4）微波消解法 微波具有很强的穿透性，能快速加热升温且加热均匀，所使用试剂可得以充分利用，减少了酸的使用量，从而降低了空白值，克服了湿式消解法中局部过热、炭化、结块等现象。在微波消解法中，能量直接作用于被加热物质，空气及容器对微波基本上不吸收、不反射，使样品能在较短时间内消解完全；同时微波消解法减少了待测元素的挥发、损失和有毒、有害气体逸出，有效地改善了工作环境，提高了试验的准确度。

用它处理样品有以下优点：① 速度快，效率高，一般只需几分钟就可将样品彻底分解，特别适宜于食品及生物样品的消化；② 消化在密封状态下进行，样品损失和试剂消耗都较少，对工作环境的影响也较小；③ 空白值低，能源消耗少；④ 所处理的样品适宜用原子吸收光谱仪（AAS）等现代先进仪器分析。

称取适量样品置于密封消解罐（制作材料为玻璃、塑料及陶瓷等）中，放入微波炉，根据样品的不同，设置所需时间及温度进行样品消解（表16-3），完毕后定容待检。

表16-3 不同类型化妆品参考消解条件

化妆品种类	样品量/g	加入试剂/mL	压力/MPa	加热时间/min	消解效果	说明
洁面水	0.5	3 mL HNO_3+2 mL H_2O_2	0.5 1.0 1.5	2 2 3	清	

续表

化妆品种类	样品量/g	加入试剂/mL	压力/MPa	加热时间/min	消解效果	说明
爽肤液	0.5	3 mL HNO_3+2 mL H_2O_2	0.5 1.0	2 3	清	
保湿露	0.5	3 mL HNO_3+1 mL H_2O_2+2 mL H_2O	0.5 1.0	2 3	清	
营养霜	0.5	3 mL HNO_3+2 mL H_2O_2	0.5 1.0 1.5	1 2 5	清	
粉饼	0.5	3 mL HNO_3+3 mL H_2O_2	0.5 1.0 1.5	1 2 3	清	
口红	0.3	5 mL HNO_3+2 mL H_2O_2+1 mL H_2O	0.5 1.0～2.0	2 8	清	
眼影	0.3	3 mL HNO_3+3 mL H_2O_2	0.5 1.0～3.0	2 12	清	
睫毛膏	0.3	4 mL HNO_3+4 mL H_2O_2	0.5 1.0 1.5	2 2 4	清	
花露水	0.5	2 mL HNO_3+2 mL H_2O_2	0.5 1.0	1 3	清	加酸前,先水浴蒸发(不得干涸)
唇线笔	0.3	3 mL HNO_3+3 mL H_2O_2	0.5 1.0～2.5	4 10	基本清	
指甲油	0.5	5 mL HNO_3+2 mL H_2O_2	0.5 1.0	2 4	清	
洗发精	0.5	3 mL HNO_3+1 mL H_2O_2+1 mL H_2O	0.5 1.0	2 5	清	

【友情提示】

(1) 所采集的样品,应具有代表性,一般视每批化妆品数量大小,随机抽取相应数量的包装单位。因样品性能与特征不一样,采样方法也有所不同。

(2) 供检样品,应严格保持原有的包装状态。接到样品后,应立即登记,编写检验序号,并按检验要求尽快检验。

(3) 若只有一个样品，而同时需做多种分析，如细菌、毒理、化学等，则宜先取出部分样品做细菌检验，再将剩余样品做其他分析。

(4) 每种方法各有其优缺点。在选用分析方法进行元素分析时，应结合试样性质、待测元素和定量方法等方面考虑过程的安全性，方法的效率和准确性，是否产生干扰，试验条件及成本等，根据这些因素选择合适的预处理过程。在实验过程中，还可以尝试多次、加热、超声等辅助手段以减少试剂用量，提高安全性。

(5) 湿式消解法对洗发精类液体性化妆品的消化回收率较理想，回收效果良好，但对粉状类、霜类等固体化妆品的消化效果则不太理想。浸提法对各类化妆品的回收率基本在 80%～95%，消化效果比较好。微波消解法对各类化妆品的消化回收率均在 95%～105%，回收效果良好。

(6) 对于粉剂类化妆品，一些粉质类化妆品成分较复杂，多含有蜡质、滑石粉、钛白粉、高岭土、赭土、褐土等，浸提法或一般酸消化很难提取、消化完全，可借鉴土壤的消化方法，用硝酸-氢氟酸-过氧化氢体系进行微波消解，可不用高氯酸，与传统的消化比较，简单快速，基体干扰少，使测定准确性、精密度提高。

工作任务 52　化妆品中有害物质的测定

工作过程：以火焰原子吸收分光光度法测定化妆品中铅的含量为例(GB 7917.3—87)。

【相关知识】

化妆品本身含有多种化学物质，有些还属毒性化学物。另外，生产过程中也存在有害化学物质尤其是重金属元素的污染。因此，化妆品除了要符合一般的卫生要求，即外观良好，不得有异味，无感染性，使用安全，对皮肤和黏膜无刺激和损伤作用外，其主要的有毒物质包括铅、汞、砷和甲醇等应符合国家规定的相关卫生标准，见表 16-4。

表 16-4　化妆品中有毒物质的限量标准

有毒物质	限量/(mg/kg)	备注
汞	1	含有机汞防腐剂的眼部化妆品除外
铅	40	含乙酸铅的染发剂除外
砷	10	
甲醇	2000	

化妆品的卫生理化检验项目，根据《化妆品卫生规范》，包括化学指标、禁用物质、限量物质、pH 等，见表 16-5。

表 16-5 化妆品卫生化学检验项目

检测项目		非特殊用途化妆品	特殊用途化妆品								
			育发类	染发类	烫发类	脱发类	美乳类	健美类	除臭类	祛斑类	防晒类
卫生化学指标	汞	√	√	√	√	√	√	√	√	√	√
	铅	√	√	√	√	√	√	√	√	√	√
	砷	√	√	√	√	√	√	√	√	√	√
	甲醇[1]	√	√				√	√	√	√	√
禁用物质和限量物质含量	氮芥、斑蝥素		√								
	氧化型染发剂中染料[2]			√							
	巯基乙酸				√	√					
	性激素[3]		√				√	√			
	甲醛								√		
	氢醌、苯酚									√	
	防晒剂[4]										√
其他	pH[5]				√	√				√	
	α-羟基酸[5]										
	抗生素、甲硝唑[6]										
	去屑剂[7]										

注：[1] 乙醇、异丙醇含量之和≥10%(w/w)的化妆品需要测甲醇指标。

[2] 氧化型染料中间体：对苯二胺、对氨苯酚、盐酸间氨苯酚、对苯二酚和邻苯二酚。

[3] 性激素：雌酮、雌二醇、雌三醇、己烯雌酚、睾酮、甲睾酮和黄体酮。

[4] 防晒剂是为滤除某些紫外线，以保护皮肤免受辐射所带来的某些有害作用而在防晒化妆品中加入的物质，如羟苯甲酮-5-磺酸、2-苯基苯并咪唑-5-磺酸、4-氨基苯甲酸、水杨酸盐、羟苯甲酮、水杨酸苯酯、3-(4′-甲基亚苄基)-d-1-樟脑、4-二甲氨基酸-2-乙基己酯、3-氰基-3,3-二苯基丙烯酸-2-乙基己酯、4-叔丁基-4-甲氧基二苯甲酰甲烷、4-甲氧基肉桂酸-2-乙基已酸和水杨酸-2-乙基己酯等。除防晒类化妆品外，防晒剂(二氧化钛和氧化锌除外)含量≥0.5%(w/w)的其他产品也应加测防晒剂指标。

[5] α-羟基酸是α-碳位氢被羟基取代的羧酸，包括酒石酸、乙醇酸、苹果酸、乳酸、柠檬酸等。宣称含α-羟基酸或虽不宣称含α-羟基酸，但其总量≥3%(w/w)的产品需要测α-羟基酸指标，同时测pH。

[6] 宣称祛痘、除螨、抗粉刺等功能的产品需要测抗生素和甲硝唑指标。

[7] 宣称去屑功能的产品需要测去屑剂指标。

测定铅的方法有分光光度法、原子吸收光谱法、极谱法等。《化妆品卫生规范》(2007 年)规定了用火焰原子吸收分光光度法、微分电位溶出法和二硫腙萃取分光光度法测定化妆品中的铅。

火焰原子吸收分光光度法测定化妆品中铅含量的原理：

样品经预处理使铅以离子状态存在于样品溶液中，样品溶液中铅离子被原子化后，基态铅原子吸收来自铅空心阴极灯发出的共振线，其吸光度与样品中铅含量成正比。在其他条件不变的情况下，根据测量被吸收后的谱线强度，与标准系列比较进行定量。

本方法的检出限为0.15 mg/L，定量下限为0.50 mg/L。若取1 g样品测定，定容至10 mL，本方法的检出浓度为1.5 μg/g，最低定量浓度为5 μg/g。

【准备工作】

1. 仪器

(1) 原子吸收分光光度计及其配件(铅空心阴极灯)。

(2) 离心机。

(3) 硬质玻璃消解管或小型定氮消解瓶。

(4) 比色管(10 mL、25 mL、50 mL)。

(5) 分液漏斗(100 mL)。

(6) 蒸发皿。

(7) 压力自控微波消解系统。

(8) 高压密闭消解罐。

(9) 聚四氟乙烯溶样杯。

(10) 水浴锅(或敞开式电热加热恒温炉)。

2. 试剂

(1) 去离子水或同等纯度的水　将一次蒸馏水经离子交换净水器净水，储存于全玻璃瓶或聚乙烯瓶中。试剂配制及分析时均用此水。

(2) 硝酸(ρ_{20}=1.42 g/mL)　优级纯。

(3) 高氯酸[$w(HClO_4)$=70%～72%]　优级纯。

(4) 过氧化氢[$w(H_2O_2)$=30%]　优级纯。

(5) 硝酸溶液(1+1)　取硝酸(3.1)100 mL，加水100 mL，混匀。

(6) 混合酸　前面准备的硝酸和高氯酸按(3+1)混合。

(7) 辛醇。

(8) 盐酸羟铵溶液(120 g/L)　取盐酸羟铵12.0 g和氯化钠1.20 g溶于100 mL水中。

(9) 铅标准溶液

1) 铅标准储备溶液[ρ(Pb)=1 g/L]　称取纯度为99.99%的金属铅1.000 g，加入硝酸溶液(1+1)20 mL，加热使其溶解，移入1 L容量瓶中，用水稀释至刻度。

2) 铅标准溶液[ρ(Pb)=100 mg/L]　取铅标准储备溶液[ρ(Pb)=1 g/L]10.0 mL置于100 mL容量瓶中，加硝酸溶液(1+1)2 mL，用水稀释至刻度。

3) 铅标准使用溶液[ρ(Pb)=10 mg/L]　取铅标准溶液[ρ(Pb)=100 mg/L]10.0 mL置于100 mL容量瓶中，加硝酸溶液(1+1)2 mL，用水稀释至刻度。

(10) 甲基异丁基酮(MIBK，分析纯)。

(11) 盐酸溶液[c(HCl)=7 mol/mL]　取30 mL优级纯浓盐酸(ρ_{20}=1.19 g/mL)，加水至50 mL。

(12) 溴麝香草酚蓝(BTB，0.1%)　称取100 mg BTB，溶于50 mL 95%乙醇溶液，加水至100 mL。

(13) 吡咯烷二硫代氨基甲酸铵(APDC，2%)。

(14) 氢氧化铵溶液(1+1) 优级纯。

(15) 二乙氨基二硫代甲酸钠(DDTC,2%)。

(16) 硫酸铵(40%) 必要时,以 DDTC 和 MIBK 萃取除铅。

(17) 柠檬酸铵(25%) 必要时用 DDTC 和 MIBK 萃取除铅。

(18) 柠檬酸(20%) 必要时用 APDC 和 MIBK 萃取除铅。

【分析步骤】

(1) 样品预处理 可根据化妆品的类型尤其是剂型选择不同的方法。

1) 硝酸-高氯酸湿式消解法 准确称取混匀试样 1.00~2.00 g 置于消解管中。样品如含有乙醇等有机溶剂,先在水浴或电热板上低温挥发(不得干涸)。若为膏霜型样品,可预先在水浴中加热,使瓶壁上的样品熔化而流入瓶的底部。加入数粒玻璃珠,然后加入 10 mL 硝酸(ρ_{20} = 1.42 g/mL),由低温至高温加热消解,当体积减少到 2~3 mL,移去热源,冷却。加入 2~5 mL 高氯酸[$w(HClO_4)$=70%~72%],继续加热消解,不时缓慢摇动使其均匀,消解至冒白烟,消解液呈淡黄色或无色。再加热浓缩消解液至 1 mL 左右。冷至室温后定量转移至 10 mL(如为粉类样品,则至 25 mL)具塞比色管中,以去离子水定容至刻度,备用。如样液浑浊,可离心沉淀后取上清液进行测定。

同时做试剂空白。

2) 微波消解法 准确称取混匀试样 0.50~1.00 g 于清洗好的聚四氟乙烯溶样杯内,含乙醇等挥发性原料的化妆品如香水、摩丝、沐浴液、染发剂、精华素、刮胡水、面膜等,先放入温度可调的 100℃恒温电加热器或水浴上挥发(不得蒸干)。油脂类和膏粉类等干性物质,如唇膏、睫毛膏、眉笔、胭脂、唇线笔、粉饼、眼影、爽身粉、痱子粉等,取样后先加水 0.5~1.0 mL,润湿摇匀。

根据样品消解难易程度,样品或经预处理的样品,先加入硝酸(ρ_{20} = 1.42 g/mL) 2.0~3.0 mL,静止过夜,充分作用。然后再依次加入过氧化氢[$w(H_2O_2)$=30%] 1.0~2.0 mL,将溶样杯晃动几次,使样品充分浸没。放入沸水浴或温度可调的恒温电加热设备中 100℃加热 20 min 取下,冷却。如溶液的体积不到 3 mL,则补充水。同时严格按照微波溶样系统操作手册进行操作。

把装有样品的溶样杯放进预先准备好的干净的高压密闭溶样罐中,拧上罐盖(注意:不要拧得过紧)。表 16-6 为一般化妆品消解时压力-时间的程序。如果化妆品是油脂类、中草药类、洗涤类,可适当提高防爆系统灵敏度,以增加安全性。

根据样品消解难易程度,一般可在 5~20 min 内消解完毕,取出冷却,开罐,将消解好的含样品的溶样杯放入沸水浴或温度可调的 100℃电加热器中数分钟,驱除样品中多余的氮氧化物,以免干扰测定。

表 16-6 消解时压力时间顺序

压力档	压力/MPa	保压累加时间/min
1	0.5	1.5
2	1.0	3.0
3	1.5	5.0

将样品移至 10 mL 具塞比色管中，用水洗涤溶样杯数次，合并洗涤液，加入盐酸羟胺溶液[c(HCl)＝7 mol/mL]0.5 mL，用水定容至 10 mL，备用。

3）浸提法（只适用于不含蜡质的化妆品） 准确称取混匀试样约 1.00 g，置于 50 mL 具塞比色管中。样品如含有乙醇等有机溶剂，先在水浴或电热板上低温挥发（不得干涸）。若为膏霜型样品，可预先在水浴中加热，使管壁上的样品融化而流入管底部。加入硝酸（ρ_{20}＝1.42 g/mL）5.0 mL、过氧化氢[$w(H_2O_2)$＝30%]2.0 mL，混匀，如出现大量泡沫，可滴加数滴辛醇。于沸水浴中加热 2 h 后取出，加入盐酸羟胺溶液[c(HCl)＝7 mol/mL]1.0 mL，放置 15～20 min，用水定容至25 mL，供测定。

同时做试剂空白。

（2）测定

1）配制标准系列 取 6 支 10 mL 同型具塞比色管，按表 16－7 配制。

表 16－7 火焰原子吸收分光光度法测铅时标准系列的配制

管号	0	1	2	3	4	5
铅标准使用液/mL	0.00	0.50	1.00	2.00	4.00	6.00
纯水/mL	各加至 10 mL 刻度					
铅的含量/(Pb，μg/mL)	0.00	0.50	1.00	2.00	4.00	6.00

2）仪器准备 按仪器操作程序，将仪器的分析条件调至最佳状态。

3）进样测定 在扣除背景吸收下，分别测定标准系列、空白和样品溶液。

4）绘制标准曲线 由标准管的吸光度对其浓度绘制标准曲线，查出检测样品和试剂空白中的铅含量（μg/mL）。

（3）干扰消除

1）如样品溶液中铁含量超过铅含量的 100 倍，不宜采用氘灯扣除背景法，应采用塞曼效应扣除背景法，或按下面操作预先除铁后再按仪器操作程序，进行测定。绘制浓度-吸光度曲线，计算样品含量。

除铁：将标准、空白和样品溶液转移至蒸发皿中，在水浴上蒸发至干。加入盐酸 10 mL 溶解残渣，转移至分液漏斗，用等量的 MIBK（甲基异丁基酮）萃取 2 次，保留盐酸溶液。再用盐酸（7 mol/L）5 mL 洗 MIBK 层，合并盐酸溶液，必要时赶酸，定容。

2）如样品溶液含有大量铋离子等离子时，将标准、空白或样品溶液转移至 100 mL 分液漏斗中，加 2 mL 柠檬酸铵、1 滴溴麝香草酚蓝指示剂，用氢氧化铵调溶液为绿色，加 2 mL 硫酸铵，加水到 30 mL，加二乙氨基二硫代甲酸钠 2 mL，混匀。放置数分钟，加 MIBK 10 mL，振摇 3 min，静置分层，取 MIBK 层进行测定。

3）如含有大量铝、钙等离子时，将标准试剂空白和样品溶液转移至 100 mL 分液漏斗。加 2 mL 柠檬酸，用氢氧化铵溶液（1＋1）调 pH 至 2.5～3.0，加水至 30 mL，加 2%的吡咯烷二硫代氨基甲酸铵溶液 2 mL，混合，放置 3 min，静置片刻，加入 10 mL MIBK，振摇萃取 3 min，将有机相转移至离心管中，于 3 000 r/min，离心 5 min。取 MIBK 层溶液进行测定。

【结果计算】

样品中铅的含量按下式计算：

$$w(\mathrm{Pb})=(\rho_1-\rho_0)\times\frac{V}{m}$$

式中：$w(\mathrm{Pb})$——样品的铅的质量分数，μg/g；

ρ_1——从标准曲线查得测试溶液中铅的质量浓度，mg/L；

ρ_0——从标准曲线查得空白溶液中铅的质量浓度，mg/L；

V——样品消化液总体积，mL；

m——样品取样量，g。

【友情提示】

（1）洒溅出的高氯酸要立即用水冲洗。

（2）通风橱、导气管和其他排除高氯酸蒸气的装置，应由化学惰性物质制成，并在消化完成后，用水冲洗擦净。排气系统应安装在安全的位置。

（3）避免在使用高氯酸消化的通风橱中使用有机物或其他产烟物质。

（4）应使用护目镜、防护板及其他个人防护设备。用聚氯乙烯手套，不能用橡胶手套。

（5）用高氯酸湿法消解时，除非另有说明，应首先用硝酸破坏样品中易氧化的有机物后再加高氯酸，并注意避免烧干。

（6）高氯酸在浓度为72%（恒沸混合物，沸点203℃）时，是稳定的。如果高氯酸被脱水（如与强脱水剂接触），形成无水高氯酸等，其稳定性就显著下降，此时遇热、撞击或遇有机物、还原剂（如纸、木头或橡皮）就会发生爆炸。

（7）若样品中含有碳酸钙等碳酸盐类的粉剂，加酸时应缓慢加入，以防二氧化碳气体产生过于猛烈。

（8）注意除杂质，去干扰，如铁含量超过铅含量的100倍时，不宜采用氘灯扣除背景法，应采用塞曼效应扣除背景法，或除铁后再测定。

能力拓展1

化妆品中砷含量的测定

工作过程：以氢化物发生-原子吸收分光光度法测定化妆品中砷的含量为例。

一、相关知识

化妆品中砷的测定采用氢化物发生-原子吸收分光光度法，其方法原理是：

样品经预处理后，样品溶液中的砷在酸性条件下被还原剂碘化钾-抗坏血酸还原为三价砷（As^{3+}）。然后被硼氢化钠与酸作用产生的新生态氢还原为砷化氢气体，由载气导入被加热的"T"型石英管原子化器而原子化，基态砷原子吸收砷空心阴极灯发射的特征谱线。在一定浓度范围内，吸光度与砷含量成正比。与标准比较定量。

本方法最低检出限及定量下限分别为1.7 ng和5.7 ng。若取1 g样品，检出浓度和最低定量浓度分别为0.17 μg/g和0.57 μg/g。

二、准备工作

1. 仪器

(1) 具氢化物发生装置的原子吸收分光光度计及其配件(砷空心阴极灯)。

(2) 压力自控微波消解系统。

(3) 高压密闭消解罐。

(4) 聚四氟乙烯溶样杯。

(5) 水浴锅(或敞开式电加热恒温炉)。

(6) 箱形电炉。

(7) 锥形瓶(150 mL)。

(8) 具塞比色管(50 mL)。

(9) 容量瓶(100 mL)。

2. 试剂

(1) 盐酸(ρ_{20}=1.19 g/mL) 优级纯。

(2) 盐酸[φ(HCl)=10%] 取优级纯浓盐酸(ρ_{20}=1.19 g/mL)10 mL加90 mL水，混匀。

(3) 盐酸溶液(1+1) 取优级纯盐酸(ρ_{20}=1.19 g/mL)100 mL，加水100 mL，混匀。

(4) 硫酸(ρ_{20}=1.84 g/mL) 优级纯。

(5) 硫酸溶液(1+9) 取硫酸(ρ_{20}=1.84 g/mL)10 mL，缓慢加入90 mL水中，混匀。

(6) 硫酸溶液(1 mol/L) 取硫酸55.5 mL缓慢加入到944.5 mL水中。

(7) 硝酸(ρ_{20}=1.42 g/mL) 优级纯。

(8) 氢氧化钠溶液(1 g/L) 称取氢氧化钠1 g溶于水中，稀释至1000 mL。

(9) 过氧化氢[$w(H_2O_2)$=30%]。

(10) 氧化镁。

(11) 硝酸镁溶液(100 g/L) 称取硝酸镁100 g溶于1 L水中。

(12) 酚酞指示剂(1 g/L乙醇溶液) 称取酚酞0.1 g溶于50 mL 95%乙醇溶液中，加水至100 mL，混匀。

(13) 碘化钾(150 g/L)-抗坏血酸(20 g/L)混合溶液 称取15 g碘化钾和2 g抗坏血酸，加水溶解，稀释定容至100 mL。

(14) 硼氢化钠溶液(5 g/L) 称取分析纯氢氧化钠0.5 g溶至100 mL水中，加入0.5 g硼氢化钠($NaHB_4$，分析纯)溶解后过滤，于塑料瓶内冰箱中保存。

(15) 砷标准储备液[ρ(As)=1.0 mg/mL] 称取经105℃干燥2 h的三氧化二砷0.6600 g，溶于5.0 mL氢氧化钠溶液(1 g/L)。以酚酞作指示剂，用硫酸溶液(1+9)中和至中性，再加入硫酸溶液(1+9)10 mL，转移至500 mL容量瓶中，用纯水定容，混匀。

(16) 砷标准溶液[ρ(As)=10 mg/L] 移取砷标准储备溶液1.00 mL置于100 mL容量瓶中，加水至刻度，混匀。

(17) 砷标准使用液[ρ(As)＝1.0 μg/mL]　临用时移取砷标准溶液10.0 mL于100 mL容量瓶中，加水至刻度，混匀。

(18) 载气　高纯氮气。

三、分析步骤

(1) 样品预处理　根据实验室条件可任选一种方法。

1) HNO_3 - H_2SO_4 湿式消解法　准确称取混匀试样约1.00 g，置于125 mL锥形瓶中。样品如含乙醇等溶剂，称取样品后应预先将溶剂挥发（不得干涸）。加数粒玻璃珠，加入硝酸（ρ_{20}＝1.42 g/mL）10～20 mL，放置片刻后，缓缓加热，反应开始后移去热源，稍冷后加入硫酸（ρ_{20}＝1.84 g/mL）2 mL。继续加热消解，若消解过程中溶液出现棕色，可加少许硝酸（ρ_{20}＝1.42 g/mL）再继续消解，如此反复直至溶液澄清或微黄。放置冷却后加水20 mL，继续加热煮沸至产生白烟，将消解液定量转移至50 mL具塞比色管中，加入碘化钾一抗坏血酸溶液5 mL，加水定容至刻度，放置10 min后测定。

同时做试剂空白。

2) 干灰化法　准确称取混匀试样约1.00 g，置于50 mL坩埚中。加入氧化镁1 g，硝酸镁溶液（100 g/L）2 mL，充分搅拌均匀，在水浴上蒸干水分后微火炭化至不冒烟。移入箱形电炉，在550℃下灰化4～6 h。取出，向灰分中加少许水使之润湿，然后用盐酸溶液（1＋1）20 mL分数次溶解灰分，加入碘化钾-抗坏血酸溶液5 mL，加水定容至50 mL，放置10 min后测定。

同时做试剂空白。

3) 压力消解罐消解法　准确称取混匀试样约1.00g，置于聚四氟乙烯溶样杯内。若样品含较多乙醇等溶剂，应预先于水浴上将溶剂挥发。加入硝酸（ρ_{20}＝1.42 g/mL）10～15 mL，或硝酸6 mL和过氧化氢[$w(H_2O_2)$＝30%]6 mL，放置片刻，盖上聚四氟乙烯内盖，放入消解罐不锈钢筒体内，依次盖上不锈钢内盖、内垫和外盖，用拧紧手柄拧紧外盖。放入恒温烤箱内于100℃烘2 h，升温至140～150℃，加热4 h，放冷取出。将样品溶液转移至50 mL烧杯中，用水洗涤溶样杯数次，合并洗涤液。加入硫酸（1 mol/L）5 mL，在电热板上加热赶硝酸至产生白烟。放冷，加入水20 mL，转移至50 mL容量瓶，加入碘化钾一抗坏血酸溶液5 mL，加水至刻度。放置10 min后测定。

同时做试剂空白。

(2) 测定

1) 配制标准系列　取6只100 mL容量瓶，按表16－8配制。

表16－8　氢化物发生-原子吸收分光光度法测砷时标准管试剂加入量　　单位：mL

管号	0	1	2	3	4	5
砷标准使用液	0.00	0.50	1.00	2.00	4.00	8.00
盐酸溶液[φ(HCl)＝10%]	稀释至刻度					
砷含量(μg/L)	0.0	5.0	10.0	20.0	40.0	80.0

2) 仪器准备　按仪器说明书及表16－9要求调整好仪器及氢化物发生装置。

表 16－9　氢化物发生-原子吸收分光光度法测砷时仪器操作条件参数

元素	波长/nm	通带/nm	灯电流/mA	负高压/V	增益
As	193.7	0.4	1.5	588	×2
方式	积分/s	载气	载气流量/(L/min)	C_2H_2/空气	硼化氢钠溶液/mL
峰面积	9	氮气	1.0	1.0/5.0	2.0

3）进样测定　分别取标准系列溶液、样品溶液及空白溶液 5.0 mL 于氢化物反应瓶中，通载气驱赶气路中空气使吸光度为零。关气，加入 2.0 mL 硼氢化钠溶液（5 g/L），通入载气，记录吸光度。放掉废液，洗涤。依次进行测定。

4）绘制标准曲线　绘制浓度-吸光度曲线并查出样品溶液及空白溶液中砷的质量浓度（μg/L）。

四、结果计算

样品中砷的含量按下式计算：

$$w(\mathrm{As})=\frac{(\rho_1-\rho_0)\times V\times V_S\times 1\ 000}{m\times V_1}$$

式中：$w(\mathrm{As})$——样品中砷的质量分数，μg/g；

ρ_1——测定溶液中砷的质量浓度，μg/L；

ρ_0——空白溶液中砷的质量浓度，μg/L；

V——样品溶液的总体积，mL；

V_s——测定时移取标准溶液的体积，mL；

V_1——测定时移取样品溶液的体积，mL；

m——样品取样量，g。

五、友情提示

（1）要使用优级纯的盐酸，否则砷空白值会偏高。

（2）残留硝酸对测定有影响，使空白值偏高，重现性变差。因此，处理样品时尽可能少用硝酸，可用饱和草酸铵清除过多的硝酸。

（3）载气流量不能太低，否则不能迅速将氢化物气体导入石英管中，延长出峰时间。若流量过大，氢化物被稀释，同时在原子化器内停留时间过短，原子化不及时而致灵敏度下降。

（4）测定前须用新发生氢气将管路中的空气置换掉。

（5）硼氢化钠的水溶液不稳定，并且浓度越稀越不稳定，必须加入适量的氢氧化钠以提高稳定性，但不可过量，以免降低反应时的酸度。

能力拓展 2

化妆品中甲醇含量的测定

工作过程：以气相色谱法测定化妆品中甲醇含量为例。

一、相关知识

化妆品中甲醇含量的测定现普遍采用气相色谱法，其原理：

试样直接或经预处理（经蒸馏或经气-液平衡）后，在一定检测条件下，进入检测器的待测组分的质量（m_i）与检测器产生的信号（峰面积 A_i 或峰高 h_i）成正比，根据检测信号即可做出定量分析。

$$m_i = f' \times A_i (或\ h_i)$$

式中：f'——被测组分的校正因子；

A_i——峰面积。

本方法适用于含乙醇或异丙醇的化妆品中甲醇含量的测定。本方法检出浓度为 15 μg/g，最低定量浓度为 50 μg/g。

二、准备工作

1. 仪器

（1）气相色谱仪　具氢火焰离子化检测器。

（2）色谱柱　规格 2 m×ϕ2 mm，玻璃柱或不锈钢柱，内填充 GDX－102（60～80 目）担体，适用于不含二甲醚的样品。

（3）色谱柱　规格 2 m×ϕ4 mm，玻璃柱或不锈钢柱，内填充涂有 25%聚乙二醇 1 540（或 1 500）的 GDX－102（60～80 目）担体，适用于含二甲醚的样品。

（4）全玻璃磨口水蒸馏装置。

（5）超级恒温水浴锅　温度范围 0～100℃，控温精度±0.5℃。

（6）顶空瓶（20～65 mL）。

（7）微量进样器（0.5 μL、1 μL、1 mL）。

2. 试剂

（1）无甲醇乙醇　取 1.0 μL 注入色谱仪，应无杂峰出现。

（2）乙醇溶液[$\varphi(C_2H_5OH)=75\%$]　取无甲醇乙醇 75 mL，用纯水稀释至 100 mL。

（3）色谱担体 GDX－102（60～80 目）　气相色谱试剂。

（4）色谱固定液聚乙二醇 1 540（或 1 500）　气相色谱试剂。

（5）甲醇标准溶液

1）甲醇标准溶液甲　适用于直接取样测定或取一定量样品用 75%乙醇溶液[$\varphi(C_2H_5OH)=75\%$]稀释后测定用：取色谱纯甲醇 1.00 mL 置于 100 mL 容量瓶中，用 75%乙醇溶液定容至刻度，本标准溶液含甲醇 1.00%（V/V）。于冰箱中保存待用。

2）甲醇标准溶液乙　适用于蒸馏法和气-液平衡法（顶空法）预处理的样品测定用：取色谱纯甲醇约 1.00 g 置于 100 mL 容量瓶中，用 75%乙醇溶液定容至刻度，本标准含甲醇 10 g/L。于冰箱中保存待用。

（6）氯化钠（分析纯）。

（7）消泡剂　乳化硅油。

三、分析步骤

(1) 取样 不含推进剂的化妆品直接取样。含推进剂的样品，如发胶，按以下方法取样：取一定量 75%乙醇溶液于蒸馏烧瓶或顶空瓶中，在发胶瓶的喷嘴上装一注射器针头，连接一根聚四氟乙烯细管，将此管的另一端插入到乙醇液面下，缓缓按压喷嘴，使发胶从针头流出经聚四氟乙烯细管流入到乙醇溶液中。如难以压出样品，可将样品置于冰箱冷却后，再挤压取样。用减差法计算取样量。

(2) 样品预处理 根据样品情况选择如下方法。

1) 直接法 甲醇含量低的花露水等，直接取样测定；甲醇含量较高时，可取 10 mL 样品，用 75%乙醇溶液稀释至总体积为 50 mL，作为样液备用(必要时过滤)。此法只适用于非发胶类、液体或低黏度的化妆品。

2) 蒸馏法 取样品约 10 g 于蒸馏瓶中，加水 50 mL，氯化钠 2 g，消泡剂 1 滴(必要时加)和无甲醇乙醇 30 mL，在沸水浴中蒸馏，收集蒸馏液至不再蒸出，冷至室温后，加无甲醇乙醇定容至 50 mL，以此作为样品溶液。此法适用于各类化妆品。

3) 气-液平衡法(顶空法) 取样品约 5 g 置于顶空瓶中，加 75%乙醇溶液 5 mL，密封后置于 40℃恒温水浴中平衡 20 min。取气液平衡后的液上气体作为待测样品。此法不适用于发胶类化妆品。

(3) 调节仪器 启动色谱仪，按表 16－10 提供的参考条件进行调节，使仪器达到最佳工作条件。

表 16－10 气相色谱法测甲醇时的操作参数(供参考)

适用项目	温度/℃			流速/(mL/min)		
	色谱柱	气化室	检测器	氮气	氢气	空气
不含二甲醚的样品	170	180	180	40	40	500
含二甲醚的样品	75	90	150	30	30	300

(4) 校准曲线的制备

1) 直接法预处理的样液 取 7 只 50 mL 容量瓶，按表 16－11 配制标准系列。依次取标准溶液 1 μL 注入气相色谱仪，记下各次色谱峰面积，并绘制峰面积-甲醇浓度(%，V/V)曲线。

表 16－11 气相色谱法测甲醇时标准系列的配制(1)

编号	0	1	2	3	4	5	6
甲醇标准溶液甲/mL	0.25	0.50	1.00	2.00	4.00	7.00	10.0
75%乙醇溶液/mL	各加至刻度						
甲醇含量/%(mL/mL)	0.005	0.010	0.020	0.040	0.080	0.140	0.200

注：此标准系列适用于直接法预处理的样液

2) 蒸馏法预处理的样液 取 7 只 50 mL 容量瓶，按表 16－12 配制标准系列。依次取此标准溶液 1 μL 注入气相色谱仪，记下各次色谱峰面积，并绘制峰面积-甲醇浓度(mg/mL)曲线。

表 16－12　气相色谱法测甲醇时标准系列的配制(2)

编号	0	1	2	3	4	5	6
甲醇标准溶液乙/mL	0.25	0.50	1.00	2.00	4.00	7.00	10.0
75%乙醇溶液/mL	各加至刻度						
甲醇含量/(mg/mL)	0.05	0.10	0.20	0.40	0.80	1.40	2.00

注:此标准系列适用于蒸馏法预处理的样液

3）气-液平衡法预处理的样液　取 7 只 50 mL 容量瓶,按表 16－13 配制标准系列,密封后放入 40℃恒温水浴中平衡 20 min。依次取液上气体 1 mL 注入气相色谱仪,记下各次色谱峰面积,并绘制峰面积-甲醇浓度(mg/mL)曲线。

表 16－13　气相色谱法测甲醇时标准系列的配制(3)

编号	0	1	2	3	4	5	6
甲醇标准溶液乙/mL	0.00	0.10	0.50	1.00	2.00	3.00	4.00
75%乙醇溶液/mL	各加至 10 mL,密封后置于 40℃恒温水浴中平衡 20 min						
甲醇含量/(mg/mL)	0.00	0.10	0.50	1.00	2.00	3.00	4.00

注:此标准系列适用于顶空法处理样液

(5) 测定　依次取待测样品溶液 1 μL(或液上气体 1 mL)注入气相色谱仪,记下各次色谱峰面积。根据峰面积-甲醇浓度曲线,求得样品溶液中甲醇含量。

四、结果计算

样品中甲醇的含量按下式计算:

$$w(CH_3OH)=\frac{\rho\times V}{m}\times 1\,000$$

式中:$w(CH_3OH)$——样品中甲醇的质量分数,μg/g;

ρ——样液中甲醇的质量浓度, mg/mL;

V——样品定容体积,mL;

m——样品取样量,g。

如将直接法预处理的样液直接进样测定,则可按下式计算。必要时,根据甲醇和样品的密度,折算为质量分数。

$$\varphi(CH_3OH)=\varphi_1\times 100\times K$$

式中:$\varphi(CH_3OH)$——样品中甲醇浓度的体积分数,10^{-6};

φ_1——测试溶液中甲醇浓度,%(V/V);

K——样品稀释倍数。

五、友情提示

(1) 化妆品中甲醇的测定方法有气相色谱法和分光光度法。前者准确、快速、灵敏度高,是首选方法。

(2) GDX——高分子多孔微球,是一种人工合成的新型固定相,还可以作为担体涂渍固定液。它由苯乙烯(STY)和二乙烯苯(DVB)或乙基乙烯苯(EST)与二烯苯聚合而成。聚合物若为非极性(STY)与极性基团的化合物聚合,则形成极性聚合物。

(3) 消泡剂种类很多,此处所用系硅高分子化合物,乳化硅油 284PS 是甲基乙氧基硅烷(30%～33%)与硅脂、聚乙烯醇加水至 100 的混合物。适合于含水样品的消泡。净化的 248PS,其色谱图在甲醇保留时间范围内没有杂峰。

(4) 直接法预处理的样液在测定甲醇时干扰因素多,易污染色谱柱和检测器;蒸馏法预处理操作较繁琐;用顶空气相色谱法测定化妆品中甲醇,除发胶类化妆品外,其他化妆品都适用,避免了污染,且快速、准确,精密度也好,是一种比较理想的方法。

(5) 氢火焰离子化检测器(FID),具有灵敏度高、死体积小、应答时间快、定量线性范围宽、结构简单、操作稳定、对温度不灵敏、不需要置于控制温度的恒温箱中等特点。由于它灵敏度高,对载气的纯度要求也较高,对永久性气体、水、甲酸、甲醛、二硫化碳等无应答。在使用(FID)检测器时应注意以下几点。

1) 载气、氢气和空气必须很好净化。

2) 为了使离子化信号不受载气或氢气流速的影响,应从实验中找出适当的流速,一般流速比为:载气+氢气=1+1 或 1+2,本方法氮气流速+氢气流速=40 mL/min+40 mL/min。一般空气流速与氧气流速是 10+1,这样可使信号不随流速而改变。本方法空气流速是 500 mL/min。

3) 要经常保持离子头清洁。

4) 要注意尽可能采用低蒸气压的固定液,防止固定液的流失引起基底电流和噪声的增大。

5) 样品取量不能太多,特别是其中水分不能太多,否则会使温度下降,影响灵敏度,有时甚至使火焰熄灭。

6) 屏蔽绝缘要好。要保持离子化室在适当温度,保持空气流速相当大,使燃烧生成的水致冷凝并且及时排出。

(6) 因为高分子多孔微球在空气中加热易变质,所以只能在装柱后通载气(N_2、H_2 等)进行动态老化至基线平直。另外高分子多孔微球易产生静电而影响装柱,装柱器具需用经丙酮或乙醇润湿的纱布擦拭。装柱方法同气-液填充柱。

(7) 从目前国内产品分析来看,绝大部分样品无需蒸馏,可以直接进样。至于是否稀释则需从含量来考虑。样品结果应在标准曲线覆盖范围之内。10 g 样品一般加 20 mL 水,黏度太大的样品可加 50 mL。但含乙醇低于 50%的样品,可以少加一点(如 20 mL)。此处加氯化钠是为电解质破乳,并且使水相中含无机盐,以利用甲醇蒸出。

(8) 甲醇标准溶液 0.05%、0.1%、0.15%、0.2%在 103 型 GDX 柱可以得到相应的 mV 数为 0.85、1.50、2.34、2.98,保留时间为 40～100 s。线性关系良好,此法回收率在 95%以上,相对标准偏差在 5%以下。

思考题

1. 什么是化妆品？化妆品有哪些种类和功能？
2. 简述化妆品的采样原则和要求。
3. 常用化妆品的消化处理方法有哪几种？比较其优缺点。
4. 用火焰原子吸收光谱法分析时,是否火焰温度越高,测定灵敏度就越高？

项目十七　生物材料的检验

知识目标

1. 了解生物材料检验的项目内容和检验的卫生学意义。
2. 熟悉生物材料、生物本底值的概念。
3. 理解冷原子吸收分光光度法测定尿汞和石墨炉原子吸收分光光度法测定尿铅的原理。
4. 理解测定尿铅、尿汞的意义。
5. 掌握测定结果的处理和计算方法。

技能目标

1. 能正确采集和保存尿样、血样。
2. 熟练运用冷原子吸收测汞仪进行尿汞的检测。
3. 熟练掌握石墨炉原子吸收分光光度计的操作。

在劳动卫生和职业病防治工作中，常进行生物样品中有毒物质的测定。生物样品是指机体的体液、分泌物、排泄物以及脏器组织等，如血液、唾液、乳汁、泪液、汗液、粪便、尿液、头发、指甲等。采集和分析这些样品中有毒物质或其代谢产物的含量、有关生物学指标或酶学指标，称为生物材料的检验。

环境中的有害物质常常存在于大气、劳动场所空气、水体、食物及土壤中，有些物质可以通过多种途径进入人体，用环境检测的方法去评价人体接触污染物的程度，不但需花费很多人力、物力，而且其结果并不能完全真实地反映接触者由于进行不同的劳动负荷、个体差异、生活条件和气象条件等因素所造成的影响。而生物样品检测的结果可以有效地反映某种污染物的接触程度及对人体健康影响的情况。

毒物通过呼吸道、皮肤、黏膜、消化道进入体内后，或以原来形态，或以经过生物转化的代谢产物排出体外。采集血液进行分析，可直接了解毒物在血液循环内达到的水平和动态。采集尿液、头发进行分析，则可反映毒物从人体内排出的情况，并能间接地衡量毒物在体内的负荷。实验证明，绝大多数毒物随尿排出的浓度与血液中的含量呈一定的相关关系。

生物样品检测还有助于研究毒物的剂量-反应关系，可为制定最大容许生物学浓度提供重要的依据。

此外，生物样品检测的项目往往也是普查和职业病临床检验的重要指标、参考指标或接触指标。测定这些指标对职业中毒、职业病或环境污染中毒的调查研究、诊断、鉴别诊断、疗效观察都具有非常重要的价值。可以说，生物样品中有毒物质的检验是劳动卫生、职业病防治及其科学研究的重要组成部分。

工作任务53　生物样品的采集与保存

【相关知识】

采样是分析的第一步。生物样品包括的种类较多，如何采集样品，是分析者应该首先注意的问题。收集何种生物材料作为样品，需根据不同有害物质的特点及其在体内转归以及检验目的而定。为使收集的样品能反映真实情况，必须注意采样方法，采样时间和时间间隔，样品的储藏和存放所采用的方法和表示结果的单位，以及结果的计算和监测频数等。

1. 样品的选择

生物材料种类很多，有血液、尿、呼出气、粪、毛发、各种组织脏器等，可供选择。在大多数情况下，血液和尿是最具有代表性的样品，对血液和尿中有害物及其代谢产物含量的测定，常可反映机体对毒物的吸收量，毒物在体内的代谢途径的情况等，从而判断毒物的排泄率和体内蓄积情况等。

进入体内的毒物及其代谢产物主要通过肾脏由尿液排出，加之尿液采集方便，故为生物监测中的首选生物样品。但对那些不经肾脏排出或经肾脏排出但不稳定的化合物，或经肾脏代谢成为二氧化碳、水或其他正常代谢产物的毒物，则不宜用尿液作为检测样品。毛发和指甲中的某种毒物含量，常能较好地反映机体对该毒物的吸收和蓄积情况，它们也是常用的生物样品。

为了测定结果的科学性和可比性，要优先选择被测浓度与环境接触水平，或与健康效应有剂量关系的生物材料，或者已经制订出生物样品本底值的生物样品。

2. 采样时间

毒物进入机体后，经过吸收、转运、代谢等动态过程，其量是随时间而变动的。因此，确定了生物样品后，应注意选择最佳的采样时间。以尿为例，如果要测定的化合物其排出十分缓慢时，则采样时间对结果影响不大，但对排出率较快的物质，采样时间就显得很重要，一般以收集接触结束时的尿样较好。对于生物半衰期较短的（数小时）毒物，连续接触者一般采集接触结束之后第一次排尿之后的尿；短期接触者一般采集接触结束之后数小时的尿。

3. 生物样品的储存

最好的办法是采集样品之后立即进行分析，但一般难以做到。样品储存时必须注意不要使待测成分损失或变质，必须避免引进干扰物质，并注意样品的挥发及对器皿的滞留损失等。大多数生物样品在4℃冰箱内存放两周时测定结果无明显影响。但测定粪卟啉的尿样要在－20℃保存。测定马尿酸的尿样应调至pH为4时保存。

【采样操作】

1. 尿样

绝大多数毒物及其代谢产物，都是经肾脏随尿液排出的，其排出的浓度与血液中的含量有一定的相关关系。分析尿液不仅可以反映毒物排出的情况，也可以间接反映毒物被吸收及在体内负荷的情况。

尿液是机体的废弃物，容易得到和收集。收集时无疼痛，受检者容易接受。尿液是分析毒物含量应用最普遍的样品，根据不同的分析目的，可以选择不同的收尿方法。

根据收尿方式的不同，收尿方法一般分为全日尿、晨尿、夜尿、定时尿和随机尿五种。

(1) 全日尿　全日尿又称昼夜尿或 24 h 尿。全日尿由于尿量多，分析结果比较稳定，代表性好。当某些毒物从体内排出无规律，一昼夜间尿量波动较大时，常取全日尿混合后，取适量进行分析。收尿时，应先将膀胱中尿排空再计时间，到达 24 h 后，再解一次尿于容器中。这种收尿方法，多用于住院检查患者，而对一般院外受检者，由于需要随身携带较大的收尿容器，很不方便。收集全日尿，由于时间长，应注意漏收、尿液腐败、容器吸附和污染等问题。

(2) 晨尿　晨尿是指清晨起床后的第一次尿液。晨尿不受当天饮食的影响，尿液较浓，其成分比较稳定，采样简单方便，不影响当天的工作活动，容易为受检者接受。实践证明，晨尿与全日尿的测定结果并无显著差异。因此，在劳动卫生与职业病的调查、诊治中，常用晨尿代替全日尿。

(3) 夜尿　夜尿又称 12 h 尿或对时尿，是指收集夜间至清晨这一阶段(一般指晚 8 时至清晨 8 时)的尿液。同样，收尿前也应先将膀胱中尿排空后再计时，到达 12 h 后，再解一次尿于容器中。由于尿量较晨尿为多，不仅可以使分析结果趋于稳定，还可避免全日尿需携带容器的缺点。

(4) 定时尿　定时尿是指收集上班前、下班后或工作时某一时间的尿液。某些有机毒物在体内代谢转化较快，一旦停止接触，尿液中的浓度明显下降，甚至检查不出来。如甲苯经机体代谢，以马尿酸的形式随尿排出体外，绝大部分在 12～16 h 后排出，24 h 后几乎全部排完。因此，测定定时尿可以了解短时间内某些毒物在机体的吸收、转化和代谢的情况。

(5) 随机尿　随机尿是指收集任意一次尿液送检。这种方法虽然方便了受检者，但往往使分析结果的波动性大。

2. 血液

血液中有害物质的浓度可反映机体近期接触该有害物的程度，常与体内有害物的吸收总量呈正相关。由于血样具有含量稳定、波动小、取样时污染机会少以及不受肾功能影响等优点。因此，测定血中某些成分的浓度更具有卫生学意义。此外，进行血液中有害物质或血液的异常成分的测定，或血液中某些正常成分含量的测定，由含量的改变可以判断机体的健康状况。

有些毒物及代谢产物在全血、血浆、血清和红细胞中分布是不同的，所以采集血样测定时，应根据测定的目的、毒物或其代谢产物在血液中的分布特点选取不同的血液样品。

全血：采集血样后，立即注入有抗凝剂的试管中，轻轻转动试管使血液与抗凝剂充分混合。

血清(或血浆)和红细胞：将血液缓慢注入干燥试管(或加有抗凝剂的试管)中，于室温下放置 15～30 min，经离心分离后，上清液为血清(或血浆)，沉淀为红细胞。

3. 头发

近年来，头发与微量元素之间的关系受到营养学、环境科学和职业病学的重视。头发是人体整个机体代谢系统的一个组成部分，是微量元素的排泄器官之一。目前，发铅、发汞、发砷、发锰等作为人体受环境污染影响的监测和职业中毒诊断的参考指标已引起重视。

头发作为活体样品，在采样时，受检者无疼痛、无创伤；在进行职业流行病学调查时，头发是一种合适的分析样品。

【样品的处理与保存】

1. 尿样

收集尿液的容器宜选用硬质玻璃瓶或聚乙烯塑料瓶。容器应具塞或内衬有聚四氟乙烯膜的盖子。根据收尿方法的不同，选用不同大小的容器，如晨尿和随机尿可选用 500 mL 的容器，而全日尿一般选用 2 L 容器。对光照影响测定结果的项目，应选用棕色瓶盛放尿液。如果样品需要冷冻保存时，则不宜选用玻璃容器。无论选何种容器收集尿液，使用前都要用稀硝酸浸泡 24 h。

由于尿液不稳定，原则上采尿后应尽快测定，特别是对于代谢物质的检查（如尿中粪卟啉等），当尿样必须保存时应放在冷暗处（4℃左右），如欲保存较长时间最好存放在冰箱内冻结。测定前于 40℃水浴中加温解冻，放置室温后，用力振摇混匀后再取样。也可加入适当保护剂和防腐剂，但加入的保护剂和防腐剂都应该以不影响测定结果或不引入外来干扰元素为先决条件。

2. 血液

血液在运输过程中应避免振动和温度的改变。若不能立即检验，除全血外，一般应将血清（或血浆）与红细胞分离后分别储存（因为冷冻血样发生溶血）。如果血样临时存放过夜，可放在 4℃冰箱保存，否则必须冷冻（－20℃）保存。测定酶活性的血样，必须尽快分析，放置时间长，酶活性会降低。

使用不干净的采样器具，皮肤消毒不良，血中加入含杂质的抗凝剂以及使用不适当的容器存放血样都可以造成严重的污染。目前国际上为了防止样品受到污染，要求使用不带颜色的塑料器皿。一般可按以下顺序优先选用合适的容器：聚四氟乙烯、聚乙烯、石英、白金、硅硼玻璃。

3. 头发

头发作为活体样品容易储存和运送，不需要特殊容器；样品不易变质，可长期保存，必要时可重复检验；头发很像录像带，它能反映过去某个时期微量元素吸收和代谢的历史，这是其他生物样品所不能比拟的。

头发直径约为 0.8 mm，平均生长速度为 1 cm/月。因此，若以每月平均生长速度 1 cm 计，则可将头发从发根起剪成 1 cm 长的若干段，测定其中某种元素的含量来追踪观察以 1 个月为单位某元素含量的变化情况，追溯既往个体与环境的接触史。

【友情提示】

(1) 由于饮水、出汗等因素影响，尿样中物质浓度常发生较大波动，而影响结果的稳定性。为使分析结果具有可比性，对毒物接触者的尿样进行测定时，常需对尿样进行校正。常用的校正方法有尿相对密度校正法和尿肌酐校正法。我们仅介绍尿相对密度校正法。

尿相对密度校正被测物的质量浓度公式如下：

$$c_{校}=c_{测}\times\frac{d_{标}-1.000}{d_{测}-1.000}=c_{测}\times K$$

式中：$c_{校}$——校正后尿液中物质的浓度，mg/L；

$c_{测}$——实测尿液中被测物质的浓度，mg/L；

$d_{标}$——尿液相对密度；

$d_{测}$——实测的尿液相对密度；

K——校正系数，实际应用时可查表 17-1。

表 17-1 尿相对密度校正系数表

尿样相对密度	校正系数	尿样相对密度	校正系数	尿样相对密度	校正系数
1.003	6.667	1.013	1.538	1.023	0.870
1.004	5.000	1.014	1.428	1.024	0.833
1.005	4.000	1.015	1.333	1.025	0.800
1.006	3.333	1.016	1.250	1.026	0.769
1.007	2.856	1.017	1.176	1.027	0.740
1.008	2.500	1.018	1.111	1.028	0.714
1.009	2.222	1.019	1.050	1.029	0.690
1.010	2.000	1.020	1.000	1.030	0.667
1.011	1.818	1.021	0.952	1.031	0.654
1.012	1.669	1.022	0.909	1.032	0.625

尿相对密度校正法比较简单，可消除因饮水、出汗等对尿液浓度的影响，使分析结果的稳定性增强，从而增加结果的可比性。但是，尿糖、尿蛋白等均可明显影响尿液的相对密度，而致测定结果不准确。因此，对于相对密度小于 1.010 或大于 1.030 的尿液不作监测使用，要重新取样。

(2) 采血过程中要防止溶血。只要注意采血用的注射器、针头、试管等器具清洁干燥，采集的血样不要剧烈振摇，立即进行分离(放置时间过长也会出现溶血)，溶血现象完全可以避免。

(3) 分析血中的金属有害物时，处理样品的容器应不含该金属。一般应先用洗涤剂洗净，继用50～60℃的稀硝酸或稀盐酸洗净器皿内壁，再用去离子水反复冲洗，然后干燥备用。使用前应检验被测金属含量，应于分析仪器上不显示信号为准。

(4) 头发的微量元素来自人体内部(内源性)和外部的环境污染(外源性)，洗涤头发时，应该注意保护内源性元素和洗净外源性元素。近年来，由于烫发染发等导致头发成分改变，也给以头发作生物样品的分析带来了很大的影响和困难。

工作任务 54 尿汞的测定

工作过程：以冷原子吸收分光光度法测定尿汞为例(WS/T 26.1996)。

【相关知识】

人们接触汞的机会较多，如汞矿的开采，用汞齐法提炼重金属；在温度计、血压计、荧光灯、电子管等仪表和分析仪器的制造过程中，工人都会接触到液态汞和汞蒸气。

汞的无机化合物如硝酸汞可用于毛毡制造；氯化汞用作医药消毒剂和木材防腐，均使人们接触粉尘或气溶胶状态的汞盐。

汞的有机化合物可用来制造杀虫剂，如西力生(氯化乙基汞)、赛力散(乙酸苯汞)等。工业三废如处理不好，农业上农药使用不当，可以污染大气、水源、土壤和食物，增加人们接触汞的机会。

汞及其化合物可通过呼吸道、消化道和皮肤等途径被人体吸收，对人的毒性较大。进入体内的汞及其化合物，常引起慢性或急性中毒。汞在体内主要分布于肾和肝，其次是心肌、肠壁、脑和骨中，而以肾为最多。汞主要通过肾脏随尿排出。因此，尿汞含量的测定，可以帮助我们了解是否接触汞以及接触的程度，有助于汞中毒的诊断和驱汞后疗效的观察。

血汞可反映体内的汞含量，头发中也有汞蓄积，但二者的样品处理比尿样复杂，故在劳动卫生和职业病防治工作中较少采用。

尿汞的测定方法较多，常用的有冷原子吸收分光光度法和二硫腙分光光度法。冷原子吸收分光光度法操作简便，消耗的试剂少，并且灵敏度高，应用最为广泛。

冷原子吸收分光光度法又可分为酸性氯化亚锡还原法和碱性氯化亚锡还原法。酸性氯化亚锡还原法是先用高锰酸钾和硫酸破坏尿中的有机物质，使尿中汞转变为离子状态的汞，然后用氯化亚锡将汞离子还原成原子态的汞。碱性氯化亚锡还原法是尿样不经消化，利用氯化亚锡与过量碱作用生成亚锡酸钠，这是更强的还原剂，可直接将尿中汞还原成原子态汞，然后进行测定。因此，碱性氯化亚锡还原法比酸性氯化亚锡还原法操作更简便，所以尿中汞的测定主要采用碱性氯化亚锡-冷原子吸收分光光度法。

碱性氯化亚锡-冷原子吸收分光光度法测定尿中汞含量的原理：

在强碱性(pH=14)和有镉离子存在的条件下，氯化亚锡可将尿中无机汞和有机汞还原成汞原子。汞原子对波长 253.7 nm 的紫外光具有最大吸收，在一定的汞浓度范围内，吸收值与汞的含量成正比。用测汞仪测定汞的含量。

该方法的最低检出质量浓度为 0.5 μg/L(取尿样 10 mL)。线性范围为 5～25 μg/L。

【准备工作】

1. 仪器

本方法使用的玻璃仪器，均须用硝酸溶液(1+1)浸泡过夜，再依次用自来水、纯水冲洗洁净。

(1) 具塞试管(10 mL)。

(2) 尿液相对密度计。

(3) 汞蒸气发生装置。

(4) 冷原子吸收测汞仪。

2. 试剂

应采用汞含量尽可能低的试剂，配制试剂和稀释样品用的纯水为去离子蒸馏水或经全玻璃蒸馏器蒸馏的蒸馏水。

(1) 盐酸。

(2) 氢氧化钠溶液(500 g/L)。

(3) DL-半胱氨酸溶液(10 g/L) 称取DL-半胱氨酸1 g,加水5 mL,盐酸1 mL,溶解后加水至100 mL。

(4) 磷酸三丁酯或辛醇(抗泡剂)。

(5) 氯化亚锡-硫酸镉试剂。

1) 甲液 称取50 g氯化亚锡($SnCL_2 \cdot 2H_2O$),置于15 mL浓盐酸中,加热助溶,加水至50 mL,加入数枚锡粒,4℃冰箱保存。

2) 乙液 称取5 g硫酸镉,溶于50 mL水中。

临用前将甲液与乙液等体积混合。

(6) 汞保护液 称取0.5 g重铬酸钾(优质纯),溶于50 mL硝酸中,用水稀释至1 000 mL。

(7) 汞标准储备液[ρ(Hg)=100 μg/mL] 称取0.135 3 g氯化汞($HgCl_2$),用汞保护液溶解,转入1 000 mL容量瓶中,用汞保护液稀释至标线。

(8) 汞标准使用液[ρ(Hg)=0.5 μg/mL] 临用前,由汞标准储备液用汞保护液稀释而成。

(9) 基本尿液 取浓、淡正常人尿样各1份,混合后调节成相对密度为1.015±0.002。

【分析步骤】

(1) 尿样的收集与保存 用聚乙烯塑料瓶收集一次尿液,尽快测定相对密度后,加入氢氧化钠,使其浓度达40 g/L。于4℃冰箱中可保存两周。尿液在分析前要彻底摇匀。

(2) 样品处理 吸取10.0 mL尿样于10 mL具塞试管中(同时取10.0 mL水作空白管),加入500 g/L氢氧化钠溶液2 mL,0.5 mL DL-半胱氨酸溶液,混匀。

(3) 制备标准系列 取7支10 mL具塞试管,按表17-2操作。

表17-2 汞标准系列的配制

管号	0	1	2	3	4	5	6
汞标准使用液/mL	—	0.00	0.10	0.20	0.30	0.40	0.50
基本尿液/mL	—	各加至10 mL刻度					
水/mL	10.0	—	—	—	—	—	—
氢氧化钠溶液/mL	各加2 mL,混匀						
DL-半胱氨酸溶液/mL	各加0.5 mL,混匀						
汞含量/μg	0	0	0.05	0.10	0.15	0.20	0.25

(4) 进样测定 将各标准管、样品管内溶液依次分别倒入汞蒸气发生瓶中,加1滴磷酸三酯,1 mL氯化亚锡-硫酸镉试剂,立即盖紧发生瓶,接通气路,读取最大吸光度值。待指针回零,再测定下一个样品。

(5) 绘制标准曲线 将2~6号标准管的吸光度值分别减去1号标准管的吸光度值,以此吸光度值为纵坐标,对应的汞含量为横坐标,绘制标准曲线。并根据样品管的吸光度,从标准曲线上查得样品管中汞含量。

【结果计算】

尿样中汞的含量按下式计算：

$$\rho(\mathrm{Hg})=\frac{m\times 1\ 000}{V}\times K$$

式中：$\rho(\mathrm{Hg})$——尿中汞含量，μg/L；

m——从标准曲线上查得的尿中汞含量，μg；

V——分析时所取尿样体积，mL；

K——尿样换算成标准密度下的浓度校正系数。

【友情提示】

(1) 本法测定结果的准确与否，关键在于还原剂中氯化亚锡和镉离子的浓度。只有反应液中氯化亚锡浓度为2.5%～5%，硫酸镉浓度达到0.4%～0.8%时，有机汞的还原效率才能与无机汞基本相同。

(2) 尿中常含有大量有机物，在强碱性条件下与反应时形成的氢氧化物发生沉淀，使溶液变稠，影响汞蒸气的速度，为抵消这种影响，必须使用基本尿液代替水来配制标准系列。

(3) 采取尿液时，受检者应脱离作业现场，换下工作服并洗净双手，以防污染样品。

(4) 本法测定的是总汞的含量，不能区分无机汞和有机汞。

小贴士

制订生物样品本底值

生物样品的本底值也称参考值，是指有些生物监测指标在不接触职业毒物的健康人群中，也可检测到一定的水平。过去常称为正常值。

1. 制订生物样品本底值的意义

生物样品的本底值是用来衡量某一测定结果是否异常的尺度。在劳动环境中，当接触一定量有毒物质时，在体内和代谢产物中，该毒物往往会增多。由于毒物作用的影响，还可引起体内和代谢产物中有关生理、生化指标升高或降低。在劳动卫生和职业病防治工作中，常将这些变化与正常值进行比较，判断毒物影响个体和群体的情况。可见，本底值在劳动卫生和职业病防治工作中具有重要意义。测定本底值还可为制订或修订卫生标准，制订生物接触限值提供重要的科学依据。

2. 制订生物样品本底值的基本要求

生物样品的本底值受地理环境、膳食组成、饮食习惯、环境污染等因素的影响，且随采样及测定方法的不同而异。同一种毒物，各地报道的本底值往往有差异；同一地区，分析方法不同，本底值也不一样。因此，在制订生物样品本底值时应注意以下几点。

(1) 确定分析方法　分析方法往往决定分析结果的准确性。在制订某一指标生物样品本底值时，如果已有统一或标准的分析方法，应该直接采用。否则，应通过实验，选定分析方法。不管选用哪种分析方法，在测定前都应通过多次实验，做到对该法熟练掌握，避免系统误差，尽量减少随机误差。

(2) 测定对象的选择　通常选择不接触被测毒物的“正常人”作为测定对象。这里所指的正常人不是指没有任何疾病的人，而是指排除了影响测定指标的疾病和因素的人。选取时，可根据体检情况进行取舍。此外，还应了解选取对象在该地区的居住时间和职业史。正常值受地区、饮食、生活习惯等多种因素的影响，而制订正常值总是以本地区人群为样本。因此，在同一地区，应选取居住分散面广并有一定居住时间者为好。目前，对居住时间未做统一规定，资料表明，选取居住时间最短者为1年。

有些毒物在体内停留和蓄积的时间较长。选取时，应询问其职业史，了解是否曾经接触过与该指标有关的毒物。如果有接触，这种对象不宜选作正常人。对选取者，还应询问近期是否服用过某种药物，如果该药物对该指标有影响，这种人也不应选取。根据测定指标的不同，选取时还应注意照顾到年龄、性别、职业等因素，以使观测对象有较好的代表性。

(3) 确定样本数量　本底值的范围是根据样本测定结果来制订的，样本分布愈接近于总体分布，所得结果愈可靠。样本数量过少，就难以达到这个目的。样本的数量应根据测定的目的要求和被测指标的波动范围及人力、物力而定，一般不应少于100例。有些指标的本底值与性别、年龄等有关，制订这些指标本底值时，就应根据要求分别进行统计。

(4) 确定本底值范围　按照统计学方法对测定结果进行正态性检验，根据测定结果的分布类型，选用相应的统计分析方法。测定数据属偏态分布，一般用百分位数法计算本底值范围；测定数据呈正态分布，用正态分布法计算本底值范围。

能力拓展

尿铅的测定

工作过程：以石墨炉原子吸收分光光度法测定尿铅的含量为例(WS/T 18.1996)

一、相关知识

铅的用途很广，因而人们接触铅的机会较多，如含铅的冶炼、印刷铸字、油漆和颜料的制造等。铅可经呼吸道、消化道进入人体。四乙基铅、油酸铅可经皮肤吸收。铅中毒主要危害神经系统、造血系统、消化系统和肾脏。铅在血液中主要对血红蛋白的合成代谢起抑制作用，并在一定程度上有溶血作用。铅进入血液后，95%与红细胞结合，被输送到人体各部位。铅在体内有蓄积作用，其中约有90%以不溶的磷酸三铅形式沉积于骨骼中，少部分留在肝、脑、肾、肌肉及血液中。体内的铅75%～80%随尿排出，15%经粪排出，头发、指甲、汗液中的排出总量不足8%，乳汁中也有少量的铅。

尿铅的含量可以反映铅从体内排出的情况，能间接反映机体吸收铅的量，是铅中毒诊断的一项重要指标。在治疗期间测定尿铅，可以了解药物的疗效和人体排铅的规律。因此，尿铅测定无论是作为铅作业工人的普查，还是铅中毒的诊断，以及药物疗效的观察，都具有重要意义。

由于尿铅排出受许多因素的影响，有时体内虽有大量铅蓄积，而尿铅排出量并不高，造成尿铅测定结果与临床诊断不相符合,此时应进一步做驱铅检查或血铅检查。测定血铅可以直接反映体内吸收的铅含量,它不受环境和人为因素的污染,也不受肾脏排泄功能的影响。但测定血铅需要抽取血样,样品的处理方法也比较复杂,一般不作为临床诊断首选的检测方法。

发铅含量,亦可反映人体接触铅的状况。因头发样品的处理方法较为复杂,在铅中毒的日常防治工作中很少采用。

测定生物材料中铅的方法很多,主要有二硫腙分光光度法、示波极谱法、阳极溶出法、电位溶出法和原子吸收分光光度法等。原子吸收分光光度法灵敏度高、需样量少,血样、尿样不需消化,经适当稀释并加入某种基体改进剂后即可进样测定,因此是目前推荐的标准方法。其他方法需要对样品进行消化处理,如二硫腙分光光度法测尿铅或血铅时,样品先用硝酸-高氯酸法消化后,再进行测定(操作方法可参照食品中铅的测定)。原子吸收法又分为火焰原子吸收法和石墨炉原子吸收法。

石墨炉原子吸收分光光度法测定尿铅的原理是:

尿样加基本改进剂后,在 283.3 nm 波长下,直接用石墨炉原子吸收法测定铅含量。

该方法的最低检出质量浓度为 1 μg/L(取尿样 0.2 mL)。线性范围为 0～75 μg/L。

二、准备工作

1. 仪器

(1) 石墨炉原子吸收分光光度计(具有铅元素空心阴极灯和背景校正装置)。

(2) 氩气钢瓶。

(3) 微量加样器(20 μL)。

(4) 具塞塑料离心管(1.5 mL)。

(5) 聚乙烯瓶(100 mL)。

2. 试剂

(1) 硝酸溶液(1+99)。

(2) 基体改进剂　称取 4.0g 磷酸二氢铵($NH_4H_2PO_4$),溶于约 20 mL 水中,加入 6.0 g 抗坏血酸,溶解后用水稀释至 100 mL,摇匀,储存于细口聚乙烯瓶中。于 4℃可保存 1 个月。

(3) 钼酸铵溶液(10 g/L)　称取 18.4g 钼酸铵[$(NH_4)_6Mo_7O_{24} \cdot 4H_2O$],溶于约 50 mL 水中,加入 8 mL 氨水,用水稀释至 100 mL,摇匀,储存于细口聚乙烯瓶中。

(4) 铅标准储备液[$\rho(Pb)=1$ mg/mL]　称取 0.799 0 g 硝酸铅[$Pb(NO_3)_2$],溶于约 100 mL 纯水中,加入硝酸 1 mL,并用纯水定容至 500 mL。

(5) 铅标准使用液[$\rho(Pb)=0.2$ μg/mL]　临用前取铅标准储备液,用基体改进剂逐级稀释而成。储存于聚乙烯瓶中,在 4℃可保存 1 个月。

三、测定操作

(1) 石墨管的处理　于石墨管中加 20 μL 钼酸铵溶液,在载气流量为 100 mL/min 下,于 45～70℃干燥 50 s,450℃灰化 30 s,1950℃原子化 7 s。重复此操作 10 次,对石墨管进行涂钼处理,此时石墨管内壁底部呈灰白色。

(2) 制备标准系列　取 6 只塑料离心管,按表 17－3 操作。

表 17-3 石墨炉原子吸收分光光度法测尿铅时标准系列的配制

编号	0	1	2	3	4	5
铅标准使用液/mL	0.00	0.03	0.06	0.09	0.12	0.15
基体改进剂/mL	各加至 0.20 mL					
正常人混合尿/mL	各加 0.20 mL					
铅含量/(Pb,μg/L)	0	15	30	45	60	75

(3) 仪器准备　按表 17-4 设置仪器操作参数。

表 17-4 测定铅的原子化条件

元素	灯电流/mA	波长/nm	干燥		灰化		原子化		除残	
			温度/℃	时间/s	温度/℃	时间/s	温度/℃	时间/s	温度/℃	时间/s
Pb	7.5	283.3	40～70	40	450	30	1 950	7	2 050	3
狭缝:1.3 nm		载气:氩气,150 mL/min,原子化时停气					背景校正:塞曼效应			

(4) 绘制标准曲线　各取 10 μL 标准溶液,进样测定各管的吸光度。1～5 号管的吸光度减去 0 号的吸光度,对相应管的铅含量绘制标准曲线。

(5) 样品测定　吸取均匀尿样 0.20 mL 于塑料离心管中(若铅含量较高时可适当稀释后取样,结果应乘以稀释倍数),加 0.20 mL 基体改进剂,混匀。取 10 μL 按上述操作测定吸光度,同时做试剂空白试验。由样品的吸光度减去试剂空白的吸光度,查标准曲线得样品管的铅浓度。

四、结果计算

尿样中铅的含量按下式计算:

$$\rho(\mathrm{Pb})=\rho_1\times\frac{V_1}{V}\times K$$

式中:$\rho(\mathrm{Pb})$——尿样中铅的质量浓度,μg/L;

ρ_1——从工作曲线上查得试样中铅的质量浓度,μg/L;

V——原尿样体积,mL;

V_1——测定样品的体积,mL;

K——尿样换算成标准比重下的浓度校正系数。

五、友情提示

(1) 测定所用玻璃仪器,在使用前需用硝酸溶液(1+1)浸泡过夜,再用无铅水冲洗,晾干。

(2) 尿样采集时要脱离现场,换下工作服,搞好个人卫生后,在清洁的房间内留尿,以防环境中铅的污染。

(3) 基体改进剂中含有易被氧化的抗坏血酸,需要避光保存。

(4) 若不对石墨管进行涂钼处理,则原子化温度应提高到 2 000℃,时间为 7 s。

思考题

1. 解释下列概念:生物材料、生物本底值。
2. 制订生物本底值有何基本要求?
3. 如何采集尿样?
4. 如何采集血样?
5. 简述测定尿铅的意义。
6. 简述碱性氯化亚锡还原-冷原子吸收分光光度法测定尿汞的原理。

项目十八　土壤与底质的检验

知识目标

1. 了解土壤、底质中有害物质的种类、来源和检验的卫生学意义。
2. 掌握土壤中有害物质检测的原理与方法。
3. 熟悉土壤环境质量、土壤污染的概念。
4. 理解土壤中镉、铅检测的原理和注意事项。
5. 了解土壤测定结果的评价。

技能目标

1. 熟练使用土壤采样器，正确采集和保存土壤、底质样品。
2. 能熟练制备土壤样品和底质样品。
3. 熟悉镉试剂分光光度法测定镉的操作。
4. 熟练掌握石墨炉原子吸收分光光度计测定铅的操作。
5. 熟练完成土壤中镉、铅的检测。

土壤是地球陆地表面可以生长植物的疏松层，以不完全连续的状态存在于地球陆地表面的土壤，称为土壤圈。土壤来源于岩石和动、植物体，是生物、气候、母岩、地形、时间和人类生产活动等成土因素综合作用的产物。

土壤是人类营养物质的源泉，它是植物的支持体，可使植物固定生长，并为植物提供养料、水分和空气；为动物、微生物提供养料、栖息地；具有保存水资源的作用。土壤的团粒结构，使其中具有较大间隙，可容纳水，具有蓄水、抗旱防洪、调节气温等生态功能；具有进行物质循环的作用。土壤圈中的元素，可通过水和大气循环，进入大气圈和水圈中。大气圈和水圈中的物质，也可以进入土壤圈循环。

土壤是人类生命必需物质的重要自然宝库。生命活动内环境需要的微量元素、无机盐及水分等土壤中都有。人体的微量元素含量，与地球中多数元素的丰度相近。土壤中的微量元素、无机盐、水分等，可以通过土壤→农作物→(或生物体→)人体，或通过土壤→地面水(地下水)→(或生物体→)人体这两个途径进入人体。

人类的生产和生活活动，也会使土壤受到不同程度的污染。废水、废渣、生活垃圾等有害物质堆集、排放于土壤；大气、水体中的有害污染物由于迁移、转化而进入土壤；大量施用除草剂、杀虫剂、农药,造成有毒物质在土壤中残留,如六六六、滴滴涕,效力和毒性可残留十余年甚至更长时间;使用污水、废水灌溉农田;采矿过程中某些金属元素如镉、砷、汞等,会以矿床为中心,通过水循环向四周扩散,使附近土壤中这些元素的含量超过其他区域土壤中该元素的含量。而土壤中的这些有害污染物同样会通过以上两个途径,对人体产生危害。

土壤对人体健康的影响是间接的。土壤有别于大气和水体,土壤圈物质的循环,由于土壤流动性差,比表面积很大,物质种类和存在状态多样,其物质交换机理复杂,易使污染物滞留在土壤中,循环、自净作用差。一旦被污染,自净困难。这是土壤圈物质循环的特点,也是土壤自净能力差的原因。

底质是指可以从水层中沉降下来的物质,沉淀到水底所形成的沉积物。它属于水环境的一部分,可从另一方面反映水体被污染的程度和污染物质的种类。在某些情况下,底质比水体更全面、更精确地反映水环境的污染情况。比如极微量的有害重金属污染,一般的分析方法很难从水体中发现,而从底质中则很容易被检出。这是由于胶体颗粒凝聚沉淀、悬浮性颗粒吸附与沉降、离子吸附等作用,以及发生沉淀反应和氧化还原反应等,使污染物随水流迁移并沉淀在水体底部的底质中,并不断地蓄积,其含量可能高出水体几十倍以上。这种蓄积作用一般来说是有一过程的,因而底质不仅反映水环境污染的现状,还能反映它的历史。另外,底质蓄积的有害污染物,会对水体构成潜在的威胁,当条件发生变化时,就可重返水层,重新污染水体。如汞、铅、镉等的硫化物,在富氧情况下被氧化成硫酸盐,就可溶于水中造成水体污染。

$$HgS + [O] \longrightarrow SO_4^{2-} + Hg^{2+}$$

开展土壤、底质的检测,了解有害物质的污染状况,对采取防治措施,保护土壤和水环境,保障人民身体健康及工农业生产有现实意义。

工作任务55　土壤样品的采集与制备

工作过程:以土壤样品的采集、制备为例。

【相关知识】

土壤、底质是环境监测的重要组成部分,是人类生存的基础和活动的场所。人类的生活活动和生产活动,造成了土壤、底质的污染。污染的结果影响到人类的生活和健康。由于土壤污染的功能、组成、结构、特征以及土壤在环境生态系统中的特殊地位和作用,使得土壤污染有别于大气污染与水体污染,污染又非常难以消除。因此,要有效防止土壤污染,就必须及时对土壤和底质进行监测。

土壤样品的采集和处理是分析结果可靠与否的前提和基础。要想采集到具有代表性的样品,在采样前,需要对监测地区的自然条件(如地形、地质、植被、气候等)、农业生产情况(包括土地利用、耕作制度、农作物产量、水利、肥料和农药的使用以及土壤性状)、周边工业分布情况等进行调查研究,制定采样方案。

【准备工作】

（一）选择采样地点

在充分了解采样区域情况的基础上，结合可能出现的污染类型和土壤的组成，根据检验目的来确定采样地点。采样点的分布应照顾到土壤的全貌，防止分布不均匀或者过分集中，并要布设一定数量的对照采样点，以保证采集样品具有代表性。

根据污染物的状态和排放方式，可将污染源分为气型污染、水型污染、农药污染和废渣污染四种类型。根据主要污染类型选择采样点。

1. 气型污染调查选点

气型污染是指污染物质是气体或由气体携载从污染源排出，在风力的作用下逐渐向四周围扩散，并自然沉降或随降雨、降雪进入地表而造成土壤污染。这种类型的污染，以污染源为中心，污染范围较大，可达数千米甚至更远。根据调查区域污染点的多少或分布面积大小，气型污染可分为点污染和面污染两种情况。

（1）面污染　是指区域性污染。在面污染调查的区域，污染源分布比较分散，要求根据地区的特点，按照污染分布情况和污染程度对整个调查区域进行分区，再分别在各小区布点。如果污染程度难以区分，可采用等面积选点。

（2）点污染　是指对个别污染源（单个工厂或企业）的调查。对点污染源进行调查时，以排放有害物质的污染源为中心，在其周围多个方位和不同距离处分别设置采样点。采样点的距离和范围要根据具体情况决定，如有害物质的排放量和排放高度、风向、工厂的规模等。遵循烟气扩散和大气流动规律，通常在烟波落地处污染较为严重，因此在这一范围内，采样点间距要小，远离污染源的采样点间距可以大些，一般几十米到几千米不等。同时，应在污染源的上、下风侧，远离污染源的地方设置对照点。如果需要进行长期监测，采样点位置应相对固定。例如，以污染源为中心绘出 4 个或 8 个方位线，以烟囱高度的 10、15、20、30、50 倍为半径或者分别以 50 m、100 m、300 m、500 m、1 000 m、2 000 m 为半径画同心圆，在两线的交点上布点。

2. 水型污染调查选点

污染物来源于灌溉农田的工业废水、生活污水等，并由此造成的土壤污染称为水型污染。水型污染的特点是进水段、中段、末段土壤污染依次逐渐减轻，污染物多分布在土壤表层。但要注意的是，当随污水灌溉次数增多或时间延长，污水向下扩散。调查时可根据水流的路径及距离，分别在水流的进水段、中段、末段附近采样。同时选择土壤类型相同，在灌溉水源未受污染的地块设对照点。

3. 固态物污染调查选点

由堆放工业废弃物、生活垃圾、施用农药化肥造成的土壤污染。特点是污染范围小。但是，如果遇到大雨、大风，经雨水冲刷、风力转运，可能使污染范围扩大。选择废渣污染采样点，可按气型点污染的选点原则，结合地形、坡度等实际情况确定。农药、化肥污染调查的选点，按气型面污染的选点原则选择采样地点，也可以根据污染的具体情况灵活选择。

（二）布设采样点的方法

以上所选的采样地点，实际上是一个分析单位，应具体代表它所在整个田块的土壤。由于土壤本身在空间上具有不均匀性，要使所采样品能够代表它所在田块的土壤实况，应多点采样，混匀后四分法取样。当采样地点确定后，在所选相对平坦的地面上，划出 25～100 m^2 的地块，按图 18－1 布设采样点。

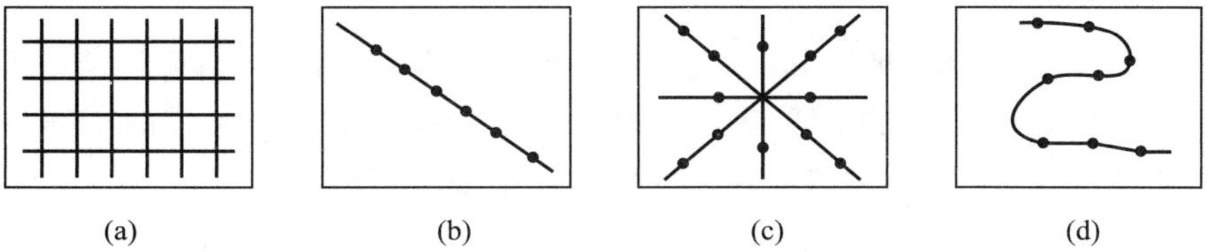

图 18－1　土壤采样点布设

a. 经纬线布点法；b. 斜线布点法；c. 放射状布点法；d. 曲线布点法

(1) 经纬线布点法　对于土壤不太均匀、地形完整、地势平坦、中等面积的田块使用此法。在田块中划出数条经纬线，在经纬线交汇处设点。每一个交叉点为一个采样点。采样点一般应在 10 个以上。

(2) 斜线布点法　适用于地形规则，面积较小，由污水或受污染的水灌溉的田块。从进水端一角向对角引一条斜线，在此斜线上等距离布设 3～5 个采样点分别采样。

(3) 放射状布点法　由田块中心向四周划数条射线，每条射线上间隔一定距离布点，布设4～8 个采样点。该方法适用于面积比较大、土壤较均匀、地形平坦的田块。

(4) 曲线布点法　在所选的田块上划 S 形曲线，并在曲线上等距离布点。地势不平、面积又大、土壤均匀性差、需要多设采样点的田块选用此法。

(三) 准备采样工具

常用的采样工具有采土钻、采样筒、刮刀、镊子、样品容器等。

(1) 采土钻　为金属材料制成的采集深层土壤样品的专用工具，市面有成品销售。

(2) 采样筒　用竹、金属、硬塑料制成。直径 5～10 cm，深度 10～20cm 的杯状或管状器皿。塑料或竹制采样筒，用于采集检测金属污染样品；当检测有机物污染时，使用金属采样筒。用采样筒采样过程见图18－2。

(3) 刮刀　竹制刮刀或金属刮刀。用于刮除采样筒口多余的土壤。

(4) 镊子　用于夹除土壤中的石块、玻璃、植物根等杂质等。

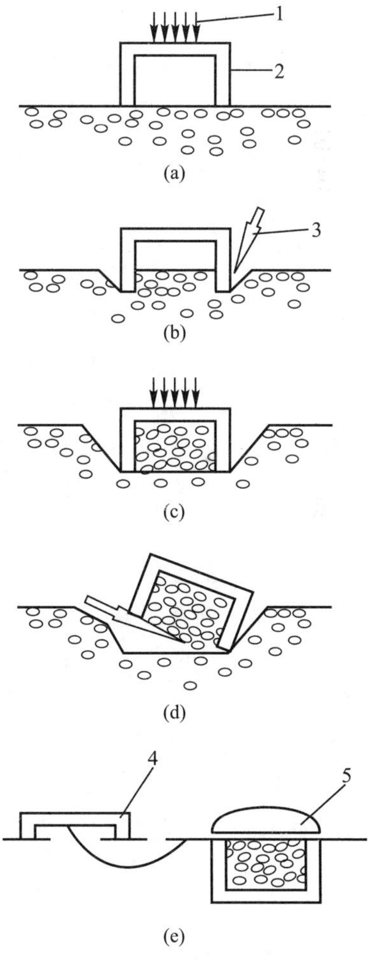

图 18－2　用采样筒采集土壤样品的过程

1. 压入；2. 采样筒；3. 小铲
4. 聚乙烯盖；5. 刮平

(5) 样品容器　盛装土壤样品的容器可用塑料盒、塑料袋及广口玻璃瓶等。

【采样与制备样品】

1. 采样方法

(1) 表层土采样　多用深度 10 cm、直径 8 cm 的采样筒。采样时,将采样筒压入采样点的土壤内,铲除筒周围土壤,然后用铲子插入采样筒的口下,将采样筒与被采取的土样一并挖出。用刮刀刮除采样筒口多余的土壤,加盖或转入其他容器中带回实验室。

(2) 深层土采样　深层土壤样品的采集有采土钻采样和挖坑采样两种方法。

采土钻采样是将采土钻钻至所需深度,提出采土钻。用挖土专用勺将土样取出。

用采样筒深层采样是将采样筒压入恰好至采样所需深度的土中,用铲子将采样筒及土样同时挖出,再用刮刀将筒两端多余的土样全部刮去,只留下筒内 10～15 cm 土样带回实验室供检验用。

挖坑采样是用铁铲挖一 1.5 m×1.0 m×1.0 m 的坑,将坑的内壁整平,用干净的取样小刀或小铲,在所需采样深度刮去坑壁表面的土 1～5 cm,再向内分别挖取一定面积的土样 0.5～1 kg,分别装入容器内备检用,注意防止混入杂质和其他土样。

2. 采样深度

污染物进入土壤后,其分布受到土壤物理结构、化学组成以及其中生物种类和数量等因素的影响。由于不同类型的土壤,粒径大小、吸附能力、pH、元素特性等差别很大,污染物分布也不同,特别是在垂直方向的渗入也千差万别。在距土壤表面以下 15 cm 的耕作层内,汇聚着大部分的污染物、残留物(重金属、有机氯农药等)。分布的一般规律是距表面 10 cm 以内污染最严重,20 cm 次之,40 cm 以下则较轻。但有些情况例外,如某些矿床上面或附近的土壤,其矿物分布可能深层比浅层高。因此,采样要根据分析目的和物质种类决定深度,分深度垂直布点。常规测定,取15 cm左右耕作层土壤和耕作层以下 15～30 cm 处的土壤;了解污染垂直分布,则要按断面取样,可取 0～10 cm、10～20 cm、20～30 cm、30～45 cm 等几个梯度。必要时可深至 1 m,一般多取 0～25 cm的浅层土样。

3. 采样时间及数量

可根据监测的目的及污染的特点决定土壤样品的采样时间。检验农药污染,则按用药前和植物生长的不同阶段及收获期采样。在播种前、生长期、收割期分别采样,可监测农作物各个生长期的污染;监测水型污染,可按灌溉前、灌溉后、清水灌溉、污水灌溉分别采样;气型污染监测,每年至少取样一次。

采样的数量,根据采样点的多少和分析项目的多少而定,一般采样 1 kg 左右。多点采样且数量相对多时,多余的样品用四分法弃去,最后只留下需要部分。现场做好采样标签(采样地点、深度、日期及采样人)的填写和采样记录。

4. 土壤样品的制备

土壤样品采集后应进行适当的处理,因为样品可能含有水分、植物根茎和大块的沙砾等,会影响测定。可按如下基本处理步骤制备样品。

(1) 土壤样品的风干　风干的土样易于保存,均匀性好,测定结果重复性和准确度高。风干的具体方法:将所采土样全部倒在搪瓷盘内或塑料薄膜上,置于低温度室内,待半干时将土样压碎，并除去石块、虫体以及植物的残根、茎、叶等杂物，铺成薄层。于阴凉通风处风干，注意经常翻动，至干透。严禁曝晒，防止酸性、碱性气体及灰尘等污染。测定易挥发、易分解成分的土样，如氰化物、挥发性酚类、农药、烷基汞、硫化物、油类，应直接用原样密封后带回检验，最后换算成干样品的含量。

(2) 粉碎均匀　风干后的土样，可用木棒碾碎，过 1 mm 的尼龙筛(测金属成分用塑料制品，测有机污染物用铜制品)，除去 1 mm 以上的物质，如此类物质过多的话，应计算其在土壤中的百分含量。将土壤样品用四分法反复弃取，留下分析用量(重金属物质的测定可留 100 g 左右)。然后用玛瑙研钵将其磨细，过孔径 0.25 mm(60 目)的筛子。

(3) 水分的测定　无论是新鲜样品还是风干样品，均需要测定其含水量。测定含水量的方法有烘干法(电热烘干、红外线烘干)、酒精燃烧法等。

烘干法是测定土壤含水量常用的方法，测定本身的误差取决于样品的代表性和所用天平的精确度。根据加热方式分为红外线干燥法和电热烘干法。

红外线干燥法是将样品置于红外线灯下，利用红外线照射的热能，使样品的水分蒸发，达到烘干效果以测定含水量。由于红外线穿透能力强，故分析速度快、操作简单。具体操作方法：用 1/100 的粗天平称取 10 g 样品 3 份，分别放在已知重量的称量器皿(或铝盒)中摊平。将红外线灯固定在铁架上，距离红外线灯下 5～10 cm 处安置石棉板。把装有样品的铝盒放在石棉板上，置于红外线灯照射区中心。照射 7～15 min 后，放入干燥器中冷却 30 min，如此重复干燥直至恒重。

电热烘干法的具体操作：用 1/100 的天平称取 10～20 g 土壤样品 3 份，分别置于恒重的铝盒或玻璃称量瓶中，放入电热干燥箱中于 105 ± 2℃下烘干 4～5 h 后取出，放在干燥器中冷却 30 min，然后重复烘干、称量直至恒重。土壤分析结果用 mg/kg(烘干土)表示。

经风干、过筛的细土样品，再经研磨混匀后装瓶保存，贴上标签，编上号码备检。烘干样品也应如此。制备和保存中必须保证不污染、不损失。保存过程中还要避免日光、高温、潮湿和酸碱气体的影响。一般土壤样品需保存至分析工作全部结束，分析结果核实无误后，方可弃去。

【友情提示】

(1) 避免在曾经配制农药或堆放过化肥的地方采样，不得在田边、路边等无代表性的地方采样；为使样品具有代表性，同一采样点周围应采样 2～3 次，将所采样品混匀后分装于适当容器内。

(2) 采集底质样品前，注意勿搅动水体及沉积物。

(3) 样品采得后，要及时剔除砾石、木屑、杂草及贝壳等动植物残体，滤除水分。

(4) 随时做好采样记录，详细记载有关采样情况。

(5) 盛装样品的适当容器要贴牢固标签，标签上写明采样地点、日期、地形、采样深度等，签上采样者姓名。底质样品的性状(泥质、状态、温度、色、臭、味等)应详细记录。

能力拓展

底质样品的采集与制备

工作过程：以底质样品的采集、制备为例。

一、相关知识

底质可视为水下的“土壤”，它是矿物、岩石、土壤的自然侵蚀产物、废（污）水排出物沉积及生物活动物质之间物理、化学反应等过程的产物，指江、河、湖、库、海等水体底部表层沉积物质。一般不包括工厂废水沉积物及废水处理厂污泥。采集底质样品要比采集土壤样品困难得多。采集江、河、湖、海等水体的底质样品，应根据监测目的，选择采样点的布设方法和采样方法。

二、准备工作

1. 选择采样点

要根据调查目的确定采样点的选择。

（1）追踪污染物的排放　要了解污染物排放后的分布，可针对不同水体，分别选择采样点。

对于湖泊、海洋底质中某种污染物的追踪调查，采用放射状布点法。即在湖泊最深处设一点，再于各排污口附近布设一点，然后做这一点与各点的连线，形成放射状，在射线上间隔适当长度设点。同时设置对照点。由于湖泊底质是运动的，同一个湖泊的任何一点都有可能存在相同的污染积累。因此，只能在同一湖泊内选择离污染源较远的地点作对照，并确信那里未受同类污染物的污染。不同湖泊的具体条件差别很大，如沉积物结构、本底质、底质粒度、化学组成等都不同，别的湖泊的底质不能用来作参照，只能利用湖泊底质的深部组成较为稳定，能够反映底质的无机成分组成及天然面貌的性质，将底质深部的化学组成作为基础对照，通过深部钻样分析，用表层的污染物与深层的同类物质做水平比较。对海洋底质，应考虑浅滩、近海、海湾、出海口往往污染严重，可在此处多设点。

对于追踪江、河流污染物造成的底质污染，可以采用顺流分段布点法，即在污染物排放点的下游布设一点，沿着江、河水流方向按一定距离布设数个点。还要考虑水流速度、河弯、浅滩、缓流处及回流处对底质形成的影响。如水流速缓慢时，底质有向河道深部转移的倾向，要在河道的水流轴心线上布点；水流湍急的河流，各类物质不易在湍急的水流轴心线处沉积，应靠近河岸布点。

（2）底质调查　调查湖泊、海洋底质时，可按一定距离或面积均等设点。对照点设置与追踪污染物的趋向设点方法相同；江、河底质的调查，采样点与追踪污染物的趋向设点方法相同。对照点应在污染源上游选定一个断面，排除这个断面上未受过同类性质的污染。

2. 采样工具

底质样品的采集工具，要根据底质的结构、种类、水面状况进行选择。

（1）圆锥式采样器和钻式采样器　由金属材料制成，重 7～35 kg，为重力性底质采集器。适用于采集沙质底质样品。

（2）抓斗式采泥器　由两个金属舀通过连接轴相向连接，两个金属舀在接轴处可以转动，属于拖拽式采样器。常用于海底、湖底等表层底质的采集。卵石底质样品用锹式和蛙式采样器。

（3）桶式采泥器　外形类似于铁皮桶，桶上部有泄水孔，桶口呈锯齿状，便于陷入底质中。宜用于采集水流急而底质又为砂性土质的底质。

（4）管式泥芯采样器　用于采集柱状样品，供监测底质中污染物质的垂直分布状况。

（5）样品容器　采集后的底质样品可用塑料袋盛装。因塑料袋廉价、耐久，而且含金属杂质少，是目前用于盛装土壤和底质样品的理想容器。

三、采样与样品制备

1. 采样方法

要根据底质的结构、种类、水面状况，结合采样工具来选择。

(1) 沙质底质　选用圆锥式采样器或钻式采样器。采样时，利用重力或旋转力钻入一定深度，并将样品裹入其中带出。

(2) 海底、湖底等表层底质　采用抓斗式采泥器。通过船缆将采泥器放入水中，当撞击到底质时，两舀张开，由于舀的自身重量而使舀陷进底质中。当绞车的钢缆带动采泥器上升的时候，两舀自动闭合，将底质和其中所含物质抓起。

(3) 水流急而底质又为砂性土质的底质　用桶式采泥器。将采泥器放入水中，重力作用使采泥器陷入底质，用船上的锚机拖动一段距离后提起。

2. 底质样品的制备

底质样品采集后，应尽快制备和分析。如果条件有限，需要放置一定的时间，要注意低温保存。制备的方法也必须根据待测污染物的性质决定。制备的所有过程中要注意避免各种形式的污染及损失。

(1) 底质样品的脱水　底质样品中含有大量的水分，脱水有自然脱水、机械脱水、减压干燥脱水、化学脱水等形式。可根据底质性状选择合适的方式。但是，底质样品不能在日光下曝晒或烘干。

自然风干法：适用于待测组分较稳定的底质样品处理。方法同土壤样品的风干。

离心分离法：待测组分易为挥发、易发生变化的污染物（如硫化物、农药及其他有机污染物），可采用此法处理。将样品置于离心机中离心脱水后立即取样分析。同时，另取一份烘干样品进行水分测定，以校正测定结果。

无水碳酸钠脱水法：适用于含有油类等有机物的样品。

真空冷冻干燥法：适用于底质样品中含有对光、热、空气不稳定的污染物。

(2) 底质样品的粉碎均匀　将脱水后的样品平铺在质地较硬的白纸上，用木棒将其压散（保持其自然粒径）。样品全部过20目筛。过筛后的样品（留出备检样品量后）用四分法缩分至检验用量。再经研磨（碎样机或玛瑙研钵），直到样品全部过80～200目筛。对于测定汞、砷等易挥发元素和低价铁、硫化物等的样品，不可用碎样机粉碎，只需过80目筛。

处理后的底质样品装入广口瓶内，贴上标签，冷藏。

3. 底质样品的水分测定

底质样品脱水或风干后，要做含水量测定，以便计算含水量。方法与土壤含水量的测定类同。

用1/100天平称取处理好的样品3份，每份5 g，按土壤含水量测定方法测定，按下式计算含水量：

$$w(H_2O)=\frac{风干样重-烘干样重}{风干样重}\times 100\%$$

式中：w——水分含量，%。

底质分析结果用 mg/kg(烘干底质)表示。

四、友情提示

参见土壤样品的采集与制备。

工作任务56　土壤与底质中有害物质的检验

工作过程:以镉试剂分光光度法测定土壤与底质中的镉含量为例。

【相关知识】

土壤与底质中的有害物质主要来源于大气、工业“三废”和生活污水,以及农药、化肥等的使用不当。因此,土壤和底质中有害物质的检测项目,基本上与水和空气的检验项目相同,特别是有害重金属,如镉、汞、铅、砷等。检验时除因样品不同而采取的前处理方法有所差别,检验方法可参照水质检验和空气检验。

镉(Cd),银白色金属,质软,略带淡蓝色光泽。不溶于稀盐酸,可溶于硝酸、醋酸、热硫酸、硝酸铵溶液。在热盐酸中溶解缓慢。可直接与卤素、硫化合,与汞生成汞齐。不能直接与氢、氮、碳反应。

土壤中镉的本底值约为 0.06 mg/kg,一般不超过 0.3～0.5 mg/kg。超过 1.0 mg/kg 时,可视为土壤被污染。

冶炼厂以及一些使用镉的工厂所排出的含镉废气,含镉的煤以及燃料油的燃烧,均可造成大气的镉污染。大气中镉的沉降以及使用含镉磷肥造成土壤污染,另外含镉的废水、废渣也是土壤和底质中镉污染的来源之一。有资料表明,世界范围年进入土壤中的镉为 2.2 万吨。

依据镉在土壤中的存在状态不同,可分为水溶性镉和非水溶性镉两类。这两种状态的镉在一定条件下可互相转化,土壤偏碱时镉溶解度降低,在 pH 为 8.5 并有 $Fe(OH)_3$ 存在时,可完全制止镉溶解;偏酸性时镉易溶解在土壤中,黏土和含有机质较多的土壤对镉也有较强的吸附能力和蓄积能力。植物和农作物对镉有较强的富集能力,只要土壤中的镉含量稍有增加,就会使作物中镉含量增高(如稻米等),这是土壤中镉污染的特点。如某省一锌厂周围,土壤含镉量达到 3～9 ppm,距该厂 500 m 处的稻米中含镉量达 3.75 ppm。

镉通过食物链经消化道进入人体,由血液输送到全身,最后可以蓄积于肝、肾、脾、胰等器官。镉中毒造成骨代谢障碍,引起“痛痛病”。

小贴士

日本神通川镉中毒事件

1931 年起,日本富山县神通川流域出现了一种怪病,这种病开始表现为患者在劳动过后出现腰、手、脚等关节疼痛,在洗澡和休息后则感到轻快;延续一段时间后,患者全身各部位会发生神经痛、骨痛现象，行动困难，甚至呼吸都会带来难以忍受的痛苦。到了患病后期，患者骨骼软化、萎缩，四肢弯曲，脊柱变形，骨质松脆，就连咳嗽都能引起骨折。这是镉中毒引起的，得这种病的人都一直喊着“痛啊！痛啊！”直到死去，所以被叫做“痛痛病”。

1946—1960年，日本医学界从事综合临床、病理、流行病学、动物实验和分析化学的人员经过长期研究后发现，“痛痛病”是由于神通川上游的神冈矿山废水引起的镉(Cd)中毒。

神通川流域从1913年开始炼锌，“痛痛病”正是由于炼锌厂排放的含镉废水污染了周围的耕地和水源而引起的。用这种含镉的水浇灌农田，稻秧生长不良，生产出来的稻米成为“镉米”。“镉米(米中镉含量很高)”和“镉水”把神通川两岸的人们带进了“痛痛病”的阴霾中。

镉中毒首先是引起肾功能障碍，镉使肾中维生素D的活性受到抑制，进而妨碍十二指肠中钙结合蛋白的生成，干扰骨质上钙的正常沉积。其次，骨胶原蛋白的形成要通过许多以锌和铜为活性中心的酶促反应，镉中毒后，镉取代了这些酶的中心原子，使它们失活。此外，缺钙会使肠道对镉的吸收率增高，加重中毒和骨质软化、疏松；镉中毒引起强烈的骨痛和严重的骨骼畸形。

镉盐、镉蒸气、镉均有毒。镉的化合物和氧化物毒性较大，金属镉毒性相对小。慢性镉中毒患者，可出现尿镉含量高、贫血、蛋白尿等；经口引起的急性中毒主要表现为急性发作的恶心、呕吐和腹泻，严重时可继发心功能、呼吸功能紊乱，心室震颤并可致死亡。因此，加强土壤、粮食中镉的监测、检验，对于消除镉污染、防止人体摄入过量的镉是十分必要的。

土壤中镉的测定方法有原子吸收分光光度法、二硫腙分光光度法和镉试剂分光光度法。原子吸收分光光度法快速、方便、准确度高；镉试剂分光光度法干扰少。

镉试剂分光光度法原理：

镉与镉试剂(6-溴-苯骈噻唑偶氮萘酚)在碱性介质中会生成一种紫红色配合物，用三氯甲烷提取，比色定量。

【准备工作】

1. 仪器

(1) 分液漏斗(125 mL)。

(2) 比色管(10 mL)。

(3) 分光光度计。

(4) 土壤及底质样品采样及制备的有关仪器。

2. 试剂

(1) 镉试剂-二甲基甲酰胺溶液　称取镉试剂38.4 mg，溶于50 mL二甲基甲酰胺中，储存于棕色瓶中。

(2) 酒石酸钾钠溶液(400 g/L)。

(3) 枸橼酸钠溶液(250 g/L)。

(4) 氢氧化钠(200 g/L)。

(5) 三氯甲烷(优级纯)。

(6) 硫酸(优级纯)。

(7) 硝酸(优级纯)。

(8) 高氯酸(优级纯)。

(9) 镉标准储备液[$\rho(Cd)=100\ \mu g/mL$] 准确称取纯金属镉 0.100 0 g,用盐酸溶液(1+1) 10 mL 溶解,移入 1L 容量瓶中,用无镉水稀释至刻度。

(10) 镉标准使用液[$\rho(Cd)=10.0\ \mu g/mL$] 吸取镉标准储备液 10.0 mL,移入 100 mL 容量瓶中,用无镉水稀释至刻度。

【测定操作】

(1) 样品处理 样品按如下步骤进行消化处理。

1) 称取风干土壤或底质样品约 5.00 g,置于 100 mL 凯氏烧瓶中,依次加入硫酸 3 mL、硝酸 6 mL、高氯酸 20 mL,玻璃珠 3～5 粒,烧瓶口放一小漏斗。

2) 将凯氏烧瓶放在电炉上缓慢加热,当出现白色烟雾时,若样品尚未变白,可滴加硫酸,并继续加热至溶液近乎无色,样品呈白色为止。

3) 取下凯氏烧瓶,冷至室温,用无镉水冲洗瓶口和漏斗,将消化液移入 500 mL 容量瓶中,每次用无镉水 15 mL 冲洗凯氏烧瓶 3 次,冲洗液并入容量瓶中,稀释至刻度,混匀。用无镉土样同条件做空白。

(2) 制备标准系列 取 10 只 125 mL 分液漏斗,作标准管、样品管和空白管,按表 18－1 操作。

表 18－1 镉试剂分光光度法测镉时各管试剂加入量 单位：mL

编号	0	1	2	3	4	5	6	7	样品	空白
无镉水	各加 2.0 mL								—	—
镉标准使用液	0.00	0.05	0.10	0.20	0.40	0.60	0.80	1.00	—	—
无镉水	8.0	6.95	7.90	7.80	7.60	7.40	7.20	7.00	—	—
样品消化液	—	—	—	—	—	—	—	—	10.0	—
空白消化液	—	—	—	—	—	—	—	—	—	10.0
酒石酸钾钠溶液	各加 4.0 mL,混匀									
枸橼酸钠溶液	各加 3.0 mL,混匀									
氢氧化钠溶液	各加 2.0 mL,混匀									
三氯甲烷	各加 5.0 mL									
镉试剂-二甲基甲酰胺溶液	各加 0.2 mL,混匀,振摇 3 min									

(3) 比色测定 在分液漏斗管中塞入少许脱脂棉,将三氯甲烷层滤入 10 mL 比色管中,补充三氯甲烷至 10 mL 刻度,混匀。于 585 nm 波长、1 cm 比色杯,以三氯甲烷为参比,测定吸光度。

(4) 绘制标准曲线 以标准管中镉含量(μg)为横坐标,吸光度值为纵坐标绘制标准曲线。将样品吸光度值减去空白溶液的吸光度值,再从标准曲线上查得样品中镉的含量 m(μg)。

【结果计算】

样品中镉含量按下式计算：

$$w(\mathrm{Cd})=\frac{m_1\times V}{V_1\times m}$$

式中：$w(\mathrm{Cd})$——土壤或底质中镉含量(烘干土)，mg/kg；

m_1——样品从标准曲线上查得镉的含量，μg；

V——试样定容体积，mL；

V_1——测定时所取样品溶液的体积，mL；

m——样品质量，g。

【友情提示】

(1) 锌与镉试剂能生成稳定的配合物，使测定结果偏高，可加入过量的氢氧化钠，使锌离子转化为 ZnO_2^{2-}，以消除锌干扰。

$$Zn^{2+}+4OH^-=ZnO_2^{2-}+2H_2O$$

(2) 二甲基甲酰胺溶解镉试剂，可提高三氯甲烷对镉与镉试剂生成的紫红色配合物的提取率。

(3) 三氯甲烷纯度影响测定效果，需要时应进行提纯。

(4) 酒石酸钾钠和枸橼酸钠能除去钙和镁等干扰离子，预防在碱性介质中产生沉淀。

能力拓展

土壤中铅的测定

工作过程：以石墨炉原子吸收分光光度法测定土壤与底质中铅含量为例(GB/T 23739—2009)。

一、相关知识

土壤、底质中铅来源于大气、相关行业废渣、含铅污水灌溉等。铅污染物可长期蓄积在环境中，并通过空气、食物链及水危害人类，主要由呼吸道，其次是消化道进入人体，完整的皮肤不能吸收。

铅的测定方法有火焰原子吸收分光光度法、石墨炉原子吸收分光光度法、氢化物原子荧光光谱法、二硫腙比色法、单扫描极谱法等。

石墨炉原子吸收分光光度法测定土壤和底质中铅含量的原理：

土壤和底质中的铅及铅的化合物，经用硝酸-高氯酸混合液消化处理成离子状态后，送入原子吸收分光光度计中。在高温石墨炉内离解成游离的基态铅原子。测定基态原子在 283.3 nm 波长处的吸光度，与标准进行比较而定量。

本方法检测限为 0.002 μg/mL。测定范围为 0.01～0.09 μg/mL。

二、准备工作

1. 仪器

(1) 土壤、底质样品采集制备相关仪器。

(2) 电砂浴或电热板。

(3) 高型烧杯或锥形瓶(50 mL)。

(4) 表面皿(50 mm)。

(5) 比色管(50 mL)。

(6) 容量瓶(50 mL)。

(7) 微量进样器(10 μL 或 20 μL)。

(8) 原子吸收分光光度计(配备石墨炉装置和设备,铅空心阴极灯)。

2. 试剂

(1) 去离子水 实验所用水必须是去离子水或全玻璃蒸馏器重蒸馏水。通过离子交换树脂柱制得比电阻大于 500 KΩ·cm 的水。

(2) 高氯酸(优级纯)。

(3) 硝酸(高纯)。

(4) 高氯酸-硝酸溶液(1+9) 取 1 份高氯酸与 9 份硝酸混合即成。

(5) 硝酸溶液[$c(HNO_3)$=0.1 mol/L]。

(6) 硝酸溶液[$c(HNO_3)$=0.01 mol/L]。

(7) 铅标准储备液[$\rho(Pb)$=1 mg/mL] 精确称取 0.159 8 g 经 105℃干燥 2 h 的硝酸铅[$Pb(NO_3)_2$,优级纯]溶于少量水中,转入 100 mL 容量瓶中,加入 1 mL 硝酸[ρ_{20}=1.42 g/mL],用水稀释至刻度。

(8) 铅标准使用液[$\rho(Pb)$=5.0 μg/mL] 临用前,取 0.5 mL 铅标准储备液于 100 mL 容量瓶中,用硝酸溶液[$c(HNO_3)$=0.01 mol/L]稀释至刻度。

三、操作步骤

(1) 样品处理 称取烘干土壤或底质样品约 5 g,置于 50 mL 高形烧杯中,加入 5 mL 高氯酸-硝酸溶液(1+9),盖上表面皿,在沙浴上加热消化(保持温度在 150~180℃)。待消化液消化至无色透明时,移去蒸发皿,在 150℃以下挥发近干。取下烧杯,加入 5 mL 硝酸[$c(HNO_3)$=0.1 mol/L]溶液,溶解残渣,将溶液移入 50 mL 容量瓶中,每次用无铅水 10 mL 洗涤沉淀和烧杯 3 次,洗液并入容量瓶中,加水至刻度,混匀,此液为样品处理液,供测定用。同时用无铅土样,按上述步骤同样处理,做对照管空白。

(2) 配制标准系列 取 6 只 50 mL 容量瓶,按表 18-2 配制。

表 18-2 石墨炉原子吸收分光光度法测土壤、底质铅时标准系列的配制

管号	0	1	2	3	4	5
铅标准使用液/mL	0	0.10	0.30	0.50	0.70	0.90
硝酸溶液/mL	加到 50 mL 刻度,混匀					
铅含量/(μg/mL)	0	0.01	0.03	0.05	0.07	0.09

(3) 仪器准备 将石墨炉原子吸收分光光度计按表 18-3 提供的参考条件进行调节并达到稳定状态。

表 18-3 测定铅的原子化条件

元素	灯电流/mA	波长/nm	干燥		灰化		原子化		除残	
			温度/℃	时间/s	温度/℃	时间/s	温度/℃	时间/s	温度/℃	时间/s
Pb	5	283.3	120	30	400	30	1980	15	2700	3
狭缝:1.3 nm		氮气:1L/min		冷却水:1800 mL/min				背景校正:塞曼效应		

(4) 比色测定　在 283.3 nm 波长处,用微量进样器取各标准管、对照管和样品管溶液 20 μg 注入石墨管,分别测定各标准管、对照管和样品管的吸光度值或峰高(mm),每管重复测定 3 次,取吸光度值或峰高(mm)的平均值。

(5) 绘制标准曲线　用各标准管的吸光度值或峰高(mm)对相应的铅含量(μg)绘制标准曲线。样品管吸光度值(或峰高)减去对照管吸光度值(或峰高)后,在标准曲线上查出铅含量(μg)。

四、结果计算

样品中的铅含量按下式计算:

$$w(\mathrm{Pb})=\frac{\rho_1}{m\times\dfrac{V_2}{V_1}}$$

式中:$w(\mathrm{Pb})$——为土壤、底质中铅的含量,mg/kg;

ρ_1——为由标准曲线查得的样品管中铅含量,μg/mL;

m——土壤或底质样品的质量,g;

V_2——测定时样品消化溶液用量,mL;

V_1——样品消化溶液总量,mL。

五、友情提示

(1) 测定所用玻璃仪器需用硝酸溶液(1+1)浸泡过夜,再用无铅水冲洗,晾干。

(2) 由于有散射光的干扰,其结果须进行背景校正。

(3) 灰化温度一般选用 400～700℃,灰化温度不宜过高,因为铅的氯化物蒸气压比铅原子的蒸气压更高,所以,在铅产生之前就先以分子形式而蒸发。如共存盐较多则灰化时间应延长。

(4) 样品消解后,应将酸挥干,否则,样品溶液酸度过高会影响石墨管的寿命。为防止残渣炭化,挥干温度不宜过高。

(5) 样品溶液中若有白色沉淀,可以离心除去。

思考题

1. 简述土壤污染物的类型。

2. 土壤样品采集时应如何布点？样品采样时应注意哪些问题？
3. 简述土壤样品的制备过程。底质样品脱水与土壤样品风干的主要区别点是什么？
4. 简述镉测定的原理与注意事项。
5. 简述石墨炉原子吸收分光光度法测定铅的原理。
6. 简述测定土壤铅含量时样品消化的操作要点及测定注意事项。

附　　录

附录Ⅰ　常用元素相对原子质量表

符号	名称	序数	原子量	符号	名称	序数	原子量
Ag	银	47	107.8682	Hg	汞	80	200.59
Al	铝	13	26.9814	I	碘	53	126.9047
As	砷	33	74.9216	K	钾	19	39.0983
B	硼	5	10.811	Mg	镁	12	34.3050
Ba	钡	56	137.327	Mn	锰	25	54.9381
Bi	铋	83	208.98038	Mo	钼	42	95.94
Br	溴	35	79.904	N	氮	7	14.0067
C	碳	6	12.011	Na	钠	11	22.9898
Ca	钙	20	40.08	Ni	镍	28	58.6934
Cd	镉	48	112.411	O	氧	8	15.9994
Cl	氯	17	35.4527	P	磷	15	30.9738
Co	钴	27	58.9332	Pb	铅	82	207.2
Cr	铬	24	51.996	S	硫	16	32.06
Cu	铜	29	63.546	Sb	锑	51	121.75
F	氟	9	18.9984	Se	硒	34	78.96
Fe	铁	26	55.847	Si	硅	14	28.0855
H	氢	1	1.0079	Sn	锡	50	118.69
He	氦	2	4.002602	Zn	锌	30	65.38

附录Ⅱ　常用标准溶液配制与标定

特别说明：

(1) 本书中使用的水，除另有说明外，系指蒸馏水或去离子水。

① 蒸馏水　将清洁水用蒸馏器蒸馏制备。

② 重蒸馏水　用全玻璃蒸馏器将蒸馏水重蒸馏制备。

③ 去离子水　将清洁水通过阴、阳离子交换树脂交换床制备。

(2) 所用试剂，凡未指明规格者，均为分析纯(AR)，但指示剂和生物染料不分规格。

(3) 盐酸、硫酸、氨水等均为浓试剂，见下表。

名称	盐酸	硫酸	硝酸	磷酸	冰乙酸	氨水
基本单元(化学式)	HCl	H_2SO_4	HNO_3	H_3PO_4	CH_3COOH	$NH_3 \cdot H_2O$
密度/(ρ_{20},g/mL)	1.19	1.84	1.42	1.69	1.05	0.88
物质的质量分数/(w,%)	36.8～38	95～98	65～68	85	99	25～28
物质的量的浓度/(c, mol/L)	12	18	16	15	17	15

(4) 使用的固体试剂，若注明化学式中包含结晶水时，称取时系包括结晶水的质量在内，否则系指无水试剂。

(5) 试剂溶液未指明用何种试剂配制时，均指用纯水配制。

一、盐酸标准溶液

【配制】

(1) 盐酸标准溶液[c(HCl)=1 mol/L]　量取 90 mL 盐酸，加适量水并稀释至 1000 mL，混匀。

(2) 盐酸标准溶液[c(HCl)=0.5 mol/L]　量取 45 mL 盐酸，同上操作。

(3) 盐酸标准溶液[c(HCl)=0.1 mol/L]　量取 9 mL 盐酸，同上操作。

【标定】

(1) 盐酸标准溶液[c(HCl)=1 mol/L]　称取约 1.5g 在 270～300℃干燥至恒重的基准无水碳酸钠(Na_2CO_3)，加 50 mL 水使之溶解，加 10 滴溴甲酚绿-甲基红混合指示剂，用待标定的盐酸标准溶液滴定至溶液由绿色转变为紫红色，煮沸 2 min，冷却至室温，继续滴定至溶液由绿色变为暗紫色。同时做空白试验。

(2) 盐酸标准溶液[c(HCl)=0.5 mol/L]　同上操作，但基准无水碳酸钠量改为约 0.8 g。

(3) 盐酸标准溶液[c(HCl)=0.1 mol/L]　同上操作，但基准无水碳酸钠量改为约 0.15 g。

【计算】

盐酸标准溶液的浓度按下式计算：

$$c(\mathrm{HCl})=\frac{m}{(V_1-V_2)\times 0.0530}$$

式中：$c(\mathrm{HCl})$——盐酸标准溶液的实际浓度，mol/L；

m——基准无水碳酸钠的质量，g；

V_1——滴定时消耗盐酸标准溶液的体积，mL；

V_2——试剂空白试验中消耗盐酸标准溶液的体积，mL；

0.0530——1.00 mL 盐酸标准溶液[$c(\mathrm{HCl})=1.000$ mol/L]相当于以 g 表示的基准无水碳酸钠的质量，g/mmol。

【说明】

下列两种盐酸标准溶液，临用前用盐酸标准溶液[$c(\mathrm{HCl})=0.1$ mol/L]加水稀释来配制，必要时应重新标定浓度。

(1) 盐酸标准溶液[$c(\mathrm{HCl})=0.02$ mol/L]

(2) 盐酸标准溶液[$c(\mathrm{HCl})=0.01$ mol/L]

二、硫酸标准溶液

【配制】

(1) 硫酸标准溶液[$c(1/2H_2SO_4)=1$ mol/L] 量取 30 mL 硫酸，缓缓注入适量水中，冷却至室温后用水稀释至 1000 mL，混匀。

(2) 硫酸标准溶液[$c(1/2H_2SO_4)=0.5$ mol/L] 量取 15 mL 硫酸，同上(1) 操作。

(3) 硫酸标准溶液[$c(1/2H_2SO_4)=0.1$ mol/L] 量取 3 mL 硫酸，同上(1) 操作。

【标定】

(1) 硫酸标准溶液[$c(1/2H_2SO_4)=1$ mol/L] 称取约 1.5g 在 270～300℃干燥至恒重的基准无水碳酸钠(Na_2CO_3)，加 50 mL 水使之溶解，加 10 滴溴甲酚绿-甲基红混合指示剂，用待标定的硫酸标准溶液滴定至溶液由绿色转变为紫红色，煮沸 2 min，冷却至室温，继续滴定至溶液由绿色变为暗紫色。同时做空白试验。

(2) 硫酸标准溶液[$c(1/2H_2SO_4)=0.5$ mol/L] 同上(1) 操作，但基准无水碳酸钠量改为约 0.8 g。

(3) 硫酸标准溶液[$c(1/2H_2SO_4)=0.1$ mol/L] 同上(1) 操作，但基准无水碳酸钠量改为约 0.15 g。

【计算】

硫酸标准溶液的浓度按下式计算：

$$c(1/2H_2SO_4)=\frac{m}{(V_1-V_2)\times 0.0530}$$

式中：$c(1/2H_2SO_4)$——硫酸标准溶液的实际浓度，mol/L；

m——基准无水碳酸钠的质量，g；

V_1——滴定时消耗硫酸标准溶液的体积，mL；

V_2——试剂空白试验中消耗硫酸标准溶液的体积，mL；

0.0530——1.00 mL 硫酸标准溶液[$c(1/2H_2SO_4)=1.000$ mol/L]相当于以 g 表示的基准无水碳酸钠的质量，g/mmol。

三、氢氧化钠标准溶液

【配制】

(1) 氢氧化钠饱和溶液　称取 120 g 氢氧化钠(NaOH)，溶于 100 mL 纯水中，振摇使之溶解成饱和溶液，冷却后置于聚乙烯塑料瓶中，密塞，静置 4 d 以上，使碳酸钠沉淀，澄清后备用。

(2) 氢氧化钠标准溶液[$c(NaOH)=1$ mol/L]　吸取 56 mL 澄清的氢氧化钠饱和溶液，加适量新煮沸过的冷蒸馏水至 1000 mL，摇匀。

(3) 氢氧化钠标准溶液[$c(NaOH)=0.5$ mol/L]　吸取 28 mL 澄清的氢氧化钠饱和溶液，同上(2) 操作。

(4) 氢氧化钠标准溶液[$c(NaOH)=0.1$ mol/L]　吸取 5.6 mL 澄清的氢氧化钠饱和溶液，同上(2) 操作。

【标定】

(1) 氢氧化钠标准溶液[$c(NaOH)=1$ mol/L]　称取约 6 g 在 105～110℃干燥至恒定的基准邻苯二甲酸氢钾，加 80 mL 新煮沸过的冷蒸馏水，使之溶解，加 2 滴酚酞指示剂，用上述配制的氢氧化钠标准溶液滴定至溶液呈粉红色，30 s 不褪色。同时做空白试验。

(2) 氢氧化钠标准溶液[$c(NaOH)=0.5$ mol/L]　同上(1) 操作，但基准邻苯二甲酸氢钾量改为约 3 g。

(3) 氢氧化钠标准溶液[$c(NaOH)=0.1$ mol/L]　同上(1) 操作，但基准邻苯二甲酸氢钾量改为约 0.6 g。

【计算】

氢氧化钠标准溶液的浓度按下式计算：

$$c(NaOH)=\frac{m}{(V_1-V_2)\times 0.2042}$$

式中：$c(NaOH)$——氢氧化钠标准溶液的实际浓度，mol/L；

m——基准邻苯二甲酸氢钾的质量，g；

V_1——滴定时消耗氢氧化钠标准溶液的体积，mL；

V_2——试剂空白试验中消耗氢氧化钠标准溶液的体积，mL；

0.2042——1.00 mL 氢氧化钠标准溶液[$c(NaOH)=1.000$ mol/L]相当于以 g 表示的

基准邻苯二甲酸氢钾的质量，g/mmol。

【说明】

下列两种浓度的氢氧化钠标准溶液，临用前用氢氧化钠标准溶液[c(NaOH)＝0.1 mol/L]，加新煮沸过的冷蒸馏稀释来配制。

(1) 氢氧化钠标准溶液[c(NaOH)＝0.02 mol/L]　必要时用盐酸标准溶液[c(HCl)＝0.02 mol/L]标定。

(2) 氢氧化钠标准溶液[c(NaOH)＝0.01 mol/L]　必要时用盐酸标准溶液[c(HCl)＝0.01 mol/L]标定。

四、氢氧化钾标准溶液

【配制】

氢氧化钾标准溶液[c(KOH)＝0.1 mol/L]　称取 6 g 氢氧化钾(KOH)，加入新煮沸过的冷蒸馏水溶解，并稀释至 1 000 mL，混匀。

【标定】

氢氧化钾标准溶液[c(KOH)＝0.1 mol/L]　称取约 0.6 g 在 105～110℃干燥至恒定的基准邻苯二甲酸氢钾，加 80 mL 新煮沸过的冷蒸馏水，使之溶解，加 2 滴酚酞指示剂，用上述配制的氢氧化钠标准溶液滴定至溶液呈粉红色，30 s 不退色。同时做空白试验。

【计算】

氢氧化钾标准溶液的浓度按下式计算：

$$c(\mathrm{KOH})=\frac{m}{(V_1-V_2)\times 0.2042}$$

式中：c(KOH)——氢氧化钾标准溶液的实际浓度，mol/L；

m——基准邻苯二甲酸氢钾的质量，g；

V_1——滴定时消耗氢氧化钾标准溶液的体积，mL；

V_2——试剂空白试验中消耗氢氧化钾标准溶液的体积，mL；

0.2042——1.00 mL 氢氧化钾标准溶液[c(KOH)＝1.000 mol/L]相当于以 g 表示的基准邻苯二甲酸氢钾的质量，g/mmol。

五、高锰酸钾标准溶液

【配制】

高锰酸钾标准溶液[$c(1/5KMnO_4)$＝0.1 mol/L]　称取约 3.3 g 高锰酸钾，加 1 000 mL 水。煮沸 15 min，用垂熔玻砂漏斗过滤，置于具玻璃塞的棕色瓶中密塞保存。

【标定】

高锰酸钾标准溶液[$c(1/5KMnO_4)$=0.1 mol/L]　称取约0.2 g在110℃干燥至恒定的基准草酸钠($Na_2C_2O_4$)。加250 mL新煮沸过的冷蒸馏水、10 mL硫酸，搅拌使之溶解。迅速加入约25 mL上述配制的高锰酸钾标准溶液，待褪色后加热至65℃，继续用标准溶液滴定至溶液呈微红色，保持30 s不褪色。在滴定终点时，溶液温度应不低于55℃。同时做空白试验。

【计算】

高锰酸钾标准溶液的浓度按下式计算：

$$c(1/5KMnO_4)=\frac{m}{(V_1-V_2)\times 0.0670}$$

式中：$c(1/5KMnO_4)$——高锰酸钾标准溶液的实际浓度，mol/L；

m——基准草酸钠的质量，g；

V_1——滴定时消耗高锰酸钾标准溶液的体积，mL；

V_2——试剂空白试验中消耗高锰酸钾标准溶液的体积，mL；

0.0670——1.00 mL高锰酸钾标准溶液[$c(1/5KMnO_4)$=1.000 mol/L]相当于以g表示的基准草酸钠的质量，g。

【说明】

高锰酸钾标准溶液[$c(1/5KMnO_4)$=0.01 mol/L]　临用前用高锰酸钾标准溶液[$c(1/5KMnO_4)$=0.1 mol/L]加水稀释配制，必要时重新标定浓度。

六、草酸标准溶液

【配制】

草酸标准溶液[$c(1/2Na_2C_2O_4)$=0.1 mol/L]　称取约6.4 g草酸($H_2C_2O_4\cdot 2H_2O$)，加适量水溶解并稀释至1 000 mL，混匀。

【标定】

草酸标准溶液[$c(1/2Na_2C_2O_4)$=0.1 mol/L]　吸取25.00 mL待标定的草酸标准溶液，加250 mL新煮沸过的冷蒸馏水、10 mL硫酸，混匀。迅速加入约25 mL高锰酸钾标准溶液[c(1/5KMnO$_4$)=0.1 mol/L]，待褪色后加热至65℃，继续用标准溶液滴定至溶液呈微红色，保持30 s不褪色。在滴定终点时，溶液温度应不低于55℃。同时做空白试验。

【计算】

草酸标准溶液的浓度按下式计算：

$$c(1/2H_2C_2O_4)=\frac{(V_1-V_2)\times c}{V}$$

式中：$c(1/2Na_2C_2O_4)$——为草酸标准溶液的实际浓度，mol/L；

V_1——高锰酸钾标准溶液的用量，mL；

V_2——试剂空白试验中高锰酸钾标准溶液用量，mL；

c——高锰酸钾标准溶液的浓度，mol/L；

V——草酸标准溶液用量，mL。

【说明】

草酸标准溶液[$c(1/2Na_2C_2O_4)=0.01$ mol/L]　临用前用草酸标准溶液[$c(1/2Na_2C_2O_4)=0.1$ mol/L]加水稀释配制。

七、硫代硫酸钠标准溶液

【配制】

硫代硫酸钠标准溶液[$c(Na_2S_2O_3)=0.1$ mol/L]　称取 26g 硫代硫酸钠($Na_2S_2O_3 \cdot 5H_2O$)及 0.2 g 碳酸钠(Na_2CO_3)，加入适量新煮沸过的冷蒸馏水使之溶解，并稀释至 1 000 mL，混匀，放置 1 个月后过滤备用。

【标定】

硫代硫酸钠标准溶液[$c(Na_2S_2O_3)=0.1$ mol/L]　称取约 0.15 g 在 120℃干燥至恒定的基准重铬酸钾($K_2Cr_2O_7$)，置于 250 mL 碘量瓶中，加入 50 mL 水使之溶解。加入 2 g 碘化钾，轻轻振摇使之溶解。再加 20mL 硫酸溶液(1+8)，密塞，摇匀，放置暗处 10 min 后用 250 mL 重新煮沸过的冷蒸馏水稀释。用待标定的硫代硫酸钠标准溶液滴定至溶液呈浅黄绿色，再加 3 mL 淀粉指示剂，继续滴定至蓝色消失而显亮绿色。反应液及稀释用水的温度不应高于 20℃。同时做空白试验。

【计算】

硫代硫酸钠标准溶液的浓度按下式计算：

$$c(Na_2S_2O_3)=\frac{m}{(V_1-V_2)\times 0.049\ 03}$$

式中：$c(Na_2S_2O_3)$——硫代硫酸钠标准溶液的实际浓度，mol/L；

m——基准重铬酸钾的质量，g；

V_1——滴定时消耗硫代硫酸钠标准溶液的体积，mL；

V_2——试剂空白试验中消耗硫代硫酸钠标准溶液的体积，mL；

0.049 03——1.00 mL 硫代硫酸钠标准溶液[$c(Na_2S_2O_3)=1.000$ mol/L]相当于以 g 表示的基准重铬酸钾的质量，g/mmol。

【说明】

下列两种浓度的硫代硫酸钠标准溶液，临用前用硫代硫酸钠标准溶液[$c(Na_2S_2O_3)=$

0.1000 mol/L]加新煮沸过的冷蒸馏水稀释配制。

(1) 硫代硫酸钠标准溶液[$c(Na_2S_2O_3)$=0.0200 mol/L]。

(2) 硫代硫酸钠标准溶液[$c(Na_2S_2O_3)$=0.0100 mol/L]。

八、乙二胺四乙酸二钠标准溶液

【配制】

(1) 乙二胺四乙酸二钠标准溶液[$c(Na_2EDTA)$=0.05 mol/L]　称取 20 g 乙二胺四乙酸二钠($Na_2EDTA \cdot 2H_2O$),加入 1000 mL 水,加热使之溶解,冷却后摇匀。置于玻璃瓶中,避免与橡皮塞、橡皮管接触。

(2) 乙二胺四乙酸二钠标准溶液[$c(Na_2EDTA)$=0.02 mol/L]　取 8 g 乙二胺四乙酸二钠($Na_2EDTA \cdot 2H_2O$),同上(1) 操作。

(3) 乙二胺四乙酸二钠标准溶液[$c(Na_2EDTA)$=0.01 mol/L]　取 4 g 乙二胺四乙酸二钠($Na_2EDTA \cdot 2H_2O$),同上(1) 操作。

【标定】

(1) 乙二胺四乙酸二钠标准溶液[$c(Na_2EDTA)$=0.05 mol/L]　称取约 0.4 g 在 800℃灼烧至恒定的基准氧化锌(ZnO),置于小烧瓶中,加入 1 mL 盐酸,溶解后移入 100 mL 容量瓶中,加水稀释至刻度,混匀。吸取 30.0～35.0 mL 此溶液,加 70 mL 水,用氨水(4→10)中和至 pH 7～8,再加 10 mL 氨水标定-氯化铵缓冲溶液(pH 10),用待标定的乙二胺四乙酸二钠标准溶液滴定,接近终点时加入少许铬黑 T 指示剂,继续滴定至溶液自紫色转变为纯蓝色。同时做空白试验。

(2) 乙二胺四乙酸二钠标准溶液[$c(Na_2EDTA)$=0.02 mol/L]　基准氧化锌(ZnO)改为 0.16 g,盐酸量改为 0.4 mL,同上(1) 操作。

(3) 乙二胺四乙酸二钠标准溶液[$c(Na_2EDTA)$=0.01 mol/L]　同上(1) 操作,但容量瓶改为 200 mL。

【计算】

乙二胺四乙酸二钠标准溶液的浓度按下式计算:

$$c(Na_2EDTA)=\frac{m}{(V_1-V_2)\times 0.083\,18}$$

式中:$c(Na_2EDTA)$——乙二胺四乙酸二钠标准溶液的实际浓度, mol/L;

m——基准氧化锌的质量,g;

V_1——滴定时消耗乙二胺四乙酸二钠标准溶液的体积,mL;

V_2——试剂空白试验中消耗乙二胺四乙酸二钠标准溶液的体积,mL;

0.083 18——1.00 mL 乙二胺四乙酸二钠标准溶液[$c(Na_2EDTA)$=1 mol/L]相当于以 g 表示的基准氧化锌的质量,g/mmol。

九、硝酸银标准溶液

【配制】

硝酸银标准溶液[$c(AgNO_3)=0.1$ mol/L]　称取 17.5 g 硝酸银($AgNO_3$),加入适量水使之溶解,并稀释至 1000 mL,混匀,避光保存。

【标定】

硝酸银标准溶液[$c(AgNO_3)=0.1$ mol/L]　称取约 0.2 g 在 270℃干燥至恒定的基准氯化钠(NaCl),加入 50 mL 水使之溶解。加 5 mL 淀粉指示剂,边摇动边用本待标定的硝酸银标准溶液避光滴定,近终点时,加入 3 滴荧光黄指示剂,继续滴定至浑浊液由黄色变为粉红色。

【计算】

硝酸银标准溶液的浓度按下式计算:

$$c(AgNO_3)=\frac{m}{V\times 0.058\ 44}$$

式中:$c(AgNO_3)$——硝酸银标准溶液的实际浓度,mol/L;

m——基准氯化钠的质量,g;

V——滴定时消耗硝酸银标准溶液的体积,mL;

0.058 44——1.00 mL 硝酸银标准溶液[$c(AgNO_3)=1.000$ mol/L]相当于以 g 表示的基准氯化钠的质量,g/mmol。

【说明】

下列两种浓度的硝酸银标准溶液,临用前用硝酸银标准溶液[$c(AgNO_3)=0.1$ mol/L]加水稀释配制。

(1) 硝酸银标准溶液[$c(AgNO_3)=0.02$ mol/L]

(2) 硝酸银标准溶液[$c(AgNO_3)=0.01$ mol/L]

十、碘标准溶液

【配置】

碘标准溶液[$c(1/2I_2)=0.1$ mol/L]　称取 13.5g 碘(I_2),加 36 g 碘化钾(KI)、50 mL 水,溶解后加入 3 滴盐酸,用水稀释至 1 000 mL。用垂熔漏斗过滤,置于阴凉处,密闭,避光保存。

【标定】

碘标准溶液[$c(1/2I_2)=0.1$ mol/L]　称取约 0.15 g 在 105℃干燥 1 h 的基准三氧化二砷

(As_2O_3),加入 10 mL 氢氧化钠溶液(40 g/L),微热使之溶解。加入 20 mL 水及 2 滴酚酞指示剂,加入适量硫酸溶液(1+35)至红色消失,再加 2 g 碳酸氢钠、50 mL 水及 2 mL 淀粉指示液。用待标定的碘标准溶液滴定至溶液显浅蓝色。

【计算】

碘标准溶液的浓度按下式计算:

$$c(1/2I_2)=\frac{m}{V\times 0.04946}$$

式中:$c(1/2I_2)$——碘标准溶液的实际浓度,mol/L;

m——基准三氧化二砷的质量,g;

V——滴定时消耗碘标准溶液的体积,mL;

0.049 46——1.00 mL 碘标准溶液[$c(1/2I_2)=1.000$ mol/L]相当于以 g 表示的基准三氧化二砷的质量,g。

【说明】

碘标准溶液[$c(1/2I_2)=0.02$ mol/L]　临用前用碘标准溶液[$c(1/2I_2)=0.1$ mol/L]加水稀释配制。

十一、重铬酸钾标准溶液

【配制】

重铬酸钾标准溶液[$c(1/6K_2Cr_2O_7)=0.1$ mol/L]　称取 6 g 重铬酸钾($K_2Cr_2O_7$),溶于 1 000 mL水中,混匀。

【标定】

重铬酸钾标准溶液[$c(1/6K_2Cr_2O_7)=0.1$ mol/L]　量取 25.00～30.00 mL 待标定的重铬酸钾标准溶液置于碘量瓶中,加 2 g 碘化钾及 20 mL 硫酸溶液(20%),混匀,于暗处放置10 min,加 150 mL 水,用硫代硫酸钠标准溶液[$c(Na_2S_2O_3)=0.1$ mol/L]滴定,近终点时加 3 mL 淀粉指示液(5 g/L),继续滴定至溶液由蓝色变为亮绿色。同时做试剂空白试验。

【计算】

重铬酸钾标准溶液的浓度按下式计算:

$$c(1/6K_2Cr_2O_7)=\frac{(V_1-V_2)\times c}{V}$$

式中:$c(1/6K_2Cr_2O_7)$——重铬酸钾标准溶液的实际浓度,mol/L;

V_1——滴定时硫代硫酸钠标准溶液的用量,mL;

V_2——试剂空白试验时硫代硫酸钠标准溶液的用量,mL;

c——硫代硫酸钠标准溶液的浓度,mol/L;

V——重铬酸钾标准溶液的用量，mL。

附录Ⅲ 常用指示剂与试纸的配制

一、甲基紫指示剂

称取甲基紫 10 mg，加适量水溶解并稀释至 100 mL。变色范围如下。

pH 0.13～0.5　绿色至红色。

pH 1.0～1.5　绿色至红色。

pH 0.13～0.5　绿色至红色。

二、麝香草酚蓝指示剂

称取麝香草酚蓝 0.1 g，溶于 100 mL 20%乙醇溶液中；或称取麝香草酚蓝 0.1 g，溶于 100 mL水中，加入 0.05 mol/L 氢氧化钠溶液 4.3 mL。变色范围如下。

pH 1.2～2.8　红色至黄色。

pH 8.0～9.6　黄色至蓝色。

三、甲基橙指示剂

称取甲基橙 0.1 g，溶于 100 mL 水中。变色范围如下。

pH 3.1～4.4　红色至黄色。

四、溴甲酚绿指示剂

称取溴甲酚绿 0.1 g，溶于 100 mL 20%乙醇溶液中；或称取溴甲酚绿 0.1 g，溶于 100 mL 水中，加入 0.05 mol/L 氢氧化钠溶液 2.9 mL。变色范围如下。

pH 3.8～5.4　黄色至蓝色。

五、甲基红指示剂

称取甲基红 0.1 g，溶于 100 mL 60%乙醇溶液中。变色范围如下。

pH 4.4～6.2　红色至黄色。

六、酚红指示剂

称取甲基红 0.1 g，溶于 100 mL 20%乙醇溶液中；或称取溴甲酚绿 0.1 g，溶于 100 mL 水中，加入 0.05 mol/L 氢氧化钠溶液 5.7 mL。变色范围如下。

pH 6.8～8.0　黄色至红色。

七、酚酞指示剂

称取酚酞 0.1 g 或 1 g，溶于 100 mL 60%乙醇溶液中。变色范围如下。

pH 8.2～10.0　无色至红色。

八、甲基红溴甲酚绿混合指示剂

量取 0.1%溴甲酚绿乙醇溶液 30 mL 与 0.2%甲基红乙醇溶液 10 mL，混合均匀。变色点为 pH 5.1。

酸色为酒红色，碱色为绿色。

九、甲基红亚甲基蓝混合指示剂 0.1%溴甲酚绿乙醇溶液

将 0.2%甲基红乙醇溶液与 0.1%亚甲基蓝等体积混合均匀。变色点为 pH 5.4。

pH≤5.2，红紫色；pH=5.4，暗绿色；pH≥5.6，绿色。

十、刚果红试纸

称取 0.1 g 刚果红，溶解于 200 mL 水中。另取滤纸浸入刚果红溶液中，取出晾干，剪成条状备用。变色范围如下。

pH 3.0～5.2　蓝紫色至红色。

十一、铬酸钾指示剂

称取铬酸钾 5 g，用适量水溶解并稀释至 100 mL。

十二、试银灵指示剂

称取试银灵 20 mg，溶于 100 mL 丙酮中，混匀。

十三、淀粉指示剂

称取 1 g 可溶性淀粉，加 10 mL 水调成悬浮液，倒入正在沸腾的 100 mL 中，放冷备用。

十四、铬黑 T 指示剂

称取 0.5 g 铬黑 T，用乙醇溶液（95%）溶解并稀释至 100 mL，放置于冰箱中保存，可稳定 1 个月。或称取干燥氯化钠研细，加 0.1 g 铬黑 T 混合研匀，储于棕色小广口瓶中，可长期保存。

十五、钙红指示剂

称取 0.1 g 钙红，用水或乙醇溶液（1+1）溶解并稀释至 100 mL。

附录Ⅳ 生活饮用水卫生标准中水质检验项目及限值(GB 5749—2006)

表 1 水质常规指标及限值

指标	限值
1. 微生物指标[①]	
总大肠菌群(MPN/100 mL 或 CFU/100 mL)	不得检出
耐热大肠菌群(MPN/100 mL 或 CFU/100 mL)	不得检出
大肠埃希氏菌(MPN/100 mL 或 CFU/100 mL)	不得检出
菌落总数(CFU/mL)	100
2. 毒理指标	
砷(mg/L)	0.01
镉(mg/L)	0.005
铬(六价,mg/L)	0.05
铅(mg/L)	0.01
汞(mg/L)	0.001
硒(mg/L)	0.01
氰化物(mg/L)	0.05
氟化物(mg/L)	1.0
硝酸盐(以 N 计,mg/L)	10 地下水源限制时为 20
三氯甲烷/(mg/L)	0.06
四氯化碳/(mg/L)	0.002
溴酸盐/(使用臭氧时,mg/L)	0.01
甲醛/(使用臭氧时,mg/L)	0.9
亚氯酸盐/(使用二氧化氯消毒时,mg/L)	0.7
氯酸盐/(使用复合二氧化氯消毒时,mg/L)	0.7
3. 感官性状和一般化学指标	
色度/(铂钴色度单位)	15
浑浊度/(NTU -散射浊度单位)	1 水源与净水技术条件限制时为 3
臭和味	无异臭、异味

续表

指标	限值
肉眼可见物	无
pH/(pH 单位)	不小于 6.5 且不大于 8.5
铝/(mg/L)	0.2
铁/(mg/L)	0.3
锰(mg/L)	0.1
铜/(mg/L)	1.0
锌/(mg/L)	1.0
氯化物/(mg/L)	250
硫酸盐/(mg/L)	250
溶解性总固体/(mg/L)	1 000
总硬度/(以 $CaCO_3$ 计,mg/L)	450
耗氧量/(COD_{Mn}法,以 O_2 计,mg/L)	3 水源限制,原水耗氧量>6mg/L 时为 5
挥发酚类/(以苯酚计,mg/L)	0.002
阴离子合成洗涤剂/(mg/L)	0.3
4. 放射性指标②	指导值
总 α 放射性/(Bq/L)	0.5
总 β 放射性/(Bq/L)	1

注:① MPN 表示最可能数;CFU 表示菌落形成单位。当水样检出总大肠菌群时,应进一步检验大肠埃希菌或耐热大肠菌群;水样未检出总大肠菌群,不必检验大肠埃希菌或耐热大肠菌群。

② 放射性指标超过指导值,应进行核素分析和评价,判定能否饮用。

表 2　水质非常规指标及限值

指标	限值
1. 微生物指标	
贾第鞭毛虫/(个/10L)	<1
隐孢子虫/(个/10L)	<1
2. 毒理指标	
锑/(mg/L)	0.005
钡/(mg/L)	0.7
铍/(mg/L)	0.002
硼/(mg/L)	0.5

续表

指标	限值
钼/(mg/L)	0.07
镍/(mg/L)	0.02
银/(mg/L)	0.05
铊/(mg/L)	0.000 1
氯化氰/(以 CN^- 计,mg/L)	0.07
一氯二溴甲烷/(mg/L)	0.1
二氯一溴甲烷/(mg/L)	0.06
二氯乙酸/(mg/L)	0.05
1,2-二氯乙烷/(mg/L)	0.03
二氯甲烷/(mg/L)	0.02
三卤甲烷/(三氯甲烷、一氯二溴甲烷、二氯一溴甲烷、三溴甲烷的总和)	该类化合物中各种化合物的实测浓度与其各自限值的比值之和不超过1
1,1,1-三氯乙烷/(mg/L)	2
三氯乙酸/(mg/L)	0.1
三氯乙醛/(mg/L)	0.01
2,4,6-三氯酚/(mg/L)	0.2
三溴甲烷/(mg/L)	0.1
七氯/(mg/L)	0.000 4
马拉硫磷/(mg/L)	0.25
五氯酚/(mg/L)	0.009
六六六/(总量,mg/L)	0.005
六氯苯/(mg/L)	0.001
乐果/(mg/L)	0.08
对硫磷/(mg/L)	0.003
灭草松/(mg/L)	0.3
甲基对硫磷/(mg/L)	0.02
百菌清/(mg/L)	0.01
呋喃丹/(mg/L)	0.007
林丹/(mg/L)	0.002
毒死蜱(/mg/L)	0.03
草甘膦/(mg/L)	0.7

续表

指标	限值
敌敌畏/(mg/L)	0.001
莠去津/(mg/L)	0.002
溴氰菊酯/(mg/L)	0.02
2,4-滴/(mg/L)	0.03
滴滴涕/(mg/L)	0.001
乙苯/(mg/L)	0.3
二甲苯/(mg/L)	0.5
1,1-二氯乙烯/(mg/L)	0.03
1,2-二氯乙烯/(mg/L)	0.05
1,2-二氯苯/(mg/L)	1
1,4-二氯苯/(mg/L)	0.3
三氯乙烯/(mg/L)	0.07
三氯苯/(总量,mg/L)	0.02
六氯丁二烯/(mg/L)	0.0006
丙烯酰胺/(mg/L)	0.0005
四氯乙烯/(mg/L)	0.04
甲苯/(mg/L)	0.7
邻苯二甲酸二(2-乙基己基)酯/(mg/L)	0.00 8
环氧氯丙烷/(mg/L)	0.000 4
苯/(mg/L)	0.01
苯乙烯/(mg/L)	0.02
苯并(a)芘/(mg/L)	0.000 01
氯乙烯/(mg/L)	0.005
氯苯/(mg/L)	0.3
微囊藻毒素-LR/(mg/L)	0.001
3. 感官性状和一般化学指标	
氨氮/(以N计,mg/L)	0.5
硫化物/(mg/L)	0.02
钠/(mg/L)	200

附录Ⅴ 居住区大气中有害物质的最高允许浓度

编号	物质名称	最高允许浓度/(mg/m^3)	
		一次	日平均
1	一氧化碳	3.00	1.00
2	乙醛	0.01	
3	二甲苯	0.30	
4	二氧化硫	0.50	0.15
5	二硫化碳	0.04	
6	五氧化二磷	0.15	0.05
7	丙烯腈		0.05
8	丙烯醛	0.01	
9	丙酮	0.80	
10	甲基对硫磷(E1605)	0.01	
11	甲醇	3.00	1.00
12	甲醛	0.05	
13	汞		0.000 3
14	吡啶	0.08	
15	苯	2.40	0.80
16	苯乙烯	0.01	
17	苯胺	0.10	0.03
18	环氧氯丙烷	0.20	
19	氟化物(换算成 F)	0.02	0.007
20	氨	0.20	
21	氧化氮(换算成 NO_2)	0.15	
22	砷化物(换算成 As)		0.003
23	美曲膦酯	0.10	
24	酚	0.02	
25	硫化氢	0.01	
26	硫酸	0.30	0.10
27	硝基苯	0.01	

续表

编号	物质名称	最高允许浓度/(mg/m^3)	
		一次	日平均
28	铅及其无机物(换算成 Pb)		0.000 7
29	氯	0.10	0.03
30	氯丁二烯	0.10	
31	氯化氢	0.05	0.015
32	铬(六价)	0.0015	
33	锰及其化合物(换算成 MnO_2)		0.01
34	飘尘	0.50	0.15

注:(1) 一次最高允许浓度,指任何一次测定结果的最大允许值。

(2) 日平均最高允许浓度,指任何一日的平均浓度的最大允许值。

(3) 本表所列各项有害物质的检验方法,应按卫生部批准的现行《大气监测检验方法》执行。

(4) 灰尘自然沉降量,可在当地清洁区实测数值的基础上增加 3～5 t/平方千米·月。

附录Ⅵ　车间空气中有害物质的最高允许浓度

编号	物质名称	最高允许浓度/(mg/m^3)
一、有毒物质		
1	一氧化碳①	30
2	一甲胺	5
3	乙醚	500
4	乙腈	3
5	二甲胺	10
6	二甲苯	100
7	二甲基甲酰胺(皮)	10
8	二甲基二氯硅烷	2
9	二氧化硫	15
10	二氧化硒	0.1
11	二氯丙醇(皮)	5
12	二硫化碳(皮)	10
13	二异腈酸甲苯酯	0.2
14	丁烯	100

续表

编号	物质名称	最高允许浓度/(mg/m^3)
15	丁二烯	100
16	丁醛	10
17	三乙基氯化锡(皮)	0.01
18	三氧化二砷及五氧化二砷	0.3
19	三氧化铬、铬酸盐、重铬酸盐(换算成 CrO_3)	0.05
20	三氯氢硅	3
21	己内酰胺	10
22	五氧化二磷	1
23	五氯酚及其钠盐	0.3
24	六六六	0.1
25	丙体六六六	0.05
26	丙酮	400
27	丙烯腈(皮)	2
28	丙烯醛	0.3
29	丙烯醇(皮)	2
30	甲苯	100
31	甲醛	3
32	光气	0.5
	有机磷化合物	
33	内吸磷(E059)(皮)	0.02
34	对硫磷(E605)(皮)	0.05
35	甲拌磷(3911)(皮)	0.01
36	马拉硫磷(4049)(皮)	2
37	甲基内吸磷(甲基 E059)(皮)	0.2
38	甲基对硫磷(甲基 E605)(皮)	0.1
39	乐戈(乐果)(皮)	1
40	美曲膦酯(皮)	1
41	敌敌畏(皮)	0.3
42	吡啶	4
	汞及其化合物	
43	金属汞	0.01

续表

编号	物质名称	最高允许浓度/(mg/m³)
44	升汞	0.1
45	有机汞化合物(皮)	0.005
46	松节油	300
47	环氧氯丙烷(皮)	1
48	环氧乙烷	5
49	环己酮	50
50	环己醇	50
51	环己烷	100
52	苯(皮)	40
53	苯及其同系物的一硝基化合物(硝基苯及硝基甲苯等)(皮)	5
54	苯及其同系物的二及三硝基化合物(二硝基苯、三硝基甲苯等)(皮)	1
55	苯的硝基及二硝基氯化物(一硝基氯苯、二硝基氯苯等)(皮)	1
56	苯胺、甲苯胺、二甲苯胺(皮)	5
57	苯乙烯	40
	钒及其化合物	
58	五氧化二钒烟	0.1
59	五氧化二钒粉尘	0.5
60	钒铁合金	1
61	苛性碱(换算成 NaOH)	0.5
62	氟化氢及氟化物(换算成 F)	1
63	氨	30
64	臭氧	0.3
65	氧化氮(换算成 NO_2)	5
66	氧化锌	5
67	氧化镉	0.1
68	砷化氢	0.3
	铅及其化合物	
69	铅烟	0.03

续表

编号	物质名称	最高允许浓度/(mg/m^3)
70	铅尘	0.05
71	四乙基铅(皮)	0.005
72	硫化铅	0.5
73	铍及其化合物	0.001
74	钼(可溶性化合物)	4
75	钼(不溶性化合物)	6
76	黄磷	0.03
77	酚(皮)	5
78	萘烷、四氢化萘	100
79	氰化氢及氢氰酸盐(换算成 HCN)(皮)	0.3
80	联苯-联苯醚	7
81	硫化氢	10
82	硫酸及三氧化硫	2
83	锆及其化合物	5
84	锰及其化合物(换算成 MnO_2)	0.2
85	氯	1
86	氯化氢及盐酸	15
87	氯苯	50
88	氯萘及氯联苯(皮)	1
89	氯化苦	1
	氯代烃	
90	二氯乙烷	25
91	三氯乙烯	30
92	四氯甲碳(皮)	25
93	氯乙烯	30
94	氯丁乙烯(皮)	2
95	溴甲烷(皮)	1
96	碘甲烷(皮)	1
97	溶剂汽油	350
98	滴滴涕	0.3
99	羰基镍	0.001

续表

编号	物质名称	最高允许浓度/(mg/m^3)
100	钨及碳化钨	6
	醋酸酯	
101	醋酸甲酯	100
102	醋酸乙酯	300
103	醋酸丙酯	300
104	醋酸丁酯	300
105	醋酸戊酯	100
	醇	
106	甲醇	50
107	丙醇	200
108	丁醇	200
109	戊醇	100
110	糠醇	10
二、生产性粉尘		
1	含有10%以上游离二氧化硅的粉尘(石英、石英岩等)②	2
2	石棉粉尘及含有10%以上石棉的粉尘	2
3	含有10%以下游离二氧化硅的滑石粉尘	4
4	含有10%以下游离二氧化硅的水泥粉尘	6
5	含有10%以下游离二氧化硅的煤尘	10
6	铝、氧化铝、铝合金粉尘	4
7	玻璃棉及矿渣棉粉尘	5
8	烟草及茶叶粉尘	3
9	其他粉尘③	10

注:(1) 表中最高允许浓度,是工人工作地点空气中有害物质所不应超过的数值。工作地点系指工人为观察和管理生产而经常或定时停留的地点,如生产操作在车间内许多不同的地点进行,则整个车间均算为工作地点。

(2) 有(皮)标记者为除经呼吸道吸收外,尚易经皮肤吸收的有毒物质。

(3) 工人在车间停留的时间短暂,经采取措施仍不能达到上表规定的浓度时,可与省、直辖市、自治区卫生主管部门协商解决。

① 一氧化碳的最高允许浓度在作业时间短暂时可予放宽:作业时间 1 h 以内,一氧化碳浓度可达到 50 mg/m^3;半小时以内可达到 100 mg/m^3;15～20 min 可达到 200 mg/m^3。在上述条件反复作业时,两次作业时间须间隔 2 h。

② 含有 80%以上游离二氧化硅的生产性粉尘,不宜超过 1 mg/m^3。

③ 其他粉尘系指游离二氧化硅含量在 10%以下,不含有毒物质的矿物性和动物性粉尘。

(4) 本表所列各项有毒物质的检验方法,应按现行的《车间空气监测方法》执行。

(5) 此表摘自卫生部 1979 年颁发的《工业企业设计卫生标准》Tj36－39。

参考资料

[1] 中华人民共和国卫生部,中国国家标准化管理委员会. 中华人民共和国国家标准·生活饮用水卫生标准(GB 5479—2006).

[2] 中华人民共和国国家标准·生活饮用水标准检验方法(GB/T 5750.4—2006).

[3] 中华人民共和国国家标准·生活饮用水标准检验方法(GB/T 8538—2008).

[4] 中华人民共和国卫生部·生活饮用水检验规范,2001.

[5] 张蕊. 2004 食品卫生检验新技术标准规程手册. 光明日报出版社,2004.

[6] 梁康. 卫生理化检验技术. 北京:人民卫生出版社,2002.

[7] 中华人民共和国卫生部. 化妆品卫生规范. 1999.

[8] 郑鹏然. 食品卫生全书. 北京:红旗出版社,1996.

[9] 曲建翘. 室内空气质量检验方法指南. 北京:中国标准出版社,2002.

[10] 徐伯洪. 工作场所有害物监测方法. 北京:中国人民公安大学出版社,2003.

[11] 王叔淳. 食品卫生检验技术手册. 3 版. 北京:化学工业出版社,2002.

[12] 中华人民共和国卫生部. 中国国家标准化管理委员会. 中华人民共和国国家标准·食品卫生检验方法·理化部分(一). 北京,2003.

[13] 杨根元. 实用仪器分析. 4 版. 北京:北京大学出版社,2010.

[14] 胡曼玲. 卫生化学. 4 版. 北京:人民卫生出版社,2000.

[15] 吴忠标,赵伟荣. 室内空气污染及净化技术. 北京:化学工业出版社,2005.

[16] 中国轻工业联合会综合业务部,中国标准出版社第一编辑室. 中国轻工业标准汇编(化妆品卷). 4 版. 北京:中国标准出版社,2011.

[17] 鲁长豪. 食品理化检验学. 北京:人民卫生出版社,1992.

[18] 宁工红. 常见毒物急性中毒的简易检验与急救. 北京:军事医学科学出版社,2001.

[19] 李吉学. 仪器分析. 北京:中国医药科技出版社,2003.

[20] 线引林. 生物材料中有毒物质分析方法手册. 北京:人民卫生出版社,1994.

[21] 黄伟坤. 食品检验与分析. 北京:轻工业出版社,1997.

[22] 张其河. 分析化学. 北京:中国医药科技出版社,2003.

[23] 袁聚祥. 预防医学. 2 版. 北京:北京大学医学出版社,2003.

[24] 张克荣. 水质理化检验. 北京:人民卫生出版社,2006.

[25] 胡曼玲. 卫生化学. 4 版. 北京:人民卫生出版社,2000.

［26］ 许向春.现代卫生化学.北京：人民卫生出版社，2000.

［27］ 许牡丹.食品安全性与分析检测.北京：化学工业出版社，2003.

［28］ 白满英.掺伪粮油食品鉴别检验.北京：中国标准出版社，1995.

［29］ 邹学贤.分析化学.北京：人民卫生出版社，2006.

［30］ 全国卫生专业技术资格考试专家委员会.预防医学技术-理化检验技术.北京：人民卫生出版社，2007.